Handbuch Kur- und Bäderwesen

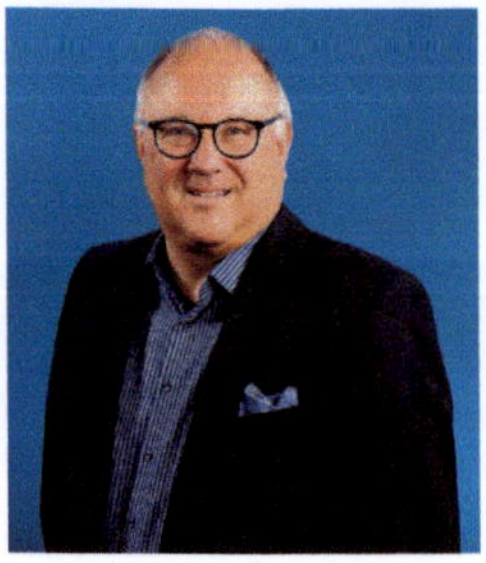

Prof. Dr. Ingo Menke zum Felde ist Professor für Tourismus- und Dienstleistungsmanagement an der Dualen Hochschule Schleswig-Holstein.

Ingo Menke zum Felde

Handbuch Kur- und Bäderwesen

UVK

Umschlagabbildung: © Borisb17 · iStock
Autorenbild: © DHSH

Bibliografische Information der Deutschen Nationalbibliothek
Die Deutsche Nationalbibliothek verzeichnet diese Publikation in der Deutschen Nationalbibliografie; detaillierte bibliografische Daten sind im Internet über http://dnb.dnb.de abrufbar.

DOI: https://doi.org/10.24053/9783381103928

– Ein Unternehmen der Narr Francke Attempto Verlag GmbH + Co. KG
Dischingerweg 5 · D-72070 Tübingen

Internet: www.narr.de
eMail: info@narr.de

Druck: Elanders Waiblingen GmbH

ISBN 978-3-381-10391-1 (Print)
ISBN 978-3-381-10392-8 (ePDF)
ISBN 978-3-381-10393-5 (ePub)

Inhalt

Geleitwort des Deutschen Heilbäderverbands e. V.

In unserer modernen und hektischen Welt gewinnt die Gesundheit seit Jahrzehnten stetig an Bedeutung. Selbstfürsorge und Prävention spielen eine immer wichtigere Rolle ebenso wie die Rehabilitation, die für die Menschen und die soziale Sicherheit von zentraler Bedeutung ist.

Einen wesentlichen Beitrag zum Erhalt oder zur Wiedererlangung der Gesundheit leistet das Kur- und Bäderwesen. Dieses über Jahrhunderte im Wissen gewachsene und gleichzeitig hochmoderne Gesundheitsangebot ist nicht nur eine medizinisch-therapeutische Disziplin. Vielmehr ist das Kur- und Bäderwesen geprägt durch das Zusammenwirken vieler verschiedener Akteure wie z. B. Medizinern, Wissenschaftlern, Therapeuten, Touristikern, Sozialversicherungsträgern, Gesetzgebern und nicht zuletzt den Kurgästen. Sie alle leisten ihren Beitrag dazu, dass in den deutschen Heilbädern und Kurorten stets ein dem neuesten Stand von Wissenschaft und Forschung entsprechendes, hoch innovatives Angebot vorgehalten wird, welches eine unverzichtbare Säule des Gesundheitswesens darstellt.

Bislang fehlte ein Buch, welches die Entwicklung des Kur- und Bäderwesens aus den Epochen der griechischen und römischen Bäderkultur bis in die heutige Zeit herausarbeitet, das Zusammenspiel aller Disziplinen und Beteiligten aufzeigt, das Wirkgefüge von ortsgebundenen Heilmitteln und Heilverfahren erläutert, das vielfältige Angebot in den Heilbädern und Kurorten beschreibt und die Rolle der Sozialversicherungen darstellt.

Prof. Dr. Menke zum Felde, der seit mehr als 30 Jahren im Tourismusbereich lehrt und forscht, ist es gelungen, diese Lücke zu füllen. Das Handbuch Kur- und Bäderwesen arbeitet sehr gut heraus, warum Vorsorge- und Rehabilitationsmaßnahmen im Rahmen eines ambulanten oder stationären Kuraufenthaltes in einem staatlich anerkannten deutschen Heilbad oder Kurort gerade im heutigen Lebensumfeld ein hochmodernes und sehr zeitgemäßes Instrument zum nachhaltigen Umgang mit der Gesundheit darstellen. Die Betrachtung des Kurwesens aus verschiedenen Blickwinkeln lässt die Notwendigkeit und die Wirksamkeit der Zusammenarbeit der unterschiedlichen Beteiligten gut nachvollziehbar erscheinen und bietet den Akteuren aus allen Bereichen einen umfassenden und tiefgehenden Einblick in das Kur- und Bäderwesen.

Gleichzeitig wird den an einer Präventions- oder Rehabilitationsmaßnahme Interessierten ein umfassender Überblick über die Vielfalt der ortsgebundenen Heilmittel und Heilverfahren und deren Anwendungsbereiche entsprechend der jeweiligen Indikation in den prädikatisierten Heilbädern und Kurorten geboten. Dies stellt sowohl für den Kurgast als auch für den behandelnden Arzt eine wertvolle Hilfe bei der Wahl des geeigneten Heilbades oder Kurortes in Deutschland dar.

Der Facettenreichtum des Kur- und Bäderwesens wird praktisch unterlegt durch die ausführliche Vorstellung jeweils eines Fallbeispiels aus den jeweiligen Bädersparten. Durch die Heranziehung vieler erfahrener Gesprächspartner aus den Bereichen Medizin, Therapie und Tourismus, die als Originalton Eingang in das Handbuch gefunden haben, wird der hohe Praxisbezug untermauert und eröffnet zugleich den Beteiligten gute Einblicke in die jeweils anderen Disziplinen des Kur- und Bäderwesens.

Es gelingt diesem Werk, den Puls der Zeit genau zu erfassen. Möge es breite Resonanz finden und seine Leserschaft bereichern. Ich danke Herrn Prof. Dr. Menke zum Felde für seinen wertvollen Beitrag zur Unterstreichung der großen Bedeutsamkeit des Kur- und Bäderwesens in Deutschland.

Brigitte Goertz-Meissner
Präsidentin
Deutscher Heilbäderverband e. V.

Vorwort

Das Kur- und Bäderwesen kann auf eine lange Tradition zurückblicken. Seit den ersten Bäderanwendungen im antiken Griechenland sind die Verfahren laufend erweitert und an den jeweiligen Stand von Wissenschaft und Forschung angepasst worden. Heute bildet das traditionsreiche und zugleich hochmoderne Kur- und Bäderwesen in Deutschland eine der wesentlichen Säulen des Gesundheitssystems.

Gerade vor dem Hintergrund des immer mehr an Bedeutung gewinnenden Nachhaltigkeitsgedankens stellt die Kur in anerkannten Kurorten und Heilbädern mit ihrem ganzheitlichen Ansatz einen wichtigen Baustein im Bereich der Vor- und Nachsorge dar. Dies gilt auch und insbesondere für die eigenverantwortliche Vor- und Nachsorge mit und ohne Unterstützung staatlicher oder privater Kostenträger.

Um Entwicklung, Ausgestaltung und Bedeutung des Kur- und Bäderwesens zu erfassen, ordnet dieses Handbuch in Kapitel 1 zunächst das Kur- und Bäderwesen in den Gesundheitskontext ein und skizziert anschließend in Kapitel 2 dessen geschichtliche Entwicklung von der Antike über das Mittelalter und die Neuzeit bis in die Gegenwart. Hierbei wird nicht nur die zunehmende wissenschaftliche Fundierung von Methodik und Anwendungen deutlich, sondern auch die fortschreitende Verankerung des Kur- und Bäderwesens in den sich im Laufe der Zeit etablierenden Gesundheits- und Sozialversicherungssystemen und der daraus resultierenden Öffnung des Kur- und Bäderwesens für breite Bevölkerungsschichten.

Den Kern kurmäßiger Anwendungen bilden die Nutzung der natürlichen Heilmittel des Bodens, des Meeres und des Klimas sowie der Einsatz der Heilverfahren z. B. nach Kneipp, Schroth oder Felke. Die jeweiligen Anwendungsmöglichkeiten, Wirkungsgefüge sowie Hauptheil- und Gegenanzeigen der Heilmittel und Heilverfahren werden in Kapitel 3 eingehend vorgestellt.

Diese Heilmittel und Heilverfahren stellen gemeinsam mit der kurörtlichen und touristischen Infrastruktur die Basis für die Einordnung der Kurorte und Heilbäder in eine der zehn Bädersparten dar und bilden die Grundlage für eine entsprechende Prädikatisierung. Somit bildet die Verzahnung medizinisch-therapeutischer Angebotsbestandteile mit touristischen Komponenten die Grundlage für eine staatliche Anerkennung als Kurort oder Heilbad. In Kapitel 4 werden die Bädersparten, die notwendigen Infrastrukturkomponenten einschließlich kurortspezifischer Finanzierungsmöglichkeiten sowie die Anerkennungsverfahren nachvollziehbar erläutert. Praxisnah ergänzt werden die Ausführungen durch die exemplarische Vorstellung ausgewählter Kurorte und Heilbäder. Neben der Darstellung der Voraussetzungen hinsichtlich Heilmittel und -verfahren, Kurortcharakter, Kureinrichtungen sowie kurörtlicher Angebote für eine entsprechende Prädikatisierung z. B. als Kneippkurort oder Moorheilbad werden für jede der zehn hochprädikatisierten Bädersparten Beispiele aus der Praxis herangezogen. Die Auswahl dieser Kurorte und Heilbäder aus dem gesamten Bundesgebiet spiegelt gut die Vielfalt des deutschen Kur- und Bäderwesens wider. Von mondänen

Seebädern mit fast zwei Millionen Übernachtungen pro Jahr wie z. B. dem Ostseebad Timmendorfer Strand bis hin zu eher beschaulichen und charmanten kleinen Kurorten mit gut 50.000 Übernachtungen wie z. B. dem Kurort mit Heilstollenkurbetrieb Bad Grund wird die Bandbreite der deutschen Heilbäder und Kurorte gut erfasst. Die Ausführungen werden unterlegt durch Expertenstimmen aus dem kurmedizinischen und dem touristischen Bereich. Den hierzu herangezogenen engagierten Gesprächspartnern sei an dieser Stelle ausdrücklich gedankt.

In den Kurorten und Heilbädern wird ein vielschichtiges Leistungsspektrum, differenziert nach ambulanten und stationären Leistungen sowie nach Vorsorge- und Rehabilitationsleistungen, bereitgehalten. Dieses Leistungsspektrum sowie die entsprechenden Regelungen zur ärztlichen Verordnung und zur Kostenübernahme werden in Kapitel 5 systematisch vorgestellt.

Hinsichtlich der Kurverordnung und Kostenübernahme gilt im Sozialversicherungssystem ein komplexes Regelwerk. Dessen grundlegender Aufbau sowie die einschlägigen Antrags- und Bewilligungsverfahren für die jeweiligen Kurformen werden abschließend in Kapitel 6 strukturiert aufgezeigt.

Das Ziel dieses Handbuchs liegt darin, dem Leser die komplexe und interdisziplinäre Systematik des Kur- und Bäderwesens verständlich und praxisnah zu vermitteln sowie das Zusammenwirken der beteiligen Akteure – Mediziner und Therapeuten, Tourismusmanager, Gesetzgeber und Kostenträger – zu veranschaulichen.

Sowohl das deutsche Gesundheitssystem als auch die entsprechende Sozialgesetzgebung unterliegen einem steten Wandel. Somit ist es grundsätzlich möglich, dass die Angaben in diesem Handbuch nicht mehr dem aktuellen Stand entsprechen könnten. Auch die Hinweise zu den Heilverfahren, Heilmitteln, zu den Wirkgefügen kurmäßiger Anwendungen sowie zu Indikationen und Kontraindikationen sind zwar sorgfältig recherchiert, ersetzen aber nicht eine individuelle Beratung durch einen Mediziner oder einen Kostenträger.

Timmendorfer Strand, im April 2025
Ingo Menke zum Felde

Zum Autor | Prof. Dr. Ingo Menke zum Felde, geb. 1964 in Lüneburg, lehrt und forscht seit vielen Jahren an der Dualen Hochschule Schleswig-Holstein in Lübeck. Neben dem Destinationsmanagement, hier v. a. im Bereich der Kurorte und Heilbäder, stellen der Kreuzfahrttourismus sowie die Zufriedenheitsforschung weitere Schwerpunkte seiner wissenschaftlichen Tätigkeit dar.

Genderhinweis | In diesem Handbuch wird zum Zwecke der besseren Lesbarkeit das generische Maskulinum verwendet. Die in dieser Arbeit verwendeten Personen- und Berufsbezeichnungen beziehen sich, sofern nicht anders kenntlich gemacht, auf beide Geschlechter.

Expertenstimmen

Thorsten Brandt · Horn-Bad Meinberg → Kap. 4.4.4.4
Robert Brodhun · Bad Gottleuba-Berggießhübel → Kap. 4.4.9.4
Ahmet Cetindere · Bad Eilsen → Kap. 4.4.1.4
Dr. Daniel Dissmann · Horn-Bad Meinberg → Kap. 4.4.4.4
Elke Dralle · Bad Eilsen → Kap. 4.4.1.4
Dr. Jens Dreesen · Timmendorfer Strand → Kap. 4.4.7.5
Dr. Lutz Ehnert · Bad Nauheim → Kap. 4.4.2.5
Brigitte Goertz-Meissner · Berlin → Geleitwort
Antje Hammermeister · Friedrichroda → Kap. 4.4.5.4
Cathrin Herd · Bad Wörishofen → Kap. 4.4.9.5
Sara Hoffmann · Luisenthal → Kap. 4.4.5.4
Constanze Höfinghoff · Oberstaufen → Kap. 4.4.8.4
Robert Kowitz · Büsum → Kap. 4.4.7.4
Dr. Wolfgang Lehmann-Leo · Bad Liebenwerda → Kap. 4.4.3.4
Dr. Klaas Lindemann · Büsum → Kap. 4.4.7.4
Elke Loebnau · Bad Salzuflen → Kap. 5.7.2
Dr. Matthias Menschel · Meddersheim→ Kap. 4.4.10.4
Annegret Mödden · Bad Grund → Kap. 4.4.6.4
Dr. Susanne Neuy · Oberstaufen → Kap. 4.4.8.4
Joachim Nitz · Timmendorfer Strand → Kap. 4.4.7.5
Britt Reuter-Bracklow · Bad Gottleuba-Berggießhübel → Kap. 4.4.9.4
Stefanie Richter · Bad Liebenwerda → Kap. 4.4.3.4
Carolin Scherzer · Bad Grund → Kap. 4.4.6.4
Steffen Schneider · Bad Nauheim → Kap. 4.4.2.5
Dr. Peter Schneiderbanger · Bad Wörishofen → Kap. 4.4.9.5
Dr. Petra Sommer · Bad Sobernheim → Kap. 4.4.10.4
Volker Staats · Büsum → Kap. 4.4.7.4
Dr. Michael Vesper · Bad Kreuznach → Kap. 4.4.2.4
Anke Wiechert · Bad Sobernheim → Kap. 4.4.10.4
Dr. Andreas Zöller · Bad Kreuznach → Kap. 4.4.2.4

Abkürzungsverzeichnis

ADHS | Aufmerksamkeitsdefizit-/Hyperaktivitätsstörung
AGM | Anschlussgesundheitsmaßnahme
AHB | Anschlussheilbehandlung
AWO | Arbeiterwohlfahrt
BÄK | Bundesärztekammer
BAG RPK | Bundesarbeitsgemeinschaft Rehabilitation psychisch kranker Menschen
BAGüS | Bundesarbeitsgemeinschaft der überörtlichen Träger der Sozialhilfe
BamR | Bundesverband ambulanter medizinischer Rehabilitationszentren
BB | Brandenburg
BDPK | Bundesverband Deutscher Privatkliniken
BE | Berlin
BeitrEntlG | Beitragsentlastungsgesetz
BfDI | Bundesbeauftragter für den Datenschutz und die Informationsfreiheit
BImSchV | Verordnung zur Durchführung des Bundes-Immissionsschutzgesetzes
BfA | Bundesversicherungsanstalt für Angestellte
BfS | Bundesamt für Strahlenschutz
BMI | Body Mass Index
BMV-Ä | Bundesmantelvertrag – Ärzte
BNR | Bundesverband NeuroRehabilitation
BPtK | Bundespsychotherapeutenkammer
Bq | Becquerel
BVCD | Bundesverband der Campingwirtschaft in Deutschland
BW | Baden-Württemberg
BY | Bayern
CKJR | Caritas-Bundesverband Kinder- und Jugendrehabilitation
COPD | Chronic Obstructive Pulmonary Disease
Covid | Coronavirus disease
CRP C | C-reaktives Protein
DAF | Deutsche Arbeitsfront
dB | Dezibel
DBV | Deutscher Bäderverband
DEGEMED | Deutsche Gesellschaft für Medizinische Rehabilitation
DGUV | Deutsche Gesetzliche Unfallversicherung
DEHOGA | Deutscher Hotel- und Gaststättenverband
DGfC | Deutsche Gesellschaft für Coaching
DHS | Deutsche Hauptstelle für Suchtfragen
DHV | Deutscher Heilbäderverband
DKG | Deutsche Krankenhausgesellschaft
DRK | Deutsches Rotes Kreuz

DRV | Deutsche Rentenversicherung Bund
DTV | Deutscher Tourismusverband
DWD | Deutscher Wetterdienst
EU | Europäische Union
EWR | Europäischer Wirtschaftsraum
FDGB | Freier Deutscher Gewerkschaftsbund
Fhr | Freiherr
GKV | Gesetzliche Krankenversicherung
GRG | Gesundheitsreformgesetz
GSG | Gesundheitsstrukturgesetz
HB | Bremen
HDL | High Density Lipoprotein
HH | Hamburg
HE | Hessen
Jh. | Jahrhundert
KAG | Kommunalabgabengesetz
kcal | Kilokalorien
KdF | Kraft durch Freude
KVWL | Kassenärztlichen Vereinigung Westfalen-Lippe
lat. | lateinisch
LG | Luftqualitätsgutachten
LU | Luftqualitätsbeurteilung
LVA | Landesversicherungsanstalt
m | Meter
MD | Medizinischer Dienst
MDS | Medizinischer Dienst des Spitzenverbandes Bund der Krankenkassen
mg | Milligramm
MGW | Müttergenesungswerk
mSv | Millisievert
MV | Mecklenburg-Vorpommern
NäPa | nicht ärztlicher Praxisassistent
NI | Niedersachsen
NSV | Nationalsozialistische Volkswohlfahrt
NW | Nordrhein-Westfalen
o. Ä. | oder Ähnliche(s)
OVG | Oberverwaltungsgericht
ÖPNV | Öffentlicher Personennahverkehr
p.a. | per annum
PM | Particulate Matter
PORT | Patientenorientierte Zentren zur Primär- und Langzeitversorgung
Reha | Rehabilitation
rel. | relativ

RP | Rheinland-Pfalz
RPK | Rehabilitation für psychisch kranke Menschen
RWU | Amt für Reisen, Wandern und Urlaub
SGB | Sozialgesetzbuch
SH | Schleswig-Holstein
SL | Saarland
SMAD | Sowjetische Militäradministration in Deutschland
SN | Sachsen
SO_2 | Stickstoffdioxid
sog. | sogenannt
ST | Sachsen-Anhalt
SVLFG | Sozialversicherung für Landwirtschaft, Forsten und Gartenbau
TH | Thüringen
TSNT | Timmendorfer Strand Niendorf Tourismus GmbH
ü. A. | über Adria
ü. NN. | über Normalnull
UVP | Umweltverträglichkeitsprüfung
VDEK | Verband der Ersatzkassen
VDHK | Verband der Heilklimatischen Kurorte Deutschlands
WFG | Wachstums- und Beschäftigungsfördergesetz
WHG | Wasserhaushaltsgesetz
WHO | World Health Organization
WMO | World Meteorological Organization
ZAT | Zentralverband ambulanter Therapieeinrichtungen Deutschland
zit. | zitiert

1 Grundlegende Definitionen zum Kur- und Bäderwesen

1.1 Gesundheit

Um das Kur- und Bäderwesen inhaltlich erfassen zu können, ist zunächst der Gesundheitsbegriff zu klären. Eine eindeutige Definition des Konstruktes Gesundheit ist nur schwer möglich, nach Franzkowiak und Hurrelmann wird Gesundheit „individuell und sozial produziert, konstruiert und organisiert“ (FRANZKOWIAK/HURRELMANN 2022).

Den gängigsten wertebasierten Ansatz formulierte die *World Health Organization* (WHO) in ihrem Gründungsjahr 1948, wobei die WHO in der Präambel ihrer Verfassung ausdrücklich nicht von einer Definition, sondern von Grundsätzen (principles) spricht:

Definition | Gesundheitsbegriff nach WHO

> „Health is a state of complete physical, mental and social well-being and not merely the absence of disease or infirmity. The enjoyment of the highest attainable standard of health is one of the fundamental rights of every human being without distinction of race, religion, political belief, economic or social condition“ (WHO 2020: 1).

Demnach wird der Gesundheitsbegriff nicht mehr als ein rein biomedizinisches, sondern als ein mehrdimensionales multiattributives Konstrukt aus sich gegenseitig beeinflussenden körperlichen, sozialen und psychischen Elementen gesehen.

Diese mehrdimensionale Sichtweise unter Einbeziehung der seelisch-geistigen Komponente führte in der Folge zum Begriff der sog. *Mental Health*, den die WHO wie folgt definiert:

Definition | Mental Health nach WHO

> „Mental health is a state of mental well-being that enables people to cope with the stresses of life, realize their abilities, learn well and work well, and contribute to their community. It is an integral component of health and well-being that underpins our individual and collective abilities to make decisions, build relationships and shape the world we live in. Mental health is a basic human right. And it is crucial to personal, community and socio-economic development“ (WHO 2022).

Beiden Ansätzen ist die Verwendung des Begriffs „state“ gemein. Hier ist jedoch nicht Gesundheit als ein „Zustand“, also als statische, unveränderliche Situation, gemeint.

> Vielmehr ist unter **Gesundheit** „ein dynamisches Stadium, als ein lebensgeschichtlich und alltäglich immer neu reguliertes Potenzial, als eine beständige und aktiv herzustellende Balance im Spannungsfeld zwischen Ressourcen und Belastungen" (FRANZKOWIAK/HURRELMANN 2022) zu verstehen.

Während der statische Gesundheitsbegriff Gesundheit als Guthaben, welches sich im Laufe des Lebens aufzehrt, versteht, beschreibt der dynamische Gesundheitsbegriff Gesundheit als einen täglich neu anzustrebenden Gleichgewichtszustand zwischen dem körperlichen und seelischen Leistungsvermögen des Organismus einerseits und den Anforderungen der Umwelt andererseits.

1.2 Kur

Das Wort Kur leitet sich vom lateinischen Wort *cura* ab, welches so viel wie Fürsorge oder Pflege bedeutet.

Auch wenn der Begriff der Kur in der deutschen Sozialgesetzgebung seit dem Jahre 2000 nicht mehr vorkommt, so ist er dennoch im täglichen Sprachgebrauch präsent und soll im weiteren Verlauf Verwendung finden.

> Unter einer **medizinischen Kur** ist – im Gegensatz zum unspezifischen Erholungsaufenthalt – eine ganzheitliche, interdisziplinäre, ärztlich geleitete Therapieform zu verstehen, die i. d. R. natürliche ortsgebundene oder ortsübliche Heilmittel des Bodens, des Klimas oder des Meeres (z. B. Peloide, Heilwässer, Heilgase oder Luft) mit zusätzlichen Verfahren wie z. B. Bewegungstherapie, Physiotherapie, Ernährungslehre, Psychotherapie oder Gesundheitsbildung indikationsspezifisch kombiniert. Hauptziel sind die Gesunderhaltung (Prävention) oder die Genesung (Rehabilitation); bei chronifizierten Krankheiten kann eine Kurbehandlung auch Bestandteil eines fortwährenden Gesundheitsprogramms sein (vgl. MANGER et al. 2012; DHV/DTV 2024: 23 f.; HARTMANN 2024).

Demnach stellt eine Kur ein weit verzweigtes System von Vorsorge-, Krankheits- und Rehabilitationsbehandlungen dar, welches auf das Krankheitsbild und die individuelle Disposition des Patienten ausgerichtet ist.

Ein wesentliches Element einer Kur ist die sog. **Reiz-Reaktions-Therapie**, d. h. auf einen therapeutisch gesetzten Reiz folgt eine körpereigene Reaktion, die die Regulationsvorgänge des Körpers aktiviert und somit zu einer Stabilisierung der vegetativen, psycho-nervösen und hormonellen Regulationen führt. In diesem Zusammenhang ist häufig (medizinisch nicht ganz korrekt) vom „inneren Arzt" und von „Selbstheilungskräften" die Rede. Reizauslösend wirken häufig natürliche Stimuli wie z. B. Wärme und Kälte, Bewegung und Ruhe oder Licht und Luft.

Beim Einsatz ortsspezifischer Kurmittel, der physikalischen Behandlung und der Bewegungstherapie stellt die *Bäderbehandlung* (Balneotherapie → Kap. 3.2) einen wesentlichen Teil der Therapeutik der Kur dar, weshalb auch das Begriffspaar *Kur- und Bäderwesen* Verwendung findet. Im Bedarfsfall können Formen der Arzneimittelbehandlung (Pharmakotherapie) hinzukommen, Pharmaka sind aber nie der Grund- oder der Hauptwirkfaktor einer Kur (vgl. HARTMANN 2024).

Der Deutsche Heilbäderverband (DHV) und der Deutsche Tourismusverband (DTV) definieren den Begriff der Kur:

Definition | Kur

„Die Kur in Heilbädern und Kurorten ist eine komplexe, ärztlich geleitete Übungsbehandlung zur Vor- und Nachsorge (Prävention und Rehabilitation) sowie für geeignete chronische Krankheiten und Leiden eine kurative Behandlung im Rahmen eines notwendigen individuellen, lebenslangen Gesundheitsprogramms. Sie ist mit einem Orts- und Milieuwechsel verknüpft" (DHV/DTV 2024: 24).

> Ergänzend zu der ambulanten ärztlichen Versorgung und der Akutbehandlung im Krankenhaus bildet die Kur die dritte Säule im gesundheitlichen Versorgungssystem.

Die Kur steht hierbei nicht in Konkurrenz zum Krankenhaus und zur Arztpraxis, sondern ist als sinnvolle, möglichst früh in den Behandlungsplan zu integrierende (vgl. MANGER et al. 2012) Ergänzung zu sehen.

Ein bedeutender Bestandteil der Kur ist der Orts- bzw. Milieuwechsel, der den Prozess der Gesunderhaltung bzw. der Gesundung positiv beeinflusst. Da der Kuraufenthalt in einem wohnortfremden Gebiet, fern des gewöhnlichen, privaten, sozialen und beruflichen, aber auch des klimatischen Umfelds durchgeführt wird, kann sich der Kurgast ganz auf den Gesundungsprozess konzentrieren.

Neben den dominierenden medizinischen Komponenten weist die Kur durch den Ortswechsel auch touristische Komponenten auf, die sich z. B. in der Nutzung von Transportmitteln, Beherbergungs- und Gastronomieeinrichtungen, dem Besuch touristischer Sehenswürdigkeiten und Freizeiteinrichtungen aber auch in Attributen wie Erholung, Entspannung und Lebensfreude ausdrücken.

Eine exakte Abgrenzung von medizinisch und touristisch geprägten Komponenten ist nicht immer möglich, so erbringt z. B. eine Kurklinik Beherbergungs- und Gastronomieleistungen, ist aber als medizinische Einrichtung definiert. Auch kann der Kurgast im Rahmen einer ambulanten Kur in einem selbst gewählten Hotel nächtigen, welches evtl. sogar über eine medizinische Badeabteilung verfügt.

Komponenten der Kur	
medizinische	**touristische**
• Einsatz von Heilmitteln • Einsatz von Heilmethoden • Therapeutische Anwendungen • Gesundheitsbildung • Unterkunft in Kurkliniken • Verpflegung in Kurkliniken • Konsultation ortsansässiger Bade- bzw. Kurärzte	• Transport in den Kurort • Transfers im Kurort • Unterkunft in nicht-medizinischen Beherbergungsbetrieben • Nutzung gastronomischer Betriebe • Besuch von Freizeiteinrichtungen und von Sehenswürdigkeiten in der behandlungsfreien Zeit

Tab. 1: Medizinische und touristische Komponenten der Kur

Austragungsorte der Kur sind staatlich (i. d. R. durch das jeweilige Bundesland) anerkannte Heilbäder und Kurorte, welche zu ihrer Anerkennung ein komplexes Prädikatisierungsverfahren zu durchlaufen haben (→ Kap. 4.2).

Abhängig von der Art des ortsgebundenen oder ortstypischen Heilmittels bzw. nach der Art des angewendeten Heilverfahrens werden hochprädikatisierte Heilbäder und Kurorte in folgende Kategorien bzw. Artbezeichnungen eingeteilt.

Artbezeichnung	**Heilmittel und -verfahren**
Kurort mit Heilquellenkurbetrieb	Heilwässer und Heilgase
Mineral- und Thermalheilbad	(warme) Heilwässer und Heilgase
Kurort mit Peloidkurbetrieb	Heilmittel des Bodens
Moorheilbad	Moor bzw. Torf
Kurort mit Heilstollenkurbetrieb	Mikroklima und Luft im Heilstollen
Heilklimatischer Kurort	Klima und Luft
Seebad	Meerwasser, -klima und -luft
Seeheilbad	Meerwasser, -klima und -luft
Kneipp-Kurort	Anwendungen nach S. Kneipp
Kneipp-Heilbad	Anwendungen nach S. Kneipp

Schroth-Kurort	Anwendungen nach J. Schroth
Schroth-Heilbad	Anwendungen nach J. Schroth
Felke-Kurort	Anwendungen nach E. Felke
Felke-Heilbad	Anwendungen nach E. Felke

Tab. 2: Artbezeichnungen der Heilbäder und Kurorte

Als medizinisch notwendig wird i. d. R. ein Kuraufenthalt von drei bis vier Wochen erachtet (vgl. DHV/DTV 2024: 29), der Regelfall in der deutschen Sozialgesetzgebung liegt bei drei Wochen. Sowohl die Kurbehandlung als auch allgemeine Erholungsprozesse „unterliegen einer chronobiologischen Ordnung und den Gesetzmäßigkeiten der Adaptationsphysiologie. Optimal ist ein Zeitrahmen von wenigstens drei Wochen, in dem die biologische Umstimmung unter den kurtypischen Reizen rhythmisch gegliedert abläuft und Spätwirkungen (Hafteffekte) gebahnt werden" (KIRSCHNER 2001: 74f.). Das Wirkungsgefüge einer Kur endet jedoch nicht mit dem Ende des Kuraufenthaltes, sondern geht darüber hinaus, z. B. in Form einer Verhaltensänderung (Ernährung, Bewegung, Stressbewältigung) des Kurgastes. Insofern kann von einer Kur durchaus als „Gesundheitstrainingslager" gesprochen werden.

Auch wenn jeder, der sich um seine Gesundheit sorgt oder diese verbessern will, eine Kur beantragen kann, sind die im Sozialgesetzbuch (SGB) geregelten Regularien zur Kostenübernahme komplex. Diese hängt vor allem von der Art der gewählten Kur ab. Das SGB V unterscheidet hierbei die nachfolgenden Kurformen, die in Kap. 5 eingehend beschrieben werden:

- ambulante Vorsorgeleistungen
- stationäre Vorsorgeleistungen
- ambulante Rehabilitationsleistungen
- stationäre Rehabilitationsleistungen
- Anschlussheilbehandlung
- Mutter-/Vater-Kind-Maßnahme

1.2.1 Ziele der Kur

In den Heilbädern und Kurorten wird ein umfassendes System von Vorsorge-, Krankheits- und Rehabilitationsbehandlungen vorgehalten, welches die – neben der Gesundheitsförderung als übergeordnetem Ziel – drei zentralen Ziele (auch als Säulen bezeichnet) der Kur erfüllt.

- Prävention(Vorbeugung)
- Kuration (Heilung/Linderung)
- Rehabilitation (Nachbehandlung)

Definition | Prävention, Kuration und Rehabilitation

Prävention (Vorbeugung): Prävention umfasst „zielgerichtete Maßnahmen und Aktivitäten, um Krankheiten oder gesundheitliche Schädigungen zu vermeiden, das Risiko der Erkrankung zu verringern oder ihr Auftreten zu verzögern" (BUNDESGESUNDHEITSMINISTERIUM 2023a). Die Prävention wird unterschieden in

- primäre Prävention: Verhindern der Entstehung von Krankheiten.
- sekundäre Prävention: Früherkennung von Krankheiten.
- tertiäre Prävention: Milderung von Krankheitsfolgen, Vermeidung von Rückfällen bei bereits entstandenen Krankheiten oder Verhinderung der Verschlimmerung einer Krankheit. Die tertiäre Prävention entspricht weitgehend der medizinischen Rehabilitation.

Die Maßnahmen der Prävention gliedern sich in

- Verhaltensprävention: zielt auf das Individuum und dessen Gesundheitsverhalten.
- Verhältnisprävention: zielt auf das Lebens- und Arbeitsumfeld.

Kuration (Heilung/Linderung): Krankenbehandlung bzw. Heilung mit dem Ziel der Wiederherstellung völliger Gesundheit. Der Begriff Kuration kommt v. a. bei der Behandlung langandauernder bzw. chronischer Krankheiten und Leiden zum Tragen.

Rehabilitation (Nachbehandlung): Rehabilitation bedeutet die Wiedereingliederung des Patienten in Gesellschaft, Familie und Beruf. Hierzu sind alle medizinischen, psychotherapeutischen, sozialen und beruflichen Maßnahmen zu verstehen, „die der Abwendung, Beseitigung, Minderung oder dem Ausgleich einer Behinderung oder Pflegebedürftigkeit, der Verhütung ihrer Verschlimmerung oder Milderung ihrer Folgen dienen" (BUNDESGESUNDHEITSMINISTERIUM 2023b).

Kirschner führt diese Ziele differenzierter aus (KIRSCHNER 2001: 76f.):

Ziele der Prävention (primäre und sekundäre Prävention)

- „Stärkung des biologischen Gesundheitspotenzials
- Förderung von Schutzfaktoren durch Bewegung, richtige Ernährung, Entspannung und durch Balneo- und Hydrotherapie bei schon geschwächten Funktionen und nachweisbaren Risikofaktoren

- Förderung eines gesundheitsgemäßen Verhaltens durch Information, Motivation und Training und Korrektur von gesundheitlichem Fehlverhalten zur Vermeidung und Ausschaltung von Risikofaktoren
- Früherkennung und Frühbehandlung drohender Erkrankungen

Ziele der Behandlung chronischer Krankheiten durch Kuren

- Besserung der Reaktions- und Abwehrlage des Organismus in der Gesamtheit (Stärkung der ‚Restgesundheit')
- Besserung kranker, Stärkung gesunder Funktionen
- Einstellung auf eine medikamentöse Basis- und Langzeittherapie (durch die kurtypische Ergänzung des bisherigen Therapiespektrums ist eine Verminderung des Medikamentenverbrauchs in der Regel kostensparend möglich)
- Lehre und Einübung eines der Krankheit angepassten Verhaltens und Lehre von Methoden der Selbstkontrolle
- Anregung, krankheitsbedingte soziale Fehlanpassungen aufzugeben. Verstärkung der Motivation durch gruppendynamische Effekte

Ziele der Rehabilitation (Teil der tertiären Prävention)

- physische Anpassung der Kräfte und verbliebenen Fähigkeiten bei bestehenden Erkrankungen, nach Erkrankungen und operativen Eingriffen und
- bei bleibenden Behinderungen an Alltags- und Berufsbelastungen durch Training körperlicher Funktionen und biologischer Regulationen (Therapie der Dissabilitis)
- geistig seelische Anpassung an Krankheiten, Krankheitsfolgen und Behinderungen (Förderung der Krankheitsverarbeitung durch Information und Motivation unter Nutzung gruppendynamischer Effekte)
- soziale Anpassung an Forderungen des Berufs, der Familie und Gesellschaft bei noch geschwächten Funktionen oder bleibenden Behinderungen (Minderung des durch Krankheiten und Behinderungen bestehenden sozialen Handicaps)"

Die Kur per se stellt die Methode dar, mit deren Hilfe die genannten Ziele erreicht werden. Im Kurort werden die Anwendungen durch erfahrene, mit den ortsgebundenen Heilmitteln besonders vertraute Ärzte, sog. Kur- bzw. Badeärzte, patienten- und indikationsspezifisch koordiniert. Hierbei wird der Kurende, im Gegensatz zur eigentlichen Wortbedeutung (lateinisch *patiens*: ertragend, geduldig) aktiv eingebunden, z. B. im Rahmen von Bewegungsübungen, Ernährungsumstellung oder dem Erlernen einer gesunden Lebensführung.

1.2.2 Grundprinzipen der Kurbehandlung

Die Wirkungsmechanismen einer Kur „resultieren aus den natürlichen Fähigkeiten des Organismus zur Regulation im Sinne der Wirkmechanismen der klassischen Naturheilverfahren. Durch vegetative und hormonelle Reaktionen auf entsprechende therapeutisch gesetzte Reize wird seine Fähigkeit verbessert, höhere Belastungen auszuhalten“ (BEER/KLEINSCHMIDT 2017: 62).

> Im Gegensatz zur Pharmakotherapie, die i. d. R. eine spezifische Wirkung aufweist, handelt es sich bei den im Rahmen einer Kur angewendeten natürlichen Heilmitteln des Bodens, des Wassers und der Luft um unspezifisch wirkende Allgemeintherapeutika mit besonderen Eigenschaften.

Auch von der klinischen Therapie ist die Kur abzugrenzen: Während die Behandlungsschwerpunkte und -ziele der klinischen Therapie vorwiegend in einer möglichst kausalspezifischen Bekämpfung schädigender Faktoren mittels pharmazeutischer und/oder operativer Maßnahmen liegen, liegt das Hauptaugenmerk bei der Kur in der **Übung und Aktivierung**, der **Verbesserung der körperlichen Regulationen** sowie in der **psychischen Stabilisierung** und **Verhaltensumstellung** des Kurenden.

Basierend auf der Erkenntnis der multifaktoriellen Krankheitsgenese (Mehrfachursachen einer Krankheit), die davon ausgeht, dass eine Krankheit sowohl mit physikalisch-chemischen Methoden erkennbare Ursachen als auch psychische oder soziale Ursachen haben kann (psychosozio-somatischer Krankheitsbegriff), ist die Kur als ganzheitlicher und interdisziplinärer Behandlungsansatz ausgerichtet. Hierbei werden die besonderen Eigenschaften ortsgebundener oder ortsüblicher natürlicher Heilmittel mit Übungs- und Aktivierungsbehandlungen, Bewegungs- und Entspannungsübungen, Gesundheitsbildung und -planung, Ernährungsschulungen sowie psychotherapeutischen und physischen Verfahren kombiniert. Falls erforderlich, kann eine Pharmakotherapie unterstützend wirken.

Die Behandlung in Heilbädern und Kurorten umfasst allgemeine und spezielle Therapiekomponenten (vgl. KIRSCHNER 2001: 78).

Definition | Allgemeine und spezielle Methoden der Kur

Allgemeine Methoden

1. Ortswechsel
2. Harmonisierung des Tagesrhythmus
3. Reiz-Reaktions-Therapie
4. gesunde Ernährung
5. Bewegung und Ruhe
6. Muße als Voraussetzung innerer Lebensordnung
7. Klimaexposition

8. Meidung oder Einschränkung des Konsums von selbstschädigenden Genussmitteln
9. psychologische Orientierung und Unterstützung
10. Gesundheitsbildung und -training

Spezielle Methoden

1. Balneotherapie
2. Klimatherapie
3. ergänzende Verfahren der physikalischen Therapie
4. Therapien nach Priessnitz, Schroth, Kneipp und Felke
5. Diätbehandlung

Hinsichtlich der **allgemeinen Methoden** bewirkt der Ortswechsel, der ein Verlassen des gewohnten geographischen, sozialen und klimatischen Umfeldes mit sich bringt, dass sich der Kurende in Distanz zum Gewohnten und zum täglichen Lebensumfeld ganz auf seine Gesundheit und ggf. auf seine Gesundung konzentrieren kann.

Durch einen sinnvollen Wechsel von gezielter Anspannung und Entspannung, angemessener Belastung und Entlastung, Nahrungsaufnahme und Erholungsphasen kann der Tagesrhythmus harmonisiert werden.

Die Reiz-Reaktions-Therapie stimuliert und stabilisiert durch dosierte Reize die vegetativen, psycho-nervösen und hormonellen Regulationen des Körpers.

Eine gesunde Ernährung kann z. B. durch ballaststoffreiche Kost oder Trennkost gewährleistet und durch eine Umstellung des Ernährungsverhaltens verstetigt werden.

Die Dominanz von Ruhe oder Bewegung im Alltag kann durch Bewegung oder Ruhe während des Kuraufenthaltes ausgeglichen werden.

Methoden der Stressbewältigung oder der sog. Entschleunigung sowie Entspannungstherapien können eine Stabilisierung der inneren Lebensordnung bewirken.

Das mit dem kurtypischen Orts- und Milieuwechsel i. d. R. verbundene neue klimatische Umfeld setzt den Körper ungewohnten thermischen, aktinischen und luftchemischen Reizen aus (Klimaexposition), die unterschiedliche therapeutisch erwünschte Reaktionen hervorrufen.

Durch Aufklärung, Entwöhnung oder Entzug kann der übermäßige Konsum von selbstschädigenden Genussmitteln wie z. B. Nikotin, Alkohol oder Tabletten und Drogen eingeschränkt oder unterbunden werden.

Im Rahmen der psychologischen Orientierung und Unterstützung (Psychotherapie) als Gruppen- oder als Einzeltherapie (z. B. Gesprächspsychotherapie, Verhaltenstherapie, Kunst- und Musiktherapie, Körpertherapie oder Bewegungstherapie) kann der Umgang mit Krankheiten geübt und das psychische Gleichgewicht erreicht und beibehalten werden.

Die Aufklärung über Ursachen, Wirkungen und Behandlung von Krankheiten kann im Rahmen einer Gesundheitsbildung eine Verhaltensumstellung, die Einübung einer neuen Lebensführung sowie die Übernahme von Verantwortung für die eigene Gesundheit (Gesundheitstraining) bewirken. Das Individuum wechselt von der Rolle des Behandelten in die Rolle des aktiv Mitwirkenden, der sein Leben selbstverantwortlich auf körperlicher, geistiger und sozialer Ebene gestaltet. So bezeichnen Beer/Jobst die Kur als „Intensivseminar für Geist und Körper" (BEER/JOBST 2016: 60).

Im Kontext der **speziellen Methoden** stellt die Balneotherapie ein wesentliches Element der Kur dar; zur Anwendung kommen verschiedene Arten von Trink- und Bäderkuren wie z. B. Moorbäder und Schlammpackungen oder auch Inhalationen (→ Kap. 3.2).

Die gezielte Klimatherapie umfasst Behandlungen im günstigen klimatischen Milieu wie z. B. Terrainkuren, Klimaexposition oder Freiluft(Liege-)kuren (→ Kap. 3.1.4).

Die ergänzenden Verfahren der physikalischen Therapie umfassen aktive und passive Bewegungs- und Übungstherapien, Wasser- und Temperaturtherapien, Elektrotherapien, Licht- und Strahlenbehandlungen, Inhalationstherapien sowie Massagen.

Die Therapien nach *Priessnitz, Schroth, Kneipp* und *Felke* (→ Kap. 3.3) fokussieren auf eine spezielle Ernährung, auf die Anwendung von kaltem und warmem Wasser sowie bei der Felke-Kur auch von Schlamm.

Die Diätbehandlung ergänzt das Kurprogramm mit einer individuell abgestimmten diätetischen Kost.

1.3 Kur im Kontext des modernen Gesundheitsbegriffs

Die Multidimensionalität, Interaktivität und Interdisziplinarität sowie die Dynamik des modernen Gesundheitsbegriffs spiegeln sich u. a. im 1985 von Hancock entwickelten **Mandala-Modell der Gesundheit** wider, welches die vielschichtigen Beziehungen von Gesundheit sowie die Eingebundenheit in das sozial-ökologische Umfeld des Individuums als systemischen Ansatz abbildet.

Im Zentrum des Modells steht das Individuum, bestehend aus der Einheit von Körper, Geist und Seele. Dieses Individuum wird auf der ersten Ebene durch vier Bereiche des familiären Umfelds beeinflusst: Humanbiologie (genetische Veranlagung, Anatomie, Physiologie), persönliches Verhalten (Lebensstil, Ernährung, Bewegung, Gesundheitsvorsorge), psycho-sozio-ökonomische Umwelt (sozioökonomischer Status, Bezugsgruppen, Milieuzugehörigkeit) sowie physikalische Umwelt (Lebensumfeld, Wohn-, Schul- und Arbeitsbedingungen, Klima).

Die zweite Ebene verbindet die vorgenannten Bereiche und bildet das Krankenversorgungs- und Gesundheitsvorsorgesystem, die persönliche Lebensweise und die Arbeit ab.

Diese drei Verbindungen werden auf einer dritten Ebene ergänzt durch die vom Menschen gemachte Umwelt (Wohnumfeld, Luftverunreinigungen, Emissionen) und die Gemeinde (Infrastruktur wie z. B. Kindergärten, Schulen, Pflegeeinrichtungen, Wasserver- und Entsorgung).

Auf einer vierten Ebene wird das System von Kultur (Werte, Normen, Religion) und Biosphäre (Lebensgrundlage und -umwelt) umschlossen.

Sämtliche aufgezeigten Faktoren und Handlungsebenen stehen in einer Wechselbeziehung zueinander und beeinflussen die Gesundheit des Individuums ebenso wie umgekehrt auch das Individuum bestimmte Faktoren beeinflussen kann (vgl. HANCOCK 1985; HANCOCK 2021: 53 ff.; FRANZKOWIAK/HURRELMANN 2022; CASSENS 2013: 12 ff.).

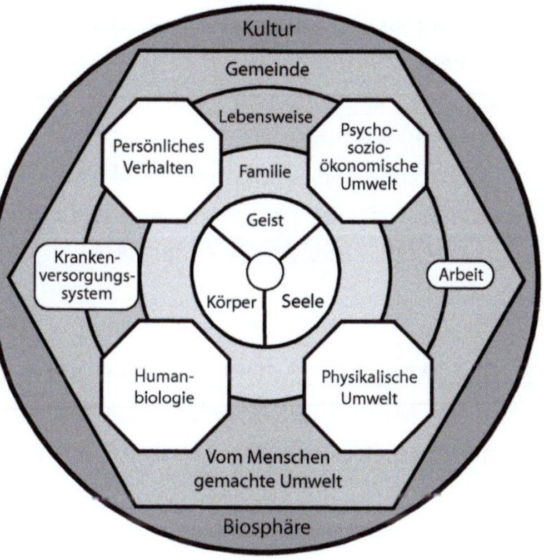

Abb. 1: Mandala-Modell der Gesundheit nach Hancock

Bis heute gilt das Mandala-Modell der Gesundheit als praktischer Ausgangspunkt für Gesundheitsförderung und -politik.

Hurrelmann fasst die interdisziplinären Ansätze aus den Bereichen der Biomedizin, der Lern- und Persönlichkeits- sowie der Interaktions- und Sozialstrukturforschung, der Stress- und Bewältigungstheorien sowie der Public-Health Ansätze in einem **Modell der produktiven Realitätsverarbeitung** zusammen und leitet acht interdisziplinär tragfähige Maximen von Gesundheit und Krankheit ab (vgl. HURRELMANN 2010: 138 ff.; FRANZKOWIAK/HURRELMANN 2022).

Definition | Acht Maximen für die integrative und interdisziplinäre Formulierung von Gesundheits- und Krankheitsdefinitionen nach Hurrelmann

„1. Gesundheit und Krankheit ergeben sich aus einem Wechselspiel von sozialen und personalen Bedingungen, welches das Gesundheitsverhalten prägt.
2. Die sozialen Bedingungen (Gesundheitsverhältnisse) bilden den Möglichkeitsraum für die Entfaltung der personalen Bedingungen für Gesundheit und Krankheit.

3. Gesundheit ist das Stadium des Gleichgewichts, Krankheit das Stadium des Ungleichgewichts von Risiko- und Schutzfaktoren auf körperlicher, psychischer und sozialer Ebene.
4. Gesundheit und Krankheit als jeweilige Endpunkte von Gleichgewichts- und Ungleichgewichtsstadien haben eine körperliche, psychische und soziale Dimension.
5. Gesundheit ist das Ergebnis einer gelungenen, Krankheit einer nicht gelungenen Bewältigung von inneren und äußeren Anforderungen.
6. Persönliche Voraussetzung für Gesundheit ist eine körperbewusste, psychisch sensible und umweltorientierte Lebensführung.
7. Die Bestimmung der Ausprägungen und Stadien von Gesundheit und Krankheit unterliegt einer subjektiven Bewertung.
8. Fremd- und Selbsteinschätzung von Gesundheits- und Krankheitsstadien können sich auf allen drei Dimensionen – der körperlichen, der psychischen und der sozialen – voneinander unterscheiden" (HURRELMANN 2010: 138 ff.).

Den WHO-Ansätzen, dem Mandala-Modell nach Hancock und den acht Maximen nach Hurrelmann sind die Multidimensionalität, die Interdisziplinarität und die Dynamik des Gesundheitsbegriffes gemein. Attribute, die auch für die Grundprinzipien der Kur zutreffen.

Auch das von Antonovsky entwickelte **Konzept der Salutogenese** (vgl. ANTONOVSKY 1979 und 1997), welches im Gegensatz zur Pathogenese nicht die Entstehung von Krankheit, sondern die Entstehung von Gesundheit erklärt, wird von der Kurortmedizin aufgegriffen.

Während der pathogenetische Ansatz eine Erkrankung auf spezifische anatomische, physiologische oder organische Ursachen zurückführt und dabei psychosoziale Aspekte weitgehend unberücksichtigt lässt, postuliert das Konzept der Salutogenese ein Gesundheitskontinuum zwischen den Zuständen absoluter Krankheit und absoluter Gesundheit, in dem jedes Individuum eine Position einnimmt. Bestimmt wird diese Position hauptsächlich durch die Fähigkeit, psychosozial, physikalisch oder biochemisch bedingte Stressoren bewältigen zu können. Diese Fähigkeit ist von der Widerstandskraft („generalized resistance resources" (ANTONOVSKY 1979: 99)) des Individuums abhängig, welche wiederum neben der genetischen und psychosozialen Disposition u. a. durch eine gesundheitsförderliche Lebensweise beeinflussbar ist. An jedem Punkt des Kontinuums „besteht ein labiles, immer wieder neu auszubalancierendes komplexes Gleichgewicht zwischen salutogenetischen Prozessen (welche die körperliche, seelische und soziale Regulationsfähigkeit sichern bzw. unterstützen) und pathogenetischen Vorgängen (welche die körperliche, seelische und soziale Regulations- und Anpassungsfähigkeit überlasten, überfordern bzw. hemmen)" (FRANZKOWIAK 2022).

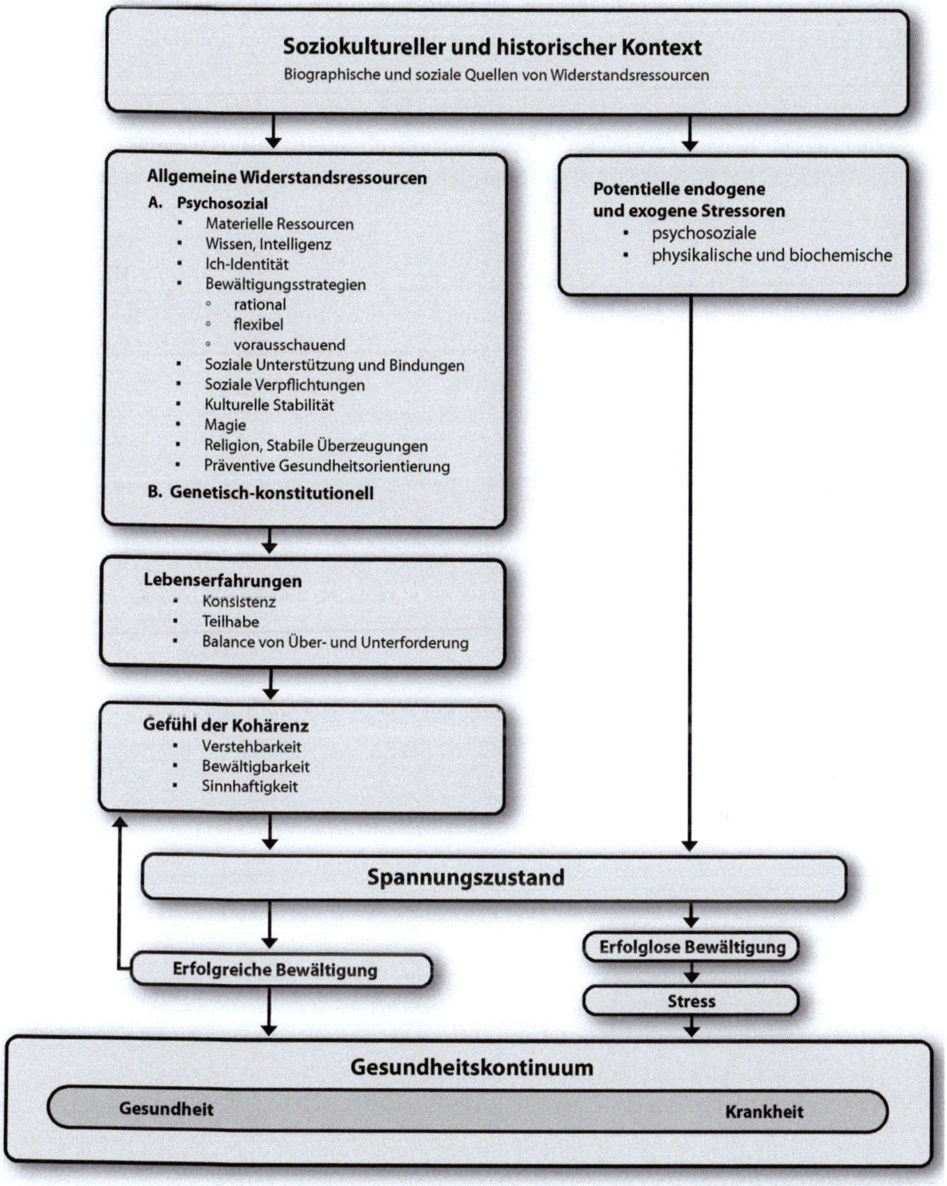

Abb. 2: Konzept der Salutogenese nach ANTONOVSKY

Die **Kurortmedizin** greift den salutogenetischen Ansatz auf, indem die Widerstandsfähigkeit und die Schutzfaktoren, die die Gesundheit erhalten und fördern, durch den ganzheitlichen Ansatz gestärkt werden (vgl. DHV/DTV 2024: 24f.).

Die Erkenntnis, dass es sich bei Gesundheit nicht um einen statischen Zustand, sondern um ein humanökologisches Gleichgewicht, also „ein erreichtes individuelles funktional-dynamisches Gleichgewicht zwischen den Fähigkeiten und Kräften des Organismus und der Person (der ökologischen Potenz) und den Anforderungen von Umwelt und Mitwelt in bestimmten Lebenssituationen und Altersphasen (der ökologischen Valenz)“ (DHV/DTV 2024: 24) handelt, wird ebenfalls von der Kurortmedizin aufgegriffen und umgesetzt.

> Zusammenfassend kann festgehalten werden, dass es sich bei einer Kur trotz, vielleicht auch gerade aufgrund, der langen Historie um eine **zeitgemäße Heilmethode** handelt, die dem Anspruchsgefüge und den Paradigmen des modernen Gesundheitsbegriffs umfassend entspricht.

2 Entwicklungsgeschichte des Kur- und Bäderwesens

Die Nutzung von Wasser in Bädern ist bereits für den Zeitraum um 4500 v. Chr. belegt. Damals badeten die Herrscher des zwischen den Flüssen Euphrat und Tigris gelegenen Mesopotamien bereits in tönernen Wannen.

Zu einem Bestandteil des täglichen Lebens wurde die Nutzung der Heilkräfte des Wassers aber erst in der Zeit des antiken Griechenlands und Roms. Zunächst ging es vorrangig um die nicht-evidenzbasierte Behandlung von Symptomen im Sinne einer Akut- oder einer Nachsorgebehandlung (vgl. CASSENS 2013: 27). Die heute bekannte und das moderne Kur- und Bäderwesen prägende Unterscheidung in Vor- und Nachsorge entwickelte sich erst deutlich später.

Die Entwicklungsgeschichte des Kur- und Bäderwesens (streng genommen müsste es Bäder- und Kurwesen heißen, da der Fokus lange Zeit auf der therapeutischen Wirkung von Wasser lag) lässt sich in zehn Phasen unterteilen, die geprägt waren

- **durch eine sich wandelnde Motivation der Teilnehmer** von den gesundheitlichen, hygienischen, spirituellen und gesellschaftlichen Beweggründen in der Antike über hygienische und gesellschaftliche Aspekte im Mittelalter, über gesundheitliche und gesellschaftliche Schwerpunkte in der frühen Neuzeit und über das Amusement im 19. Jh. bis hin zum gesundheitlichen, mit Wellness-Motiven angereicherten Fokus heute,
- **durch einen sich wandelnden gesundheitlichen Ansatz** von der Symptombehandlung über die zunächst indikationsfreie und später indikationsspezifische Vor- und Nachsorge bis hin zur differenzierten und ganzheitlichen Präventions- und Rehabilitationskur heutiger Zeit,
- **durch die sich wandelnde Nutzung der natürlichen Heilmittel** vom Wasser über Peloide und Heilgase bis hin zu komplexen interdisziplinären Verfahren,
- **durch einen sich wandelnden Teilnehmerkreis** von elitär zu egalitär: von den sozialen Eliten über den bürgerlichen Mittelstand bis hin zu einem Massenphänomen aller Bevölkerungsschichten.

Wissen | Phasen des Kur- und Bäderwesens

1. Anfänge des Bäderwesens im antiken Griechenland (5. Jh. v. Chr. bis 1. Jh. v. Chr.)
2. Weiterentwicklung im Römischen Reich (5. Jh. v. Chr. bis 5. Jh. n. Chr.)
3. Niedergang der Badekultur im Mittelalter (14. Jh. bis 1618)
4. Renaissance alten Wissens in Neuzeit und Aufklärung (Mitte 17. Jh. bis 18. Jh.)

5. Erste Blütezeit des Kur- und Bäderwesens (Beginn 19. Jh. bis 1914)
6. Entstehung und Aufschwung der Seebäder (Beginn 19. Jh. bis 1914)
7. Naturheilverfahren nach Priessnitz, Schroth, Kneipp und Felke (ab 1830)
8. Die Zeit zwischen den Weltkriegen (1918–1939)
9. Die Nachkriegszeit im geteilten Deutschland (1945–1990)
10. Gesamtdeutsches Kur- und Bäderwesen (seit 1990)

2.1 Anfänge des Bäderwesens im antiken Griechenland

2.1.1 Die vier Naturelemente als Grundlage

Die teilweise göttliche Verehrung der vier Naturelemente Wasser, Erde, Feuer und Luft war in vielen Kulturen zu finden und bildete eine Grundlage erster therapeutischer Anwendungen.

Die von *Hippokates von Kos* (460–370 v. Chr.) und *Claudius Galenus von Pergamon* (129–199 n. Chr.) wesentlich entwickelte sog. Humoralpathologie basierte auf diesen Elementen, ergänzt durch die vier Körpersäfte Blut, Schleim, schwarze und gelbe Galle. Krankheitszustände waren im Wesentlichen definiert durch ein Ungleichgewicht dieser vier Leibessäfte (vgl. WOLF-BRAUN 2010: 89).

Die Ansätze des *Hippokrates* und des *Claudius Galenus* stellten bis ins Mittelalter die Grundlagen der Medizin dar (vgl. PACHER 2014: 104; CASSENS 2013: 29).

2.1.2 Ganzheitlicher Ansatz: Heilmittel, Gymnastik, Massagen, Spiritualität und Philosophie

Die Wirkungen einiger Heilmittel des Bodens, des (Mineral-)Wassers, des Klimas und des Meeres waren im antiken Griechenland bekannt. Diese kamen, häufig ergänzt durch Gymnastik und Massagen, sowohl separat als auch in Kombination zur Anwendung, z. B. als kalte und warme Bäder, als Wechselbäder, als Wickel oder als Schlammpackungen.

Motive für die Nutzung von Bädern waren neben den naheliegenden hygienischen Gründen auch Entspannung, Kommunikation und der Erhalt bzw. die Wiederherstellung der Gesundheit.

Als Ursachen für Krankheit machte man seinerzeit ein Ungleichgewicht zwischen Körper, Geist und Seele aus. Somit umfasste eine Behandlung neben den Anwendungen auch sportliche Betätigung, Bewegungsübungen und Massagen und sogar religiöse und spirituelle Aspekte sowie philosophische Diskussionen.

2.1.3 Das Asklepieion als Vorläufer des Kurortes

Benannt nach dem griechischen Gott der Heilkunst *Asklepios* (lat. *Aesculap*) stellte das Asklepieion, also ein Heiligtum des Asklepios, den Vorgänger der ersten Kuranstalten dar, oft mit angeschlossenem Sanatorium. Von diesen gab es im antiken Griechenland rund 300, die bedeutendsten befanden sich in Pergamon und Epidauros.

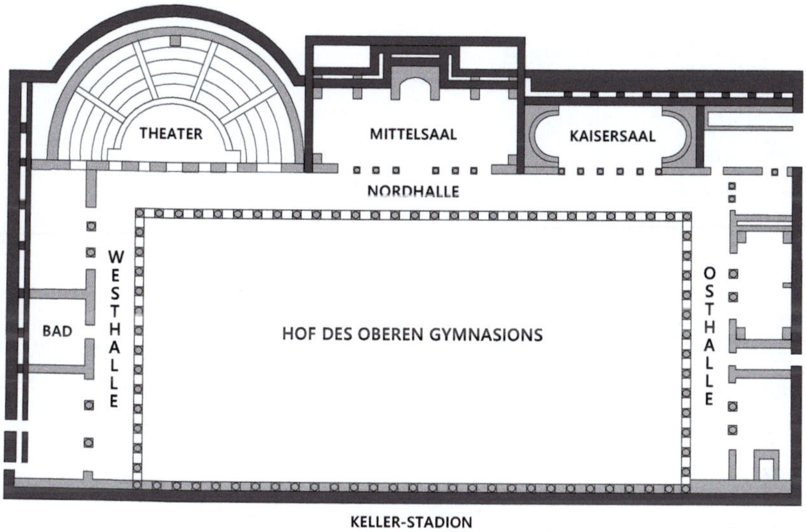

Abb. 3: Pergamon; oberes Gymnasion und Palästrahallen

Ein Aufenthalt im Asklepieion dauerte meist mehrere Wochen, der Ablaufplan könnte dabei wie folgt ausgesehen haben (vgl. PACHER 2014: 104):

Beispiel | Ablaufplan im Asklepieion

1. Körperliche Reinigung mittels einer ausgedehnten Wasch- und Reinigungszeremonie
2. Seelische Reinigung durch Götterverehrung und Opferrituale
3. Heilschlaf im Abaton, der Schlafstätte, um im Traum die Ursachen des Leidens zu erfahren. Der Kranke wird in Binden gehüllt, um entspannenden und heilenden Schlaf zu finden

4. Gespräch mit Arzt und Priester über das anzuwendende Heilverfahren: Bäder, Entspannungstherapien, aber auch operative oder medikamentöse Verfahren
5. Gespräch mit Philosophen, um das Gleichgewicht zwischen Körper und Seele zu wahren bzw. wiederzuerlangen
6. Kulturelle Angebote wie Theater und Bibliothek

Beispiel | Anwendungen

- Heilmassagen
- Heilbäder und Moorbäder
- Kräuterkuren
- Öl- und Salbenbehandlungen
- Schlaf- und Entspannungstherapien
- Ton- und Lehmpackungen
- Bewegungstherapien
- Phyto(pflanzen)therapien
- Musik- und Sprechtherapien

Verglichen mit den großen Thermen der Römerzeit waren die griechischen Badeanlagen kleiner dimensioniert, verfügten aber schon über Heizung, Sitzwannen und Schwitzbäder und gaben so wichtige Impulse für die Ausgestaltung der römischen Thermen.

2.2 Weiterentwicklung im Römischen Reich

Die Römer entwickelten die Anwendungen des antiken Griechenland weiter und perfektionierten neben der Technik wie z. B. Wasserleitung *(Aquaeductus)* und Warmluftheizung *(Hypocaustum)* auch die Badekultur. Aus dem lateinischen Wort *cura* (Fürsorge, Pflege) ist dann auch das Wort Kur abzuleiten.

2.2.1 Orandum est ut sit mens sana in corpore sano

Auch in der römischen Antike wurde das Postulat der trinitären Krankheitsursache als Ungleichgewicht zwischen Körper, Geist und Seele beibehalten. Dies spiegelt sich auch im Satz des Dichters *Juvenal* (60–127 n. Chr.) wider: „orandum est ut sit mens sana in corpore sano – Man soll beten, dass ein gesunder Geist in einem gesunden Körper sei", welcher in verkürzter Form den Weg in viele Kur- und Wellnessanlagen des 21. Jh. gefunden hat.

Früh erkannten die Römer die gesundheitsfördernden Wirkungen des Wassers, welches sowohl getrunken als auch zu hydrotherapeutischen Zwecken angewendet wurde. *Sanus Per Aquam*, Gesundheit durch Wasser, kann zwar als SPA abgekürzt werden, jedoch ist in der Literatur strittig, ob die heute vielerorts verwendete Bezeichnung *Spa* für Gesundheits- und Wellnesseinrichtungen auf dieses Akronym zurückzuführen ist. So führt die Enzyclopedia Britannica den Begriff Spa auf den in den Ardennen gelegenen belgischen Kurort Spa zurück (vgl. ILLING 2009: 27; NUNGESSER et al. 2020: 14; CASSENS 2013: 1; BRITANNICA, THE EDITORS OF ENZYCLOPEDIA 2022).

Gleichwohl ist festzuhalten, dass es seinerzeit weder approbierte Badeärzte noch eine entsprechende reglementierte Ausbildung gab (vgl. CASSENS 2013: 29). Die Ziele der Anwendungen waren in erster Linie Hygiene, das allgemeine Wohlbefinden, der Erhalt der körperlichen Leistungsfähigkeit und der soziale Kontakt (vgl. CASSENS 2013: 28).

2.2.2 Öffentliche Thermen als Gesundheitszentren und gesellschaftliche Treffpunkte

Zunächst entwickelten sich im Römischen Reich einfache kleinere Badehäuser (*Balneae*), später größere und opulent ausgestattete öffentliche Thermen. Die Stabianertherme in Pompeji (ca. 150 v. Chr.) gilt als die erste öffentliche Therme mit Warmluftheizung.

Opulente Thermenanlagen mit überdachten Sportplätzen, Spielhallen, Geschäften und Gaststätten waren in vielen Städten nicht nur optische Anziehungspunkte, sondern stellten oft auch einen Fokus des gesellschaftlichen Lebens dar. Man kam zusammen, um sich dort sportlich zu betätigen, „gemeinsam Hygiene und Geselligkeit zu betreiben“ (CASSENS 2013: 28).

> Thermen waren der Ort des gesellschaftlichen, geschäftlichen und politischen Austauschs.

Der Aufenthalt in einer Therme dauerte meist mehrere Stunden bis zu einem halben Tag, wobei Männer und Frauen zu unterschiedlichen Zeiten getrennte Bereiche nutzten.

In den großen Städten, v. a. in Rom, spiegelte sich die hochentwickelte Badekultur in monumentalen öffentlichen Thermen *(balnea publica)* wider. So konnten z. B. die Kaiserthermen des *Caracalla* (eröffnet 216 n. Chr.) und des *Diocletian* (eröffnet 306 n. Chr.) in Rom 1.500 bzw. 3.000 Personen fassen. Allein das Badehaus der Caracalla-Therme maß 220 m × 114 m, die gesamte Anlage erstreckte sich auf 340 m × 330 m.

In Rom gab es um 330 n. Chr. elf größere staatliche Thermen, die gegen ein erschwingliches Entgelt für jedermann zugänglich waren. Hinzu kamen noch 860 private Badehäuser *(balnea meritoria)* (vgl. BRODDE 1992).

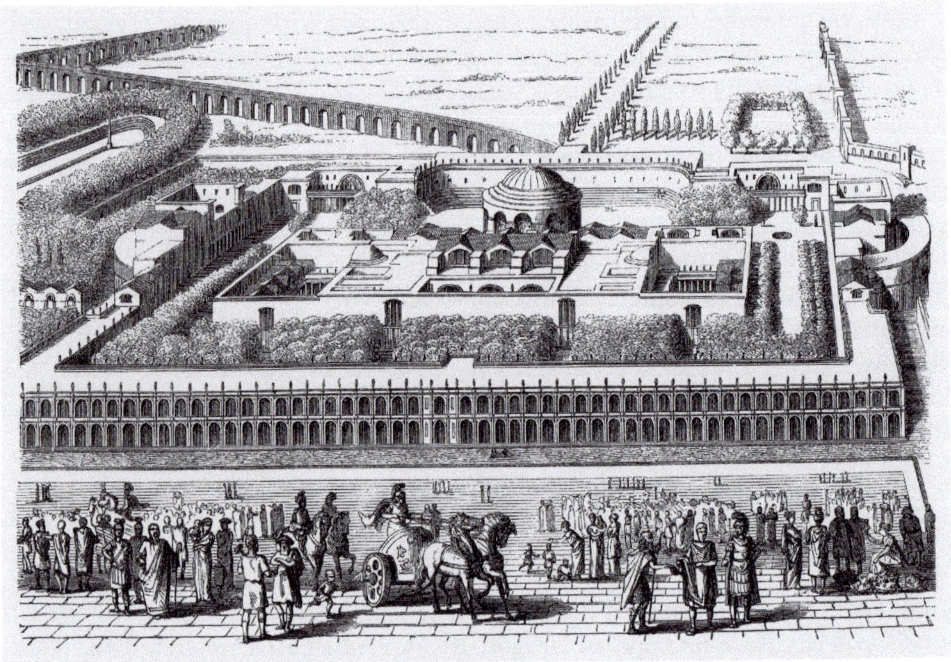

Abb. 4: Caracalla-Therme in Rom. Außenansicht

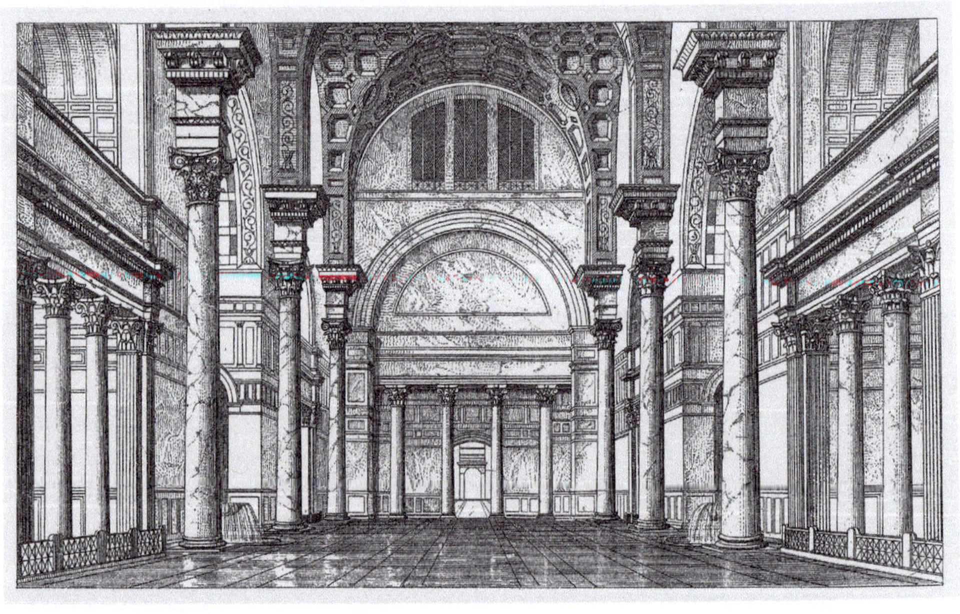

Abb. 5: Caracalla-Therme in Rom: Innenraum

Den Aufbau einer Therme verdeutlicht ein Grundriss der Diokletianstherme:

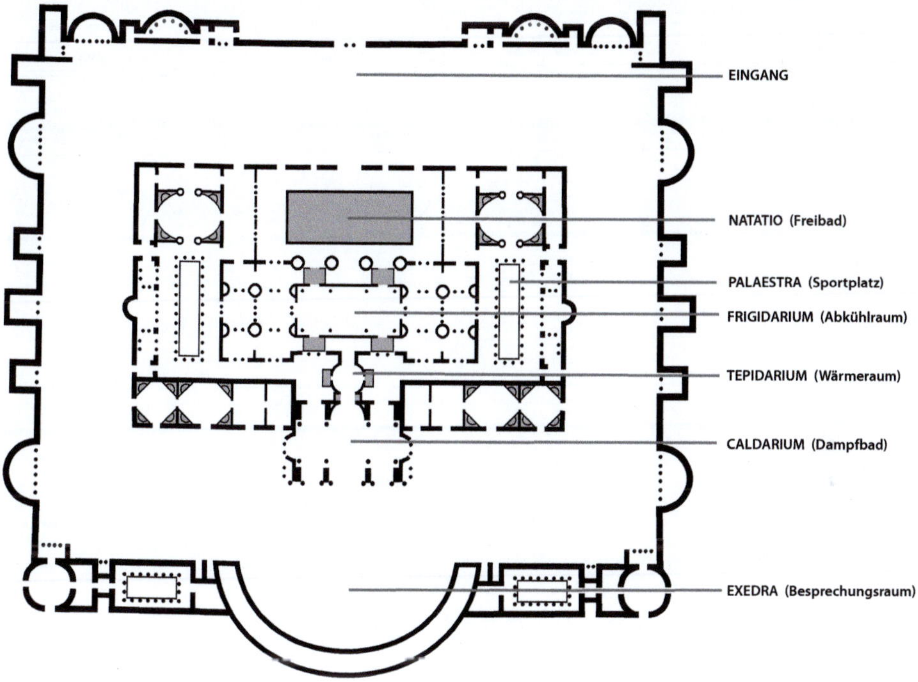

Abb. 6: Grundriss Diokletianstherme

2.2.3 Heilzentren und Thermalbäder im gesamten Römischen Reich

Nicht nur in den Städten, auch am Austrittsort warmer Quellen wurden Thermenanlagen errichtet. So entwickelte sich z. B. Baiae (heute Baia) am Golf von Neapel mit seinen schwefelhaltigen Quellen nicht nur zum „größten Thermalbad der Antike“ (HACHTMANN 2007: 29), sondern auch zu einer Art antiken Sommerfrische, in der sich sowohl wohlhabende Bürger als auch Kaiser und Politiker wie *Caesar* oder *Cicero* Villen als Zweitwohnsitze errichten ließen.

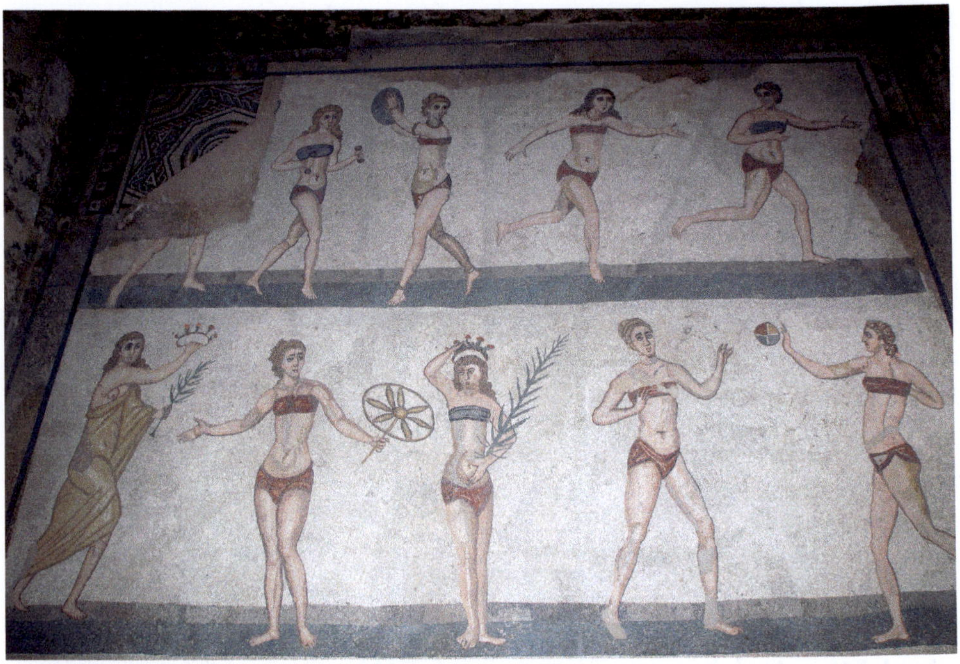

Abb. 7: Badende und Sporttreibende in einem Fußbodenmosaik auf Sizilien

Bald umspannte das gesamte Römische Reich ein Netz von Heilzentren und Thermalbädern. Erreichbar waren diese über ein Straßennetz, welches um 300 n. Chr. ca. 90.000 Kilometer Überlandverbindungen und 200.000 Kilometer kleinere Landstraßen umfasste (vgl. GYR 2010). Auch die Entwicklung einiger römischer Ansiedlungen im Gebiet des heutigen Deutschland sind auf das Vorhandensein von Thermalquellen zurückzuführen, wie z. B. Aachen *(Aquae Granni)*, Baden-Baden (*Aquae*, später *Aquae Aurelia*) oder Wiesbaden (*Aquae Mattiacorum* mit 26 heißen Quellen). Noch heute sind die genannten Orte als Heilbäder bzw. Kurorte anerkannt.

Mit dem Ende der Blütezeit Roms im 3. Jh. n. Chr. und dem Ende des Weströmisches Reiches mit der Hauptstadt Rom 476 n. Chr. zerfiel auch das Badewesen.

2.3 Niedergang der Badekultur im Mittelalter

Mit dem Niedergang des Römischen Reiches und der einsetzenden Völkerwanderung endete die Zeit des hochentwickelten Bäderwesens, viele Anlagen verfielen, Hygieneansprüche erodierten, Wissen geriet in Vergessenheit (vgl. PACHER 2014: 104).

„Die Restsubstanz der spätantiken Lebenskultur war zu schwach, um einer kommenden Epoche echte Impulse vermitteln zu können" (BOHUS 1986).

2.3.1 Letzte Relikte antiker Badekultur

Ab dem 14. Jh. führt u. a. die Ausbreitung von Krankheiten und Seuchen zur vereinzelten Rückbesinnung auf griechisches und römisches Heilwissen bzw. auf das, was davon noch bekannt war. Nur einige wenige Badeorte konnten die antike Badekultur bewahren wie z. B. Baden-Baden und Wiesbaden oder im Spätmittelalter eine Badekultur entwickeln wie z. B. Ems (heute Bad Ems) an der Lahn, dessen Thermalquelle für das 14. Jh. sowie einige gräfliche Badehäuser für das 15. Jh. belegt sind. FOLZ erwähnte die Emser Thermalquelle in seinem „Puchlein von allen Paden“, in dem elf Bäder in Deutschland aufgelistet sind, bereits um 1491.

2.3.2 Baden und Trinken: Wasser ist allgegenwärtig

Der Schweizer Mediziner *Theophrastus Bombast von Hohenheim*, besser bekannt als *Paracelsus*, beschrieb in seinem 1562 erschienenen „Bäderbüchlein“ die Wirkungen verschiedener Mineralstoffe und Heilkräuterzusätze im Wasser.

Am einfachsten war die Nutzung gut zugänglicher Naturbadestellen sowie offen zu Tage tretender Quellen. Diese wurden zunächst mit einfachen Holzhütten geschützt, woraus sich die sog. *Wildbäder* entwickelten (z. B. Wildbad Kreuth/Tegernsee, Wildbad bei Rothenburg ob der Tauber, Wildbad/Schwarzwald oder Wildbad Gastein/Österreich). In diesen ist das heilsame Wasser meist direkt am Austrittsort konsumiert worden (baden oder trinken), eine nennenswerte Infrastruktur war nicht vorhanden. Einige dieser Wildbäder bildeten die Keimzelle von teilweise noch heute bestehenden Kurorten.

Schon für 1521 ist die Nutzung der Quellen im böhmischen Karlsbad für Trinkkuren belegt. 1536 wird das Heilwasser „Selters“ aus den Mineralquellen in Niederselters (Taunus) erwähnt und gilt seither als ältester Markenname Deutschlands (vgl. SAMLAND 2023: 16). Der Name „Selters“ steht heute weltweit als Gattungsbegriff für Mineralwasser.

Und 1556 kam eine Quelle bei Pyrmont (heute Bad Pyrmont) zu überregionaler Berühmtheit aufgrund der wundersamen Heilkräfte ihres Wassers. Der Ansturm von mehreren Tausend Menschen in den Jahren 1556 und 1557 ist als sog. „Wundergeläuf“ in die Stadtchronik eingegangen. Der Mediziner *Burchardus Metobius* beschrieb die Wirkungen des Quellwassers seinerzeit:

Beispiel | Zeitgenössische Beschreibung der Wirkung des Pyrmonter Quellwassers

> „Item zum ersten heilet diß Wasser/auß diesem Brunne genommen/alle wunden/die kein salbe oder plaster erleiden wollen. Auch heilet diß Wasser/alle wunden so geschossen gehawen oder gestochen seind.
> Item welcher mensch kranckheit und weetag an den augen hat/und netzet oder waschet sie mit diesem wasser/dem wirt besser.

Es hat Gott der Herr durch disen Brunnen vilen Menschen geholffen/die alle tage gesundt wider komen/und noch vil dahin getzogen/ inn verhoffnung besserung zu erlangen. Gott verleyhe uns allen Christgleubige sein gnadt unnd barmhertzigkeit. Amen." (PYRMONTER FÜRSTENTREFF 2022)

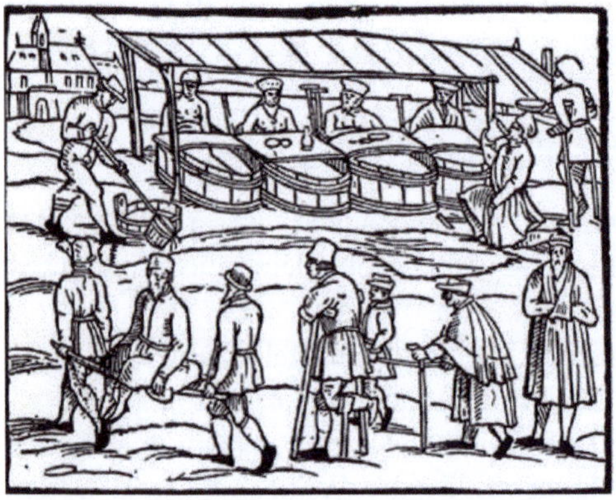

Abb. 8: Lahme und Sieche auf dem Weg zum Pyrmonter Wunderbrunnen

Badestuben in den Städten

Der Ausbau des Städtewesens führte zur Errichtung sog. Badestuben in den Städten. Jedoch waren die Standards dieser Badestuben weit von denen der Thermen in griechischer und römischer Zeit entfernt: Meist handelte es sich um einfache Holzhütten, in denen Wasser erhitzt und Wannen- sowie Dampfbäder angeboten wurden. Teilweise wurden dem Wasser Kräuter oder ätherische Öle beigemischt.

Schnell gehörten die Badestuben zum alltäglichen Stadtbild: „So zählte Paris 1292 bereits 26 Bäder, Mainz hatte im 14. Jh. vier, im 15. Jh. fand man in Würzburg acht, in Ulm elf, in Schwäbisch Hall vier und in Nürnberg zwölf gemeine Badstuben" (BÜCHNER 2014: 9).

2.3.3 Ein neues Berufsbild: der Bader

Die medizinischen und hygienischen Ansprüche dieser Badestuben waren zunächst gering, die dort tätigen Bader, Badknechte und Badmägde verfügten in aller Regel über keinerlei medizinische Ausbildung. Die Besucher der Badestuben entstammten meist den einfachen Schichten, die Bader wurden „noch bis ins 18. Jh. landläufig als „leistbare Ärzte des kleinen Mannes" bezeichnet" (PACHER 2015: 105). Studierte Mediziner waren Adligen, Geistlichen und wohlhabenden Kaufleuten vorbehalten. Geistlichen war der Besuch von Badestuben zeitweilig sogar verboten.

Die Bader boten neben Kräuterbädern, Massagen, Schröpfen, Aderlass oder Salbungen auch Dienstleistungen wie Rasieren oder eine Zahnbehandlung an (vgl. BÜCHNER 2014: 14). Zudem war die Badestube ein sozialer und oft auch sehr geselliger Treffpunkt, häufig an ein Gasthaus angeschlossen, so dass Speis' und Trank sowie vereinzelt auch Liebesdienste im Angebot waren. Man badete allein, zu zweit oder mit bis zu einem Dutzend Personen beiderlei Geschlechts. Allzuoft glichen die Badehäuser eher einer Mischung aus Wirtshaus, Badebordell und Partyzelt. Diese ausschweifende Badekultur war der Kirche ein Dorn im Auge, die im 15. Jh. das gemeinsame Baden von Männern und Frauen verbot.

2.3.4 Niedergang öffentlicher Badestuben

Durch das sich weiter entwickelnde Städtewesen und den zunehmenden Handel wuchs im 15. Jh. die Nachfrage nach Holz zum Haus- und Schiffbau. Der damit einhergehende hohe Holzverbrauch verknappte das Angebot und ließ den Preis für das Brennholz steigen. In der Folge wurden die Warmbäder teurer und waren weniger nachgefragt, die Zahl der Öffnungstage wurde von durchschnittlich drei pro Woche auf lediglich einen reduziert (vgl. BÜCHNER 2014: 46). Auch Seuchen wie Pest, Cholera und Syphilis, die u. a. durch mangelnde Hygiene beim Baden, Schröpfen und Aderlassen verbreitet wurden, führten verstärkt zu einer zumindest temporären Schließung der Badehäuser. Diese gerieten in den Ruf, Inkubatoren der schnell um sich greifenden Seuchen zu sein (vgl. BÜCHNER 2014: 94).

Ein weiterer Grund für den Niedergang öffentlicher Badestuben war der Trend zur Einrichtung privater Bäder durch und für wohlhabende Bevölkerungsgruppen, wodurch in der Folge den öffentlichen Badestuben eine zahlungskräftige Klientel fehlte.

2.3.5 Gefahr durch Wasser

War in der Antike noch von Gesundheit durch Wasser die Rede (*sanus per aquam*), verbreiteten nun einige Mediziner und Gelehrte, dass Wasser, heiß oder kalt, grundsätzlich eine Gefahr für Körper und Gesundheit darstelle (*periculum per aquam*). Durch warmes Wasser würden die Poren geöffnet, die Körpersäfte geschwächt, Krankheitserreger könnten eindringen. Das Einatmen der Wasserdämpfe würde „Nerven und Sehnen schädigen“ und den „Schwachsinn fördern“ (BÜCHNER 2014: 54). Insgesamt geriet Wasser in den Ruf, Überträger von Infektionskrankheiten zu sein.

Die gebildetere und wohlhabendere Klientel mied fortan die öffentlichen Badestuben und scheute auch im privaten Umfeld das Wasser. Statt den Körper im Bade gründlich zu waschen, wurde dieser abgewischt, abgerieben, gepudert oder parfümiert.

Weit mehr als die vermeintliche Gefahr durch die Anwendung von Wasser war jedoch der Ausbruch des Dreißigjährigen Krieges 1618 verantwortlich für den Niedergang des mittelalterlichen Badewesens.

2.4 Renaissance alten Wissens in Neuzeit und Aufklärung

Nachdem Mitteleuropa den Dreißigjährigen Krieg (1618–1648) und die sich anschließenden wirtschaftlichen und sozialen Verwerfungen überstanden hatte, konnte sich das Kur- und Bäderwesen in den Epochen der Neuzeit und der Aufklärung wieder entwickeln.

Moderne Forschungsmethoden sowie Fortschritte in Medizin und Hygiene prägten die Entwicklung ab dem ausgehenden 17. Jh. Die philosophischen Einflüsse durch *John Locke* (1632–1704), *Montesquieu* (1689–1755) oder *Jean-Jacques Rousseau* (1712–1778) sorgten für eine Wiedererweckung des Interesses an der Natur und am eigenen Körper.

Diese Suche nach gesundheitsfördernden und -bewahrenden Mitteln traf auf das kaufmännische Interesse vieler Landesherren, ihre durch den Dreißigjährigen Krieg ruinierten Liegenschaften und Staatsfinanzen wieder zu sanieren. Durch die merkantile Inwertsetzung der sich auf ihrem Territorium befindlichen Quell- und Kurorte winkten, bei entsprechender Anschubfinanzierung, attraktive Steuereinnahmen.

2.4.1 Wissenschaftliche Fundierung der Anwendungen

Die bis dahin vorherrschenden Lehren der vier Elemente und der Humoralpathologie aus der griechischen und römischen Antike wurden verdrängt, neue wissenschaftsbasierte Erkenntnisse hinsichtlich der chemischen Zusammensetzung und der Wirkung von Wasser und Mineralstoffen ergänzten die Erfahrungen der Vergangenheit. Neben der bereits bekannten Wirkung warmen Wassers konnten nun auch therapeutische Effekte von kalten Mineralquellen, Schwefel- und Solebädern nachgewiesen werden.

1705 untersuchte der Hallenser Professor *Friedrich Hoffmann* (Erfinder der *Hoffmannstropfen*) in seiner Arbeit „Dissertatio Medico-Physica Inauguralis De Carolinis Thermis, Vulgo Vom Carls Bade“ die Zusammensetzung und Wirkungen der Quellen im böhmischen Karlsbad. *Hoffmann* betrachtete als einer der ersten Wissenschaftler die Wasserheilkunde sowohl vom chemisch-analytischen als auch vom medizinisch-therapeutischen Standpunkt aus und entwickelte schon ab 1703 die noch heute angewendete chemisch-physikalische Einteilung der Mineralquellen in eisenhaltige, schwefelhaltige, laugensalzige, kochsalzige und bittersalzige Wässer (vgl. BINZ NOCCO 2007: 69).

2.4.2 Die Theorie vom Kaltbaden

Johann Siegmund Hahn (1696–1773) entwickelte 1738 die Theorie vom Kaltbaden, die abhärtende und somit gesundheitsfördernde Wirkungen des kalten Wassers beschreibt. Eine Theorie, die rund 100 Jahre später von *Vincenz Priessnitz* (→ Kap. 2.7.1) und *Sebastian Kneipp* (→ Kap. 2.7.3) aufgegriffen werden sollte. 1754 verfasste *Hahn* in seinem Werk „Unterricht von Krafft und Würckung des frischen Wassers in die Leiber der Menschen besonders der Krancken bey dessen innerlichen und äusserlichen Gebrauch“ die Anwendungsmöglichkeiten von Wasser zu therapeutischen Zwecken und gilt als Wegbereiter der Hydrotherapie. Das zuvor oft stundenlange Verharren im Wannenbad und literweise Trinken von Wasser (z. T. bis zu zehn Liter am Tag) wurde ersetzt durch differenzierte Anwendungen in Form von Bade- und auch Trinkkuren.

Auch durch diese Erkenntnisse erlangte das Baden neue Popularität. Nicht nur Seen und Quellorte, sondern auch Flüsse wurden nun als Badestellen genutzt. Neben der Errichtung von Flussbadestellen wurden zunächst in Paris (1760), dann auch z. B. in Frankfurt am Main und in Wien Badeschiffe konstruiert, die einerseits das Baden im Fluss erlaubten, andererseits aber auch auf dem Schiff ein Wannenbad im erwärmten Flusswasser ermöglichten.

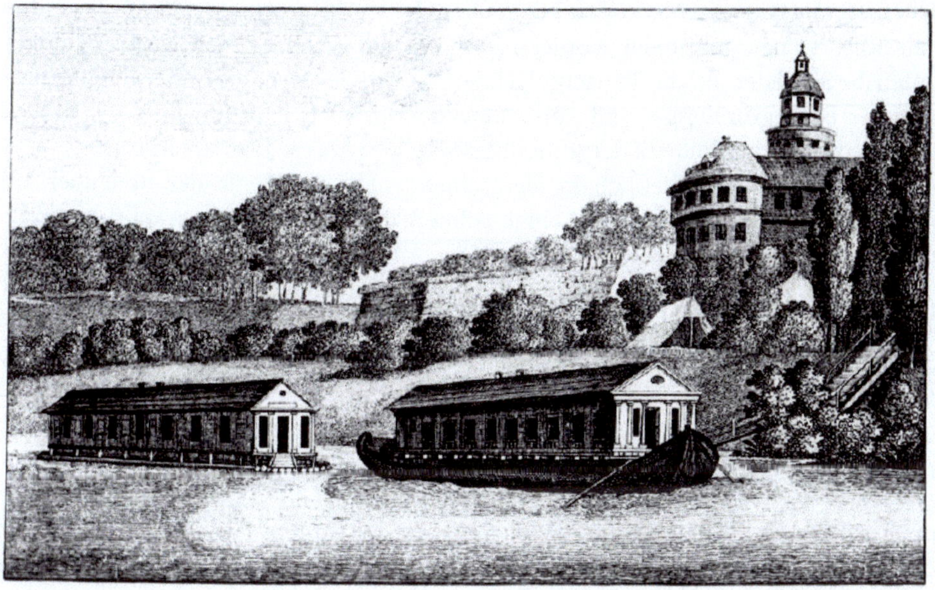

Abb. 9: Badeschiffe in Frankfurt/Main (um 1774)

2.5 Erste Blütezeit des Kur- und Bäderwesens im 19. Jahrhundert

Weitere Fortschritte in Wissenschaft und Forschung ermöglichten zum Teil schon ab dem ausgehenden 18. Jh., vor allem aber zu Beginn des 19. Jh. eine noch detailliertere Analyse der Inhaltsstoffe von ortsgebundenen Heilmitteln aller Art, wodurch erstmals **fundierte Heil- und Gegenanzeigen** formuliert werden konnten. Hinzu kamen erste sozialmedizinische Ansätze sowie Ende des 19. Jh. eine fortschrittliche Sozialgesetzgebung, was zu einer Rechtfertigung des Begriffs eines Kur- und Bäder*wesens* führte.

Das nunmehr fundierte und systematische Kur- und Bäderwesen etablierte sich als anerkannte medizinische Disziplin, was sich zum Ende des 19. Jh. in einer Verschiebung der Schwerpunktsetzung des Kurortaufenthaltes vom Amusement zur Heilanwendung niederschlug.

Neben dieser Etablierung waren auch das Hinzukommen einer neuen Gästeschicht, die des aufkeimenden Bürgertums, sowie der Ausbau der Verkehrswege, vor allem der schienengebundenen, wesentliche Momente für die rasante Entwicklung der Heilbäder und Kurorte.

Diese Entwicklung schlug sich nicht nur in einem starken Ausbau der Kur- und Beherbergungskapazitäten in den bereits bestehenden Kurorten nieder, es sind auch viele Kurorte neu gegründet worden. Wesentlichen Anteil an den Neugründungen hatten die Seebäder, auf die im nachfolgenden ⟶ Kap. 2.6 gesondert eingegangen wird.

Dieser Bädergründungs- und -ausbauboom währte bis zum Ende des 19. Jh. und wurde lediglich durch die Bädergründungskrise 1873 bis ca. 1880 unterbrochen.

Um 1900 gab es schließlich in Deutschland über 200 Heilbäder und über 100 Luftkurorte (die Seebadeorte nicht eingerechnet), die ca. 600.000 Gäste auf sich vereint haben (vgl. RÜDIGER/REINHOLD 1995: 81).

Als Erfolgsfaktoren stellten sich neben einer das Ortsimage prägenden prominenten Gästeklientel zunehmend das Vorhandensein einer touristischen (Unterkunfts- und Verpflegungseinrichtungen) und medizinischen (Kureinrichtungen, Badeärzte) Infrastruktur heraus.

2.5.1 Fortschritte in Wissenschaft und Forschung

Im ausgehenden 18. Jh. bzw. im beginnenden 19. Jh. sorgten Fortschritte in Wissenschaft und Forschung für eine gesellschaftliche und auch politische Etablierung evidenzbasierten medizinischen Handelns.

Hierfür stehen nicht nur balneo-medizinische Erkenntnisse, sondern auch sozial-medizinische Ansätze. Genannt seien beispielhaft die Veröffentlichungen von *Johann Peter Frank* (1745–1821) „System einer vollständigen medizinischen Polizey" (erster von sechs Bänden 1779) und von *Bernhard Christoph Faust* (1755–1842) „Gesundheits-Katechismus zum Gebrauch in den Schulen und beym häuslichen Unterricht" (1794), die das Gesundheitsbewusstsein auch in den Fokus der Politik rückten. In seiner Rede „Vom Volkselend als der Mutter der Krankheiten" (1790) sah *Frank* Krankheit nicht als ein göttliches Schicksal, sondern „in der Mehrheit durch die nicht naturgemäße Lebensweise der Menschen verursacht" (PIEPER 2003: 1952) und durch die ungünstigen sozialen Rahmenbedingungen stark beeinflusst.

Der *Frank* nahestehende königliche Leibarzt *Christoph Wilhelm von Hufeland* (1762 1836) veröffentlichte bereits 1815 in Berlin die „Praktische Übersicht über die vorzüglichsten Heilquellen Teutschlands" und vertrat die Auffassung, dass eine Kur nicht nur auf körperliche Schwächen abzielen solle, sondern den **Menschen als Ganzes** betrachten müsse. Alte Werte also, die schon im antiken Griechenland und Rom das Bäderwesen prägten.

Neben den fortgeschrittenen Erkenntnissen in der Balneologie konnten im ausgehenden 19. Jh. auch die heilwirksamen und gesundheitsfördernden Wirkungen des Klimas genauer untersucht und in therapeutische Anwendungen überführt werden. Neue Kurformen wie die Klimakur oder die Terrainkur entstanden und begründeten so die Entstehung zahlreicher Luftkurorte v. a. in den Mittelgebirgen, aber auch im Hochgebirge.

Als Beispiel sei hier der Kurort Davos (Graubünden, Schweiz) genannt. Das in ca. 1.600m über dem Meeresspiegel gelegene Davos hatte mit seinem Höhenklima im 19. und zu Beginn des 20. Jh. europaweite Bedeutung bei der Behandlung von Tuberkulosekranken.

Der deutschstämmige Arzt *Alexander Spengler* erforschte die heilenden Wirkungen des Davoser Höhenklimas bei Lungenkrankheiten, vor allem bei Tuberkulose. Durch diese Forschungen entwickelte sich Davos seit 1865 zum international bekannten Lungenkurort. Einige Staaten unterhielten sogar eigene Kurkliniken und Sanatorien in Davos. So gab es z. B. eine niederländische, eine deutsche, eine russische und eine englische Kolonie.

Das als seinerzeit europaweit modernste Heilstätte für Tuberkulosekranke 1898–1900 erbaute Sanatorium *Schatzalp* war Schauplatz des Romans „Der Zauberberg" von *Thomas Mann* (1924).

Erst mit der Erfindung des Antibiotikums *Streptomycin* 1944 war ein wirksames Medikament zur Tuberkulosebekämpfung vorhanden, so dass die Bedeutung der Tuberkulosekur zurückging.

2.5.2 Etablierung des Kur- und Bäderwesens als Teilgebiet der Medizin

Durch die Etablierung des Bäderwesens als wissenschaftliche Disziplin fand dieses die Anerkennung als Teilgebiet der Medizin. Dies zeigte sich auch in der Entstehung des neuen Berufsbildes des *Kur- bzw. Badearztes*, der sowohl die erwünschten Heilwirkungen als auch die unerwünschten Nebenwirkungen der eingesetzten Heilmittel bewerten konnte. Noch heute ist die Tätigkeit eines Badearztes eine Voraussetzung für einen Ort, um als Heilbad oder Kurort anerkannt zu werden.

Die wissenschaftliche Durchdringung des Bäderwesens manifestierte sich in der Balneologie als wissenschaftliche Disziplin. Als deren Begründer gilt *Emil Osann* (1787–1842), ein Neffe des *Christoph Wilhelm von Hufeland*. Sein Werk „Physikalisch-medicinische Darstellung der bekannten Heilquellen der vorzüglichsten Länder Europas" (erster Teil 1839) gilt als erste umfassende Abhandlung zur Balneologie. Spätestens jetzt standen Bade- und Trinkkuren gleichberechtigt nebeneinander.

Neben dem Wasser wurde nun auch das Moor als Kurmittel populär, nachdem schon *Paracelsus* mehr als zwei Jahrhunderte zuvor Moor als Heilmittel empfohlen hatte. Und Orte, die über keine Heilmittel des Bodens oder des Wassers verfügten, versuchten mit gesundem Klima oder sauberer Luft vom expandierenden Bäderwesen zu profitieren. Eine Chance vor allem für Orte in den Mittelgebirgen und im Hochgebirge.

> Das Überwinden der bis dato dominierenden Fokussierung auf das Heilmittel Wasser, die Untersuchung weiterer Heilmittel des Bodens und der Luft sowie deren Kombination und Integration in einen geplanten indikationsspezifischen Heilaufenthalt stellen einen wichtigen Schritt auf dem Weg vom Baden und der Badekur zu einem Kur- und Bäderwesen dar.

Auch wenn das Kur- und Bäderwesen nach heutigen Maßstäben gerade dabei war, den Kinderschuhen zu entwachsen, konnten durchaus messbare Heilerfolge vor allem bei rheumatischen Beschwerden und den z. B. durch einseitige, vitaminarme Ernährung in den Wintermonaten hervorgerufenen Stoffwechselstörungen verzeichnet werden.

2.5.3 Wiederaufleben alter und Gründung neuer Kur- und Badeorte

Als erstes profitierten noch im 18. Jh. die aus der Römerzeit bekannten Orte vom Aufschwung des Bäderwesens. So begründeten die schon in der römischen Antike genutzten Quellen im damaligen *Aquae Mattiacorum* den steilen Aufschwung Wiesbadens als eines der größten und bedeutendsten Bäder im deutschsprachigen Raum. Neben Wiesbaden führten z. B. auch Aachen, Baden-Baden oder Badenweiler die römische Badetradition fort.

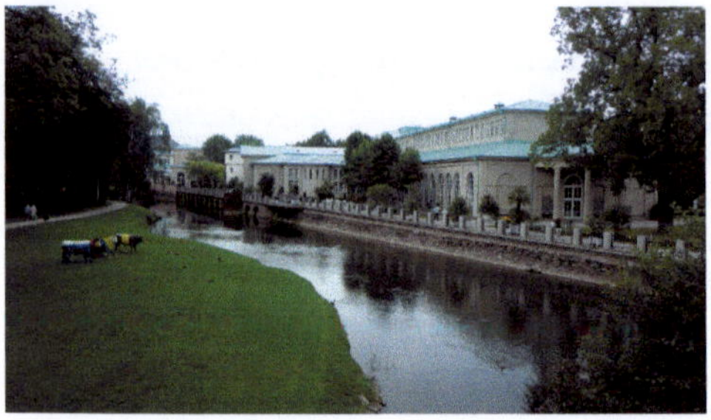

Abb. 10: Bad Kissingen

Andere Kurorte entwickelten sich aus den bereits erwähnten Wildbädern heraus oder entstanden neu, wenn man auf der Suche nach Heilmitteln fündig geworden ist (z. B. Bad Brückenau 1749 oder Bad Driburg 1782). In Bad Kissingen wurde 1738 sogar der Lauf der Fränkischen Saale verlegt, um Platz für die neu zu errichtenden Kuranlagen zu schaffen.

Auch in Böhmen entstanden mit Karlsbad (1711), Franzensbad (1793 als erstes Moorbad weltweit) und Marienbad (1805), die heute das sog. *Böhmische Bäderdreieck* bilden, Heilbäder von europäischer Geltung.

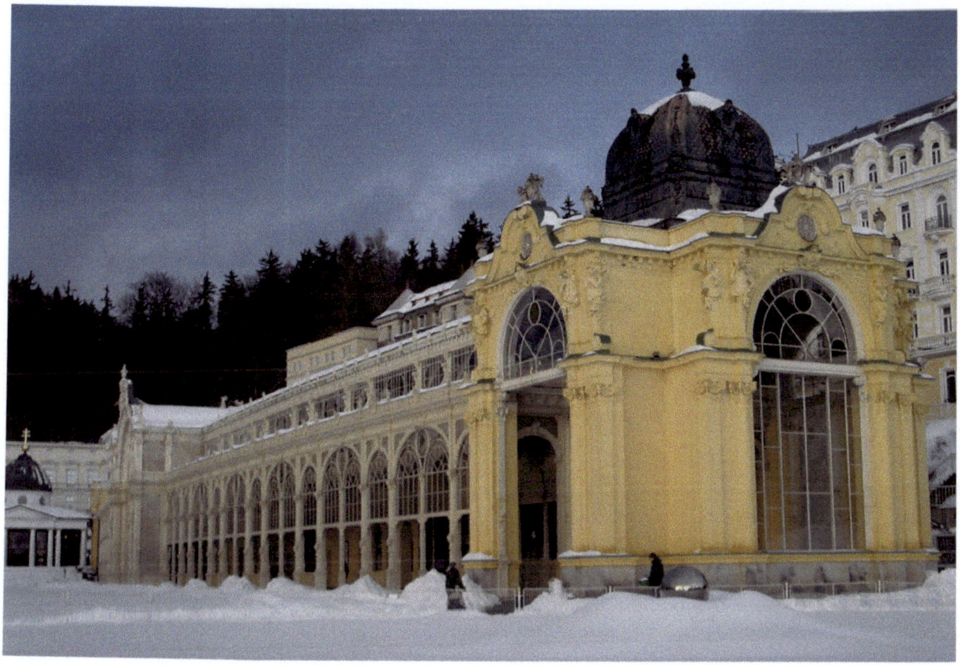

Abb. 11: Marienbad

Ein weiterer Impuls für die Entwicklung einer besonderen Form der Kurorte, der *Solebäder*, lag im industriellen Wandel begründet (vgl. SCHÜRLE 2001: 91): Liberalisierung des Handels, Ausbau der Verkehrswege und damit niedrigere Transportkosten sowie neue Fördertechniken (Tiefbohrungen) ließen den traditionellen Salzabbau als Basis einer Salzindustrie teilweise unrentabel werden. Häufig folgte schon kurz nach Aufgabe oder Reduzierung der Salzproduktion die Neujustierung der Salzverwendung als Heilmittel in Form von Soleanwendungen. Beispielhaft seien für diese Entwicklung Bad Kösen, Bad Salzschlirf, Bad Salzungen, Bad Soden, Bad Salzelmen und Bad Salzuflen genannt (vgl. LINHARDT 2017: 157; BRAND 1967: 20; MICHEL 2008: 50 f).

Das Gradierwerk in Salzuflen wurde 1766 zunächst noch zum Zwecke der Salzgewinnung in Betrieb genommen, erfuhr aber eine neue Nutzung als Kureinrichtung: 1818 wurde die erste Salzufler Badesaison eröffnet (vgl. NAHRSTEDT 2008: 98).

In Salzelmen wurde von 1705 bis 1967 industriell Salz gesotten. Schnell wurde aber auch die gesundheitsfördernde Wirkung des Salzes als Bade- und Inhalationsanwendung erkannt, so dass 1802 das erste Solbad Deutschlands gegründet wurde. Das 1765 fertiggestellte Gradierwerk wurde jedoch vorrangig für die industrielle Salzproduktion genutzt, indem dort die Sole konzentriert wurde, welche anschließend in Pfannen durch Verdampfen der Wasseranteile zu Salz gesiedet wurde. Der hohe Energieverbrauch bei diesem Verfahren (für die Erzeugung von 27.500 Tonnen Salz wurden z. B. im Jahr 1962 67.000 Tonnen Braunkohle benötigt) führte dann 1967 zum Ende der Salzproduktion (vgl. WALTER 2009: 44). Das erhaltene und modernisierte Gradierwerk dient heute ausschließlich kurativen Zwecken.

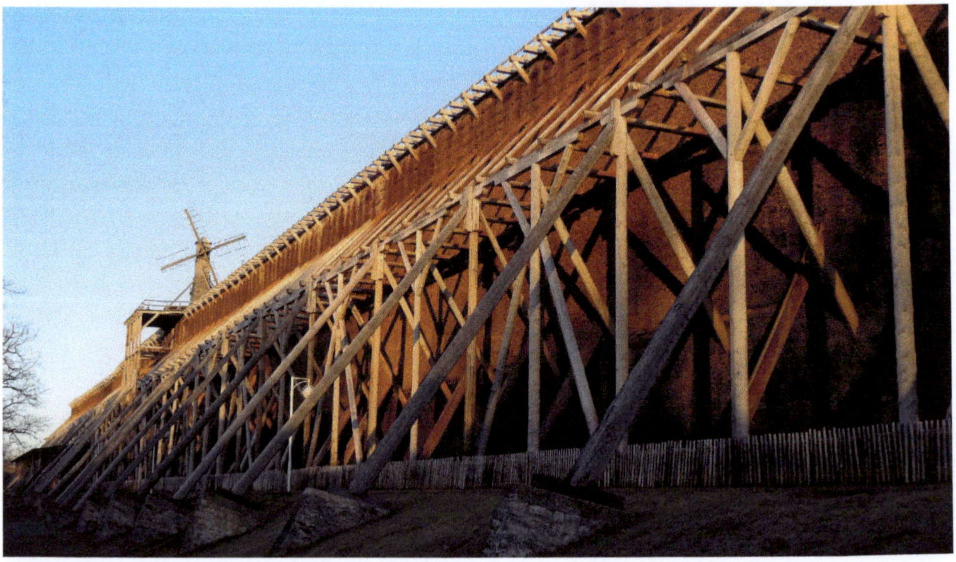

Abb. 12: Gradierwerk Bad Salzelmen

Die bürgerliche Oberschicht als aufkeimende neue Zielgruppe

Die um 1840 in Deutschland einsetzende Industrialisierung führte zu einem Wandel von der Agrar- zur frühindustriellen Gesellschaft mit all ihren ökonomischen, politischen und sozialen Folgen. Als eine dieser Folgen wurde das soziale Schichtengefüge neu definiert. In diesem Zuge erlebte das Bürgertum, insbesondere die bürgerliche Oberschicht, einen steilen Aufstieg. Neben der neuen Gruppe der Industriellen sowie hoher Militärs und Beamter strebten auch bestimmte Ausprägungen der freien Berufe, wie Ärzte, Anwälte und Wissenschaftler in die gesellschaftliche Elite.

> Verstärkt wurde diese Entwicklung von der Denkströmung des Liberalismus, die die freie Entfaltung des Individuums in den Mittelpunkt stellte. Die daraus resultierende einsetzende bürgerliche Emanzipation ermöglichte es einer neuen Gesellschaftsschicht, am Kur- und Bäderwesen teilzuhaben.

Diese sich langsam entwickelnde bürgerliche Oberschicht verfügte neben den zeitlichen und finanziellen Ressourcen auch über die gesellschaftlichen Möglichkeiten, Heilbäder und Kurorte zu bereisen. Diese männlich dominierte neue Zielgruppe mit „stark ausgeprägtem Vergnügungsmotiv“ (SCHÜRLE 2001: 93) prägte den Aufschwung der deutschen Kurortlandschaft in zunehmendem Maße.

Gleichwohl ist festzuhalten, dass diese bürgerliche Oberschicht in der zweiten Hälfte des 19. Jh. lediglich 5–8 % der Bevölkerung des Deutschen Reiches ausmachte (vgl. SCHÜRLE 2001: 97). Für die weit überwiegende Masse der Bevölkerung blieb ein Erholungsaufenthalt in einem Kurort bis zum Beginn des 20. Jh. unerreichbar.

Nicht wenige Kurorte entwickelten sich zu abgeschotteten, quasi privaten Destinationen, in denen Adel und bürgerliche Oberschicht diskret Vergnügungen jedweder Art nachgehen konnten. Um Gäste niederer Stände fernzuhalten, gingen einige Kurorte wie z. B. Baden-Baden schon ab 1800 dazu über, die bislang kostenfreie Nutzung der Armenbäder (→ Kap. 2.5.7) nunmehr entgeltpflichtig zu machen, was zu einer Verdrängung der einfacheren Badegäste führte.

Einen ähnlichen Effekt bewirkte die Einführung der seinerzeit noch als Kurtaxe bezeichneten Kurabgabe in Baden-Baden um 1850. Vorrangig diente diese zunächst freiwillige Abgabe der Finanzierung der kurörtlichen Infrastruktureinrichtungen, dürfte jedoch auch eine die Gästeklientel regulierende Funktion gehabt haben.

2.5.4 Adel, Aristokratie und bürgerliche Oberschicht als dominierende elitäre Gästegruppen

Heilbäder und Kurorte waren in jener Zeit alles andere als volksnah. Die Besucherstruktur wurde definiert durch das Vorhandensein eines erheblichen Budgets an Zeit und vor allem Geld. Somit beschränkte sich die relevante Zielgruppe vornehmlich auf Adel, Aristokratie und Großbürgertum, einen Personenkreis also, der über das erforderliche finanzielle und zeitliche Budget für den meist mehrere Wochen oder gar Monate dauernden Aufenthalt (einschließlich temporärer Verlegung des Hofstaates bzw. des Hausstandes) verfügen konnte. Das Verweilen in den Kurorten mitsamt Entourage war in Mode, Schürle und Lindhardt bezeichnen die mondänen Kurorte auch als *Modebäder* (vgl. SCHÜRLE 2001: 99; LINHARDT 2017: 159). Ein Aufenthalt im Nobelbad gehörte sozusagen zum aristokratischen Lifestyle.

So galt beispielweise Bad Pyrmont seit dem Jahr 1861, als 34 gekrönte Häupter aus ganz Europa dort kurten, als „Fürstenbad". Diese Internationalität wird auch für Bad Ems belegt, mehr als die Hälfte der Besucher reist aus dem Ausland an (vgl. HACHTMANN 2007: 77).

Die Gästezahlen des 19. Jh. belegen die Popularität der führenden Heilbäder und Kurorte im deutschsprachigen Raum:

	Beginn 19. Jh	Mitte 19. Jh.	Ende 19. Jh.
Bad Pyrmont	1.424 (1800)	k. A.	14.500 (1900)
Wiesbaden	900 (1800)	19.346 (1858)	135.811 (1900)
Karlsbad	740 (1800)	6.930 (1852)	35.976 (1892)
Baden-Baden	391 (1800)	32.943 (1847)	61.224 (1892)
Bad Kissingen	198 (1817)	5.065 (1847)	22.880 (1890)
Bad Nauheim	95 (1835)	887 (1852)	10.272 (1892)

Tab. 3: Gästezahlen der führenden Heilbäder und Kurorte im deutschsprachigen Raum

Allzuoft standen die gesundheitlichen im Schatten der gesellschaftlichen Aspekte. Sehen und Gesehenwerden bildeten oft den Mittelpunkt des Aufenthaltes in den Modebädern. Der eigentliche Zweck eines Kuraufenthaltes geriet hierüber in den Hintergrund, Vergnügung, Zerstreuung, Glücksspiel und Selbstdarstellung standen stattdessen im Vordergrund.

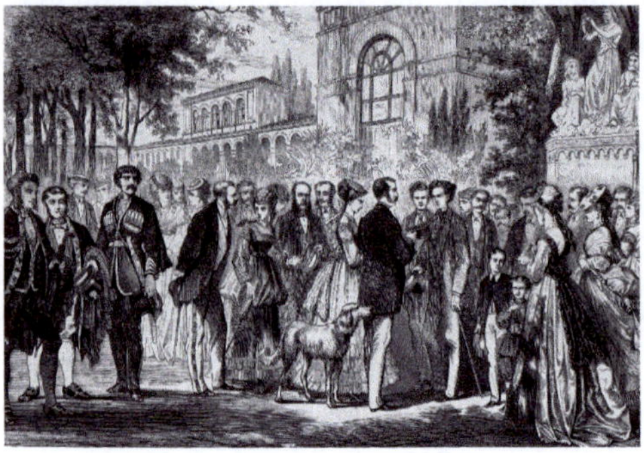

Abb. 13: Zweite Kaiserkur in Bad Kissingen (1868). Zu sehen sind rechts der Bildmitte Ludwig II. von Bayern (mit Stock) und (vor ihm mit Hut in der Hand) Zar Alexander II. von Russland

Die Anwesenheit kaiserlicher oder königlicher Gäste, hochrangiger Politiker oder bekannter Gelehrter verschaffte einigen Kurorten einen spürbaren Popularitätsschub: *Kaiser Franz-Joseph* und *Kaiserin Elisabeth (Sissi)* in Bad Ischl und Bad Kissingen, *König Ludwig II. von Bayern* und *Zar Alexander II.* in Bad Kissingen, *Otto v. Bismarck*, *Kaiser Wilhelm I.*, *Richard Wagner*, *Fjodor Dostojewski* und *Nikolai Gogol* in Bad Ems. Da die häufig mehrere Monate währenden Kuraufhalte zumeist im Sommer stattfanden, fungierten einige Kurorte wie Baden-Baden oder Bad Ems temporär als sog. „Sommerhauptstädte" Europas.

Auch *Johann Wolfgang v. Goethe* entwickelte eine ausgeprägte Vorliebe für Kurorte. Dem großen Dichter und Denker werden zwischen 1785 und 1823 mehr als 20 Kurortbesuche (mit Aufenthalten jeweils zwischen mehreren Wochen und drei bis vier Monaten) zugeschrieben, vor allem in Karlsbad und Marienbad, aber auch z. B. in Pyrmont, Wiesbaden, Berka, Elster und Lauchstädt (vgl. NAHRSTEDT 2008: 99). Einige seiner Aufenthalte sind sogar in die Literaturgeschichte eingegangen:

Auszug aus der Marienbader Elegie (1827)
Mir ist das All, ich bin mir selbst verloren,
Der ich noch erst den Göttern Liebling war;
Sie prüften mich, verliehen mir Pandoren,
So reich an Gütern, reicher an Gefahr;
Sie drängten mich zum gabeseligen Munde,
Sie trennen mich, und richten mich zugrunde.

Trotz der Dominanz der Wohlhabenden weilten in den Kurorten vereinzelt auch Angehörige niederer Stände, die aus der näheren Umgebung meist als Tages-, seltener als Kurzzeitgast anreisten. Nach Schürle ist deren Aufenthalt „als räumlich und zeitlich sehr stark begrenzter Behandlungs- und Konsultationsgang zum örtlich vorgefundenen Heilmittel und Bader(arzt)" zu verstehen (SCHÜRLE 2001: 88).

Und mit der Entwicklung neuer Heilmethoden wie z. B. der Terrain- oder der Luftkur entstanden neue Kurorte, die über eine deutlich geringere Ausstattung als die etablierten Modebäder der Elite verfügten und sich teilweise als Gegenentwurf zu diesen positionierten.

2.5.5 Glanz und Gloria in den Kurorten

Neben sprudelnden Quellen versprachen die Kurorte auch sprudelnde Einnahmen für die Länder, in denen sie sich befanden. So ist es nicht verwunderlich, dass in Erwartung hoher Einnahmen weitsichtige Landesherren Geologen und Chemiker mit der Suche nach heilkräftigen Quellen in ihrem Territorium beauftragt haben. Glücklich konnten sich diejenigen Fürsten schätzen, auf deren Gebiet sich bereits bekannte Quellen oder sogar Kurorte, z. B. aus römischer Zeit, befanden. So bescherte z. B. Badenweiler den *Markgrafen von Baden* erfreuliche Einnahmen und in Brückenau veranlassten die Fuldaer Fürstbischöfe *Amand von Buseck* (1685–1756) und *Heinrich von Bibra* (1711–1788) den Ausbau der Quellen und den Aufbau des Ortes zu einem mondänen Bad.

In der Hoffnung auf Erträge aus Spielcasinos und Steuereinnahmen wurde der Ausbau bestehender bzw. die Einrichtung neuer Heilbäder und Kurorte nach Kräften gefördert, teilweise wurden die populärsten Architekten und Baumeister jener Zeit beauftragt.

Auch im 21. Jh. befinden sich noch die Bäder- und Kurgesellschaften einiger Heilbäder und Kurorte in Staatsbesitz wie z. B. das sächsische Staatsbad Bad Elster, das bayrische Staatsbad Bad Brückenau oder das niedersächsische Staatsbad Bad Pyrmont.

Eine aufwändige Kurinfrastruktur bestehend aus Bade- und Kurhäusern, Kurparken, Promenaden, Trink- und Wandelhallen, Musikpavillons, Kolonnaden, Quell- und Brunnentempeln und einem umfangreichen kulturellen Angebot mit Kurtheater und Spielbank (vgl. LINHARDT 2017: 154) sowie Luxushotels ergänzten die vorhandenen natürlichen Heilmittel und prägten das Bild vom mondänen Kurort für die Oberschicht.

Die große wirtschaftliche Abhängigkeit vieler Kurorte von den Einnahmen der Spielbanken führte ab 1873 zu erheblichen Finanzierungsproblemen, als das bereits seit 1868 für den Norddeutschen Bund geltende Glückspielverbot auf das gesamte Deutsche Reich ausgeweitet wurde und alle Spielbanken schließen mussten. Einige Kurorte wie z. B. Bad Ems, Bad Homburg, Wiesbaden oder Bad Pyrmont begegneten diesem Problem, indem sie sich auf ihre Ursprünge besannen und statt auf Glückspiel nun wieder auf Therapie setzten und moderne und luxuriöse Therapieeinrichtungen schufen.

Die Attraktivität dieser Orte führte dazu, dass sich viele der Gäste dort zeitweilig oder dauerhaft niederließen. Wie schon in den Badeorten der römischen Antike (z. B. Baiae) richteten besonders Wohlhabende ihren Sommerwohnsitz oder dauerhaften Altersruhesitz im Kurort ein, was zu einer Verschiebung der Einwohner- und Sozialstruktur führte. Ein Trend, der sich bis in die heutige Zeit fortsetzen sollte.

Gebaut wurde, dem Zeitgeist entsprechend, meist im Stil des Klassizismus, welcher antike Elemente und Formen aufgriff. Später entstanden auch Jugendstilbäder wie z. B. in Bad Nauheim oder Bad Elster.

Noch heute zeugen prunkvolle Ensembles aus der damaligen Zeit wie z. B. in Bad Ems, Bad Kissingen, Bad Salzungen oder Bad Oeynhausen von dieser anspruchsvollen und auf ein privilegiertes Publikum zugeschnittenen Bäderarchitektur.

Im Jahre 2021 würdigte die UNESCO die Bedeutung des Kurwesens und dessen Architektur und erklärte den Zusammenschluss *The Great Spa Towns of Europe* zum UNESCO-Welterbe. Zu diesem Zusammenschluss gehören Baden-Baden, Bad Ems und Bad Kissingen in der Bundesrepublik, Franzensbad, Karlsbad und Marienbad in der Tschechischen Republik, Baden in Österreich, Spa in Belgien, Vichy in Frankreich, Montecatini Terme in Italien und Bath in Großbritannien.

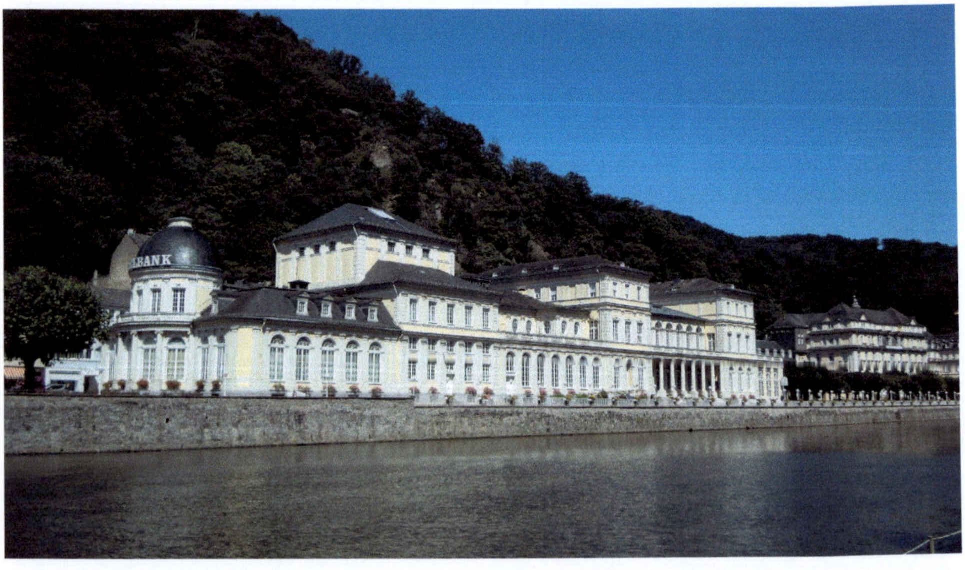

Abb. 14: Kurhaus in Bad Ems

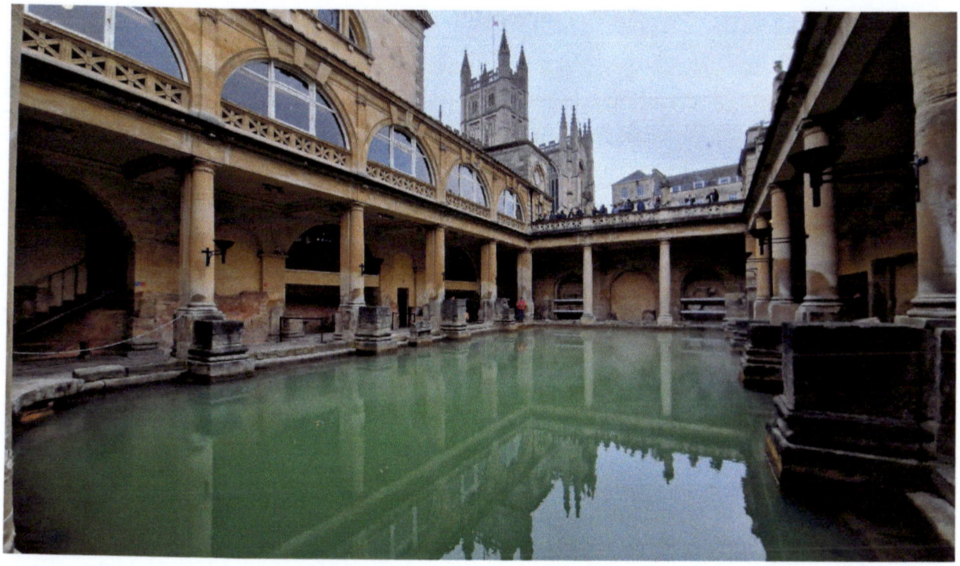

Abb. 15: Bad mit Becken aus römischer Zeit in Bath

Klassengesellschaft: Das Armenbad für die niederen Stände

Wie in anderen Kurorten auch (z. B. Bad Ems, Baden-Baden, Wiesbaden, Wildbad) wurde beispielsweise 1799 im glamourösen böhmischen Thermalbad Teplitz ein spezielles Bad für weniger Wohlhabende eingerichtet und als Armenbad bezeichnet. Dieses verfügte über keine eigene Heilquelle, sondern wurde vom „Ueberflußе des Bürgerbades unterhalten" (BEER 1839: 41).

Mehring beschreibt die Differenzierung der Gäste am Beispiel der Wildbader (Nordschwarzwald) „Kodifizierten Badeordnung von 1740", die eine Einteilung der Bäder in fünf Klassen vorsah. Untenstehend dargestellt ist die Ordnung für Männer, die für die Frauenbäder sah eine ähnliche Einteilung vor (SCHÜRLE 2001: 88 zit. nach MEHRING 1914: 137):

Beispiel | Auszug aus der Kodifizierten Badeordnung von 1740

1. Das Fürstenbad (zugänglich nur für fürstliche Personen)
2. Das Mannsbad 1. Klasse „offen für alle Herren Kavaliers, hohe Ministri sowohl von Hof als der ganzen Kanzlei; Offiziere vom General bis zum Fähnrich; alle geist- und weltliche Beamte; fürstliche Pagen; Kammerdiener und Lakaien (...) (wenn andere hohe Standespersonen sie neben sich leiden mögen); die Hofämter (Küche, Keller, Silber, Konfektu. Kammer); Hof- und Kammerfouriers, Zahlmeister, Musikanten, Hoftapeziere usw.; Fremde Kur- und Badegäste nach ihrem Stand"

3. Das Mannsbad 2. Klasse, offen für „Lakaien, Kutscher, Laufer, Wagenbieter, Sattelknechte, Marstaller, Kavaliersbediente, Unteroffiziere von der Miliz und der Extract und Destinktion bürgerlichen Standes".
4. Das Mannsbad 3. Klasse, offen für „Alle gemeinen Soldaten von der Miliz und gemeinen Bürgersleute; wenn diese heraus sind, Juden (so sie aber ein besseres prätendieren, hätten solche hochfürstlich gnädigste Decreta beizubringen)"
5. Das Mannsbad 4. Klasse für „alle Bauersleute"
6. Das Mannsbad 5. Klasse, das (gebührenfreie) „Armenbad"

2.5.6 Der Allgemeine Deutsche Bäderverband als Ordnungsrahmen

Das starke Wachstum des Kur- und Bäderwesens sowie die Weiterentwicklung der wissenschaftlichen Balneologie, Klimatologie, Chemie und Heilbäderkunde machten es erforderlich, einen Ordnungsrahmen zu schaffen, der das immer vielfältiger werdende Angebot an Heilverfahren strukturiert, klassifiziert und organisiert. Nachdem sich zunächst regionale Bäderverbände konstituiert hatten, wurde 1892 der *Allgemeine Deutsche Bäderverband* gegründet, mit dem Ziel, allgemein gültige Qualitätsrichtlinien und Klassifizierungsmerkmale festzuschreiben und umzusetzen. Der neu gegründete Verband richtete noch im gleichen Jahr in Bad Kösen den 1. Deutschen Bädertag aus, welcher seither alljährlich in wechselnden Kurorten stattfindet.

Wenige Jahre später gab der Allgemeine Deutsche Bäderverband eine erste Zusammenstellung der wissenschaftlichen Grundlagen für Heilquellen heraus. Diese gilt als Vorläufer für die seit 1951 vom Deutschen Bäderverband (seit 1999: Deutscher Heilbäderverband e. V.) gemeinsam mit dem Deutschen Fremdenverkehrsverband e. V. (seit 1998: Deutscher Tourismusverband e. V.) veröffentlichten „Richtlinien und Begriffsbestimmungen für die Anerkennung von Bade- und Heilklimatischen Kurorten, Luftkurorten, Erholungsorten und Heilbrunnen", die seit der 2019 erschienenen 13. Auflage mit „Begriffsbestimmungen/Qualitätsstandards für Heilbäder und Kurorte, Luftkurorte, Erholungsorte–einschließlich der Prädikatisierungsvoraussetzungen–sowie für Heilquellen und Heilbrunnenbetriebe" tituliert sind.

2.5.7 Bade- und Waschanstalten in den Städten

Der Aufschwung des Bäderwesens fand nicht nur in den vor allem von wohlhabenderen Bevölkerungsschichten frequentierten Kurorten und Sommerfrischen statt. Auch in größeren Städten wurden wieder öffentliche und private Bäder eingerichtet, deren Angebote sich an die weniger Begüterten richteten. 1855 wurde die erste Bade- und Waschanstalt Deutschlands in Hamburg eröffnet, die vor allem dem Zweck der Körperhygiene diente. Von kurativen Ansätzen oder gar Anwendungen konnte noch keine Rede sein.

2.5.8 Die Sommerfrische als Erholungsort der weniger Privilegierten

Trotz entsprechender sozialmedizinischer Ansätze etwa von *Frank* oder *Faust* (→ Kap. 2.5.1) und der einsetzenden bürgerlichen Emanzipation ist der längere Aufenthalt in den Heilbädern und Kurorten auch im 19. Jh. meist noch das Privileg der besonders Wohlhabenden.

Während die begüterte Oberschicht in den mondänen Kurorten weilte, bildete sich seit 1836 (vgl. GYR 2010; HACHTMANN 2007: 94) für den anwachsenden städtischen bürgerlichen Mittelstand eine neue erholungsorientierte Reiseform heraus: Die *Sommerfrische*. Ein Begriff, der sich bis in die 60er Jahre des 20. Jh. halten sollte.

Nun reisten auch „die Fabrikanten- und die Kaufmannsfamilien, die beamteten Bildungsbürger in Staatsverwaltung, Schule und Universität, dazu die neuen ‚freien Berufe' der Schriftsteller, Journalisten, Anwälte, Künstler, die diese ersten Schritte heraus aus der Ständegesellschaft tun können" (KASCHUBA 1991: 31). Auch in den Sommerfrischen war das Publikum zunächst noch handverlesen und bestand größtenteils aus Begüterten und Staatsdienern. Nur langsam öffnete sich das Kur- und Erholungswesen breiteren Bevölkerungsschichten.

Die als Sommerfrische bezeichneten Erholungsorte lagen unweit der Großstädte naturnah an der See oder im Mittel- und Hochgebirge, man reiste – im Gegensatz zu den Kurorten – meist mit der ganzen Familie an und wohnte in bescheideneren, oftmals privaten Unterkünften. Die Freizeitaktivitäten waren nicht von gesellschaftlichen Veranstaltungen oder kostspieligen Vergnügungen geprägt, stattdessen standen Wanderungen, kleine Ausflüge und die Erholung im Mittelpunkt. Gern wurden über Jahre stets der gleiche Ort und sogar die gleiche Unterkunft (häufig mit Familienanschluss) bereist. Im heutigen Sprachgebrauch würden die Sommerfrischler als *Repeater* bezeichnet werden.

2.5.9 Erste Sozialversicherungen und Urlaubsregelungen

Die durch *Bismarck* ab 1883 als Pflichtversicherungen eingeführten Sozialversicherungen (1883 Krankenversicherung, 1884 Unfallversicherung, 1889 Invaliditäts- und Altersversicherung bzw. Rentenversicherung) sollten sich auch auf das Kurwesen auswirken. Um die Rentenkasse zu entlasten, war schon damals die Gewährung einer Heilbehandlung ausdrücklich in den Leistungskatalogen der Renten- und der Unfallversicherung vorgesehen. Der noch heute gültige Grundsatz **„Reha vor Rente"** war geboren.

Um 1900 setzte sich die Erkenntnis durch, dass ein Aufenthalt im wohnortfernen Kurort nicht nur die Gesundheit fördert bzw. zur Wiedererlangung dieser beiträgt, sondern der Bau eines Kurheims zudem auch weniger als die Hälfte kostet als der Bau eines Krankenhauses (vgl. RÜDIGER/REINHOLD 1995: 103).

Es sollte aber noch Jahrzehnte dauern, bis sich eine nennenswerte Anzahl der versicherungsfinanzierten Sozialkurgäste in den Kurorten etablieren konnte. Zu knapp waren die „finanziellen und infrastrukturellen Kapazität[en] ... der Sozialversicherungsträger“, zu gering bei vielen Politikern noch das Verständnis bezüglich Kurmaßnahmen für die „Angehörigen der sozialen Unterschichten“ (SCHÜRLE 2001: 114).

Ähnlich langwierig verhielt es sich mit der Gewährung von Urlaubstagen. Das Reichsbeamtengesetz von 1873 sah zwar zumindest die Möglichkeit einer Urlaubsgewährung (ohne Bezahlung) vor, von einem Anspruch auf Urlaub konnte aber noch keine Rede sein.

In den Genuss von Urlaubstagen kamen zunächst die Angestellten: Im Jahre 1901 erhielten knapp 40 % regelmäßig Urlaub. Ganz anders sah es bei der Arbeiterschaft aus: Bis 1900 erhielten weniger als 0,1 % Urlaub.

Kurz vor Ausbruch des Ersten Weltkriegs hatten gut zwei Drittel der Angestellten sowie fast alle Beamten einen Urlaubsanspruch von ein bis zwei Wochen pro Jahr, höhere Beamte und Angestellte deutlich mehr. Hingegen hatten erst 10 % der deutschen Arbeiter einen Anspruch auf Urlaub.

Urlaubsreisen und somit auch Reisen in die Heilbäder und Kurorte blieben wie bisher ein Privileg der begüterten Kreise.

Dennoch haben, neben anderen Faktoren wie z. B. dem Ausbau des Transportwesens, die Sozialgesetzgebung und die Urlaubsregelungen dazu beigetragen, die bis ins 20. Jh. währende „soziale Exklusivität der Teilhabe am Tourismus“ (SPODE 2004: 114) langsam aufzuweichen.

2.5.10 Eisenbahnen als Wachstumsbeschleuniger

Am 7. Dezember 1835 fuhr die erste Eisenbahn in Deutschland. Für die sechs Kilometer lange Strecke von Nürnberg nach Fürth benötigte die Lokomotive „Adler“ der „Königlich privilegierten Ludwigs-Eisenbahn-Gesellschaft“ mit ihren Waggons neun Minuten.

Dies war der Beginn eines raschen Ausbaus der Eisenbahnverbindungen in den deutschen Ländern. Steigende Transportkapazitäten führten zu geringeren Transportpreisen, so dass die Orte nach und nach auch für breitere Bevölkerungsschichten besser erreichbar (und bezahlbar) wurden.

Erst durch die durch die Eisenbahn mögliche bessere Erreichbarkeit konnten auch diejenigen Orte, die weiter abseits der größeren Städte lagen, eine überregionale Bedeutung erlangen.

So beeinflusste also die Eisenbahn nicht nur die Erreichbarkeit der Orte, sondern begünstigte auch den Wandel der Nachfragestruktur in den Heilbädern und Kurorten von einer elitären zu einer egalitären Struktur.

> Wie im gesamten Reisekontext trug auch im Kur- und Bäderwesen die Eisenbahn zu einer **Demokratisierung** des Reisens bei.

2.5.11 Das Thema Gesundheit als Impulsgeber der Pauschalreise

Die Entstehung der Pauschalreise ist zumindest indirekt dem Thema der Gesundheitsförderung zu verdanken. Um auf die Gefahren des Alkohols aufmerksam zu machen, veranstaltete der Baptistenprediger *Thomas Cook* (1808–1892) am 5. Juni 1841 eine Gruppenreise mit 570 Teilnehmern per Eisenbahn von Leicester ins 17 km entfernte Loughborough zu einer Großveranstaltung gegen Alkoholmissbrauch und Trunksucht. Im Reisepreis von 5 Schilling waren die Bahnfahrt, Rosinenbrötchen und Blasmusik enthalten. Diese Reise gilt als die Geburtsstunde der Pauschalreise. Das Unternehmen Thomas Cook entwickelte sich zum ersten **Pauschalreiseveranstalter** der Tourismusgeschichte und bestand bis zur Insolvenz im Herbst 2019.

2.6 Entstehung und Aufschwung der Seebäder im 19. Jahrhundert

Vollzog sich die Entwicklung der Kurorte bislang vorrangig im Binnenland, so folgte später die Erschließung der Küsten-, speziell der Strandregionen.

Zuerst entdeckte man im 18. Jh. in England die Heilkräfte des Meeres. An den deutschen Küsten entwickelten sich dann ab 1793 Badeorte, deren natürliche Heilmittel Meerwasser (innerlich und äußerlich angewendet) sowie salz- und jodhaltige frische Luft vor allem Heilung bei Atemwegskrankheiten versprachen.

2.6.1 Erste Seebäder in England ab 1730

Die ersten Seebäder entstanden in Scarborough 1730 sowie in Brighton und Margate 1736 (vgl. ENGLISH HERITAGE 2007: 5). Um 1750 gab das Seebad Margate bereits die Entwicklung des ersten Badekarrens („bathing machine“) in Auftrag.

Die meist im Einzugsbereich der industriellen Ballungsgebiete gelegenen Seebäder wurden rasch beliebt, zunächst bei Adel und Aristokratie, später bei der durch die Industrialisierung zu einem gewissen Wohlstand gekommenen bürgerlichen Schicht. Einfache Arbeiter und Angestellte folgten dann Mitte des 19. Jh.

Zu Beginn des 20. Jh. gab es in England ca. 60 Seebäder (vgl. HACHTMANN 2007: 81).

2.6.2 Seebäder in Deutschland ab 1793

In Deutschland begann die Entwicklung der Seebäder gut 60 Jahre später. Als **erstes Seebad** wurde 1793 Heiligendamm durch *Großherzog Friedrich Franz I. von Mecklenburg-Schwerin* nahe seiner Sommerresidenz Doberan gegründet. Die Unterkünfte befanden sich zunächst in Doberan, Heiligendamm war lediglich Badestelle. Allerdings war der Großherzog weniger daran interessiert, ein Kurbad zu errichten, vielmehr ging es um die Gesundung seiner Staatsfinanzen. Hierzu ließ er in seinem Badeort zwei Spielcasinos eröffnen. Die wahre Bedeutung der Badekur lässt sich auch dadurch ermessen, dass lediglich die Hälfte der Heiligendammer Gäste im Verlauf des ein bis zwei Monate währenden Aufenthaltes im Meer gebadet hat (vgl. HACHTMANN 2007: 84).

> Mit Norderney wurde 1797 das zweite deutsche Seebad gegründet. Es folgten Travemünde 1802, Boltenhagen 1803, Wangerooge 1804 und Warnemünde 1805. Zwischen 1793 und 1843 entstanden in Deutschland 26 Seebäder.

Ein wahrer *Bäderboom* setzte mit der Gründung des Deutschen Reiches 1871 ein, so sind 65 % der 1914 verzeichneten 142 deutschen Ostseebäder in den letzten 30 Jahren des 19. Jh. entstanden (vgl. HACHTMANN 2007: 84).

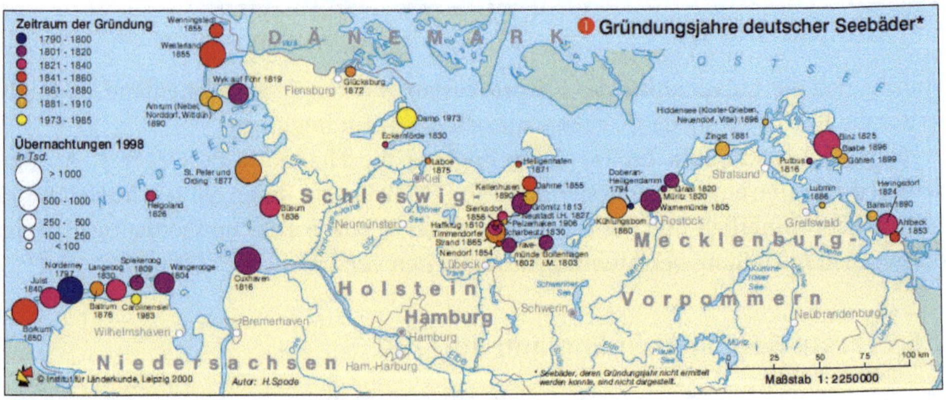

Abb. 16: Gründungsjahre deutscher Seebäder

Auch in Deutschland wurden die Seebäder von Adel und Aristokratie schnell angenommen, es folgte das Bürgertum, später die Arbeiterschaft. Der Boom der Seebäder war wesentlich mitverantwortlich für den rasanten Aufschwung des Reisens in jener Zeit. Zwischen 1871 und 1913 „stieg … die Zahl der Fremdenübernachtungen in Deutschland … um ca. 471 Prozent an, gut siebenmal schneller als die damalige Wohnbevölkerung" (GYR 2010: zit. nach SPODE 1993: 4).

Wie Jahre zuvor im Binnenland wurden gesundheitlich-rekreative und gesellschaftliche Motive mit unterschiedlichen Schwerpunkten kombiniert. So schrieb *Otto von Bismarck* im August 1844 aus Norderney an seinen Vater:

> „Des Vormittags, nach oder vor dem Bade, wird Kegel geschoben mit riesenhaften Kugeln, außerdem verteilt sich die Zeit auf Whist und Pharaospielen, moquieren und hofieren mit den Damen, spazieren am Strande, Austern essen, Kaninchen schießen und des Abends ein bis zwei Stunden tanzen. Eine einförmige, aber gesunde Lebensweise" (REDELL 1974: 27)

Wagte man sich in das Wasser, so geschah dies stets keusch. Zum Umkleiden begab man sich in einen Badekarren, der dann ins Wasser geschoben wurde. Gut geschützt vor den Blicken der anderen Gäste begab man sich dann in das kühle Nass.

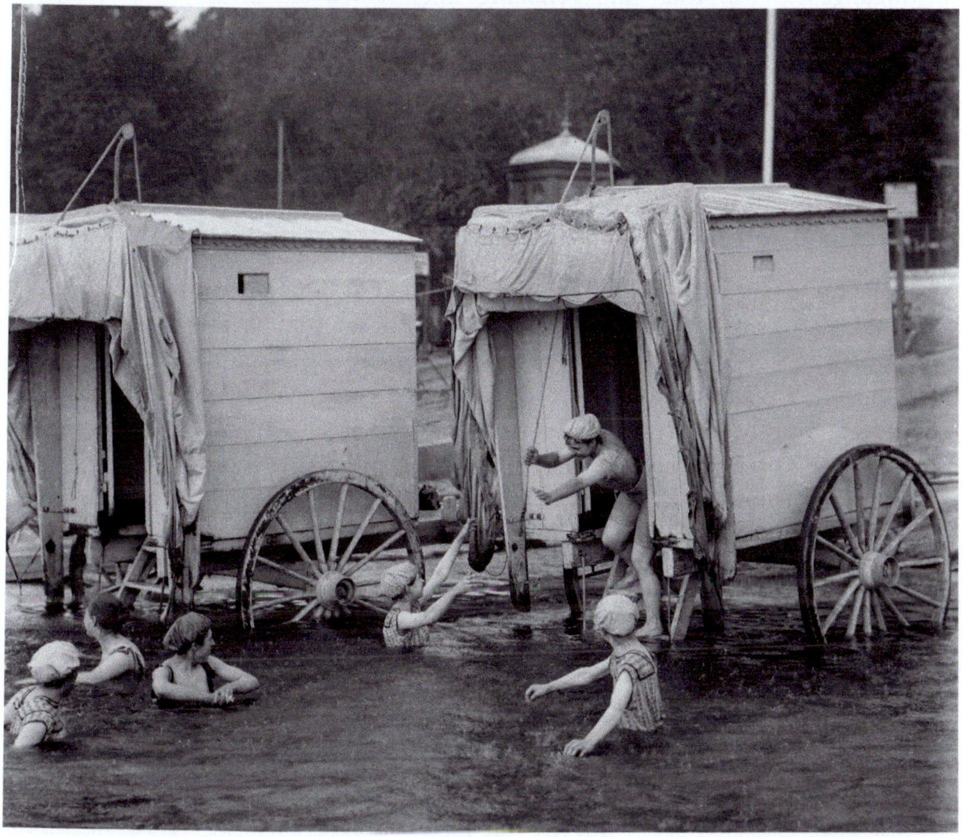

Abb. 17: Badekarren an der Flensburger Förde um 1900

Binnen- und Küstenbäder im Vergleich

Vergleicht man die Entwicklung der Seebäder mit der der Kurorte im Binnenland, so beginnt die Entwicklung der Küstenorte im 19. Jh. deutlich später, während die Binnenorte teilweise bis in die Antike zurückreichende Wurzeln haben.

Gemein ist beiden Gruppen hingegen die wachsende Bedeutung hedonistischer Elemente zulasten therapeutischer Aspekte sowie der Wechsel der Besuchergruppen von Aristokratie, Adel und geistiger Elite über die bürgerlichen Schichten bis hin zu den Arbeitern und einfacheren Angestellten.

Hinsichtlich der Ausstattung konnten die Seebäder zunächst mit den Heilbädern und Kurorten des Binnenlandes nicht mithalten. Dies änderte sich mit Beginn des 20. Jh., als

z. B. in Kolberg und Swinemünde (1900) oder in Binz (1908) moderne und repräsentative Kurhausbauten entstanden.

Sowohl Binnen- als auch Küstenbäder prägten, wenn nicht gar dominierten, als Austragungsorte von Kur- und Erholungsaufenthalten bis in die Neuzeit hinein die „Reisebranche", was sich auch an den Gästezahlen ablesen lässt. 1905 wurden in den 216 staatlich anerkannten Quellen-Kurorten des Deutschen Reiches 670.000 Übernachtungsgäste gezählt, hinzu kamen 412.000 in den Seebädern (vgl. KASPAR 2016: 102).

2.7 Koryphäen der Kur: Priessnitz, Schroth, Kneipp, Felke

Basierend auf der Wiederentdeckung der antiken Hydrotherapie entwickelte sich in der ersten Hälfte des 19. Jh. die Naturheilkunde. Dieser vom bayerischen Militärarzt *Lorenz Gleich* (1798–1865) geprägte Begriff stellte den „inneren Arzt" in den Fokus und umfasste die Naturinstinktlehre (gesunde Verhaltensweisen), die Naturdiätetik (gesunde Ernährung, Bewegung, Hygiene) und die Naturheilkunst (Naturarzneien, Kälte, Wärme, Luft, Wasser) (vgl. WOLF-BRAUN 2010: 89).

Neben Ansätzen und Anwendungen nach *Adolf Just, Theodor Baltzer, Maximilian Bircher-Benner, Theodor Hahn, Heinrich Lahmann* oder *Arnold Rikkli* (vgl. WOLF-BRAUN 2010: 93) haben sich v. a. die **Naturheilverfahren** nach *Priessnitz, Schroth, Kneipp* und *Felke* bis in heute Zeit kurativ bewahrt und bewährt.

2.7.1 Vincenz Priessnitz

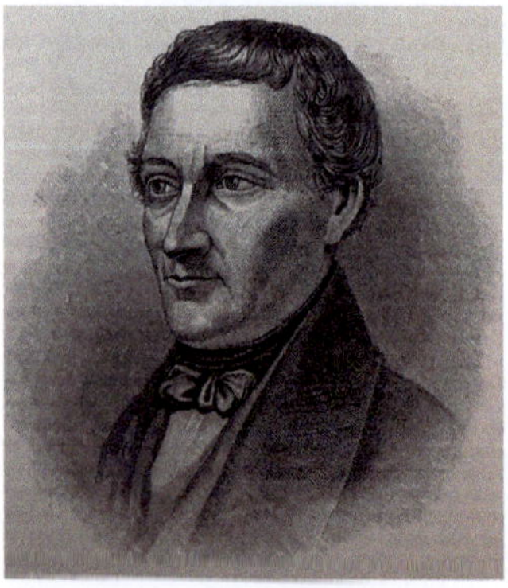

Abb. 18: Vinzenz Priessnitz

Als sich der Landwirt *Vincenz Priessnitz* (1799–1851) aus Gräfenberg (ein Ortsteil von Freiwaldau in den Sudeten, heute Lázně Jeseník, Tschechische Republik) um 1817 die Rippen gebrochen hatte, versuchte er sein Leiden mit in kaltes Wasser getauchten Wickeln zu lindern. Vom Erfolg seiner Behandlung angespornt, entwickelte er in der Folge den *Priessnitz-Wickel* als Ganzkörper- oder als Teilwickel. Angereichert wurde diese auf Abhärtung setzende Kaltwasser-Therapie durch Bewegung und Diäten. 1830 eröffnete er die weltweit erste Kaltwasser-Heilanstalt in Gräfenberg.

Anders als bei *Schroth, Kneipp* und *Felke* hat sich aus den Ansätzen von *Priessnitz* außerhalb von Gräfenberg kein eigenständiges Heilverfahren (→ Kap. 3.3) entwickelt, jedoch wird dessen Kaltwasser-Therapie bis heute durch verschiedene Priessnitz-Vereine, Naturheilvereine und den Deutschen Naturheilbund e. V. bewahrt, kultiviert und angewendet (vgl. DNB 2023).

2.7.2 Johann Schroth

Anfang des 19. Jh. beobachtete der ehemalige Mitschüler von *Vincenz Priessnitz*, der Landwirt und Fuhrmann *Johann Schroth* (1798–1856) aus Niederlindewiese (Sudeten, heute Lipová-Lázně, Tschechische Republik) bei kranken Tieren, dass diese die Nahrungsaufnahme verweigerten bzw. reduzierten. Als er um 1820 an einer Knieverletzung litt, übertrug er diese Erkenntnis auf sich selbst, legte zusätzlich nasskalte Umschläge als Kniewickel auf und erzielte eine deutliche Besserung (vgl. ROHDE 2012: 109).

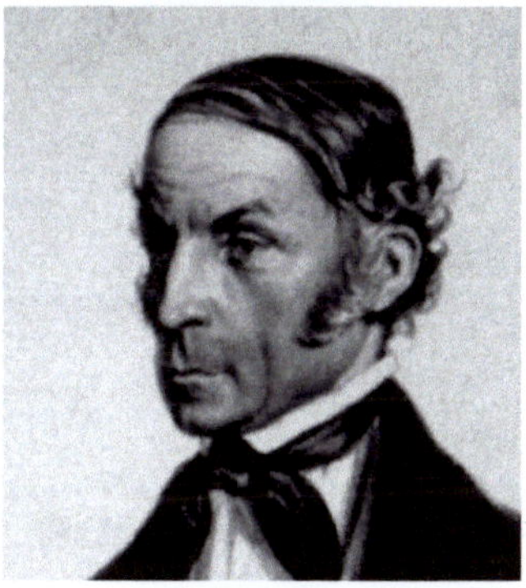
Abb. 19: Johann Schroth

Der später als Semmeldoktor bezeichnete *Schroth* kombinierte die Kaltwasserkur mit der Ernährungsbehandlung (vgl. WOLF-BRAUN 2010: 95) und experimentierte mit verschiedenen Rhythmen von Trinken, Essen und Bewegung. *Schroth* war der Auffassung, „dass bei chronischen Krankheiten die Ursache in schlechten Verdauungswerkzeugen und in den verdorbenen Flüssigkeiten des Körpers zu suchen sei. Zweck der Kur sei dementsprechend die Hinwegschaffung der Krankheitsursache, nämlich die Reinigung und Stärkung der Verdauungswerkzeuge, dann die Reinigung des Blutes und der Säfte. Die Mittel hierzu sind: eine abnorm gesteigerte Erwärmung des inneren Körpers mit Schwitzen oder Dünsten durch Umschläge und eine nach Massgabe der Krankheit oder mit Rücksicht auf Alter und Körper-Constitution des Kranken berechnete Diät“ (ROHDE 2012: 110). Die so entwickelte Schroth-Kur (⟶ Kap. 3.3.1) besteht bis heute aus einem festgelegten Wechsel von Trink- und Trockentagen, Schwitzpackungen und Bewegung.

2.7.3 Sebastian Kneipp

Als der zunächst als Knecht, Maurer und Tagelöhner arbeitende und dann in München Theologie studierende *Sebastian Kneipp* (1821–1897) unter einer Lungentuberkulose litt, erinnerte er sich 1849 an das Werk „Unterricht von Krafft und Würckung des frischen Wassers in die Leiber der Menschen besonders der Krancken bey dessen innerlichen und äusserlichen Gebrauch“, in welchem *Johann Siegmund Hahn* 1738 die abhärtende und gesundheitsfördernde Wirkung kalten Wassers beschreibt (⟶ Kap. 2.4.2). Derart motiviert, führt *Kneipp*, zunächst an sich selbst, verschiedene Versuche hinsichtlich der Wirkung kalten Wassers durch und entwickelt die bestehenden Erkenntnisse weiter, was ihm später zur Bezeichnung Wasserpfarrer verhilft. Schließlich gelingt es ihm nicht nur, seine eigene Krankheit zu heilen, sondern auch andere vom Zusammenwirken von Wassertreten, Güssen, Wickeln, Waschungen und Taulaufen zu überzeugen.

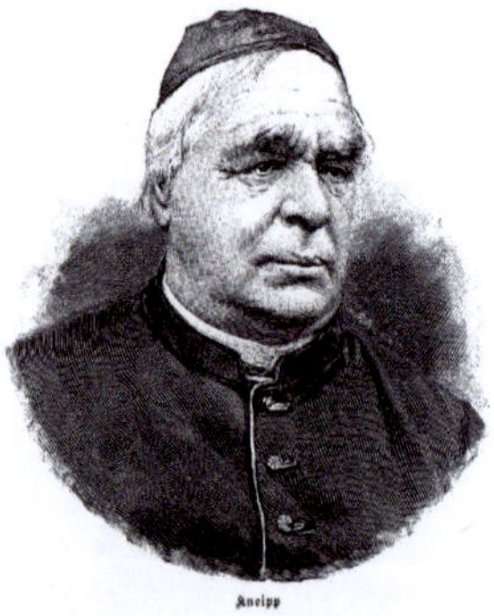

Abb. 20: Sebastian Kneipp

Kneipps Hauptwerk „Meine Wasserkur" (1886) kombiniert die wasserzentrierten Ansätze von *Hahn* mit eigenen Untersuchungen zur Wirkung von Pflanzen zu einem ganzheitlichen Naturheilverfahren (vgl. KNEIPP 1988).

Die von *Kneipp* in Wörishofen (heute Bad Wörishofen), wo er seit 1885 als katholischer Pfarrer tätig war, entwickelten Prinzipien der Kneipp-Kur Wasser, Bewegung, Heilkräuter, Ernährung und innere Ordnung (→ Kap. 3.3.2) sind noch heute gültig.

1889 wurde in Wörishofen der Kurbetrieb aufgenommen und 1894 wurde dort der „Internationale Verein Kneipp'scher Ärzte" (heute: „Ärztegesellschaft für Präventionsmedizin und klassische Naturheilverfahren Kneippärztebund e. V.") gegründet. Das Laien-Pendant, der „Kneipp-Bund", folgte 1897 (vgl. WOLF-BRAUN 2010: 93).

2.7.4 Emanuel Felke

Der bei Stendal geborene evangelische Pastor *Erdmann Leopold Stephanus Emanuel Felke* (1856–1926) entwickelte u. a. auf Basis der Homöopathie nach *Hahnemann* und der Kaltwasser-Kur nach *Priessnitz* die *Felke-Kur*. Diese kombinierte homöopathische Anwendungen mit der dosierten Einwirkung von Lehm und Wasser (was zum Beinamen Lehmpastor führte), Licht und Luft, Ruhe und Bewegung und einer vegetarischen Vollwerternährung (→ Kap. 3.3.3).

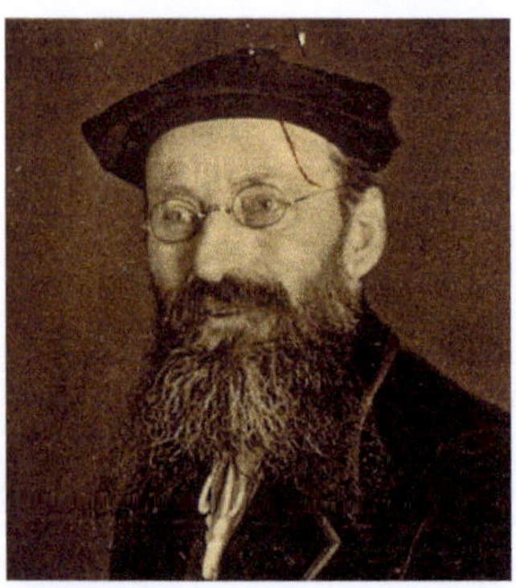

Abb. 21: Emanuel Felke

Die ersten Felke-Kureinrichtungen wurden 1898 in Repelen bei Moers als Naturheilkuranstalt durch Felke selbst und 1907 in Sobernheim (heute Bad Sobernheim) an der Nahe als *Felke-Jungborn* durch den ehemaligen Felke-Patienten *Andres Dhonau* eröffnet (vgl. SOMMER/UHLENBRUCK 2003: 176). *Felke* selbst siedelte sich 1915 in Sobernheim an. Zunächst handelte es sich um reine Freiluftanwendungen im Rahmen einer Sommerkur, erst später wurden Teile der Anwendungen in feste Gebäude verlegt, so dass die Kur auch ganzjährig durchgeführt werden konnte.

Die Felke-Therapie erreichte v. a. im Rheinland und im Ruhrgebiet Popularität, zügig gründeten sich sog. Felke-Vereine, die sich 1904 im Felke-Dachverband zusammenschlossen. Eine „Ärztliche Arbeitsgemeinschaft für Felke-Therapie" konnte sich 1965 etablieren. (vgl. WOLF-BRAUN: 95).

Heute ist Bad Sobernheim das einzige Felke-Heilbad in Deutschland.

2.8 Die Zeit zwischen den Weltkriegen

Nachdem in den Kriegsjahren 1914–1918 Heilbäder und Kurorte als Lazarettstandorte einen wesentlichen Beitrag zur Versorgung und Erholung verwundeter Soldaten geleistet hatten, versiegten mit dem Ende des Ersten Weltkrieges die Gästeströme, wovon auch das Kur- und Bäderwesen betroffen war. Heilbäder und Kurorte verloren ihre Funktion als gesellschaftliche Treffpunkte und Gesundheitszentren, auch weil die zahlungskräftige Klientel der Vorkriegsjahrzehnte, die das mondäne Bäderwesen zu einem nicht geringen Teil mitfinanziert hatten, nun ausblieb.

> Der „durchaus gesundheitsorientierte Gesellschaftstourismus der adligen, später auch großbürgerlichen Schichten der Jahrhundertwende war mit dem Ende des 1. Weltkrieges erloschen“ (CASSENS 2013: 32).

Nicht nur die wirtschaftlich schwierigen Zeiten ließen die Nachfrage nahezu versiegen, auch die wissenschaftlichen Fortschritte in der Heiltechnik und in der Pharmakotherapie bremsten die Entwicklung des Kur- und Bäderwesens. Zunehmend konnten nun Leiden auch ohne Kuraufenthalt gelindert werden.

2.8.1 Weimarer Republik: Verbesserungen in der Sozialgesetzgebung

Mit der Weimarer Republik kam es 1919 zu einer Neuausrichtung der politischen Verhältnisse, in deren Zuge die aus der *Bismarck*-Zeit stammende Sozialgesetzgebung (Kranken-, Unfall- sowie Invaliden- und Altersversicherung) reformiert wurde. Die Weimarer Verfassung sah umfangreiche Sozial- und Mitbestimmungsrechte sowie Pflichtversicherungen vor, die jedoch aufgrund der schwierigen wirtschaftlichen Verhältnisse (Staatsverschuldung, Reparationszahlungen, Massenarbeitslosigkeit, innere Unruhen) erst verspätet umgesetzt werden konnten: Reichsjugendwohlfahrtsgesetz 1922/1924, Reichsknappschaftsgesetz (Invalidenrente wegen Berufsunfähigkeit) 1923, Reichsgrundsätze über Voraussetzung, Art und Maß der öffentlichen Fürsorge 1924/1925, Gesetz über die Beschäftigung vor und nach der Niederkunft (Mutterschutz) 1927 und das Gesetz über Arbeitsvermittlung und Arbeitslosenversicherung 1927.

> Zum Ende der Weimarer Republik waren ca. 60 % der Deutschen krankenversichert.

Ab 1923 bauten dann die Krankenkassen erste eigene Ambulatorien und Krankenhäuser in Berlin und Geestemünde. Nach 1924 wurden dann verstärkt die Rehabilitationsmaßnahmen der Sozialversicherungen in die Kurorte gelenkt, was den Bau von versicherungseigenen Heilanstalten vorantrieb.

Neben den genannten Sozialgesetzgebungen besserte sich auch durch neue **Urlaubsregelungen** vor allem die Lage der Arbeiter spürbar: 1920 hatten 82,5 % ein tarifvertraglich abgesichertes Recht auf Urlaub, 1928 waren es bereits 95,3 % und 1929 enthielten nahezu alle Arbeitsverträge eine Urlaubsklausel. Jedoch ließ dieser Urlaubsanspruch noch keine großen Reisen zu, gut zwei Drittel hatten maximal drei Tage, ein weiteres knappes Drittel kam auf vier bis sechs Tage (vgl. HACHTMANN 2007: 101). Es sollte aber noch Jahre dauern, bis der Erholungsurlaub auch juristisch abgesichert war: Ab 1933 gab es einen Urlaubsanspruch für alle Arbeitnehmer, 1951 wird in der DDR mit einer „Urlaubsverordnung" das in der Verfassung in Artikel 16 verbriefte Recht auf Urlaub umgesetzt, in der Bundesrepublik wird 1963 mit dem „Mindesturlaubsgesetz für Arbeitnehmer (Bundesurlaubsgesetz)" der Urlaubsanspruch gesetzlich verankert.

Gleichwohl erlaubten die prekären finanziellen Verhältnisse den Arbeitern kaum Reiseaktivitäten, die Mehrzahl ließ sich ihren Urlaubsanspruch auszahlen. Somit war das Reisen auch zum Ende der Weimarer Republik immer noch ein Privileg des Bürgertums und des Mittelstandes.

2.8.2 Von der Privatkur zur Sozialkur

Ermöglicht durch die reformierten Sozialgesetzgebungen konnte aber nach und nach auch eine weniger zahlungskräftige Klientel aus dem Bürgertum und der Arbeiterschicht, die einstmals dem (Geld-)Adel vorbehaltenen Heilbäder und Kurorte im Rahmen eines Heilaufenthaltes besuchen. Eine neue Klientel also, die sich weder Langzeitaufenthalte noch Luxushotels leisten konnte und somit neue „gesundheitstouristische Varianten" (CASSENS 2013: 32) erforderlich machte.

Neben der bislang dominierenden Gruppe der selbstzahlenden Privatkurgäste etablierten sich sehr langsam auch **Sozialkurgäste**, deren medizinisch notwendiger Aufenthalt (vor allem zur Sicherung der Erwerbsfähigkeit als Existenzsicherung) von den Sozialversicherungsträgern wie z. B. den Landesversicherungsanstalten (LVA) finanziert wird.

> Mit der **Weimarer Sozialgesetzgebung** beginnt somit die Öffnung der Kur für breitere Bevölkerungsschichten, der Wandel von der Privatkur als Jahrhunderte altes Privileg der Eliten zur Sozialkur für Jedermann ist absehbar (vgl. SCHÜRLE 2001: 110).

Gleichwohl muss angemerkt werden, dass trotz reformierter Sozialgesetzgebung die versicherungsfinanzierte Heilbehandlung der ärmeren Bevölkerungsschichten zunächst die Ausnahme darstellte. Und vor allem der Arbeiterschicht fehlte trotz der Gewährung von Urlaubstagen schlichtweg das Geld für das Reisen.

Mit der temporären wirtschaftlichen Erholung zwischen 1924 und 1929 („Goldene Zwanziger") setzte eine, auch durch das erstarkende Sozialkurwesen getragene, Erholungsphase für die deutschen Heilbäder und Kurorte ein. Neue Therapieangebote, spezielle Kuren für Frauen und Kinder, erweiterte Indikationen und ein Ganzjahresbetrieb beflügelten Angebot und Nachfrage. Neue Heilanstalten und Sanatorien entstanden, vorhandene Infrastruktur wurde modernisiert und erweitert.

Neben dem Kuraufenthalt und der Sommerfrische entwickelten sich der Sport im Allgemeinen und der Alpin- und Wassersport im Speziellen als neue gesundheitsbezogene Tourismusvarianten und verhalfen auch den bestehenden Kurorten zu einem neuen Publikum.

Die Kurorte mussten sich daher auf eine veränderte **Zielgruppe** einstellen: Standen bis dato die Langzeitreisen der Eliten im Mittelpunkt, reiste nun ein Publikum an, das sich weder lange Aufenthalte noch hochpreisige Unterkünfte leisten konnte.

Diese neue Nachfrageschicht logierte nicht in Luxushotels, sondern nächtigte deutlich bescheidener, z. B. in Privatzimmern. Hat sich die Zahl der gewerblichen Beherbergungsbetriebe zwischen 1925 (85.658 Betriebe) und 1933 (48.923 Betriebe) nahezu halbiert, ist die Anzahl der statistisch erfassten Betten relativ konstant geblieben. Hachtmann führt dies zu einem großen Teil auf einen Zuwachs bei den seinerzeit zwar statistisch erfassten, aber nicht als Gewerbebetrieb zählenden Privatzimmern zurück (vgl. HACHTMANN 2007: 116).

Nicht jeder der renommierten Kurorte sah die neuen Gäste mit ungetrübter Freude. Der Landecker Badearzt Sanitätsrat *Dr. W. Lachmann* warnte auf dem 54. Schlesischen Bädertag 1927 vor Dumpingpreisen in den Kurorten und appellierte an die Sozialversicherungsträger, höhere Preise an die Kurorte und die dort tätigen Ärzte zu zahlen. Andernfalls käme es zu einer Proletarisierung der Heilbäder und Kurorte durch die in versicherungsfinanzierten Kurheimen billig untergebrachten Sozialkurgäste und die einstigen Elitegäste könnten ins Ausland abwandern:

> „Wird nun, wie es bei dem bisherigen Verfahren der Versicherungsträger unausbleiblich ist, besonders durch die Methode der Unterbringung in eigenen Häusern, das Gesamtbild der Kurorte herabgedrückt, so wird der wohlhabende Kurgast in ihnen nicht mehr den Ort sehen, wo er außer der Heilung seiner mehr oder minder großen Beschwerden auch noch die Erholung und allgemeine Lebensauffrischung finden kann, die er mindestens einmal im Jahre braucht und sucht. Dann wird das zahlungsfähige Publikum immer mehr und mehr nach ausländischen Kurorten abwandern, in denen noch der frühere Anstrich von Luxus und Eleganz besteht, und die Folge muss eine Proletarisierung der deutschen Bäder sein. Dadurch werden sie aber nicht nur als wirtschaftlicher Faktor herabgedrückt, sondern sie werden auch nicht mehr in der Lage sein, für ihre Kurgäste in bisheriger Weise zu sorgen" (LACHMANN 1927: 56 f.).

Mit der Weltwirtschaftskrise ab 1929 (Zusammenbruch der New Yorker Börse am „Schwarzen Freitag" 25. Oktober 1929) wurden die finanziellen Spielräume der Sozialversicherungen und auch die des bis dato wohlhabenden (Groß-)Bürgertums enger, was zu einem spürbaren Nachfragerückgang in den Kurorten führte.

2.8.3 Kuren in Zeiten der NS-Diktatur

Die Machtübernahme der Nationalsozialisten am 30. Januar 1933 wirkte sich auch auf das Reise- und somit auf das Kur- und Bäderwesen in Deutschland aus. Schnell wurde das Reisen ideologisiert und politisch durchdrungen.

Nachdem die Gewerkschaften zerschlagen waren, wurde am 10. Mai 1933 die „Deutsche Arbeitsfront" (DAF) als Einheitsverband der Arbeitnehmer und Arbeitgeber gegründet und im Oktober 1934 der NSDAP unterstellt.

Als größte Unterorganisation der DAF wurde am 27. November 1933 die Nationalsozialistische Gemeinschaft „Kraft durch Freude" (KdF) gegründet, deren Aufgabe neben vielen anderen auch die Organisation von Reisen und Ausflügen war. Freilich standen diese Reisen als „propagandistisch ausgeschlachteter Massenurlaub zur Festigung der Volksloyalität und zur Stärkung der Heimatfront" (HARMS 2007) stets im Dienste der nationalsozialistischen Ideologie: Einerseits sollten Reisen und Urlaub die ihrer Gewerkschaften beraubten deutschen Arbeitnehmer ihre nunmehrige „Ohnmacht leichter ertragen lassen" (HACHTMANN 2007: 121) und die Arbeitnehmer an die Partei binden, andererseits sollten sie die Arbeitsfähigkeit der Arbeitnehmerschaft sicherstellen, um vor allem die Rüstungsindustrie kräftigen zu können. Und nicht zuletzt konnte der ideologische Einfluss nun auch auf die Freizeit, einer vermeintlich unpolitischen und privaten Sphäre, erweitert werden. „Der Urlaub als staatliche Veranstaltung sollte so zum einen als Transmissionsriemen für die Verbreitung nationalsozialistischen Gedankengutes wirken und zum anderen der Optimierung der Leistungskraft dienen" (SPODE 1980: 290).

Die Organisation KdF bestand aus fünf Ämtern:

1. Amt: Feierabend
2. Amt: Sportamt
3. Amt: Schönheit der Arbeit
4. Amt: Wehrmachtsheime
5. Amt: Reisen, Wandern und Urlaub

Das Amt Reisen, Wandern und Urlaub (RWU), welches die Ferienreisen organisierte, entwickelte sich schnell zum wichtigsten Geschäftsfeld und erwirtschaftete ca. 80 % des gesamten KdF-Umsatzes. Die Zahl der Reisen schnellte in die Höhe: Wurden 1934 noch 2,3 Mio. Reisen erfasst, waren es 1937 bereits 9,6 Mio. und 1938 10,3 Mio. (vgl. GYR 2010: 31). Die Organisation KdF war in nur wenigen Jahren zum größten Reiseveranstalter der Welt geworden, „zwischen 1934 und 1939 wurden 7,4 Mio. Urlaubs- und 38 Mio. Kurzreisen verkauft, ... die Reichsstatistik ... registrierte für 1938/39 insgesamt 29 Mio. Anmeldungen und 118 Mio. Übernachtungen, darunter 2,2 bzw. 7,5 Mio. Auslandsgäste (einschl. Ostmark und Sudetengau). Von den Übernachtungen entfielen auf die 125 erfassten Seebäder 14 %, auf die 768 Heilbäder und Kurorte 51 %, auf die 356 Klein- und Mittelstädte 12 % und auf die 57 Großstädte 23 %" (KERSTEN/SPODE 2000: 22). Dieser Reiseboom bescherte den Heilbädern und Kurorten steigende Besucherzahlen, nicht vorrangig durch Kurgäste, sondern vor allem durch erholungssuchende KdF-Reisende.

Unmittelbar nach der Machtübernahme setzte das NS-Regime seine völkisch-rassistische und antisemitische Weltanschauung auch im Reisebereich um, was sich auch auf das Kur- und Bäderwesen auswirkte.

Neben den Sozialversicherungsträgern wurden die bestehenden Verbandsstrukturen im Kur- und Bäderbereich gleichgeschaltet, der Allgemeine Deutsche Bäderverband wurde 1933 auf dem 37. Deutschen Bädertag in Berlin zwangsweise aufgelöst. Als Nachfolger wurde der „Bund deutscher Verkehrsverbände und Bäder" (ab 1936: Reichsfremdenverkehrsverband) gegründet. Dieser war ein Geschäftsbereich des Reichsministeriums für Volksaufklärung und Propaganda, was die ideologische Bedeutung des Reisens verdeutlicht.

Am 22. Februar 1937 wird der Begriff „Kurort" in den vom Reichsfremdenverkehrsverband herausgegebenen „Richtlinien über die Preisgestaltung der Kurverwaltungen einschliesslich der Begriffsbestimmungen über Heilquellen, Bäder und Kurorte" staatlich reglementiert und von bestimmten Voraussetzungen abhängig gemacht (vgl. HACHTMANN 2007: 94).

Die Grundsätze und Ziele des Kurwesens wurden nun im ideologischen Sinne neu definiert, nunmehr seien „die Heilschätze und Heilkräfte deutschen Bodens zur Gesundung und Gesunderhaltung für alle Volksgenossen bestens auszunutzen" (ESSER, von 1935 bis 1945 Präsident des Bundes deutscher Verkehrsverbände und Bäder, zit. nach HÜFNER 1993, S. 124), wobei unter den genannten Volksgenossen nur die „Volksdeutschen" im Sinne „arischer Abstammung" verstanden wurden.

Die ideologische Durchdringung des Kurwesens erfolgte im Bereich der Sozialkuren durch die „Nationalsozialistische Volkswohlfahrt" (NSV), im Bereich der Privatkuren durch die Organisation Kraft durch Freude (KdF).

Voraussetzung zur Inanspruchnahme einer Sozialkur war neben der Zugehörigkeit zur „Volksgenossenschaft" und der sog. „Erbgesundheit" im Sinne des „Gesetzes zum Schutze der Erbgesundheit des Deutschen Volkes" von 1935 auch die Erfüllung der volkswohlfahrtlichen Ziele der NSV, welche auf die „Erhaltung und Förderung der biologisch, rassisch und charakterlich wertvollen Kräfte des Volkes" (BROCKHAUS 1938: 406) abzielten.

In der Folge wurde damit begonnen, ideologisch unerwünschte Gäste wie Juden, Sinti und weitere als „minderwertig" erachtete Bevölkerungsgruppen systematisch vom Kurwesen auszuschließen.

Zwar ist schon für das Ende des 19. Jh. zunächst in den Seebädern ein latenter Antisemitismus (Hachtmann spricht hier von „Bäder-Antisemitismus") belegt und vor allem die Ostsee- und Nordseebäder (mit Ausnahme Norderneys) positionierten sich Anfang des 20. Jh. „antisemitisch und zugleich deutsch-völkisch" (HACHTMANN 2007: 131).

Mit der Machtübernahme der Nationalsozialisten wurde dann der Zugang der jüdischen Bevölkerung zum Kur- und Badebetrieb zunächst erschwert (Nürnberger Rassengesetze von 1935 sowie Runderlass des Reichsinnenministeriums vom 24. Juli 1937) und zum 16. Juni 1939 vollständig verboten.

Schon seit 1933 jedoch verboten lokale Behörden Juden den Besuch der Bäder, de facto war dieser Bevölkerungsgruppe Ende 1935 „der Aufenthalt in fast allen Seebädern und vielen Kurorten sowie Sommerfrischen [...] verwehrt" (HACHTMANN 2007: 132). Einige Kurorte schlossen jüdische Bürger von Kurabgabeermäßigungen beispielsweise für Schwerbehinderte oder Veteranen aus. Der Luftkurort Braunlage erklärte jüdische Gäste für unerwünscht, in Garmisch-Partenkirchen wurde mit Schildern darauf hingewiesen, dass Juden in Kurparken und -häusern keinen Zutritt haben, in Tölz und Wörishofen wurden Juden keine Kurkarten ausgehändigt. Einige Badeorte verwiesen sogar auf die erreichte „Judenfreiheit"; so titelt das Kampfblatt der NSDAP Mecklenburg, der „Niederdeutsche Beobachter" im Juli 1935: „Arendsee wird judenrein". Das genannte Ostseebad Arendsee wird drei Jahre später am 1. April 1938 von NS-Reichstatthalter *Hildebrand* mit den Orten Brunshaupten und Fulgen zum Ostseebad Kühlungsborn zusammengelegt (vgl. GRÜN 1994: 110; KEITZ 1997: 248; LUDWIG 1992: 246 und 275; SPRENGER 2021).

Die Möglichkeit des Besuchs der einstmals einer gesellschaftlichen Elite vorbehaltenen Heilbäder und Kurorte im Rahmen von KdF Freizeitreisen wurde vom NS-Regime als „Brechung bürgerlicher Privilegien" propagandistisch ausgeschlachtet. Neue, teilweise gigantische, wenn nicht gar größenwahnsinnige Freizeitanlagen entstanden. Als Beispiel sei das westlich von Binz auf Rügen gelegene Prora genannt, wo am 2. Mai 1936 der Grundstein für das „KdF Seebad Rügen" gelegt wurde. In dem 4,5 km langen Bauriegel sollten bis zu 20.000 „Volksgenossen" gleichzeitig nach dem Prinzip einer touristischen Fließfertigung (SPODE spricht hier von „Ferienfabrik", vgl. SPODE 1987: 33) Urlaub machen können. Der Ausbruch des Zweiten Weltkriegs verhinderte die Fertigstellung des Seebades.

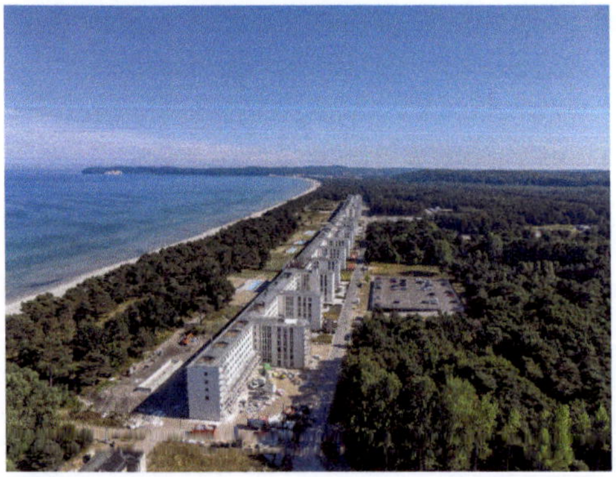
Abb. 22: Prora

Neben den staatlich reglementierten und kontrollierten Freizeitaufenthalten im Rahmen von KdF-Reisen oblag die Verordnung der medizinisch indizierten Kuraufenthalte nach wie vor den Ärzten. Nach Schürle spielten die „Erholungs- und Ertüchtigungskuren" (SCHÜRLE 2007: 122) auch eine Rolle hinsichtlich der Kriegsvorbereitung und Kriegsdurchführung, indem diese den Erhalt und ggf. die Wiederherstellung der Kriegsverwendbarkeit sicherstellten.

Eine Sonderrolle spielten die seit 1938 existierenden „Erholungsheime für naturgemäße Heil- und Lebensweise", welche Angehörigen der SS und deren Familien Erholungsaufenthalte ermöglichen sollten. Im Oktober 1944 gab es insgesamt 35 Heime mit ca. 1.500 Betten, unter anderem in Bad Homburg, Bad Nauheim, Bayrischzell, Binz, Grömitz, Sellin, Traunstein und Winterberg (vgl. GEORG 1963: 102).

Der mit dem deutschen Überfall auf Polen beginnende Zweite Weltkrieg brachte die Reiseaktivitäten nahezu völlig zum Erliegen, gleiches galt auch für den nicht-militärischen Kurverkehr. Die Züge und die Busse der KdF fanden nunmehr für den Truppentransport Verwendung, der Bau an den KdF Seebädern wurde gestoppt. Aus den Kur- und Badeeinrichtungen wurden Lazarette und Erholungseinrichtungen für verwundete Frontsoldaten.

2.9 Die Nachkriegszeit

Am Ende des Zweiten Weltkrieges war der Kurverkehr zum Erliegen gekommen. Zwar waren die meisten kleineren Kurorte, anders als die Großstädte, von den Flächenbombardements der Alliierten und den damit einhergehenden weitestgehenden Zerstörungen verschont geblieben. Dennoch war an eine touristische Nutzung dieser Orte und der entsprechenden Infrastruktur zunächst nicht zu denken. Neben den vielen Heimatvertriebenen vor allem aus den Ostgebieten des zusammengebrochenen Deutschen Reiches benötigten auch Truppen und Verwaltung der Besatzungsmächte nicht unerhebliche Beherbergungskapazitäten. Interessanterweise wählten die Briten mit Bad Oeynhausen und die Franzosen mit Baden-Baden jeweils prominente Kurorte als Standort ihrer Hauptquartiere in den jeweiligen Besatzungszonen. In Bad Oeynhausen beschlagnahmten die Briten hierzu 55 % des Wohnungsbestandes, 70 % der Bevölkerung mussten umziehen. In Baden-Baden (ursprünglich 35.000 Einwohner) lebten nach 1945 über 45.000 französische Soldaten und Verwaltungsbeamte samt Familien, wozu 4.000 Gebäude beschlagnahmt wurden (vgl. KASPAR 2019: 335). Die Kureinrichtungen im sächsischen Bad Brambach dienten noch bis 1957 den sowjetischen Truppen als Sanatorium. Und in den 33 See- und Heilbädern des damaligen „Fremdenverkehrsverbandes Nordmark“ (Hamburg, Schleswig-Holstein, Niederelbe und Nordheide) lebten kurz nach Kriegsende mehr Heimatvertriebene als Einheimische. Jedoch waren die genannten Nutzungsarten der Beherbergungskapazitäten zumindest in Westdeutschland nur temporär, schon im Oktober 1949 waren wieder 60 % der Gästebetten touristisch verfügbar (vgl. HACHTMANN 2007: 153).

Auch wenn die Beherbergungskapazitäten nach und nach wieder anwuchsen, so bremsten zunächst noch allgegenwärtige Existenznöte, wirtschaftliche und finanzielle Probleme und nicht zuletzt eine zerstörte und v. a. in der sowjetischen Besatzungszone durch Reparationsleistungen stark dezimierte Verkehrsinfrastruktur eine aufkeimende Reiselust. Auch aus Sicht der staatlichen Sozial- und Gesundheitspolitik standen zunächst die Schaffung von Wohnraum, die Integration der Vertriebenen, die Nahrungsmittelversorgung und die Sicherung der medizinischen Akutversorgung im Vordergrund, so dass dem Kurwesen noch wenig Beachtung zuteilwerden konnte.

2.9.1 Getrennte Entwicklungen in Ost und West

War die Kur in früherer Zeit nur den begüterten Schichten vorbehalten, so wurde diese nach dem Zweiten Weltkrieg in beiden Teilen Deutschlands breiten Bevölkerungsschichten zugänglich.

Nach einer v. a. seit der Gründung des Deutschen Reiches 1871 deutschlandweit recht einheitlichen Entwicklung des deutschen Kur- und Bäderwesens sorgte die deutsche Teilung mit den daraus resultierenden unterschiedlichen gesellschaftlichen und politischen Rahmenbedingungen für verschiedene Entwicklungslinien. Zwar gab es nach wie vor Gemeinsamkeiten hinsichtlich der Kurformen (Vor- und Nachsorge, Kuren für Kinder und Erwachsene, Müttergenesungskuren etc.) und der Kurdauer (vier bis sechs Wochen), bestimmte Finanzierungsformen wie z. B. die aus der Bundesrepublik bekannte *offene Badekur* (später *Ambulante Vorsorge- oder Rehabilitationsleistung*) waren in der DDR hingegen unbekannt. Auch war es dort Einheimischen nicht möglich, örtliche Kureinrichtungen in Anspruch zu nehmen.

Kuren wurden in der DDR nahezu ausschließlich als staatlich finanzierte bzw. subventionierte stationäre Maßnahme angeboten. Gleichwohl gab es in überschaubarem Umfang auch Kurangebote für Selbstzahler, welche aber ebenfalls in stationärer Form durchgeführt wurden.

2.9.2 Entwicklung des Kurwesens in der DDR

Bereits ein Jahr nach dem Ende des Zweiten Weltkrieges kam es im sowjetisch besetzten Teil Deutschlands zu einer Neuausrichtung des Kurwesens. Die aus der Zwangsvereinigung von SPD und KPD entstandene Sozialistische Einheitspartei Deutschlands (SED) legte 1946 in ihren „Kommunalpolitischen Richtlinien“ fest, dass jedem bedürftigen Arbeiter eine Kur zu ermöglichen sei, was auch eine „Förderung der Volkswohlfahrt (Heilanstalten, Badewesen)“ (RÜDIGER/REINHOLD 1995: 120) beinhaltete. Das Hauptziel einer Kur lag in der weitgehenden Wiederherstellung der Gesundheit und der damit verbundenen Wiedereingliederung in die Arbeitswelt.

Kuren wurden als Heilkuren, Genesungskuren und prophylaktische Kuren sowie Mütter- und Schwangerenkuren angeboten (vgl. RÜDIGER/REINHOLD 1995: 131). Ein besonderer Schwerpunkt lag auf (Vorsorge-)Kuren für Kinder, um deren Gesundheit zu fördern und möglichen chronischen Krankheiten im Alter vorzubeugen. „Kinderkuren hatten im Jahr 1989 einen Anteil von 17 % aller Kuren und damit einen für heutige Verhältnisse großen Anteil an den Kurmaßnahmen“ (Bähre 2003: 264).

Um die ideologisch geprägten kurpolitischen Ziele zu erreichen, sollte zunächst das „gesamte Heil- und Gesundheitswesen in Gemeindebetriebe unter Ausschaltung aller privatwirtschaftlicher Interessen“ (RÜDIGER/REINHOLD 1995: 120) überführt werden.

Im Januar 1947 wurde die Auflösung der Landesversicherungsanstalten verfügt und eine einheitliche Sozialversicherung eingeführt, welche bis 1952 die überwiegende Mehrzahl der Kureinrichtungen verwaltete. Die gesundheitspolitischen Richtlinien der

SED von 1947 sahen dann die **endgültige Verstaatlichung** der Heilstätten, Heilbäder und Kureinrichtungen vor. Nicht nur vereinzelt wurden in Geheimaktionen private Vermieter in Kur- und Badeorten enteignet (z. B. Aktion „Rose" im Februar 1953, bei der 440 Hotels, Pensionen und Restaurants an der Ostseeküste enteignet worden sind, vgl. NDR 2023).

Sozialistische Ehrentitel wie „Bad der Werktätigen" (z. B. Heiligendamm, Schandau oder Elster) oder „Volksbad" (Salzelmen) bezeugen die ideologische Durchdringung des Kur- und Bäderwesens. Wie der Tourismus insgesamt wurde auch das Kur- und Bäderwesen instrumentalisiert „zum Zweck politisch-ideologischer Erziehung und Kontrolle" (HACHTMANN 2007: 178). Kuren wurden immer mehr der zentralstaatlichen Kontrolle unterworfen, dazu zählten die Ernennung zum Kurort, die Genehmigung der zur kurörtlichen Anwendung kommenden Heilmittel sowie die Kurantragstellung und die Kurvergabe. Die privat finanzierte Kur wurde nahezu bedeutungslos. Nach 1948 mussten 90 % aller Kurplätze zwangsläufig an Sozialversicherungspatienten vergeben werden (so gab es z. B. in Bad Elster 1967 lediglich 5 % Selbstzahler, vgl. RÜDIGER/REINHOLD 1995: 135).

Mit Gründung der DDR 1949 wurde festgelegt, dass mehr Arbeiter als Angestellte in den Genuss einer Kur kommen sollten. Das Ziel sollte der Erhalt bzw. die Wiederherstellung ihrer Arbeitskraft sein.

Ab 1952 wurden mit der Zwangsauflösung der Länder und der daraus resultierenden allgegenwärtigen Machtkonzentration auf das SED-Regime in Berlin die Kureinrichtungen durch die „Zentralverwaltung der Sozialversicherung" verwaltet, ab 1957 war dann die Abteilung „Feriendienst und Kuren" des gleichgeschalteten Freien Deutschen Gewerkschaftsbundes (FDGB) für die Vergabe von Kurplätzen zuständig. „Schon frühzeitig hatte der FDGB auf eine autonome Interessenvertretung verzichtet und sich den politischen Entscheidungen und Weisungen der SED untergeordnet" (FRERICH/FREY 1996: 67).

Die staatliche Kontrolle erstreckte sich auch auf die Vergabe der Kur- und der besonders begehrten Erholungsheimplätze: Diese erfolgte ab 1957 ausschließlich durch die FDGB-Abteilung „Feriendienst und Kuren".

Eine Randerscheinung blieben die wenigen, nicht direkt durch die Staatsmacht gelenkten Kureinrichtungen in kirchlicher Trägerschaft wie z. B. die evangelische Kinder-Klinik Heimdall in Bad Elster (gegründet 1913, heute Fachklinik Sonnenhöhe).

Im Fünf-Jahresplan von 1950 sollten die Kurkapazitäten von 18.000 auf 21.000 Plätze 1955 ausgebaut werden, was anfangs auch erfolgversprechend umgesetzt werden konnte: Konnten 1948 noch 210.000 Heilmaßnahmen durchgeführt werden, waren es 1953, u. a. durch Neubauten oder Einführung eines Ganzjahresbetriebes, schon 606.000 (vgl. SCHÜRLE 2001: 125).

Zur größten Kureinrichtung in der DDR entwickelten sich die 1966 organisatorisch zusammengeschlossenen Staatsbäder Bad Brambach und Bad Elster (die einzigen Staatsbäder der DDR), die 1975 ca. 20 % aller Heilkuren für Erwachsene auf sich vereinten (RÜDIGER/REINHOLD 1995: 132).

Eine weitere Voraussetzung zum Ausbau des Kur- und Bäderwesens in der DDR war das von Obermedizinalrat *Albert Kukowka* 1949 veröffentlichte „Verzeichnis der Heilquellen, Bäder, Seebäder, Kurorte, heilklimatischen Kurorte und Luftkurorte in der sowjetischen Besatzungszone Deutschlands", welches 1959 in das erste Indikationsverzeichnis für Kureinrichtungen („Heilanzeigen und Gegenheilanzeigen für Heilkuren, Genesungskuren sowie prophylaktische Kuren") mündete (vgl. RÜDIGER/REINHOLD 1995: 158).

Die rechtliche Grundlage des Kurwesens in der DDR bildete die Kurortverordnung vom 3. August 1967, welche einheitlich das Anerkennungsverfahren für staatlich anerkannte Kur- und Erholungsorte und die Erkundung, Erschließung und Nutzung natürlicher Heilmittel sowie der für den Schutz der Heilmittel gebildeten Schutzgebiete regelte.

Die positive Entwicklung eines leistungsfähigen Kurwesens in den 60er und 70er Jahren darf aber nicht darüber hinwegtäuschen, dass infolge der fehlgeleiteten sozialistischen Planwirtschaft die erforderlichen (Neu-)Investitionen in die medizinisch-therapeutische Infrastruktur unterblieben. Spätestens ab Mitte der 70er Jahre ist „von einem qualitativ merklichen Absinken der therapeutischen, aber auch der touristischen Standards verbunden mit einer geringen Wirtschaftlichkeit der Kureinrichtungen … auszugehen" (SCHÜRLE 2001: 125). Im Wendejahr 1989 standen anstatt der schon für 1955 geplanten 21.000 Kurplätze lediglich noch 17.000 zur Verfügung.

Die auch durch großes Engagement des medizinisch-therapeutischen Personals nicht wettzumachende vernachlässigte Infrastruktur sollte sich nach der Wiedervereinigung für einige der ehemaligen DDR-Kurorte hinsichtlich der Prädikatisierung als Heilbad oder Kurort als problematisch erweisen.

Insgesamt ist festzustellen, dass das Kurwesen in der DDR auch relativ gesehen nicht die Bedeutung erlangt hat wie in der Bundesrepublik. Schürle geht für das Ende der 80er Jahre von 101,5 Mio. Kurtagen in der Bundesrepublik und ca. 1 Mio. Kurtagen in der DDR aus (SCHÜRLE 2001: 125).

2.9.3 Entwicklung des Kurwesens in der Bundesrepublik

In der Bundesrepublik entwickelte sich das Kur- und Bäderwesen in drei Phasen (vgl. BERKTOLD-FACKLER/KRUMBHOLZ 1997: 91):

Zunächst führten in der Zeit des „Wirtschaftswunders" steigender Wohlstand, mehr Freizeit, wachsende Kaufkraft und zunehmende Mobilität zu einer erhöhten Nachfrage nach Tourismusleistungen und auch nach Kurangeboten.

In der Folge wurden die kurativen Angebotsstrukturen aufgrund der Fortschritte in der medizinischen Forschung differenzierter und qualitativ hochwertiger.

Schließlich richtete sich das kurative Angebot unter Nachhaltigkeitsaspekten und auch unter Berücksichtigung des neu aufgekommenen Wellness-Gedankens neu aus.

Schon am 13. September 1947 fand auf Norderney der **1. Deutsche Bädertag** der Nachkriegszeit statt, auf dem die Neugründung des Deutschen Bäderverbandes e. V. erfolgte. Vier Jahre später wurde die Zweite Auflage der „Richtlinien und Begriffsbestimmungen für die Anerkennung von Bade- und Heilklimatischen Kurorten, Luftkurorten, Erholungsorten und Heilbrunnen" vom Deutschen Bäderverband herausgegeben.

Mit dem Einsetzen des oft als Wirtschaftswunder bezeichneten deutlichen wirtschaftlichen Aufschwungs in den 50er Jahren verbesserten sich die Rahmenbedingungen für die Entwicklung des Kurwesens merklich. Zunächst sorgten wenige wohlhabende Privat(kur)gäste in den Kur- und Tourismusorten v. a. in den deutschen Mittelgebirgen für „einen zeitlich vor dem deutschen Italien-Reisefieber stattfindenden (und hauptsächlich) touristisch motivierten Aufschwung" (SCHÜRLE 2001: 129). Der entscheidende Impuls für den dann folgenden rasanten Aufstieg des Kur- und Bäderwesens ging aber von der 1957 mit der Rentenreform erfolgten Verankerung der Kur als umfassenden **gesetzlichen Versorgungsanspruch** in den Sozialsystemen aus. Die Sozialkur entwickelte sich zum Wachstumstreiber des Kur- und Bäderwesens.

2.9.3.1 Zweite Blütezeit des Kur- und Bäderwesens ab 1957

> Im Zuge der Rentenreform vom 1. Januar 1957 fand die Kur als Regelbehandlung Eingang in die Leistungskataloge der Sozialversicherungen. Seitdem war u. a. festgelegt, dass die Durchführung einer Rehabilitationsmaßnahme Vorrang vor der Gewährung einer (Früh-)Rente hat (**Reha vor Rente**). Auch der präventive Charakter einer Kur zur Vermeidung der Krankheitsentstehung wurde erkannt und mit der Gewährung von Vorsorgekuren gewürdigt.

Eine wesentliche Folge dieser Neuregelungen war die Kostenübernahme. Mussten Anreise, Aufenthalt, Verpflegung, Kurmittel und die ärztliche Leistung in vergangenen Zeiten mehr oder weniger weitgehend von den Kurgästen selbst bezahlt werden, kamen fortan die Sozialversicherungsträger ganz oder zumindest teilweise für die Kosten einer Kur auf. Somit wurde ein Kuraufenthalt erstmals in der Geschichte für die große Mehrheit der bundesdeutschen Bevölkerung realistisch.

Die volle sozialrechtliche Anerkennung der Kur als der – neben Arzt und Krankenhaus – dritten Säule des Gesundheitswesens führte zu einem sprunghaften Anstieg von Nachfrage und Angebot, die Versicherungsträger errichteten in den Heilbädern und Kurorten eigene Heilanstalten oder belegten Betten in privat geführten Kureinrichtungen (Vertragskliniken).

> In der Folge schnellte die Zahl der Kuren in die Höhe und bescherte den Kureinrichtungen lange Zeit eine stabile, nahezu garantierte Nachfrage und Auslastung. Ein Werben um Gäste war nicht erforderlich, Marketing nahezu ein Fremdwort.

Zwischen 1950 und 1960 stieg die Zahl der Kurgäste um 189 %, die der Kurtage sogar um 249 % und die der abgegebenen Kurmittel um 321 % (vgl. DBV 1960: 7). Um der steigenden Nachfrage der Sozialkurgäste gerecht zu werden, errichteten viele Versicherungsträger neue Kurkliniken. Die v. a. ab Beginn der 60er Jahre zu beobachtende „Klinifizierung" (SCHÜRLE 2001: 132) führte zu einer klaren kurmedizinisch dominierten infrastrukturellen Ausrichtung vieler Kurorte als kurmedizinische Versorgungsorte.

Zusätzlich zu den Traditionsbädern wie z. B. Bad Pyrmont oder Bad Reichenhall entwickelten sich bundesweit neue Kurorte. Mal durch Zufall, meist aber wurden neue Heilbäder und Kurorte am Reißbrett geplant. Als man 1964 im niedersächsischen Bevensen nach Erdgas bohrte, stieß man stattdessen auf eine Thermalquelle, vier Jahre später erbohrte man sogar eine eisen- und jodhaltige Thermal-Sole-Quelle. Seit 1975 ist Bevensen (seit 1976 Bad Bevensen) als Jod-Sole-Heilbad anerkannt.

Weniger zufällig lief die Entwicklung des sog. Niederbayerischen Bäderdreiecks mit den Orten Bad Birnbach, Bad Griesbach, Bad Füssing. Diese Orte wurden in den 60er und 70er Jahren systematisch zu Kurorten entwickelt, auch um deren wirtschaftliche Nachteile aufgrund der geographischen Randlage zu kompensieren. Bad Füssing zählt heute zu den größten Kurorten Europas.

Die durchaus sachgerechte indikationsbezogene medizinisch-therapeutische Profilierung des Kur- und Bäderwesens und somit auch der Heilbäder und Kurorte brachte es mit sich, dass sich die Gästeklientel wandelte.

> Die Sozialkur war bei vorliegender ärztlicher Verordnung demokratisiert und für jedermann realisierbar, unabhängig vom Finanz- und Freizeitbudget. Allein der Maßstab der medizinischen Notwendigkeit entscheidet über die Teilnahme an der solidargemeinschaftlich finanzierten Sozialkur.

Nicht nur Zielgruppen und Kostenübernahme haben sich gewandelt, auch das Kurparadigma hat sich verändert. War der Kurgast in früherer Zeit ein im wahrsten Sinne des Wortes geduldig wartender Patient (lat. *patiens*: ertragend, geduldig) in einer eher passiven Rolle, so bringt er sich im modernen ganzheitlichen Kurwesen aktiv in den Gesundungsprozess ein. Durch diese aktive Rolle, das Training eines gesundheitsfördernden und krankheitsgerechten Verhaltens und durch die Übertragung der in einer Kur erlernten Verhaltensweisen auf den Lebensalltag soll ein längerfristiger Heilerfolg ermöglicht werden.

Es liegt in der Natur des Menschen, dass mit zunehmendem Alter auch die Auftrittshäufigkeit gesundheitlicher Defizite zunimmt, die kurativer Behandlung bedürfen. Dies spiegelte sich auch in der Klientel wider, die vermehrt aus älteren Gästen mit mehr oder weniger sichtbaren gesundheitlichen Einschränkungen bestand. Verstärkt wurde dieser Effekt dadurch, dass sich die Rentenversicherungen seit Beginn der 60er Jahre langsam aus dem Bereich der ambulanten (früher „offenen") Badekuren zurückzogen, was zu einer Konzentration des Sozialkurwesens auf die stationäre Klinikkur (→

Kap. 5.1) beitrug. Diese Entwicklungen sorgten u. a. für ein Image der Kur als „der klinifizierten Sozialkur mit einer vorwiegend aus Alten und Kranken bestehenden Hauptnachfragergruppe“ (SCHÜRLE 2001: 133).

> Die Konzentration vieler Orte auf die in Kliniken durchgeführte Sozialkur bei gleichzeitiger Vernachlässigung selbstzahlender Privatkurgäste führte zu einer sich später noch als problematisch erweisenden Abhängigkeit von den Kassen der Sozialversicherungsträger.

2.9.3.2 Verschärfte Rahmenbedingungen ab Beginn der 80er Jahre

Verwöhnt durch eine jahrelang steigende Nachfrage nach Kurangeboten wurden die Kur- und Bäderkapazitäten stetig weiter ausgebaut, was zu steigenden Kosten führte. Konnten diese in den Zeiten des ungebremsten Wirtschaftswachstums durch die Solidargemeinschaft gedeckt werden, führten ab Beginn der 80er Jahre geringes Wirtschaftswachstum, dauerhaft hohe Arbeitslosenzahlen und der sich abzeichnende demographische Wandel zu einer Überlastung der sozialen Sicherungssysteme.

Zudem führte die intensive Inanspruchnahme von Kuren zu kritischen Einstellungen gegenüber dem Kur- und Bäderwesen: „Morgens Fango – Abends Tango“, „bezahltes Baden“, „Soziale Selbstbedienungseinrichtung“, oder „Urlaub auf Krankenschein“ sind Floskeln, die den medizinischen Wert einer Kur in Frage stellen oder diese in die Nähe eines problemlos erschwinglichen Konsumgutes rücken.

> Kritisiert wurde neben einer überbordenden Inanspruchnahme einer Kur auch die zu unspezifisch erscheinenden Indikationen der Heilmittel der jeweiligen Heilbäder und Kurorte.

Schon 1977 waren die Sozialkurleistungen der Rentenversicherungen durch das 20. Rentenanpassungsgesetz und 1981 durch das 2. Haushaltsstrukturgesetz eingeschränkt worden, aber erst in Verbindung mit der seit Beginn der 80er Jahre deutlich schwächeren Konjunkturentwicklung kam es zu einem spürbaren Nachfragerückgang bei den Sozialkuren. Je nach Gästestruktur und Abhängigkeit von Sozialkurgästen wirkte sich diese Entwicklung unterschiedlich stark auf die Heilbäder und Kurorte aus.

Die **Kostendämpfungsmaßnahmen** im Gesundheitswesen betrafen v. a. die ambulanten Kuren der gesetzlichen Krankenversicherungen, aber auch die Kuren der Rentenversicherungsträger. 1982 war ein Rückgang der Reha-Anträge bei den Rentenversicherungsträgern von 27,4 % zu verzeichnen, im Jahr darauf waren es weitere 9,8 %.

Nach einem kurzen wirtschaftlichen Zwischenhoch Mitte der 80er Jahre kam es dann zum Ende der Dekade zu weiteren, diesmal noch drastischeren Einschnitten, v. a. bei den ambulanten Kurformen der gesetzlichen Krankenversicherungen. Das Gesundheitsreformgesetz (GRG) von 1989 sah bei den ambulanten Kuren eine deutliche

Kürzung bei den Zuschüssen für Unterkunft und Verpflegung vor, in deren Folge sich die Zahl der Kurmaßnahmen zwischen 1988 und 1993 nahezu halbiert hat. Weitere Einschnitte brachte 1993 das Gesundheitsstrukturgesetz (GSG), wiederum v. a. bei den ambulanten Kuren (vgl. SCHÜRLE 2001: 138). Anfang der 90er Jahre wurden noch bis zu 800.000 ambulante Sozialkuren pro Jahr verordnet, die Zahl verringerte sich als Folge der Reformen auf weniger als 200.000 pro Jahr (vgl. MÜLLER 2009: 3).

2.10 Gesamtdeutsches Kur- und Bäderwesen

2.10.1 Zusammenführung der Strukturen

Zum 3. Oktober 1990 trat die DDR zum Geltungsbereich des Grundgesetzes der Bundesrepublik Deutschland bei, die deutsche Einheit war vollzogen. Das Gesundheits- und damit auch das Kur- und Bäderwesen der neuen Bundesländer wurde weitgehend an das System der „alten" Bundesrepublik angepasst.

Das **Kurorterecht** der DDR basierte auf den Vorarbeiten aus den 30er Jahren und auf den im Jahre 1937 erlassenen Bestimmungen der Reichsverordnung. Nach der Wiedervereinigung und der sozialrechtlichen Harmonisierung des Gesundheitswesens konnten somit die Heilbäder, Kurorte, Erholungsorte und Heilbrunnenbetriebe in den neuen Ländern mit den neu geschaffenen Landeskurortegesetzen nahezu nahtlos in das gesamtdeutsche Kur- und Bäderwesen integriert werden.

Unter Federführung des Bundesgesundheitsministeriums und der Sozialministerien der neuen Bundesländer wurden viele Einrichtungen privatisiert, häufig übernahmen westdeutsche Klinikgruppen ihre ostdeutschen Pendants. Aufgrund der maroden Infrastruktur konnten aber viele Kureinrichtungen den neuen Standards nicht genügen. Die gegenüber der Vorwendezeit um 65 % zurückgegangene Anzahl der Kuren mag dies belegen.

Die staatliche Anerkennung nach den Kriterien des Deutschen Bäderverbandes als Heilbad oder Kurort erhielten 1992 dann 67 Orte, darunter 22 in Thüringen, 20 in Sachsen, zehn in Mecklenburg-Vorpommern, acht in Sachsen-Anhalt und sieben in Brandenburg (vgl. BÄHRE 2003: 361).

Auf der Grundlage des „Gesetz[es] über die Gemeinschaftsaufgabe Verbesserung der regionalen Wirtschaftsstruktur (GRW-Gesetz)" von 1970 kam es in den Nachwendejahren zu umfangreichen Investitionen in die ostdeutsche Kur-Infrastruktur.

2.10.2 Kurkrise 1997

Nach den einschneidenden Maßnahmen v. a. bei den ambulanten Kurformen Ende der 80er Jahre ließ die Reaktion bei den Kurgästen nicht lange auf sich warten. Aufgrund der finanziell immer unattraktiveren ambulanten Kur tendierten die Kurwilligen nun zu **stationären Kuren** (→ Kap. 5.1), was wiederum zu einer Kostenexplosion u. a. bei den Rehabilitationsmaßnahmen der Rentenversicherungsträger führte. Deren

Ausgaben für Rehabilitationsmaßnahmen schnellten von 5,4 Mrd. DM 1990 um 60 % auf 8,6 Mrd. DM 1994 empor (vgl. BUCHNER 2002: 40 ff.; 250 ff.).

Der generellen Kostenexplosion im Gesundheitswesen wurde mit dem „Gesetz zur Entlastung der Beiträge in der gesetzlichen Krankenversicherung" begegnet (Beitragsentlastungsgesetz – BeitrEntlG vom 1. November 1996 mit Wirkung zum 1. Januar 1997).

Diese zweite Stufe der bereits 1989 eingeleiteten Gesundheitsreform führte dann ab 1997 zu gravierenden **Einschränkungen** im Kurwesen:

> Die Regeldauer einer Kur wurde von vier auf drei Wochen reduziert, der Mindestabstand zwischen zwei Kuren von drei auf vier Jahre angehoben, die täglichen Zuzahlungen seitens des Kurgastes wurden von 12 DM auf 25 DM in West- und von 9 DM auf 20 DM in Ostdeutschland erhöht, ggf. musste der Sozialkurpatient sogar pro Kurwoche ein oder zwei Tage Urlaub einbringen.

Der Begriff „Kur" ist nun aus dem Vokabular des Sozialgesetzbuches verschwunden. Stattdessen ist jetzt von „Vorsorge- und Rehabilitationsmaßnahmen in anerkannten Kurorten" die Rede.

Die Folgen für die an Vollauslastung gewöhnten Heilbäder und Kurorte waren dramatisch.

> Sinkende Kurverordnungen, weniger Kurgäste, sinkende Aufenthaltsdauer, weniger Bettenauslastung, weniger abgegebene Heilmittel, weniger Einnahmen aus der Kurabgabe (vgl. BRITTNER 2000: 32).

Beispielsweise ist die Fallzahl der insgesamt verordneten Vorsorge- oder Rehabilitationsmaßnahmen von 1.916.531 im Jahre 1996 auf 1.575.454 im Folgejahr gesunken, ein Rückgang um knapp 18 %. Auch die Aufenthaltsdauer verringerte sich im gleichen Zeitraum von 30,2 Tagen auf 27,3 Tage, was zusammengefasst die Bettenauslastung in den Vorsorge- oder Rehabilitationseinrichtungen von 83,2 % auf 62,3 % zurückgehen ließ (vgl. STATISTISCHES BUNDESAMT 2022a; KARG/BAIER 1999: 233 ff.; BUCHNER 2002: 40 ff.).

2.10.3 Neujustierung nach 1997

Den Gesundheitsreformen in jüngerer Zeit war stets gemein, dass es zu Leistungskürzungen in den meisten Bereichen des Gesundheitswesens und somit auch im Kurbereich gekommen ist.

Vor allem die Gesundheitsreform von 1996 machte die wirtschaftliche Abhängigkeit der Heilbäder und Kurorte von der Sozialgesetzgebung und daraus resultierend von den Sozialkurgästen deutlich, wenn auch, abhängig vom jeweiligen Anteil der Sozialkurgäste, in unterschiedlichem Maße.

Als Folge setzte verbreitet ein Umdenken ein; mit neuen zeitgemäßen Angeboten wurden nun neue (selbstzahlende) Zielgruppen angesprochen.

Heilbäder und Kurorte haben sich jahrzehntelang auf den **ersten Gesundheitsmarkt** konzentriert. Dieser wird definiert „als die Gesundheitsversorgung, die durch die gesetzliche und private Krankenversicherung, Pflege-, Renten-, Unfallversicherung und öffentlichen Haushalte finanziert wird" (MÜLLER 2009:1).

Bedingt durch zunehmende staatliche Regulierungen und Einsparmaßnahmen sind die Wachstumsaussichten auf dem ersten Gesundheitsmarkt begrenzt. Daher zielt die neue Ausrichtung der Heilbäder und Kurorte auch auf den **zweiten Gesundheitsmarkt**, welcher „alle privat finanzierten Leistungen im Gesundheitsbereich (z. B. alternative Heilmittel, private Zusatzversicherungen) sowie den privaten Konsum mit dem zugrunde liegenden Kaufmotiv Gesundheit und Prävention (Gesundheitstourismus, Lebensmittel aus biologischem Anbau, Naturkosmetik, Fitness, etc.)" umfasst (MÜLLER 2009: 1). Zwischen beiden Gesundheitsmärkten gibt es Wechselwirkungen, eine eindeutige Abgrenzung ist nicht möglich (vgl. ILLING 2009: 26).

Neben den traditionellen Kuranwendungen erweiterten also viele Heilbäder und Kurorte ihre traditionelle Angebotspalette um verschiedene Gesundheits-, Fitness-, Beauty- und Wellnessofferten für selbstzahlende Gesundheitsurlauber, Kurzreisegäste und Reisende, die sich in den Kurorten mit ihrer naturnahen Lage und gut ausgebauten touristischen Infrastruktur einfach nur erholen möchten.

Seit 1998 setzte, zu einem wesentlichen Teil auch bedingt durch diese neuen präventiv geprägten Angebote, eine Erholung mit einem leichten Aufwärtstrend in den Heilbädern und Kurorten ein. 2008 machten die Übernachtungen in Heilbädern und Kurorten gut 33 % aller touristischen Übernachtungen in Deutschland aus, wobei 80 % der Gäste Selbstzahler waren (vgl. MÜLLER 2009: 3).

Vielen Heilbädern und Kurorten ist es gelungen, sich mit ihrer hohen medizinischen Kompetenz, ihrer langjährigen Erfahrung als Gastgeber und einer bedingt durch einen z. T. erheblichen Investitionsstau notwendigerweise modernisierten Infra- und Suprastruktur als Gesundheitskompetenzzentren – quasi als Trainingslager für Gesundheit – neu zu positionieren. Der Trend zu **Wellness** und v. a. Medical Wellness hat hierbei einen zusätzlichen Markt eröffnet, der aber auch von Hotels und Freizeitbädern bespielt wird. Nicht zu vergessen ist die europäische Konkurrenz (z. B. Tschechien und Ungarn).

Durch die Verschmelzung krankheitspräventiver und gesundheitsfördernder Komponenten erweiterte sich das Angebotsspektrum der Heilbäder und Kurorte im neuen Jahrtausend.

> Das Portfolio besteht einerseits aus medizinisch indizierten Präventions- und Rehabilitationsmaßnahmen und andererseits aus Wellnessangeboten zur Gesundheitsförderung, die einer diagnosefähigen Indikation nicht bedürfen (vgl. CASSENS 2013: 28).

2.10.4 Lockdown auch im Kur- und Bäderwesen: Die Covid-19-Jahre 2020 bis 2022

Die Covid-19-Pandemie hat ab März 2020 das Kur- und Bäderwesen überproportional hart getroffen: Nicht nur die Privatzahler, sondern auch die Sozialkurgäste blieben aus und damit auch deren finanzieller Beitrag zum Betrieb und Erhalt der personal- und kostenintensiven Gesundheits- und Tourismusinfrastruktur (vgl. DHV 2022: 6).

Mitten in der Covid-19-Krise sorgte eine erneute Änderung in der Gesundheitsgesetzgebung für einen Silberstreif am Horizont. Diesmal ging es nicht um erneute Einschränkungen, sondern um die Rücknahme einstmals verordneter Einschränkungen: Mehr als 30 Jahre war die *ambulante Vorsorgeleistung* (früher: offene Badekur) eine *Ermessensleistung* der Krankenkassen. Seit 2021 gehört diese präventive Kurform gemäß § 23 Abs. 2 SGB V wieder zum *Pflichtleistungskatalog* der Krankenkassen.

Seit 2021/2022 konnte das Kur- und Bäderwesen wieder hochgefahren werden und musste sich nun auf teilweise veränderte Rahmenbedingungen einstellen. Hierzu gehören neben der zu erwartenden stärkeren Nachfrage nach ambulanten Vorsorgeleistungen auch die Behandlung Long- bzw. Post-Covid-Erkrankter. Zudem ist ein größeres Gesundheitsbewusstsein in der Bevölkerung festzustellen.

Aufgrund der jahrelang erworbenen und stets erweiterten Kompetenz in Gesundheitsfragen ist davon auszugehen, dass diese Herausforderungen für die qualitativ hochstehenden deutschen Heilbäder und Kurorte zu meistern sein werden.

3 Heilmittel und Heilverfahren

3.1 Heilmittel

Im Gegensatz zum Begriff des Heilmittels im Sinne der Sozialgesetzgebung (§ 32 SGB V), welche unter Heilmitteln allumfassend dem Heilzweck förderliche ärztlich verordnete Dienstleistungen versteht, soll der Begriff hier enger gefasst und im Sinne eines gegenständlichen Heilstoffs wie z. B. Heilwasser, Heilgas oder Heilerde verstanden werden.

Definition | Heilmittel

Ein Heilmittel im Sinne eines Heilstoffs ist geogenen Ursprungs und kann dem Boden (auch als Wasser oder Gas), dem Meer oder der Luft entstammen.
Es ist grundsätzlich geeignet, eine Krankheit zu heilen, zu lindern oder deren Entstehung vorzubeugen. Die natürlichen ortsgebundenen Heilmittel bilden die wichtigste Säule der Kur- und Bäderanwendungen und sollten am Ort ihres Vorkommens therapeutisch nutzbar sein.
Diese Nutzbarkeit umfasst sowohl „thermische, mechanische und chemische Soforteffekte“ (DHV/DTV 2024: 111) als auch mittel- und langfristig eintretende Wirkungen im Rahmen einer fortwährenden Anwendung als Reiz-Reaktions-Therapie.

Zur Sicherstellung der Qualität der angewendeten Heilmittel werden diese anhand vorgegebener Analyserichtlinien im Rahmen von Heilwasser-, Meerwasser-, Heilgas-, Peloid- und Klimaanalysen in vorgegebenen Abständen regelmäßig durch die Bundesländer bzw. durch von diesen benannte Institutionen überprüft. Nähere Ausführungen zu diesen Analysen sowie zur rechtlichen Einordnung der Heilmittel als Arzneimittel oder als Medizinprodukt finden sich in den vom Deutschen Tourismusverband (DTV) und vom Deutschen Heilbäderverband (DHV) gemeinsam herausgegebenen und regelmäßig überarbeiteten Begriffsbestimmungen/Qualitätsstandards für Heilbäder und Kurorte, Luftkurorte, Erholungsorte – einschließlich der Prädikatisierungsvoraussetzungen – sowie für Heilquellen und Heilbrunnenbetriebe, die auch die Grundlage dieses Kapitels bilden.

> Die Art des ortsgebundenen Heilmittels ist die Basis für die Prädikatisierung der Heilbäder und Kurorte (z. B. Ostseebad Timmendorfer Strand, Mineralheilbad Bad Berka, Heilklimatischer Kurort Friedrichroda-Finsterbergen) und determiniert deren Indikationen.

Diese Heilmittel werden nachfolgend, gegliedert nach ihrem Vorkommen im Boden, im Meer und in der Luft, eingehend erläutert.

3.1.1 Heilmittel des Bodens

Natürliche Heilmittel des Bodens kommen im oberen Bereich der Erdkruste, der sog. Lithosphäre, als Heilwässer (Grund- bzw. Quellwasser), als Heilgase oder als Peloide vor. Wegen ihrer geogenen Herkunft sind diese Heilmittel ortsgebunden. Unter dieser Ortsgebundenheit wird eine räumliche Nähe zwischen dem Ort des Heilmittelvorkommens und dem Ort der Heilmittelanwendung verstanden (vgl. DHV/DTV 2024: 114).

3.1.1.1 Heilwässer

Definition | Heilwässer

Natürliches Heilwasser unterscheidet sich von anderen Wässern durch seinen gesundheitsfördernden Gas- (z. B. Kohlenstoffdioxid) oder Mineralstoffgehalt (z. B. Chlorid, Hydrogencarbonat, Sulfat), dem Vorhandensein anderer Elemente oder Verbindungen (z. B. Eisen, Fluor, Jod, Kohlensäure, Radium, Radon, Schwefel) oder durch seine Temperatur (vgl. PSCHYREMBEL 1998: 641).

Der für die Heilwirkung maßgebliche Gas- bzw. Mineralstoffgehalt des Heilwassers wird durch die Dauer der Lagerung im Gestein bzw. Boden, durch die Art des umgebenden Gesteins, durch die Wasserlöslichkeit der eingebundenen Gase und Mineralstoffe sowie durch die Temperatur bestimmt. Je tiefer das Wasser gelagert ist, desto höher ist dessen Temperatur, wobei der vertikale Temperaturgradient 1 °C pro 33 m beträgt (sog. geothermische Tiefenstufe).

Klassifizierung von Heilwässern

Im Boden vorhandene Grund- bzw. Heilwässer können entweder artesisch (als Quellen) zu Tage treten oder mittels Förderanlagen wie z. B. Pumpen erschlossen werden.

Grundsätzlich werden zwei Arten von Grundwässern unterschieden, wobei Übergangsformen möglich sind (vgl. DHV/DTV 2024: 115):

- tiefe alte Grundwässer:
  sehr großer Einzugsbereich, lange Verweildauer im Gestein bzw. Boden, hoher Schutz durch überdeckende Gesteins- bzw. Bodenschichten, höhere Wassertemperatur.

- flachere jüngere Grundwässer:
kleinerer Einzugsbereich, kürzere Verweildauer im Gestein bzw. Boden, geringerer bis lückenhafter Schutz durch überdeckende Gesteins- bzw. Bodenschichten, geringere Wassertemperatur.

Abhängig von der chemischen Zusammensetzung und den physikalischen Eigenschaften können Heilwässer wie folgt klassifiziert werden, wobei die Mindestwerte am Ort der Anwendung erreicht werden müssen (vgl. DHV/DTV 2024: 121):

Art des Heilwassers	Mindestwert in mg bzw. Bq/Liter
eisenhaltiges Wasser	20 mg zweiwertiges Eisen
fluoridhaltiges Wasser	1 mg Fluorid
jodhaltiges Wasser	1 mg Jodid
kohlensäurehaltiges Wasser	500 mg Kohlenstoffdioxid (Badekur)
radonhaltiges Wasser	370 Becquerel Radon pro Liter
Säuerling	1000 mg Kohlenstoffdioxid (Trinkkur)
schwefelhaltiges Wasser	1 mg Sulfidschwefel
Sole	5,5 g Natrium- und 8,5 g Chlorid-Ionen

Tab. 4: Klassifizierung von Heilwässern

Wässer, die mit mehr als 20 °C austreten, können als **Thermalwässer** bezeichnet werden. Wässer, die mit unter 1000 mg Mineralstoffen pro Liter zwar als mineralstoffarm gelten, jedoch weitere wertbestimmende Eigenschaften aufweisen, werden als **Akratowässer** bezeichnet. Treten diese mit über 20 °C aus, handelt es sich um Akratothermen, liegt die Austrittstemperatur unter 20 °C, um Akratopegen.

Anwendung

Die **Wirkfaktoren von Heilwässern** können in physikalische (Temperatur, Wasserdruck, Auftrieb, Viskosität) und chemische (Inhaltsstoffe) Wirkfaktoren unterschieden werden, die Anwendung der Heilwässer kann sowohl äußerlich als auch innerlich erfolgen. Äußerlich in Form von (ggf. temperierten) Bädern und Spülungen, innerlich in Form von Inhalationen oder Trinkkuren.

Die therapeutisch erforderliche Dosierbarkeit der Heilwässer wird gewährleistet durch Anwendungsfläche, -dauer und -intervall, Temperierung, Konzentration des Mineralstoffgehalts sowie durch die Kombination mit anderen Stimuli. Bei der Inhalation kann bei Einsatz eines (Ultraschall-)Medikamentenverneblers zusätzlich die gewünschte Dosierbarkeit erreicht werden, indem durch die Definition der Tröpfchengröße der Wirkungsort des Heilmittels bestimmt werden kann (vgl. MICHEL 2008: 73 ff.). So wirken z. B. 5–18 Mikrometer große Partikel im Rachenraum, 3–6 Mikrometer große in den Bronchien und 1–3 Mikrometer große in den Lungenbläschen. Im Rahmen einer Trinkkur wird die gewünschte Dosierung zusätzlich zu Temperatur und Konzentration durch die Art und Weise der oralen Aufnahme, z. B. langsam und schluckweise im Umhergehen (vgl. DU PREL 2005: 131), bewirkt.

Anwendungsform	Anwendungsbeispiel
Bäder (Voll- oder Teilbäder)	Rumpfbad
Spülungen	Nasenspülung
Inhalationen	Soleinhalation
Trinkkuren	Schwefelwassertrinkkur

Tab. 5: Anwendung von Heilwässern

Indikationen

So verschieden wie die Zusammensetzung der Heilwässer ist auch deren therapeutische Anwendbarkeit. Die Eignung der Wässer ist abhängig von der Art und der Konzentration der enthaltenen Mineralstoffe und von der Disposition und Konstitution des Patienten. Verlässliche Aussagen zu Indikationen und Kontraindikationen trifft der behandelnde Arzt.

Grundsätzlich sind gem. DHV folgende Indikationen möglich (DHV 2017: 13):

- „Herz-, Gefäß-, Kreislaufkrankheiten
- Erkrankungen der Haltungs- und Bewegungsorgane
- Erkrankungen der Atemwege
- Frauenkrankheiten
- Krankheiten des Verdauungssystems
- Stoffwechselstörungen
- Erkrankungen im Kindesalter
- Erkrankungen der Nieren und ableitenden Harnwege
- Hautkrankheiten
- Erkrankungen des Nervensystems
- Augenerkrankungen
- Psychosomatische Erschöpfungszustände
- Allgemeine Schwächezustände, Rekonvaleszenz (Genesung)“

Anerkennung

Ist die therapeutische Eignung einer Heilquelle nachgewiesen, kann diese durch das jeweilige Bundesland als **staatlich anerkannte Heilquelle** anerkannt werden. Hierbei wird, ebenso wie in der Gesetzgebung, der Begriff Heilquelle als Ursprung des **Heilwassers** verwendet. Die entsprechenden Anforderungen sowie der Schutz der Heilquellen sind in den Ausführungsbestimmungen des Heilquellenrechts bzw. in den Wassergesetzen der Bundesländer festgelegt und werden aus dem Wasserhaushaltsgesetz (WHG) des Bundes abgeleitet (vgl. ROTTKE 2008: 136 ff.). § 53 Heilquellenschutz des WHG führt hierzu aus:

> „(1) Heilquellen sind natürlich zu Tage tretende oder künstlich erschlossene Wasser- oder Gasvorkommen, die auf Grund ihrer chemischen Zusammensetzung, ihrer physikalischen Eigenschaften oder der Erfahrung nach geeignet sind, Heilzwecken zu dienen.
> (2) Heilquellen, deren Erhaltung aus Gründen des Wohls der Allgemeinheit erforderlich ist, können auf Antrag staatlich anerkannt werden (staatlich anerkannte Heilquellen). Die Anerkennung ist zu widerrufen, wenn die Voraussetzungen nach Satz 1 nicht mehr vorliegen.
> (3) Die zuständige Behörde kann besondere Betriebs- und Überwachungspflichten vorschreiben, soweit dies zur Erhaltung der staatlich anerkannten Heilquelle erforderlich ist. Die Überwachung von Betrieben und Anlagen ist zu dulden (...).
> (4) Zum Schutz staatlich anerkannter Heilquellen kann die Landesregierung durch Rechtsverordnung Heilquellenschutzgebiete festsetzen. In der Rechtsverordnung ist die begünstigte Person zu benennen. Die Landesregierung kann die Ermächtigung nach Satz 1 durch Rechtsverordnung auf andere Landesbehörden übertragen."

Die für die staatliche Anerkennung als Heilquelle letztendlich zuständigen Bundesländer regeln die entsprechenden Voraussetzungen grundsätzlich wie folgt (DHV/DTV 2024: 133):

- „Nachweis der wasserrechtlichen Nutzungsgenehmigung
- Heilwasseranalyse in Form der Anerkennungs-, Wiederholungs- und Kontrollanalyse
- Ergebnis der hygienischen Untersuchung
- Angaben über die geologischen, hydrogeologischen, quellentechnischen und wasserwirtschaftlichen Verhältnisse einschließlich der technischen Anlagen und Einrichtungen der Nutzung
- medizinisch-balneologisches Gutachten zur therapeutischen Eignung
- Angaben über die Notwendigkeit der Erhaltung aus Gründen des öffentlichen Interesses"

Qualitätssicherung

Um als Heilquelle erstmalig anerkannt zu werden, muss das Heilwasser im Rahmen einer Anerkennungsanalyse unter hydrogeologischen und medizinisch-balneologischen Aspekten umfassend analysiert werden.

Da Temperatur, Zusammensetzung und Mineralstoffgehalt der Wässer natürlichen Schwankungen unterliegen können, sind regelmäßige Hygiene-, mikrobiologische, Kontroll- und Wiederholungsanalysen erforderlich, bei denen physikalische Eigenschaften, chemische Zusammensetzung sowie hygienische und mikrobiologische Aspekte geprüft werden, um die medizinisch-balneologische Eignung des Wassers bewerten und sicherstellen zu können. Hierzu gehört ggf. auch die Untersuchung der Förder-, Leitungs- und Speichereinrichtungen. Grundsätzlich sind die Analysen an der Quelle und am Anwendungsort durchzuführen.

Inhalt und Turnus der regelmäßigen Untersuchungen und Analysen

(vgl. DHV/DTV 2024: 131 ff.)

Allgemeine Hygieneuntersuchung (monatlich)

- quelltechnische und hydrologische Beschreibung an der Quelle,
- allgemeine Hygieneuntersuchung (mikrobiologische und chemische Untersuchungen) am Quell- und am Anwendungsort,
- Kontrolle von Wannen- und Therapieeinrichtungen (sofern mit Heilwasser betrieben) am Quell- und am Anwendungsort,
- sensorische Prüfung an der Quelle,
- mikrobiologische und Hygieneuntersuchungen in Therapie- und Schwimmbecken.

Periodische Untersuchung der Mikrobiologie (vierteljährlich)

- Überprüfung auf Krankheitserreger.

Kontrollanalyse (jährlich)

- quelltechnische und hydrologische Beschreibung,
- Gesamtkonzentration der Mineralstoffe,
- Überprüfung der wertgebenden Bestandteile und Eigenschaften,
- sensorische Prüfung,
- physikalische Untersuchungen,
- physikalisch-chemische Untersuchungen,
- chemische Untersuchungen,
- mikrobiologische Untersuchungen,
- Überprüfung auf Abweichungstendenzen bzw. Änderung der Charakteristik des Wassers im Vergleich zu vorangegangenen Analysen.

Wiederholungsanalyse (alle zehn Jahre):

- allgemeine Angaben zur Heilquelle und zum Untersuchungsaufbau,
- Beschreibung der eingesetzten technischen Einrichtungen,
- quelltechnische und hydrogeologische Beschreibung,
- sensorische Prüfung,
- physikalische Untersuchungen,
- physikalisch-chemische Untersuchungen,
- chemische Untersuchungen,
- mikrobiologische Untersuchungen.

3.1.1.2 Heilgase

Definition | Heilgase

Natürliche, ortsgebundene Heilgase unterscheiden sich durch ihre mittels einer Heilgasanalyse belegten gesundheitsfördernden Eigenschaften von anderen Gasen. Heilgase sind geeignet, im Rahmen von medizinisch-balneologischen Anwendungen Heilprozesse zu unterstützen.

Klassifizierung von Heilgasen

Heilgase entstammen überwiegend tieferen Erdschichten. Meist sind diese Gase – mit Ausnahme von Kohlenstoffdioxid – nicht in Gasvorkommen eingelagert, sondern sind im Wasser gelöst und werden unter Druck- oder Wärmeeinfluss freigesetzt. Sie treten entweder natürlich zutage oder werden mit Hilfe von Bohrungen gefördert und therapeutisch nutzbar gemacht.

Von therapeutischer Bedeutung sind v. a. Kohlenstoffdioxid (häufig auch nicht ganz korrekt als Kohlendioxid oder Kohlensäure bezeichnet), Radon und Schwefelwasserstoff (vgl. DHV/DTV 2024: 140).

Anwendung

In der Regel können Heilgase in Form von Inhalationen angewendet werden. Sind die Gase in Wasser gelöst, sind auch Bäder und Trinkkuren möglich. Hinsichtlich der therapeutisch erforderlichen Dosierbarkeit gelten diejenigen Dosiermöglichkeiten, die bei den Heilwässern zum Einsatz kommen.

Anwendungsform	Anwendungsbeispiel
Bäder (Nassbad)	Kohlenstoffdioxidbad, Radonbad
Inhalationen (Gasbad), Inhalatorium, Heilstollen (Speläotherapie)	Schwefelgas, radonhaltige Luft

Tab. 6: Anwendung von Heilgasen

Indikationen

So verschieden wie die Zusammensetzung der Heilgase ist auch deren therapeutische Anwendbarkeit. Die Eignung der Gase ist abhängig von der Art und der Konzentration der enthaltenen Mineralstoffe und von der Disposition und Konstitution des Patienten. Verlässliche Aussagen zu Indikationen und Kontraindikationen trifft der behandelnde Arzt.

Beispielhaft seien hier mögliche Indikationen einer Kohlenstoffdioxidtherapie genannt (vgl. HARTMANN 2008: 151):

- Hautkrankheiten (Ulcera)
- Sklerodermie
- Arterielle Verschlusskrankheiten
- Gefäßerkrankungen (Varikose, Mikroangiopathie)
- Bindegewebsschwächen (Cellulite)
- Bluthochdruck
- Herzinsuffizienz
- Polyneuropathie
- Disstress

Qualitätssicherung

Obwohl Heilgase wasserrechtlich den Heilquellen bzw. -wässern gleichgesetzt sind, ist im Gegensatz zu diesen keine staatliche Anerkennung möglich. Somit entfällt eine spezielle Anerkennungsanalyse; die Erstanalyse entspricht inhaltlich den Wiederholungsanalysen. Gleichwohl sind regelmäßige Heilgasanalysen in Form von Wiederholungs- und Kontrollanalysen auch bei Heilgasen obligatorisch. In diesen Analysen werden die therapeutische Anwendbarkeit sowie die geologischen und technischen Verhältnisse untersucht.

Inhalt und Turnus der regelmäßigen Untersuchungen und Analysen

(vgl. DHV/DTV 2024: 141 ff.)

Kontrollanalyse (jährlich):

- Feststellung und Analyse der Hauptwirkstoffe,
- allgemeine Angaben zur Quelle und zum Untersuchungsaufbau,
- Beschreibung der eingesetzten technischen Einrichtungen,
- sensorische Prüfung,
- chemische Untersuchungen am Ort der Anwendung und ggf. am Ort der Quelle (abhängig von der Art des Gases),
- mikrobiologische Untersuchungen.

Wiederholungsanalyse (alle zehn Jahre):

- allgemeine Angaben zur Quelle und zum Untersuchungsaufbau,
- Beschreibung der eingesetzten technischen Einrichtungen,
- sensorische Prüfungen,
- chemische Untersuchungen am Ort der Anwendung und am Ort der Quelle,
- Messung der Heilgaskonzentration am Ort der Anwendung,
- mikrobiologische Untersuchungen,
- zusammenfassende Beurteilung des Heilgases.

3.1.1.3 Peloide

Definition | Peloide

Peloide (altgriechisch *pelos*: Schlamm; *oiedḗs*: ähnlich) sind durch geologische bzw. biologische Vorgänge entstandene Substanzen terristrischen (z. B. Kreide) oder organischen (z. B. Moor) Ursprungs, welche trocken (z. B. Tuff) oder wasserhaltig (z. B. Lehm) vorkommen können.

Die für eine balneotherapeutische Anwendbarkeit in Form von Bädern oder als Packung, seltener auch als Trinkkur, erforderliche feinkörnige Konsistenz kann entweder von Natur aus vorliegen oder durch entsprechende Aufbereitung erreicht werden. Um die für eine Anwendung als Packung erforderliche festere, knetgummiartige Konsistenz zu erreichen, können Peloide z. B. mit Paraffin versetzt werden.

Peloide vereinen wertgebende Eigenschaften wie z. B. den „konduktiven Wärmetransport“ mit wertgebenden Bestandteilen wie z. B. Mineralstoffen, so dass von deren „thermo-physikalischen Potenzial“ (KLEINSCHMIDT 2004: 44) gesprochen werden kann.

Klassifizierung von Peloiden

Peloide können in organische (Moor sowie Schlick mit organischer Besiedlung) und anorganische (z. B. Ton, Lehm, Tuff, Phonolit) Peloide sowie in Lockergesteine und Festgesteine unterschieden werden (vgl. FRESENIUS/KUßMAUL 2001: 117; LÜTTIG 2008: 161).

	geologisch-genetische Gruppe	**Peloid**
Lockersteine (Eu-Peloide)	sedentäre Peloide	Torf (Hochmoor-, Niedermoortorf, Moorerde)
	limnische Peloide	Lebermudde, Torfmudde, Kieselgur
	marine Peloide	marine (Salzwasser-)Schlicke, Sapropel, Limane
	fluviatile Peloide	Flussschlicke
	krenogene Peloide	schlammartige Quellsedimente (Sulfit-, Schwefel-, Ockerschlamm)
	äolische Peloide	Löß
	pedogene Peloide	Lehm, Ton
	vulkanoge Peloide	Tuffite
Festgesteine (Para-Peloide)	Tonstein-Peloide	Tonstein, Tonschiefer
	Kalkstein-Peloide	Mergel, Kalk, Kreide, Dolomit
	vulkanite Peloide	Tuff, Phonolit

Tab. 7: Klassifizierung von Peloiden

In Mittel- und Nordeuropa ist das Peloid Torf von besonderer Bedeutung, wobei im Kurwesen meist der Begriff Moor verwendet wird. Geologisch gesehen ist das Moor die Vorkommensstätte, in der das Peloid Torf lagert. Um Moorpackungen oder -bäder aufzubereiten, kann ggf. Wasser hinzugegeben werden.

An den Küstenorten der Ost- und v. a. der Nordsee werden marine Schlicke z. B. in Form von Schlickbädern oder -packungen therapeutisch angewendet.

In Deutschland hat sich der Begriff **Fango** (italienisch: Schlamm, Schmutz) für pulverförmige Peloid-Produkte zur Anwendung v. a. in Form von Packungen durchgesetzt. Basis für diese Fangoprodukte sind Tuffite, Tonstein, Tonschiefer, Tuff oder Phonolit. Bei den Fangopackungen steht die thermische Wirkung im Vordergrund.

Anwendung

Peloide werden in aller Regel äußerlich angewendet, eine innere Anwendung ist jedoch im Rahmen einer (seltenen) Moortrinkkur möglich. Eine Dosierung kann über die Temperierung sowie über die Mineralstoffkonzentration erfolgen.

Anwendungsform	Anwendungsbeispiel
Bäder (Voll- oder Teilbäder)	Naturmoorvollbad
Packungen	Lehmpackung, Schlickpackung
Salben	Auftragen von Teersalbe auf die Haut
Trinkkuren (selten)	Moortrinkkur

Tab. 8: Anwendung von Peloiden

Indikationen

So verschieden wie die Zusammensetzung der Peloide ist auch deren therapeutische Anwendbarkeit. Die Eignung der Peloide ist abhängig von der Art und der Konzentration der enthaltenen Mineralstoffe und von der Disposition und Konstitution des Patienten. Verlässliche Aussagen zu Indikationen und Kontraindikationen trifft der behandelnde Arzt.
Grundsätzlich sind gem. DHV folgende Indikationen möglich (DHV 2017: 13)

- „Herz-, Gefäß-, Kreislaufkrankheiten
- Erkrankungen der Haltungs- und Bewegungsorgane
- Erkrankungen der Atemwege
- Frauenkrankheiten
- Krankheiten des Verdauungssystems
- Stoffwechselstörungen
- Erkrankungen im Kindesalter
- Erkrankungen der Nieren und ableitenden Harnwege
- Hautkrankheiten
- Erkrankungen des Nervensystems
- Augenerkrankungen
- Psychosomatische Erschöpfungszustände
- Allgemeine Schwächezustände, Rekonvaleszenz (Genesung)“

Qualitätssicherung

Die therapeutisch relevanten physikalischen und chemischen Eigenschaften der Peloide sind nach Durchführung einer Erstanalyse regelmäßig zu untersuchen.

Inhalt und Turnus der regelmäßigen Untersuchungen und Analysen

(vgl. DHV/DTV 2024: 147 ff.)

Erstanalyse (einmalig):

- allgemeine Angaben zum Untersuchungsaufbau
- Lagerstättenbeschreibung zur differenzierten Charakterisierung des Peloids
- Entnahme von Proben und Durchführung entsprechender Analysen
- Kennzeichnung (Farbe, Geruch, Konsistenz)
- sensorische Prüfungen
- physikalische Untersuchungen
- physikalisch-chemische Untersuchungen
- chemische Untersuchungen
- mikrobiologische Untersuchungen
- Ermittlung der Wärmehaltung (Speicher- und Abgabepotenzial)
- Zusammensetzung des Peloids und der Mineralstoffe
- Gehalt an anorganischen und organischen Stoffen
- quantitative und qualitative Bestimmung der Mineralstoffe
- Untersuchung auf anthropogene Schad- und Belastungsstoffe

Kontrollanalyse (jährlich):

- Beschreibung des Vorratslagers
- Untersuchung anthropogener Einflüsse auf die Lagerstätte
- Überprüfung der hygienischen Verhältnisse aller mit dem Peloidgebrauch in Verbindung stehender Anlagen
- sensorische Prüfungen
- physikalische Untersuchungen
- physikalisch-chemische Untersuchungen
- chemische Untersuchungen
- mikrobiologische Bewertung der Peloide
- Untersuchung auf Mikroorganismen

Wiederholungsanalyse (alle zehn Jahre):

- Beschreibung des Vorratslagers
- allgemeine Zusammensetzung des Peloids
- Wasserkapazität des Peloids
- sensorische Prüfungen
- Untersuchung peloidspezifischer Werte, um etwaige Qualitätsveränderungen feststellen zu können

Um den Bestand der Moorgebiete zu schonen, kann Moor wiederverwendet werden, wobei jedoch strenge Vorschriften zu beachten sind. So ist das abgebadete Moor hygienisch einwandfrei in der ursprünglichen Lagerstätte oder in einer ausgewiesenen

Regenerationsstätte zu deponieren. Frühestens nach fünf Jahren und nach eingehenden Analysen darf eine therapeutische Verwendung erfolgen, hierbei muss das abgebadete Moor mit Frischmaterial im Verhältnis 7:3 vermischt werden.

Grundsätzlich ist eine Verwendung eines einzigen Moorbades oder einer Moorpackung für verschiedene Personen nicht zulässig. Gleiches gilt für die Wiederverwendung anorganischer Peloide und für Schlick.

3.1.2 Heilmittel des Meeres

Definition | Heilmittel des Meeres

Heilmittel des Meeres sind v. a. das Meerwasser, aber auch das Meeresklima sowie weitere Bestandteile des Meeres wie z. B. der Meeresboden (Schlick oder Watt) oder Algen. Die Heilmittel des Meeres können separat oder in Kombination angewendet werden.

Das wesentliche natürliche Heilmittel des Meeres ist das Meerwasser, welches seine Heilwirkung durch seinen Mineralstoffgehalt (z. B. Calcium, Chlorid oder Natrium) und durch seine physikalischen Eigenschaften (z. B. Auftrieb, Viskosität) entfaltet. Der Mineralstoffgehalt ist abhängig von der Lage des Meeres, so ist z. B. der Salzgehalt der Nordsee mit ca. 3–3,2 % vor Sylt deutlich höher als der der Ostsee mit ca. 1,2–1,8 % vor Warnemünde (vgl. LEIBNIZ-INSTITUT FÜR OSTSEEFORSCHUNG 2023).

Die therapeutischen Wirkungen sind durch balneologische Gutachten zu belegen.

Zusammen mit dem Reizklima am Meer und weiteren Meeresprodukten wie z. B. Algen oder Schlick kann das Meerwasser im Rahmen einer sog. **Thalassotherapie** angewendet werden (→ Kap. 3.1.3).

Anwendung

Heilmittel des Meeres können äußerlich als Bäder oder innerlich als Trinkkuren oder Inhalationen angewendet werden. Hinsichtlich der therapeutisch erforderlichen Dosierbarkeit gelten die Dosiermöglichkeiten, die bei den Heilwässern und -gasen zum Einsatz kommen.

Anwendungsform	Anwendungsbeispiel
Bäder (Wannen- oder Schwimmbäder)	Meerwasserwannenbad, Schwimmen im Meer, Schwimmen im Meerwasserbecken
Trinkkuren	Meerwassertrinkkur
Inhalationen	Meerwasserinhalation

Tab. 9: Anwendung von Meerwasser

Indikationen

So verschieden wie die Zusammensetzung der Heilmittel des Meeres ist auch deren therapeutische Anwendbarkeit. Die Eignung der Heilmittel ist abhängig von der Art und der Konzentration der enthaltenen Mineralstoffe und von der Disposition und Konstitution des Patienten. Verlässliche Aussagen zu Indikationen und Kontraindikationen trifft der behandelnde Arzt.

Grundsätzlich sind gem. DHV folgende Indikationen möglich (DHV 2017: 16)

- „Erkrankungen der Atemwege
- Herz- und Gefäßkrankheiten
- Hautkrankheiten
- chronische Krankheiten der Bewegungsorgane
- Frauenkrankheiten
- Erkrankungen im Kindesalter
- Allgemeine Schwächezustände
- Rekonvaleszenz
- Vegetative Dystonie (Fehlregulation des Nervensystems)“

Qualitätssicherung

Anders als bei Heilwässern ist bei Meerwasser ein bestimmter Mindest-Mineralstoffgehalt nicht vorgeschrieben. Gleichwohl werden an das Meerwasser die gleichen hygienischen und mikrobiologischen Anforderungen gestellt wie an ein Heilwasser, auch gibt es umfangreiche Analysevorgaben.

Die Basis für die erstmalige medizinisch-balneologische Beurteilung der therapeutischen Nutzbarkeit bildet die sog. Bezugsanalyse. Diese Bezugsanalyse bewertet die Zusammensetzung des Meerwassers, dessen physikalische und chemische Eigenschaften, die hygienische Beschaffenheit sowie den als *Salinität* bezeichneten Gehalt an gelösten Mineralstoffen.

Grundsätzlich sind die Analysen an der Zuleitung zum Anwendungsort oder an diesem selbst durchzuführen.

Inhalt und Turnus der regelmäßigen Untersuchungen und Analysen

(vgl. DHV/DTV 2024: 156 ff.)

Bezugsanalyse (einmalig):

- allgemeine Angaben zum Meerwasservorkommen und zum Untersuchungsaufbau
- Beschreibung der eingesetzten technischen Einrichtungen
- sensorische Prüfung
- physikalische Untersuchungen
- physikalisch-chemische Untersuchungen
- chemische Untersuchungen
- mikrobiologische Untersuchungen

Wiederholungsanalyse (alle zehn Jahre):

- allgemeine Angaben zum Meerwasservorkommen und zum Untersuchungsaufbau
- Beschreibung der eingesetzten technischen Einrichtungen
- sensorische Prüfung
- physikalische Untersuchungen
- physikalisch-chemische Untersuchungen
- chemische Untersuchungen
- mikrobiologische Untersuchungen

Meerwasserkontrollanalyse (täglich):

- sensorische Prüfung
- physikalische Untersuchungen (abhängig vom Nutzungserfordernis)
- physikalisch-chemische Untersuchungen (abhängig vom Nutzungserfordernis)
- chemische Untersuchungen (abhängig vom Nutzungserfordernis)

Meerwasserkontrollanalyse (monatlich):

- sensorische Prüfung
- physikalische Untersuchungen (abhängig vom Nutzungserfordernis)
- physikalisch-chemische Untersuchungen (abhängig vom Nutzungserfordernis)
- chemische Untersuchungen (abhängig vom Nutzungserfordernis)
- mikrobiologische Untersuchungen

Meerwasserkontrollanalyse (halbjährlich):

- sensorische Prüfung
- physikalische Untersuchungen (abhängig vom Nutzungserfordernis)
- physikalisch-chemische Untersuchungen (abhängig vom Nutzungserfordernis)
- chemische Untersuchungen (abhängig vom Nutzungserfordernis)
- mikrobiologische Untersuchungen

Meerwasserkontrollanalyse (4/5-jährlich):

- sensorische Prüfung
- physikalische Untersuchungen (abhängig vom Nutzungserfordernis)
- physikalisch-chemische Untersuchungen (abhängig vom Nutzungserfordernis)
- chemische Untersuchungen (abhängig vom Nutzungserfordernis)
- mikrobiologische Untersuchungen

3.1.3 Thalassotherapie

Definition | Thalassotherapie

Bei der medizinischen Thalassotherapie handelt es sich vom Grundsatz her um eine Klimatherapie, die mit Elementen des Meeres (altgriechisch *thálassa*: Meer) kombiniert und daher zwingend in unmittelbarer Meeresnähe durchgeführt wird. Diese Meeresnähe bedingt die besonderen klimatischen Reiz- und Schonfaktoren: jod- und salzhaltige Luft, Wind, verstärkte Sonneneinstrahlung, seltene Schwüle, saubere Luft und die daraus resultierende Allergen- und Feinstaubfreiheit.

Auch wenn diese Wirkfaktoren schon im antiken Griechenland genutzt worden sind, ist der Begriff der Thalassotherapie erst 1865 durch den französischen Arzt *Francés la Bonnardière de Arcachon* geprägt worden.

Die Therapie kombiniert balneotherapeutische und klimatherapeutische Anwendungen. Im Vordergrund stehen das Baden im Meerwasser (kalt oder erwärmt, in der Wanne oder im Meer) und die Inhalation von Meeresluft.

Das Meerwasser enthält Mineralstoffe wie Chlorid, Kalium, Kalzium, Magnesium, Natrium und Schwefel sowie die Spurenelemente Jod, Kupfer, Mangan und Zink.

Im Meeresschlick (v. a. im Wattenmeer) finden sich Mineralsalze, Kalzium und Magnesium.

Die Meeresluft enthält maritime Aerosole wie z. B. Jod oder Salz und ist meist frei von Allergenen, Pollen, Staub und Schadstoffen. Besonders wirksam sind die Brandungsaerosole auf den Nordseeinseln, wo diese „verflüssigend auf das Bronchialsekret" (STICK/HARMS 2004:78) wirken können.

Ergänzt werden kann die Thalassotherapie durch Sonnenexposition sowie durch Algen-, Kreide-, Sand- und Schlickanwendungen (vgl. DHV/DTV 2024: 185 f.).

Im Zuge der 2024 veröffentlichten 14. Auflage der Begriffsbestimmungen/Qualitätsstandards für Heilbäder und Kurorte, Luftkurorte, Erholungsorte – einschließlich der Prädikatisierungsvoraussetzungen – sowie für Heilquellen und Heilbrunnenbetriebe ist es für Seeheilbäder möglich, sich bei vorliegenden Voraussetzungen als **See- und Thalassoheilbad** (vgl. DHV/DTV 2024: 93 ff.) prädikatisieren zu lassen (→ Kap. 4.4.7).

Von der medizinischen Thalassotherapie ist die sog. Original-Thalassotherapie abzugrenzen. Letztgenannte wird v. a. im Wellnesskontext in „Original-Thalasso-Zentren" weltweit, v. a. in den mediterranen Warmwasserdestinationen, an der französischen Atlantikküste und an der deutschen Nord- und Ostseeküste (z. B. in Hotels in Cuxhaven, Warnemünde oder auf den Nordseeinseln Juist und Norderney) angeboten (vgl. SCHWANITZ 2005: 192).

Anwendung

Die Heilmittel werden sowohl in situ unmittelbar am Meer in freier Natur als auch in Behandlungsräumen angewendet.

Anwendungsform	Anwendungsbeispiel
Bäder	Baden im Meer, Meerwasserwannenbad, Schlickbad, Wassergymnastik
Sonnenexposition	Heliotherapie
Packungen	Algenpackung, Schlickpackung
Inhalation	Wandern in der maritimen Brandungszone, Gruppenaerosolinhalation im Inhalationsraum

Tab. 10: Anwendungen im Rahmen der Thalassotherapie

Indikationen

Die therapeutische Eignung der Thalassotherapie ist abhängig von Anzahl und Intensität der Anwendungen sowie von Disposition und Konstitution des Patienten. Verlässliche Aussagen zu Indikationen und Kontraindikationen trifft der behandelnde Arzt.

Grundsätzlich sind nach STICK/HARMS und DHV folgende Indikationen möglich (vgl. STICK/HARMS 2004: 78 f.; DHV 2017: 16):

- erhöhte Infektanfälligkeit
- Erkrankungen der Atemwege, z. B. bronchiale Hyperreagibilität
- Heuschnupfen
- Sinusitis
- Rhinitis
- Herz- und Gefäßkrankheiten
- Hautkrankheiten wie z. B. Neurodermitis oder Schuppenflechte
- chronische Krankheiten der Bewegungsorgane
- Frauenkrankheiten
- Erkrankungen im Kindesalter
- allgemeine Schwächezustände
- Rekonvaleszenz
- vegetative Dystonie (Fehlregulation des Nervensystems)

Qualitätssicherung

Bereits 2003 hat der Europäische Heilbäderverband die Qualitätskriterien für die medizinische Thalassotherapie festgelegt (STICK/HARMS 2004: 78):

- „Behandlungsort direkt am Meer
  Die Thalassotherapie wird in unmittelbarem Einfluss des Meeresklimas durchgeführt.
- Meerwasser
  Meerwasser wird zum natürlichen Seebad genutzt. Lokal gewonnenes und geeignetes Meerwasser wird zum Inhalieren und/oder zum Baden, z. B. als Wannenbad oder im Schwimmbad genutzt.
- Meeresprodukte
  Für unterschiedliche Anwendungen können z. B. Schlick oder Algen genutzt werden.
- Allergenarme und saubere Seeluft
  Die Luftqualität muss als Entlastungsfaktor bei ausgedehnten Freiluftaufenthalten genutzt werden können.
- Heliotherapie
  Für die Heliotherapie wird primär natürliche Sonnenstrahlung genutzt, bei ungünstigen Wetterverhältnissen wird die Heliotherapie durch künstliche UV-Strahlen ergänzt.
- Klimaexposition und Bewegungstherapie
  Klimaexposition und Bewegungstherapie werden dosiert in der ufernahen Zone durchgeführt.
- Begleitende gesundheitsbildende Maßnahmen
  Begleitende gesundheitliche Maßnahmen werden mit den Schwerpunkten Entspannung, Ernährungsumstellung und körperliche Aktivität zur Verbesserung der physischen Leistungsfähigkeit durchgeführt."

Auch wenn die eher dem Wellnesssektor zuzuordnende Original-Thalassotherapie nicht den strengen Ansprüchen der medizinischen Thalassotherapie genügen muss, sind 2002 durch den Verband Deutscher Thalasso-Zentren e. V. Qualitätsrichtlinien festgelegt worden (SCHWANITZ 2005: 192; vgl. VERBAND DEUTSCHER THALASSO-ZENTREN 2023):

- „Das Zentrum muss direkt am Meer, im direkten Einfluss des Meeresklimas liegen.
- Für die Behandlungen muss frisch geschöpftes Meerwasser verwendet werden. Das Meerwasser darf nicht behandelt werden, so dass die Inhaltsstoffe erhalten bleiben.
- Jedes Zentrum muss über mindestens ein Schwimmbecken und eine ausreichende Anzahl von Kabinen verfügen, dass jedem Kurgast täglich 3 Einzelbehandlungen möglich sind.

- Das Zentrum muss über einen oder mehrere Ärzte verfügen. Ein professionelles Team aus Masseuren, Hydrotherapeuten und Sportlehrern ist beschäftigt.
- Permanente Hygienekontrolle, Sicherheit
- Es werden gesundheitsbildende Maßnahmen aus den Bereichen Entspannung, Ernährungsumstellung und körperliche Aktivität begleitend angeboten."

3.1.4 Heilmittel des Klimas und der Luft

Klima- und Wettereinflüsse können biologische Reaktionen im Körper auslösen und so den Organismus und dessen Regulationen beeinflussen.

Definition | Heilmittel des Klimas und der Luft

Heilmittel des Klimas und der Luft werden bestimmt durch die Zusammensetzung der Luft (z. B. besondere Reinheit, Sauerstoffgehalt oder das Vorhandensein von Schwebstoffen) sowie durch den jeweiligen Klimatypus (z. B. reizarmes Mittelgebirgsklima oder reizintensives maritimes Klima). Die durch die natürlichen Heilmittel des Klimas und der Luft ausgelösten sog. biotropischen Reize können auf unterschiedliche Weise therapeutisch nutzbar sein: Zum einen durch Schonfaktoren wie z. B. der Reinheit der Luft oder dem Fehlen von Allergenen und Emissionspartikeln. Zum anderen durch anregende physikalische oder chemische Reizfaktoren wie z. B. Aerosole, Temperaturreize oder einem geringeren Sauerstoffgehalt in der Luft, was zu einer Verbesserung der körpereigenen Regulationen führen kann.

Im Rahmen einer kurativen Anwendung (auch als *Orotherapie* bezeichnet) ist „weniger der passive Schutz vor lufthygienischen und sonstigen Belastungsfaktoren das Hauptziel, sondern gerade umgekehrt die Exposition mit Wetter- und Klimafaktoren, die mit der Zielrichtung von Adaption kurärztlich dosiert verordnet wird" (SCHUH 2006: 32).

Diese dosierten Reizfaktoren können im Rahmen einer Kuranwendung mit physikalischen und psychologischen sowie mit einer ggf. erforderlichen Pharmakotherapie kombiniert werden.

Schon- und Reizfaktoren sowie zusätzlich Belastungsfaktoren werden im Rahmen einer bioklimatischen Analyse bewertet und können wie folgt gegliedert werden (DHV/DTV 2024: 169):

„Schonfaktoren

- thermisch ausgeglichene Bedingungen (Regulation über die Bekleidung möglich)
- ein leicht erhöhtes Strahlungsangebot mit der Möglichkeit, in schattige Bereiche (Wald) auszuweichen
- eine geringe Luftverschmutzung

Reizfaktoren

- Möglichkeit der verstärkten Abkühlung des Organismus (Kältereiz)
- erhöhte Intensität der Sonnenstrahlung
- geringer Sauerstoffpartialdruck
- maritimes Aerosol

Belastungsfaktoren

- Behinderung der Wärmeabgabe des Menschen (Wärmebelastung)
- Behinderung der Sonneneinstrahlung
- mit Schadstoffen angereicherte Luft“

Anders als bei den Heilmitteln des Bodens entfalten die Heilmittel des Klimas und der Luft i. d. R. erst im Zuge eines **Orts- und Milieuwechsels** ihre volle Wirkung, da erst dann die für den Patienten nunmehr ungewohnte klimatische Umgebung entsprechende **Reiz- und Schonwirkungen** zur Geltung bringen kann. Liegt der Kurort am Meer, können die Heilmittel des Klimas und der Luft mit denen des Meeres im Rahmen der Thalassotherapie verknüpft werden.

Unabhängig vom Standort ist die Dosierbarkeit klimatischer Schon- und Reizfaktoren eine wichtige Voraussetzung für deren therapeutischen Einsatz. Die Spannweite reicht hier von einer schonenden (Freiluft-)Liegekur über wenig belastende Waldspaziergänge auf Terrainkurwegen bis hin zur Klimaexposition in der Brandungszone des Meeres.

Klassifizierung

In Deutschland finden sich drei therapeutisch nutzbare Klimazonen (vgl. GUTENBRUNNER 1996: 223 f.):

Klimazone	therapeutischer Wirkfaktor
Seeklima	Aerosolgehalt (z. B. Meersalz), Luftfeuchtigkeit, Kaltreize (z. B. Seewind), UV-Strahlung, Allergenarmut
Mittelgebirgsklima	hoher Sauerstoffgehalt in der Luft durch Waldreichtum (Waldklima), Luftfeuchtigkeit, geringere Ozonbelastung, geringere Temperaturschwankungen
Hochgebirgsklima	geringerer Sauerstoffpartialdruck, geringerer Allergengehalt, Luftfeuchtigkeit, intensivere Strahlung, Kältereize

Tab. 11: Therapeutisch relevante Klimazonen in Deutschland

Aus diesem großklimatischen Umfeld ergeben sich die kurortspezifischen therapeutisch nutzbaren Wirkungskomplexe der Klimatherapie, die durch folgende Komponenten definiert und im Rahmen einer sog. **Bioklimatischen Beurteilung** bewertet werden (DHV/DTV 2024: 168):

- „Topografie und Flächennutzung im Beurteilungsgebiet,
- Erfassung und Bewertung lokalklimatisch bedeutsamer Flächen,
- Siedlungsstruktur und Siedlungsentwicklung,
- Beurteilung der Durchlüftungsverhältnisse,
- Art und Lage der vorhandenen oder geplanten Kur-, Erholungs- und Dienstleistungseinrichtungen."

Die drei ortsspezifischen Wirkungskomplexe können sich in Entlastung, Belastung, Schonung oder Reizung des menschlichen Körpers ausdrücken (vgl. GUTENBRUNNER 1996: 223 f.; STICK/HARMS 2023):

Wirkungskomplex	therapeutischer Wirkfaktor
thermisch-hygrisch	Lufttemperatur und -feuchtigkeit, Wärmestrahlung, Windgeschwindigkeit
aktinisch (auf die Haut wirkend)	Sonnenlicht, ultraviolette (UV-)Strahlung
luftchemisch	Allergengehalt, Sauerstoffpartialdruck

Tab. 12: Therapeutisch nutzbare Wirkungskomplexe

Thermisch-hygrische Wirkungen äußern sich z. B. durch Wärme- oder Kältereize, die zu einer thermoregulatorischen Reaktion (z. B. Schwitzen, Zittern) und somit zu einer Aktivierung des Herz-Kreislauf-Systems führen.

Aktinische Wirkungen werden durch Licht ausgelöst, wobei die für den Menschen nicht wahrnehmbare ultraviolette (UV) Strahlung den energiereichsten Teil der optischen Strahlung darstellt. Generell gilt UV-Strahlung als krebserregend (vgl. BFS 2024a). Lediglich der kurzwelligen UV-B Strahlung kann in dosierter Form eine gesundheitsfördernde Wirkung (z. B. Bildung von Vitamin D und Botenstoffen wie Melatonin und Serotonin) zugeschrieben werden. Allerdings kann eine zu starke UV-B Bestrahlung auch zu Sonnenbrand, Hautalterung und Hautkrebs führen.

Hinsichtlich der luftchemischen Wirkungen ist neben dem Aerosol- und Allergengehalt (z. B. Pollen, Ruß) besonders der Sauerstoffanteil in der Luft (Sauerstoffpartialdruck) von Bedeutung. Dieser beträgt im Hochgebirge z. B. in 1.000 m ü. NN ca. 88 %, in 3.000 m ü. NN nur noch ca. 70 % des Sauerstoffanteils auf Meereshöhe.

Anwendung

Heilmittel des Klimas und der Luft werden meist in Form der **Exposition** anwendet. Hier wird der Kurgast dem Klima, der Sonne oder der Luft ausgesetzt.

Hierbei können die Heilmittel des Klimas und der Luft kombiniert und dosiert eingesetzt werden, um die gewünschte therapeutische Wirkung zu entfalten. Die Dosierung erfolgt hierbei über die Intensität der Sonneneinstrahlung, die Windstärke und -richtung sowie über die topographischen Verhältnisse am Ort der Anwendung wie z. B. Höhe ü. NN, Landnutzung und Orographie (Relief der Erdoberfläche).

Zusätzlich zur Dosierung ist – wie stets bei therapeutischen Anwendungen – auch die leistungsphysiologische Konstitution des Patienten zu beachten. Ist dieser z. B. nach einer Operation geschwächt, können wenig belastende Liegekuren oder Spaziergänge im sauerstoffreichen Laubwald verordnet werden. Sind stärkere Reize therapeutisch erwünscht, können Wanderungen über Freiflächen oder in Gebieten mit höherer Reliefenergie (z. B. Mittelgebirge mit größeren Höhenunterschieden) sinnvoll sein.

Wichtig ist hierbei stets die Unterschiedlichkeit der Klimabedingungen im Kurort einerseits und denen im gewohnten Umfeld in der Heimat des Patienten andererseits. Je unterschiedlicher die Klimabedingungen sind, umso stärker wird die Reiz- bzw. Schonwirkung des Klimas für den jeweiligen Patienten spürbar sein.

Anwendungsform	Anwendungsbeispiel
Sonnenexposition	Lichttherapie, Sonnenbad
Klimaexposition	Frischluft-Liegetherapie, Heliotherapie, Nachtschlaf im Freien
Terrainkuren	Wandern auf Terrainkurwegen

Tab. 13: Anwendung von Heilmitteln des Klimas und der Luft

Indikationen

So verschieden wie die Ausprägungen des Klimas und die Zusammensetzung der Luft ist auch deren therapeutische Anwendbarkeit. Die Eignung der Heilmittel des Klimas und der Luft ist abhängig von der Art und der Konzentration der enthaltenen Mineralstoffe, den Klima- und Wettergegebenheiten und von der Disposition und Konstitution des Patienten. Verlässliche Aussagen zu Indikationen und Kontraindikationen trifft der behandelnde Arzt.

Grundsätzlich sind gem. DHV folgende Indikationen möglich (DHV 2017: 15):

- „Erkrankungen der Atemwege
- Herz-, Gefäß- und Kreislaufkrankheiten
- Hautkrankheiten
- Funktionelle Readaptation (Rückanpassung), Rekonvaleszenz und Roborierung (Kräftigung)".

Qualitätssicherung

Im Gegensatz zu anderen Heilmitteln sind die Heilmittel des Klimas und der Luft räumlich und zeitlich variabel. Gleichwohl ist im Rahmen von bioklimatischen Analysen und Gutachten sowie Luftqualitätsbeurteilungen und -gutachten eine stetige Sicherstellung der therapeutischen Anwendbarkeit möglich. Der Deutsche Wetterdienst (DWD) unterscheidet Bioklima und Luftqualität (DWD 2024):

> „Bioklima: physikalische Wirkungen der Bioklimafaktoren (Temperatur, Feuchte, Wind, Strahlung, usw.)
> Luftqualität: Beimengungen der bodennahen Atmosphäre (Stickstoffdioxid, Staub, Pollen, Ruß, usw.) und deren Einfluss auf die Gesundheit".

Neben den Werten hinsichtlich Lufttemperatur und -feuchtigkeit, Sonnenscheindauer, UV-Strahlung, Niederschlag, Windrichtung und -geschwindigkeit wird bei diesen Untersuchungen und Gutachten, die z. B. vom DWD durchgeführt werden, auch auf das Freisein von belastenden Faktoren wie z. B. Luftverunreinigungen oder Schwüle sowie auf die Möglichkeit der dosierten Anwendung der Klimareize geachtet.

Eine **Klimaanalyse** umfasst nach den Begriffsbestimmungen des DHV/DTV

- „zeitlich und räumlich repräsentative Klimadaten unter Einbeziehung von Langzeitbeobachtung der regionalen Klimaentwicklung,
- Beurteilung des örtlichen Klimas und seiner kleinräumigen, orographische Differenzierung,
- die flächenhafte Bewertung der bioklimatischen Eignung.

Als Grundlagen kommen in Betracht:

- Daten einer Kurortklimastation,
- langjährige Klimareihen, Bezugszeitraum ist die jeweilige in der Regel dreißigjährige aktuelle Klimanormalperiode der World Meterological Organization (WMO),
- Modellsimulation der bioklimatisch relevanten Parameter" (DHV/DTV 2024: 166).

Ein klimabiologisches Gutachten kann abhängig von der jeweiligen Prädikatisierung des Ortes auf Basis einer vereinfachten, einer Standard- oder einer erweiterten Klimaanalyse erstellt werden, deren Inhalte folgend benannt werden (vgl. DHV/DTV 2024: 164 ff.):

vereinfachte Klimaanalyse

- bioklimatische Beurteilung
- Beschreibung des regionalen Klimas
- Beschreibung lokalklimatischer Besonderheiten
- Bewertung der thermischen und aktinischen Bedingungen

Standardklimaanalyse

- entweder Messungen alle zwei Jahre an einer lokalen Klimastation oder Modellrechnungen
- Bewertung der Auswirkung topographischer Gegebenheiten auf das Bioklima

- Messung und Bewertung von
  - Lufttemperatur und -feuchtigkeit
  - Sonnenscheindauer
  - Wind
  - Niederschlag
  - Nebel
  - lokalklimatischen Besonderheiten
  - bioklimatischen Schon-, Reiz- und Belastungsfaktoren
- bioklimatologische Analyse

erweiterte Klimaanalyse

Zusätzlich zum Umfang der Standardklimaanalyse

- Abstufungsmöglichkeiten bioklimatischer Einflussgrößen
- zeitlicher Verlauf bestimmter meteorologischer Parameter
- Beschreibung bioklimatisch besonders wirksamer Wettersituationen
- Vorhandensein einer automatischen Wetterstation oder repräsentativer Modellrechnungen
- bioklimatologische Bewertung des Terrainkurwegenetzes

Die → Tabelle 14 gibt eine Übersicht, welche Art der Klimaanalyse für welche Heilbad- bzw. Kurortprädikatisierung vorgesehen ist:

Art der Klimaanalyse	anwendbar für
vereinfachte Klimaanalyse	• Kurorte mit Heilquellenkurbetrieb • Kurorte mit Peloidkurbetrieb • Kurorte mit Heilstollenkurbetrieb • Kneipp-Kurorte • Schroth-Kurorte • Felke-Kurorte • Erholungsorte ohne kurortmedizinischen Hintergrund • Seebäder ohne kurortmedizinischen Hintergrund
Standardklimaanalyse	• Mineralheilbäder • Thermalheilbäder • Moorheilbäder • Kneipp-Heilbäder • Schroth-Heilbäder • Felke-Heilbäder • Luftkurorte mit kurortmedizinischem Hintergrund • Seebäder mit kurortmedizinischem Hintergrund
erweiterte Klimaanalyse	• Heilklimatische Kurorte • Seeheilbäder

Tab. 14: Prädikatsbezogene Arten der Klimaanalyse

Generell müssen die klimabiologisch relevanten Faktoren alle zehn Jahre überprüft werden, lediglich für Erholungsorte und Seebäder ohne kurortmedizinischen Hintergrund ist dieser Rhythmus nicht vorgegeben. Hier ist eine erneute Überprüfung lediglich dann erforderlich, wenn seit der letzten Bewertung bioklimatische Veränderungen aufgetreten sind. Aber auch wenn eine stetige wissenschaftliche Untersuchung der klimatischen Wirkfaktoren und der Luftgüte nicht vorgeschrieben ist, ist hier eine einwandfreie Luftqualität obligatorisch.

Im Rahmen einer Luftqualitätsbeurteilung (Bewertung der Emissionen und Immissionen sowie der Belüftungsverhältnisse) und eines Luftqualitätsgutachtens (zusätzlich eine prädikatsbezogene Bewertung sowie differenziertere Anforderungen an die Luftqualität) wird die Luftqualität im Rahmen einer Erstprädikatisierung festgestellt und in den Folgejahren turnusmäßig überprüft. (vgl. DHV/DTV 2024: 176 f.)

Prädikatisierung	Erstprädikatisierung	periodische Überprüfung	Turnus in Jahren
Kurorte mit Heilquellenkurbetrieb	LG	LU	10
Kurorte mit Peloidkurbetrieb	LG	LU	10
Kurorte mit Heilstollenkurbetrieb über Tage	LG	LU	10
Kurorte mit Heilstollenkurbetrieb unter Tage	LG	LG	10
Kneipp-Kurorte	LG	LU	10
Schroth-Kurorte	LG	LU	10
Felke-Kurorte	LG	LU	10
Erholungsorte (Küstenbadeorte)	LU		
Seebäder ohne kurortmedizinischen Hintergrund	LU		
Mineralheilbäder	LG	LG	10
Thermalheilbäder	LG	LG	10
Moorheilbäder	LG	LG	10
Kneipp-Heilbäder	LG	LG	10
Schroth-Heilbäder	LG	LG	10
Felke-Heilbäder	LG	LG	10
Luftkurorte	LG	LU, LG	5, 10
Seebäder mit kurortmedizinischem Hintergrund	LG	LU, LG	5, 10

heilklimatische Kurorte	LG	LU, LG	5, 10
Seeheilbäder	LG	LU, LG	5, 10

Tab. 15: Notwendigkeit einer Luftqualitätsbeurteilung (LU) oder eines Luftqualitätsgutachtens (LG)

Die → Tabelle 15 erläutert die Notwendigkeit einer Luftqualitätsbeurteilung (LU) oder eines Luftqualitätsgutachtens (LG) für die Erstprädikatisierung sowie für die Folgeprüfungen (inkl. Turnus in Jahren).

Wenn aufgrund einer Luftqualitätsbeurteilung ein Überschreiten gesetzlicher Grenzwerte vermutet werden kann, ist ggf. eine Nachprüfung in Form eines Luftqualitätsgutachtens erforderlich.

3.1.5 Speläotherapie

Definition | Speläotherapie

Die Heilbehandlung in Höhlen oder stillgelegten Bergwerkstollen (neben Speläotherapie auch als Heilstollen- oder Höhlentherapie bezeichnet) ist eine unter Tage durchgeführte Form der Klimatherapie. Die Speläotherapie nutzt die konstant niedrigen Temperaturen, die staub- und allergenfreie Luft sowie die Stille unter Tage als wesentliche therapeutische Wirkfaktoren. Da das richtige Atmen einen wesentlichen Erfolgsfaktor darstellt, umfasst die Therapie häufig auch das Erlernen der richtigen Atemtechniken.

Klassifizierung

Bengesser und Pavuza unterscheiden hinsichtlich der Heilfaktoren drei Haupttypen von Speläotherapieorten (BENGESSER/PAVUZA 2004: 44):

- „hohe Temperaturen und hohe Radioaktivität
- geringere Temperaturen und hohe Radioaktivität
- geringere Temperaturen und geringere Radioaktivität“

In Deutschland handelt es sich i. d. R. um Kaltluftheilstollen mit geringerer Temperatur und geringerer Radioaktivität. Derzeit gibt es zwölf zertifizierte Kaltluftheilstollen. Therapiestollen mit hoher Radioaktivität sind weltweit selten, auch in Deutschland befindet sich lediglich ein Radonstollen in Bad Kreuznach, der seit 1912 therapeutisch genutzt wird (→ Kap. 4.4.2.4).

Kaltluftheilstollen

Der wesentliche Wirkfaktor liegt bei den Kaltluftheilstollen neben der Luftreinheit in dem Unterschied zwischen der Lufttemperatur im Stollen bzw. in der Höhle und der Temperatur des menschlichen Atmungstraktes. Die niedrige Lufttemperatur unter Tage (meist unter 10 °C) führt dazu, dass die Luft weniger Feuchtigkeit aufnehmen kann. Obwohl nahezu vollständig mit Wasser gesättigt (relative Feuchte nahe 100 %), ist die Luft absolut betrachtet recht trocken. Diese idealerweise durch die Nase eingeatmete trockene Luft wird in den Atemwegen schnell auf Körpertemperatur erwärmt, wodurch sie wiederum mehr Feuchtigkeit aufnehmen kann. Dadurch wird dem Gewebe, speziell den Schleimhäuten, Wasser entzogen, was zu deren Abschwellen und damit zu einer Atmungserleichterung führt. Dieser Effekt lässt sich therapeutisch bei entzündlichen Atemwegserkrankungen nutzen (vgl. SCHWARZ 2022: 47; BENGESSER/PAVUZA 2004: 43; LINDACHER 2006: 34 ff.).

Die kühle Luft mit dem daraus resultierenden niedrigen Taupunkt bewirkt weiterhin, dass sich in der Luft enthaltene Schwebstoffe schnell an Wänden bzw. am Boden niederschlagen, so dass die Atemluft kaum Schwebstaub, Reizgase, Allergene, Pollen oder Pilzsporen enthält.

Durch die außergewöhnliche Stille (zwischen 10 dB und 17 dB) unter Tage ohne Umweltgeräusche (und ohne Mobilfunkempfang) lässt sich zudem eine Schlaftherapie zur Behandlung von Schlafstörungen durchführen.

Bei den i. d. R. ca. zwei Stunden dauernden Unter-Tage Anwendungen ist eine Unterkühlung des Körpers z. B. durch Nutzung von Thermo-Schlafsäcken oder Wärmflaschen an den Füßen zu vermeiden.

Radonheilstollen

Radon (Rn) ist als überall auf der Erde vorkommendes geruch-, geschmack- und farbloses radioaktives Edelgas ein natürlicher Bestandteil der Atemluft. Das zu Heilzwecken nutzbare Radon 222 ist ein Zerfallsprodukt von Uran 238, welches nicht mit dem kernwaffenfähigen Uran 235 zu verwechseln ist.

Grundsätzlich gibt es in Höhlen oder Stollen stets eine leicht erhöhte Radonkonzentration. Neben der Anwendung im Heilstollen sind Anwendungen als Bäder, Luftbäder, Dunstbäder und Trinkkuren möglich. Bei der Inhalationsanwendung sollte die radonhaltige Luft auf ca. 27 °C erwärmt werden, um die therapeutische Anwendbarkeit gewährleisten zu können.

Diese therapeutische Anwendbarkeit hängt v. a. von der richtigen Dosierung ab. „Unzureichend dosiert unwirksam, richtig indiziert und dosiert therapeutisch, überdosiert toxikologisch respektive letal“ (HARTMANN/HARTMANN 2008b: 93).

In zu hoher Dosierung kann das v. a. auf die Atemwege wirkende Radon das Risiko erhöhen, an Lungenkrebs zu erkranken. Nutzen und Risiko einer Radontherapie sind daher genau abzuwägen. Die Strahlenbelastung durch eine Radontherapie liegt bei einer Inhalationsbehandlung bei ca. 1,5 mSv, bei einer Badekur (auch hier wirkt das Radon durch Einatmen) bei ca. 0,5 mSv. Zum Vergleich: die natürliche Strahlenbelastung beträgt ca. 2,4 mSv (alle Werte auf ein Jahr hochgerechnet). Das inhalierte Radon verlässt den Körper wieder nach einer biologischen Halbwertszeit von ca. 30 min (vgl. ZÖLLER 2024).

Im Rahmen der Therapie ist auf die Dauer und die Dosierung der Anwendungen zu achten: Das Bundesamt für Strahlenschutz (BfS) empfiehlt hier für eine dreiwöchige Kur ein Maximum von ca. zehn Behandlungen von jeweils einer Stunde Dauer (vgl. BFS 2024b). Der medizinische Leiter des Radonstollens in Bad Kreuznach, Dr. Andreas Zöller, empfiehlt abhängig von der Verordnung des behandelnden Arztes eine Behandlung in Form von sechs bis zwölf jeweils einstündigen Therapieeinheiten. Hierbei sollte maximal eine Anwendung pro Tag erfolgen, in einer Woche sind vier bis fünf Anwendungen möglich (vgl. ZÖLLER 2024).

Radon wirkt v. a. schmerz- und entzündungshemmend. „Durch die entzündungshemmende Wirkung des Heilmittels Radon können die Schmerzen der chronisch erkrankten Patienten über Monate, bis hin zu einem Jahr, erheblich reduziert werden und somit auch die Einnahme von Schmerzmitteln und deren Nebenwirkungen" (ACURADON 2024).

Indikationen

Die Eignung der allgemeinen Speläotherapie ist abhängig von der Disposition und Konstitution des Patienten. Verlässliche Aussagen zu Indikationen und Kontraindikationen trifft der behandelnde Arzt.

Grundsätzlich sind in Kaltluftheilstollen gem. Deutschem Heilstollenverband folgende Indikationen möglich (DEUTSCHER HEILSTOLLENVERBAND 2024):

- „chronische Bronchitis
- Asthma bronchiale
- Heuschnupfen
- Post-Covid und Long-Covid
- Pseudo-Krupp
- Keuchhusten
- COPD (Chronic Obstructive Pulmonary Disease)
- chronische Hauterkrankungen wie Neurodermitis
- Entzündungen der Nasennebenhöhlen, Sinusitis
- Schlafstörungen."

In Radonheilstollen sind weitere, v. a. schmerz- und entzündungsbezogene Indikationen möglich (vgl. ACURADON 2024; BFS 2024b; SCHWARZ 2022: 48, ZÖLLER 2024):

- chronisch entzündliche Erkrankungen der Gelenke oder der Wirbelsäule wie z. B. Morbus Bechterew
- chronisch degenerative Erkrankungen der Gelenke oder der Wirbelsäule wie z. B. Arthrose
- rheumatoide Arthritis
- chronische Arthritis urica (Gicht)
- Fibromyalgie-Syndrom
- Osteochondrose

- Polymyalgia rheumatica
- Psoriasisarthropathie/Psoriasis Polymyalgia
- Multiple Sklerose
- Neurodermitis
- Sklerodermie

Qualitätssicherung

Die Luftqualität im Therapiebereich der Heilstollenbetriebe ist regelmäßig im Rahmen eines amtlichen Gutachtens (Luftqualitätsgutachten) zu überprüfen. Grundlage hierfür sind neben den „Begriffsbestimmungen – Qualitätsstandards für die Prädikatisierung von Kurorten, Erholungsorten und Heilbrunnen“ des DHV/DTV auch die „Klimatischen und lufthygienischen Qualitätsstandards für Speläotherapieeinrichtungen“ (vgl. HUBER 2004).

Die → Tabelle 16 zeigt die Luftqualitäts-Richtwerte und Belastungsstufen für Heilstollen (vgl. DWD 2015)

Belastungsstufen	Grobstaub	Feinstaub	Stickstoffdioxid
kaum belastet	Mittelwert < 2,0	Mittelwert < 2,0	Mittelwert < 2,0
schwach belastet	2,0 ≤ Mittelwert < 5,0	2,0 ≤ Mittelwert < 4,0	2,0 ≤ Mittelwert < 3,0
mäßig belastet	4,0 ≤ Mittelwert < 9,0	4,0 ≤ Mittelwert < 6,0	3,0 ≤ Mittelwert < 5,0
Grenzwert	9,0	6,0	5,0

Tab. 16: Luftqualitäts-Richtwerte und Belastungsstufen zur Beurteilung der Luftqualität in Heilstollen (Angaben in µg/ m³)

Die → Tabelle 17 ermöglicht einen Vergleich der Luftqualitäts-Grenzwerte für Heilstollen mit üblichen Feinstaub- (Teilchengröße bis zu 2,5 µm) und SO_2-Belastungen in ländlicher Umgebung, in Stadt- bzw. Industriegebieten, mit den Grenzwerten der Verordnung zur Durchführung des Bundes-Immissionsschutzgesetzes (BImSchV) sowie mit den Werten des Heilstollens „Tiefer Stollen“ in Aalen (vgl. SCHWARZ 2022: 48):

	Grenzwert für Heilstollen	ländliche Umgebung	Stadt- bzw. Industriegebiet	Grenzwert BImSchV	„Tiefer Stollen“ Aalen
Feinstaub PM 2,5	6,0 µg/m³	4–10 µg/m³	8–14 µg/m³	25 µg/m³	3,4 µg/m³
Stickstoffdioxid	5,0 µg/m³	2–9 µg/m³	10–40 µg/m³	40 µg/m³	0,95 µg/m³

Tab. 17: Jahresmittelwerte von Feinstaub- und Stickstoffdioxidbelastung im Vergleich

3.1.6 Bewegungstherapie im Kur- und Heilwald

Die Bewegungstherapie im Kur- und Heilwald ist 2024 als anerkannte Therapieform in die Begriffsbestimmungen/Qualitätsstandards für Heilbäder und Kurorte, Luftkurorte, Erholungsorte – einschließlich der Prädikatisierungsvoraussetzungen – sowie für Heilquellen und Heilbrunnenbetriebe aufgenommen worden.

Definition | Kurwald und Heilwald

Unter Kur- und Heilwäldern sind naturbelassene Waldareale mit meist altem Baumbestand zu verstehen, deren natürliche Heilmittel wie z. B. besonders reine Luft, Sauerstoffreichtum oder Allergenarmut, aber auch Ruhe und Naturnähe therapeutisch oder therapieunterstützend nutzbar sind. Die natürlichen Heilmittel und -wirkungen des Waldes können komplementär zu bereits vorhandenen Heilmitteln und -verfahren sowie Kur- und Erholungseinrichtungen genutzt und in bestehende Therapiekonzepte eingebunden werden.

Klassifizierung

Kurwälder befinden sich in der Nähe von Kurorten und Heilbädern und sollen das naturbezogene Potenzial des Waldes zu Zwecken der Gesundheitsvorsorge und der medizinischen Prävention nutzbar machen.

Heilwälder befinden sich in der Nähe von Kurorten und Heilbädern, weisen jedoch eine besondere Nähe zu Fachkliniken und anderen Gesundheitseinrichtungen auf, um eine möglichst unmittelbare medizinisch therapeutische Nutzung des naturbezogenen Potenzials zu ermöglichen. Somit ist der Heilwald auch für Kurgäste mit eingeschränktem Bewegungsradius gut nutzbar.

Anwendung

Die Anwendung der Bewegungstherapie im Kur- und Heilwald entspricht im Wesentlichen den Grundlagen der Anwendung der Heilmittel des Klimas und der Luft (→ Kap. 3.1.4).

Indikationen

Die Bewegungstherapie im Kur- und Heilwald stellt keine singuläre Therapieform dar, sondern ist eine *komplementäre Therapieform*, die weitere ortsgebundene Heilmittel und Heilverfahren ergänzt. Daher weist die Bewegungstherapie im Kur- und Heilwald keine eigenständigen Indikationen und Kontraindikationen auf, sondern lehnt sich an die Indikationen und Kontraindikationen der bereits im jeweiligen Kurort bzw. Heilbad angewendeten Therapien bzw. Kurformen an.

Qualitätssicherung

Sowohl Kur- als auch Heilwälder werden aufgrund eines forstlichen (durch die zuständige Forstbehörde) und eines medizinischen Gutachtens für zunächst zehn Jahre anerkannt, eine Verlängerung ist möglich.

Die Begriffsbestimmungen/Qualitätsstandards für Heilbäder und Kurorte, Luftkurorte, Erholungsorte – einschließlich der Prädikatisierungsvoraussetzungen – sowie für Heilquellen und Heilbrunnenbetriebe legen folgende Mindestkriterien für eine Anerkennung als **Kurwald** fest (DHV/DTV 2024: 188 ff.):

Grundvoraussetzungen

- „unmittelbare Angrenzung an Kurorte und Heilbäder
- vorliegendes Nutzungskonzept
- verkehrsberuhigte Lage, Möglichkeit zur Steuerung des Publikumsverkehrs
- möglichst abwechslungsreicher, arten- und strukturreicher Wald
- Wald mit blickdichten Anteilen zur Sicherstellung von Geräuschdämpfung, Sicht- und Windschutz
- Wald mit unterholzarmer/-freier Freifläche, die als Ruhe- oder Liegeplatz geeignet ist
- zusammenhängendes Waldareal:
  - Ruhe-/Kernzone und Aktivitäts-/Erweiterungszone: 6 bis 12+ ha
  - Ruhe-/Kernzone: 2 bis 4+ ha

Lokalklima und Immissionsschutz

- Lokalisation in einem Klimabereich mit günstigen bioklimatischen Bedingungen und hoher Luftqualität, mindestens wie in Luftkurorten

- emissionsarme Luft, Abwesenheit von Schadstoffemissionsquellen, die die Luftqualität des Waldes negativ beeinträchtigen könnten, z. B. stark befahrene Straßen oder industrielle Anlagen
- orientierende Schallpegelwerte:
  - Ruhe-/Kernzone: anthropogene Lärmimmissionen ≤ 35 dB
  - Aktivitäts-/Erweiterungszone: anthropogene Lärmimmissionen ≤ 40 dB
- allergenarme Luft

Infrastruktur

- Sitz- und Ruhegelegenheiten
- ausgewiesene Fläche für Entspannungsübungen
- Parkplatz für Individualverkehr, fußläufig erreichbar
- Erreichbarkeit per ÖPNV, Haltepunkt fußläufig erreichbar
- 2–3 verschiedene Waldbilder/Sinnesräume
- öffentliche sanitäre Anlagen, fußläufig erreichbar
- ausgewiesener Rettungspunkt
- Pflege des Waldbestands inklusive Verkehrssicherung

Wegenetz, Beschilderung, Barrierefreiheit

- abwechslungsreicher Wegeverlauf, unversiegelter, ‚naturnaher' Bodenbelag mit haptisch interessanten Elementen (z. B. Moospolster)".

Über die genannten Mindestanforderungen für den Kurwald hinaus gelten für den **Heilwald** weitere Anforderungen (DHV/DTV 2024: 191 ff.):

Grundvoraussetzungen:

- „Wald mit sowohl blickdichten Anteilen zur Sicherstellung von Geräuschdämpfung, Sicht und Windschutz, als auch offene und einsehbare Areale
- möglichst Mischwald und hohe Artenvielfalt
- Wald mit unterholzarmer/-freier Freifläche, die als Ruhe- oder Liegeplatz oder als Bereich für therapeutische Behandlungen geeignet ist
- Ruhe- und Aktivitätszone: 6 bis 12+ ha Waldareal
- Ruhezone in Abhängigkeit der Indikation: 2 bis 4+ ha Waldareal

Lokalklima und Immissionsschutz

- Lokalisation in einem Klimabereich mit günstigen bioklimatischen Bedingungen und hoher Luftqualität, mindestens wie in Heilklimatischen Kurorten („Heilklima")

- emissionsarme Luft, Abwesenheit von Schadstoffemissionsquellen, die die Luftqualität des Waldes negativ beeinträchtigen könnten, z. B. stark befahrene Straßen oder industrielle Anlagen
- Abwesenheit von Schallimmissionsquellen in unmittelbarer Nähe, z. B. stark befahrene Straßen oder industrielle Anlagen
- orientierende Schallpegelwerte: anthropogene Lärmimmissionen ≤ 35 dB im gesamten Waldareal
- Vorliegen entsprechender Gutachten zu Luftqualität und Lärm
- Wald ohne Windräder, Stromtrassen, Mobilfunkmasten etc.

Infrastruktur

- ausgewiesene Fläche für therapeutische Behandlungen
- Behindertenparkplatz, einschließlich behindertengerechter Zuwegung
- ausgewiesener Rettungspunkt (mit dem Rettungswagen erreichbar)
- Einbeziehung von klassifizierten Terrainkurwegen

Wegenetz, Beschilderung, Barrierefreiheit

- Übersichtskarte des Heilwaldes, in der alle infrastrukturellen Einrichtungen, das Wegenetz inklusive grafischer Darstellung des Wegeprofils mit Weglängenangabe, Belastungsstufen und Schwierigkeitsgraden, Flächen für Entspannungsübungen/therapeutische Behandlungen und der Rettungspunkt verzeichnet sind
- Informationen/Anleitung zur indikationsbezogenen Gesundheitsförderung sowie zu den therapeutischen Angeboten und Möglichkeiten
- Beschilderung des Rettungspunktes
- gut erreichbare, barrierefreie Teilstrecken, welche für Menschen mit Mobilitäts- oder Sinneseinschränkungen geeignet sind
- überwiegend unversiegelter Bodenbelag; Bereiche mit abwechslungsreichem Bodenbelag, haptisch interessante Elemente
- erhöhte Verkehrssicherungspflicht

Fachpersonal

- gesundheitsorientierte Einrichtung in unmittelbarer Nähe (z. B. Klinik, Reha-Zentrum, Praxis)
- regelmäßige Angebote durch Ärzte oder medizinisches Fachpersonal: z. B. Waldtherapeuten, Heilwaldtherapeuten, Physiotherapeuten, Ergotherapeuten, Psychotherapeuten, Klimatherapeuten, Psychologen.“

Neben den zitierten Mindestanforderungen finden sich in den Begriffsbestimmungen weitere Hinweise zu einer optimalen Ausstattung eines Kur- bzw. Heilwalds (vgl. DHV/DTV 2024: 188 ff.).

3.2 Balneotherapie

Definition | Balneotherapie und Balneologie

Die natürlichen Heilwässer, Heilgase und Peloide können im Rahmen der als Balneotherapie (griechisch *balaneion*, lateinisch *balneum*: Bad) bezeichneten Anwendungen therapeutisch genutzt werden. Die wissenschaftlich fundierte Lehre von der therapeutischen Anwendung dieser natürlichen Heilmittel sowie deren Wirkungen auf den menschlichen Körper wird als Balneologie (griechisch *logos*: Lehre) bezeichnet.

Heilwässer können in Form von Bädern, Güssen, Inhalationen und Trinkkuren, Heilgase in Form von Inhalationen, und Peloide in Form von Bädern und Packungen angewendet werden.

Im Unterschied zu den hydrotherapeutischen Behandlungen mit Nicht-Heilwässern – wie z. B. im Rahmen der Kneipp-Therapie – ist in der Balneotherapie der Gehalt an im Wasser gelösten natürlichen Mineralstoffen (z. B. Kalzium, Magnesium) und Gasen (z. B. Kohlenstoffdioxid, Radon) von Bedeutung.

Zusätzlich zu diesen mineralstoffreichen Bädern umfasst die Balneotherapie i. w. S. auch die Thalassotherapie sowie hydroelektrische Bäder wie das *Stangerbad.*

Mit Badezusätzen versetzte medizinische Rheuma-, Entspannungs- oder dermatologische Bäder gehören jedoch „nach strenger [...] Definition [...] nicht zur Balneologie" (GUTENBRUNNER 1996: 223).

Generell können Bäder als Vollbäder, Sitzbäder oder Teilbäder angewendet werden. Zudem gibt es Inhalationsbäder, bei denen der warme Dampf eine zusätzliche Wirkung entfaltet.

Neben dem Mineralstoff- und Gasgehalt weisen Bäder weitere physikalische (v. a. bei Vollbädern) sowie chemische Eigenschaften und Wirkungen auf, die in den nachfolgenden Tabellen zusammengefasst werden (vgl. GUTENBRUNNER 1996: 223; HARTMANN/HARTMANN 2008a: 84 ff.; MÜLLER et al. 2016: 69 ff.):

physikalische Eigenschaft	Wirkung	Beispiel
hydrostatischer Druck (Hydrostase)	Gewicht des Wassers wirkt auf Körper, Kreislauf und Atmung	Unterwassermassage
Auftrieb	mechanische Entlastung des Körpers	Bewegen im Sole-Therapiebecken zur Entlastung des Bewegungsapparates
Viskosität	Zähflüssigkeit des Wassers bewirkt Widerstand bei Bewegungen	Wassergymnastik zum Training der Muskulatur

thermische Wirkungen (Wassertemperatur i. d. R. zwischen 30 °C und 40 °C) • hypertherm (wärmer als die Körpertemperatur) • isotherm (gleich der Körpertemperatur) • hypotherm (kälter als die Körpertemperatur)	Wärme wirkt • entzündungshemmend • muskelentspannend • schmerzstillend	Unterwassermassage im hyperthermen Bad zur Entspannung der Muskulatur

Tab. 18: Physikalische Bädereigenschaften und -wirkungen

Das Beispiel eines Patienten, der ein neues Hüftgelenk erhalten hat, verdeutlicht das Zusammenwirken der physikalischen Eigenschaften im Rahmen einer Wassergymnastik: Das Gewicht des Wassers fordert und trainiert Atemmuskulatur und Kreislauf, der Auftrieb des Wassers entlastet den durch Operation und Bettruhe geschwächten Bewegungsapparat, die Viskosität kräftigt die geschwächte Muskulatur und das warme Wasser lockert diese auf und wirkt insgesamt entspannend und schmerzstillend.

Die nachfolgend beschriebenen chemischen Bädereigenschaften wirken je nach Zusammensetzung des Heilwassers unterschiedlich auf den menschlichen Körper. Bei einer kurmäßigen iterativen Anwendung kann eine unspezifische Reizwirkung auf das vegetative Nervensystem ausgelöst werden, was zu einer generell besseren Resistenz des Körpers führen kann (Adaptationstherapie) (vgl. MANGER et al. 2012).

chemische Eigenschaft	Wirkung	Beispiel
Adsorption	Anbindung an die Hautoberfläche	Natriumchlorid
Deposition	Ablagerung in die Haut	Kalzium, Natriumchlorid
Resorption bzw. Absorption	Aufnahme von Stoffen durch dic Haut in dic systemische Zirkulation des Körpers, z. B. in die Blutbahn	Schwefelwasserstoff, Jod, Kohlenstoffdioxid
Elution hauteigener Stoffe	Herauslösen aus der Haut	Urocaninsäure

Tab. 19: Chemische Bädereigenschaften und -wirkungen

Um eine qualitativ gleichbleibende balneotherapeutische Anwendung der natürlichen ortsgebundenen Heilmittel sicherstellen zu können, sind unterschiedliche chemisch-physikalische, mikrobiologische (Hinweis: natürliche Heilwässer dürfen nicht desinfiziert werden, vgl. KUßMAUL/JÄGER 2008: 26) und technische Aspekte zu beachten (GUTENBRUNNER 1996: 224):

chemisch-physikalischer Aspekt	Beispiel
Heilmittelanalyse	wirksame Substanzen, Begleitsubstanzen, Verunreinigungen
Kontrollanalyse	Konstanz der Zusammensetzung
Klimaanalyse	thermische, chemische oder aktinische Wirkungen

Tab. 20: Chemisch-physikalische Aspekte der Balneologie

mikrobiologischer Aspekt	Beispiel
Hygiene	frei von Krankheitserregern
Balneobiologie	biologische Eigenschaften von Heilwässern

Tab. 21: Mikrobiologische Aspekte der Balneologie

technischer Aspekt	Beispiel
Leitung	Material von Rohrleitungen und Dichtungen
Speicherung	Alterung
Temperierung	Entgasung
Peloidaufbereitung	Konsistenz
Inhalationstechnik	Tröpfchengröße
Entsorgung	ökologische Fragen

Tab. 22: Technische Aspekte der Balneologie

3.3 Heilverfahren

Definition | Heilverfahren

Im Gegensatz zu den ortsgebundenen natürlichen Heilmitteln „steht bei den Heilverfahren ein ganzheitliches Kurkonzept mit namensgebenden Schwerpunkten des Begründers des jeweiligen Konzepts im Vordergrund“ (DHV/DTV 2024: 181). Die bekanntesten Begründer dieser Heilverfahren sind *Johann Schroth*, *Sebastian Kneipp* und *Emanuel Felke* (⟶ Kap. 2.7).

3.3.1 Heilverfahren nach Schroth

Das Heilverfahren nach *Schroth* wurde um 1820 von *Johann Schroth* (1798–1856) in Niederlindewiese (heute Tschechische Republik) entwickelt. Nach dem Zweiten Weltkrieg kam die Schroth-Kur 1947 mit dem bereits vor dem Zweiten Weltkrieg in Niederlindewiese als Schroth-Arzt praktizierenden *Dr. med. Hermann Brosig* nach Oberstaufen. Der Ort ist heute das einzige Schroth-Heilbad in Deutschland.

Das Heilverfahren kombiniert im Wesentlichen die Schroth'sche Kurpackung mit einer Diät-Kur und einer Trinkverordnung. Später kamen die Faktoren Ruhe und Bewegung als vierte Säule hinzu. Bei der Kurpackung handelt es sich um eine feuchtkalte Ganzpackung, die den Patienten erwärmen und zum Schwitzen (Heilfieber) bringen soll. Die Diätkur basiert auf einer durch Gemüse, Salate und Fruchtsäfte ergänzten kohlenhydratreichen, fett- und eiweißfreien sowie salzarmen überwiegend basischen Reduktionskost, die die Verdauungsorgane nicht belastet. Die Trinkverordnung umfasst einen rhythmischen Wechsel zwischen erhöhter und verringerter Flüssigkeitsaufnahme (sog. Trink- und Trockentage), wodurch die natürliche Gewebedrainage unterstützt wird.

Durch eine Veränderung der Ernährungsgewohnheiten, durch Ruhe und Bewegung sowie durch physikalische Anwendungen werden die Selbstheilungskräfte des Körpers aktiviert, körpereigene Regulationen und die Zellregeneration gefördert und ein ggf. erforderlicher Entgiftungsprozess eingeleitet. Als durchaus erwünschter Nebeneffekt des Schroth'schen Verfahrens kann sich auch ein Gewichtsverlust einstellen.

Anwendung

Die → Tabelle 23 fasst **die vier Säulen des Schroth'schen Heilverfahrens** zusammen:

Diät	• kalorienreduzierte Kost (500 bis 700 kcal/Tag) • vegan • basisch • cholesterinfrei • kein tierisches Eiweiß • kein Fett • wenig Salz • reizarm
Packung	• Ganzkörperwickel mit feuchten Laken • Packbett • Wärmflasche
Trinkverordnung	• rhythmischer Wechsel der aufgenommenen Flüssigkeitsmenge • Trinktage (ca. 1,5 l/Tag) und Trockentage (ca. 0,5 l/Tag) • Fruchtsaft, Mineralwasser, Tee, trockener Kurwein
Ruhe und Bewegung	• Bewegungstherapie in frischer Luft • sportliche Aktivitäten • Gymnastik • Entspannungstechniken

Tab. 23: Vier Säulen des Schroth'schen Heilverfahrens

Im Rahmen der **Schroth'schen Diät** werden z. B. Gemüsesuppen, eingeweichtes Trockenobst, Reis, Gries, Graupen, salzarmes Brot, frischgepresste Säfte aus Zitrusfrüchten, frische Kräuter, gekochtes Gemüse und Obst als Kompott gereicht. Die in der Kur verabreichte Kost ist sehr basenreich und enthält einen hohen Anteil an Mineralien und Vitaminen. Das ist eine wichtige Voraussetzung, um die bestehende Übersäuerung abzubauen und außerdem die durch die unterkalorische Kost zusätzlich gebildeten Säuren zu neutralisieren. Im Fastenstoffwechsel wird nicht nur körpereigenes Fett abgebaut, sondern auch der Autophagieprozess (zu verstehen als Zellreinigungsprozess) aktiviert (vgl. NEUY 2025: 145 f.).

Die **Schroth'schen Packungen** werden früh morgens als feucht-kalte Wickel dem noch im warmen Bett liegenden Kurgast gegeben. Anschließend wird ein Packbett (z. B. eine Wolldecke) auf die Bettdecke gelegt, ggf. werden Wärmflaschen als zusätzliche Wämeträger hinzugelegt. Zudem bekommt der Kurgast heißen Kräutertee. Als Effekt stellt sich eine Erhöhung der Körpertemperatur um bis zu 2 °C ein, der Kurgast beginnt zu schwitzen und zu „dünsten".

Es entsteht ein sog. Heilfieber, welches sich positiv auf Immunsystem, Bewegungsapparat, Stoffwechsel und Durchblutung auswirkt. Dies hat einen krampflösenden, schmerzstillenden, beruhigenden und ausgleichenden Effekt auf die inneren Organe. Säuren und Schadstoffe werden über die Haut ausgeschieden (vgl. NEUY 2011, S. 82 ff.).

Die **Schroth'sche Trinkverordnung** unterscheidet in Trink- und Trockentage. Gereicht werden in unterschiedlicher Dosierung Mineralwasser, Tee, Fruchtsaft und ggf. trockener Kurwein. Durch die Trockentage (ca. 0,5 Liter Flüssigkeit) entsteht ein osmotischer Sog aus dem Zwischengewebe in das leicht dickflüssigere Blut (Gewebedrainage). Die Trinktage mit vermehrter Flüssigkeitsaufnahme (ca. 1,5 Liter Flüssigkeit) und Schwitzanwendungen führen dazu, dass im Körper herausgelöste Substanzen ausgespült werden.

Ruhe und Bewegung in freier Natur als vierte Säule der Schroth'schen Anwendungen regen den Stoffwechsel an und führen zur Regeneration von Körper und Seele. Hierbei wird dem Körper an den Trockentagen mehr Ruhe gegönnt, an den Trinktagen steht mehr Bewegung auf dem Kurplan (vgl. BROSIG 2006: 38 f.).

Nachfolgender Kurplan zeigt den exemplarischen Ablauf einer Kurwoche der i. d. R. dreiwöchigen Schroth-Kur:

	Montag	Dienstag	Mittwoch	Donnerstag	Freitag	Sonnabend	Sonntag
Morgen	1 Glas Tee Packung	1 Glas Tee Packung	1 Glas Tee Packung	1 Glas Tee Packung	1 Glas Tee Packung	1 Glas Tee Packung	1 Glas Tee
Mittag	eingeweichte Trockenpflaumen	Gemüse der Saison, gedünstet oder als Suppe, Dessert	eingeweichte Trockenaprikosen	Gemüse der Saison, gedünstet oder als Suppe, Dessert	Diät-Sauerkraut	Gemüse der Saison, gedünstet oder als Suppe, Dessert	Gemüse der Saison, gedünstet oder als Suppe, Dessert
Nachmittag	0,5 Liter Flüssigkeit (Tee, Wasser)	1,5 l Flüssigkeit (Tee, Wasser, frisch gepresster Saft; dazu nach ärztlicher Verordnung ggf. Kurwein (0,4 l für Männer, 0,2 l für Frauen)	0,5 Liter Flüssigkeit (Tee, Wasser)	1,5 l Flüssigkeit (Tee, Wasser, frisch gepresster Saft; dazu nach ärztlicher Verordnung ggf. Kurwein (0,4 l für Männer, 0,2 l für Frauen)	0,5 Liter Flüssigkeit (Tee, Wasser)	1,5 l Flüssigkeit (Tee, Wasser, frisch gepresster Saft; dazu nach ärztlicher Verordnung ggf. Kurwein (0,4 l für Männer, 0,2 l für Frauen)	1,5 l Flüssigkeit (Tee, Wasser, frisch gepresster Saft; dazu nach ärztlicher Verordnung ggf. Kurwein (0,4 l für Männer, 0,2 l für Frauen)
Abend	Variationen von Gemüse, ein Glas frisch gepresster Orangensaft	Variationen von Gemüse	Variationen von Gemüse, ein Glas frisch gepresster Orangensaft	Variationen von Gemüse	Variationen von Gemüse, ein Glas frisch gepresster Orangensaft	Variationen von Gemüse	Variationen von Gemüse

Tab. 24: Wochenplan einer Schroth-Kur

Indikationen

Die therapeutische Eignung des Heilverfahrens nach *Schroth* ist abhängig von Anzahl und Intensität der Anwendungen sowie von Disposition und Konstitution des Patienten. Verlässliche Aussagen zu Indikationen und Kontraindikationen trifft der behandelnde Arzt.

Grundsätzlich sind nach Brosig folgende Indikationen möglich (BROSIG 2006: 38):

- „Fettstoffwechselstörungen (erhöhte Cholesterin- und Triglyceridwerte)
- Bluthochdruck (Herzinfarkt- und Schlaganfallvorbeugung)
- Diabetes mellitus
- Gicht (Ausgleich des Säure-Basenhaushalts im Blut)
- Chronische Erkrankungen wie Bronchitis
- Entzündungen im Magen-Darm-Bereich
- Hautleiden
- Migräne
- Ausleitung und Entgiftung von Nikotin, Schwermetallen, Medikamentenrückständen
- Übergewicht
- Erkrankungen des Bewegungsapparates."

Qualitätssicherung

Bei dem Heilverfahren nach *Schroth* stehen die besondere Form der Diät und der Trinkverordnung sowie die Packungen im Vordergrund. Diese sind in ein Gesamtkonzept einzubinden, dessen Realisierbarkeit im Rahmen der Qualitätssicherung zu gewährleisten ist.

3.3.2 Heilverfahren nach Kneipp

Das Heilverfahren nach *Sebastian Kneipp* (1821–1897) fokussiert auf eine ganzheitliche Betrachtung des Menschen und zielt darauf ab, Körper, Geist und Seele in Einklang zu bringen und so das vegetativ-hormonale Adaptionssystem des Körpers zu stärken. Hierzu dienen die **fünf Säulen der Kneipp-Therapie** – Wasser, Bewegung, Heilkräuter, gesunde Ernährung und eine ausgeglichene Lebensweise – die die Grundlage für eine aktive, individuelle Reiz-Reaktions-Therapie bilden. Deren Ziel besteht in kurz- und mittelfristigen funktionellen Übungseffekten.

2015 ist das „Kneippen als traditionelles Wissen und Praxis nach der Lehre Sebastian Kneipps" von der Deutschen UNESCO-Kommission in die *Liste des Immateriellen Kulturerbes* in Deutschland aufgenommen worden.

Anwendung

Die *Kneipp*-Therapie stellt verschiedene Arten der iterativen (Thermo-)Hydrotherapie in den Mittelpunkt und kombiniert diese mit Vollwerternährung, Bewegung, Pflanzenheilkunde und einer natürlichen Lebensordnung zu den fünf Säulen der Kneipp-Therapie (vgl. DHV 1999; LEUCHTGENS/KLEINSCHMIDT 2003: 59).

Säule	Ausprägung
Wasser (Hydrotherapie)	• Wassertreten mit verschiedenen Temperaturen • Taulaufen • Schneelaufen • (Wechsel-)Güsse (Knie, Schenkel, Gesicht, Arm) • (Wechsel-)Bäder (Arm, Fuß, Halbkörper, Kräuter) • Waschungen (Oberkörper, Unterkörper, Ganzkörper) • warme und kalte Wickel (Wade, Lende) • Packungen
Pflanzen (Phytotherapie)	• Heilwirkung von Pflanzen und Kräutern • Ölbäder mit Kräuterzusätzen • Speisen mit Kräutern • Kräutertees
Bewegung (Kinesiotherapie)	• Förderung des Bewegungsapparates • Herz-Kreislauf-Training
Ernährung	• sinn- und maßvolle Ernährung • ballaststoff- und kohlenhydratreiche Nahrung • Vermeidung einseitiger Ernährung
Ordnungstherapie (Psychohygiene)	• psychische Balance und Muße als Voraussetzung für ein zufriedenes und gesundes Leben • Meditation • Massagen • Harmonie von Körper, Geist und Seele

Tab. 25: Fünf Säulen der Kneipp-Therapie

Die **Hydrotherapie** nutzt die chemischen, mechanischen und thermischen Eigenschaften des Wassers für eine dosierbare, die Konstitution und Disposition des Menschen berücksichtigende Reiz-Reaktions-Therapie. Zum Einsatz kommt i. d. R. kein Mineralwasser, sondern Leitungs- oder Oberflächenwasser. Hierbei spielen v. a. Wärme- und Kältereize (zuerst immer der Wärmereiz, die Anwendungen erfolgen stets auf erwärmter Haut und beginnen zudem auf der dem Herzen abgewandten Körperhälfte) an einzelnen Körperabschnitten eine große Rolle, die auf die Differentialempfindlichkeit der Thermorezeptoren abzielen. Diese Reize bewirken eine kurzfristige Aufweitung bzw. Zusammenziehung der Gefäße des menschlichen Körpers und in der Folge weitere neuronal vermittelte Reaktionen im Bereich der Blutgefäße, des Stoffwechsels und der Muskulatur. In der Folge werden die Durchblutung und die körpereigenen Regulationen verbessert, die Gefäßmuskulatur trainiert, der Körper wird abgehärtet und die Infektanfälligkeit sinkt.

Die Kneipp'sche Hydrotherapie kann auch mit anderen Anwendungen verbunden werden. So kombinierte der Berliner Arzt *Georg Hauffe* (1872–1936) die Kneipp'schen Güsse mit ab- und ansteigenden Unterarm-Bädern zu den sog. *Hauffe'schen Güssen.* Diese werden noch heute z. B. in Bad Steben oder Bad Tölz kurativ angewendet.

Den Kern der **Phytotherapie** stellt die Verwendung von Heilmitteln auf pflanzlicher Basis (Blüten, Blätter, Rinden, Wurzeln) wie z. B. Arnika, Johanniskraut, Kamille, Pfefferminze oder Ringelblume dar. Diese können äußerlich in Form von Salben, Ölen oder Badezusätzen oder innerlich in Form von Tees, Dragees oder Säften angewendet werden. Die Phytotherapie kann alternativ oder ergänzend zur chemischen Pharmakotherapie eingesetzt werden. Die Nebenwirkungen von pflanzlichen Heilmitteln sind meist gering, so dass auch ein längerfristiger Einsatz möglich ist.

Die **Kinesiotherapie** soll dem Bewegungsmangel entgegenwirken. Hierzu werden v. a. Formen der aktiven Bewegungstherapie wie z. B. Gymnastik, Wandern (z. B. auf Terrainkurwegen), Radfahren, Sport, Schwimmen oder Bewegungsbäder, aber auch Formen der passiven Bewegungstherapie wie z. B. Massagen angewendet. Der Bewegungsapparat sowie Herz und Kreislauf werden angeregt und belastbarer, der Stoffwechsel wird begünstigt, Muskeln werden aufgebaut.

Im Rahmen der **Ernährungstherapie** werden eine einseitige Ernährung sowie die Aufnahme von denaturierten Nahrungsmitteln und Genussgiften (z. B. Alkohol) weitgehend vermieden. Stattdessen steht eine ernährungsphysiologisch ausgewogene Mischkost aus Vollkornprodukten, Basis- und Frischkost, Milchprodukten, Vitaminen, Elektrolyten, Mineralien und Spurenelementen im Vordergrund. Die Ernährungstherapie, die v. a. den Stoffwechsel beeinflusst, stellt auch die Grundlage für spezielle Ernährungsformen wie z. B. Reduktions-, Schon- oder Trennkost dar.

Das Ziel der **Ordnungstherapie** und Gesundheitserziehung liegt in der Erlangung einer natürlichen Lebensordnung und innerer Stabilität unter Berücksichtigung psychosomatischer, ökologischer und soziologischer Wirkungsgefüge. Verfahren wie z. B. Autogenes Training, Yoga, Qi-Gong, Atemtherapien sowie ergänzende Entspannungstechniken wirken positiv auf die Harmonie von Körper, Geist und Seele. Die gewünschte Veränderung schädigender Verhaltensmuster erfordert einen hohen Mitwirkungsanteil und hat häufig den Charakter einer Einzeltherapie.

Nachfolgender Kurplan zeigt den exemplarischen Ablauf einer Kurwoche der i. d. R. dreiwöchigen Kneippkur (vgl. SCHWEIZER KNEIPP VERBAND 2024):

	Montag	Dienstag	Mittwoch	Donnerstag	Freitag	Sonnabend	Sonntag
Morgen	Oberkörperwaschung	Taulaufen	Ganzwaschung	Trockenbürstung Oberkörper	Taulaufen	Ganzwaschung	Taulaufen
Vormittag	Wechselkniegus	Wechselbrustguss	Heißblitzguss Rücken	Wechselschenkelguss	3/4 Bad Fichtennadel Bürsten	Heublumensack Rücken	Wechselbrustguss
Nachmittag	Armbad Rosmarin	Wechselfußbad	Armguss	Armbad	Knieguss	Brustguss	Wechselfußbad
Abend	Wassertreten	Wadenwickel	Wassertreten	Wassertreten	Wassertreten	Wassertreten	Wadenwickel

Tab. 26: Wochenplan einer Kneipp-Kur

Indikationen

Die therapeutische Eignung des Heilverfahrens nach *Kneipp* ist abhängig von Anzahl und Intensität der Anwendungen sowie von Disposition und Konstitution des Patienten. Verlässliche Aussagen zu Indikationen und Kontraindikationen trifft der behandelnde Arzt.

Grundsätzlich sind nach DHV folgende Indikationen möglich (DHV 2017: 14):

- „Herz- und Gefäßerkrankungen funktioneller und nicht entzündlicher organischer Natur mit Ausnahme stärkerer Ruhe-Dekompensationserscheinungen (Unausgeglichenheiten)
- Herzinfarktnachbehandlung
- Blutdruckanomalien
- Arteriosklerosen (Arterienverkalkungen)
- Venenerkrankungen und postthrombotische Zustände
- Vegetativ-nervale Funktionsstörungen
- Psychovegetative Syndrome (Fehlregulationen des vegetativen Nervensystems), psychosomatische Versagenszustände
- Unterstützende Behandlung bei psychischen und neurologischen Erkrankungen
- Chronische Atemwegserkrankungen
- Organische und funktionelle Störungen und Restinsuffizienzen (mangelhafte Funktionen) der Verdauungsorgane (Magen, Darm, Leber, Gallenblase, insbesondere chronische Verstopfung (Obstipation)
- Erkrankungen der Bewegungsorgane (nichtentzündlicher Gelenk- und Muskelrheumatismus, Arthrosen und Wirbelsäulensyndrome)
- Zustände nach Operationen aus den Bereichen der Chirurgie, Orthopädie, Gynäkologie
- Stoffwechselleiden, unterstützende Behandlung bei Zuckerkrankheit (Diabetes mellitus) und Fettsucht (Adipositas)
- Abhärtung und allgemeine Leistungssteigerung
- Vorsorgekuren bei Erkältungsanfälligkeit und vorzeitigen Verbrauchs- und Alterungserscheinungen“

Qualitätssicherung

Da bei dem Heilverfahren nach *Kneipp* nicht die natürlichen Heilmittel im Vordergrund stehen, entfallen die erforderlichen umfassenden Maßnahmen zur Sicherung der Heilmittelqualität. Im Fokus steht die Sicherstellung der Anwendbarkeit der Prinzipien der Kneipp'schen Heilverfahren. Gleichwohl ist auf die hygienisch und mikrobiologisch einwandfreie Beschaffenheit der hierzu herangezogenen Stoffe zu achten. Weitere Maßnahmen der Qualitätssicherung hat z. B. der Kneipp-Bund e. V. in den *Richtlinien – vom Kneipp-Bund e. V. anerkannte Einrichtung* festgelegt (vgl. KNEIPP-BUND 2020).

3.3.3 Heilverfahren nach Felke

Bei dem nach dem Pastor *Emanuel Felke* (1856–1926) benannten ganzheitlichen Heilverfahren werden die Elemente **Luft**, **Licht**, **Wasser** und v. a. **Lehm** mit viel Bewegung, einer gesunden vegetarischen Vollwert-Ernährung und der Balance von Anspannung und Entspannung kombiniert.

Anwendung

Den Schwerpunkt der *Felke*-Kur bildet die Anwendung von **Lehm-Heilerde**. Der basische Lehm (pH-Wert über 8) kann recht hohe Mengen Wasser, Säure (z. B. Harnsäure, Cholesterinsäure) und andere Stoffe an sich binden und gelöste Mineralien austauschen. Diese Sorptionskraft, d. h. die Fähigkeit, Stoffe aufzunehmen, ist bei Lehm besonders stark ausgeprägt.

Lehmbad	• Dauer: 30 bis 60 Minuten • ein bis zwei Bäder pro Tag • tägliche Anwendung möglich • im Sommer im Freien, im Winter im Therapieraum • pro Bad 200 bis 250 Kilo Lehm • steinfreier Lehm wird mit Wasser zu einem Brei vermischt • zunächst stampft der Patient den Lehm mit den Füßen durch • Patient bewegt sich und knetet den anhaftenden Lehm • nach dem Lehmbaden Abrubbeln des Lehms vom Körper • anschließend abspülen und anschließendes Trockenreiben oder -klatschen mit den Händen • abschließend nicht sofort ruhen, sondern zunächst warmlaufen
Lehmpackung	• Auftragen auf den zu behandelnden Bereich (mind. 2 cm) • Dauer: 20 bis 60 Minuten • mehrmals pro Tag möglich • tägliche Anwendung möglich • therapeutisch sinnvoll: 5 bis 20 Packungen
Sitzbad bzw. Sitzreibebad	• Dauer ein bis fünf Minuten • Wanne ca. 10 cm mit kaltem Wasser gefüllt • Reiben des Wassers gegen den Unterleib • nach dem Baden trockenreiben oder -klatschen mit den Händen • abschließend nicht sofort ruhen, sondern zunächst warmlaufen
Licht-Luftbad	• Dauer: anfangs 15 bis 20 Minuten, später länger • leicht bekleidetes Umherlaufen • ggf. kurzes Bad in kaltem Wasser, anschließend Trockenklatschen • abschließend Turnübungen und Gymnastik

Tab. 27: Grundkomponenten der Felke-Kur

Der Lehm wird als Lehmbad, Lehmpackung (hier wird der Lehm, kalt oder warm, direkt auf die zu behandelnde Stelle aufgetragen) oder Rasulbad therapeutisch angewendet. Auf den Körper des Patienten wirken nicht nur die im Lehm enthaltenen Mineralstoffe, sondern auch dessen Temperatur und v. a. dessen Gewicht: ein 10-Liter-Eimer Lehm wiegt ca. 19 Kilo. Durch das auf den Körper lastende Gewicht werden die Gefäße komprimiert, was zu einer Anregung des Herz-Kreislauf-Systems führt.

Die o. g. Therapiekomponenten werden bevorzugt im Freien oder in temperierten Behandlungsräumen durchgeführt. Diese Grundkomponenten werden ergänzt durch eine entsprechend der Disposition des Patienten differenzierte nahezu fleischlose Ernährung mit Gemüse, Grünkern, Kartoffeln, Obst und Kräutertees sowie durch einen gesteuerten Wechsel von Ruhe und Bewegung.

Die Anwendungen der Felke-Therapie aktivieren den Stoffwechsel, verbessern die Blutzirkulation, stabilisieren das Immunsystem, wirken entsäuernd und aktivieren das Entgiftungs- und Ausscheidungssystem des Körpers (vgl. MENSCHEL 2024; SOMMER 2024). Hieraus ergeben sich die „schmerzstillenden, entzündungshemmenden und abschwellenden Therapiewirkungen und allgemein eine Kräftigung und Stabilisierung des Gesundheitszustandes“ (DHONAU-HERMBERG 2006: 41).

Indikationen

Die therapeutische Eignung des Heilverfahrens nach *Felke* ist abhängig von Anzahl und Intensität der Anwendungen sowie von Disposition und Konstitution des Patienten. Verlässliche Aussagen zu Indikationen und Kontraindikationen trifft der behandelnde Arzt.

Grundsätzlich sind nach Dhonau-Hermberg folgende Indikationen möglich (DHONAU-HERMBERG 2006: 41)

- „Herz- und Kreislauferkrankungen
- Venenerkrankungen
- Arteriosklerose, arterielle Hypertonie, hypotone Kreislaufregulationsstörungen, periphere Durchblutungsstörungen
- Gelenk- und Wirbelsäulenerkrankungen, Arthrose, degenerative Wirbelsäulensyndrome
- chronische Polyarthritis, muskelrheumatische Beschwerden, Fibromyalgiesyndrom
- ernährungsbedingte Erkrankungen: metabolisches Syndrom, Adipositas, Übergewicht, Gicht, Diabetes mellitus
- Krankheiten des Verdauungstraktes: Reizdarmsyndrom, Obstipation, Nahrungsmittelallergien und -unverträglichkeiten
- Erschöpfungssyndrome, allgemeine Leistungsschwäche, vegetative Funktionsstörungen
- Infektanfälligkeit, Allergien, chronische Sinusitis
- chronische Atemwegserkrankungen
- gynäkologische Beschwerden, Wechseljahrbeschwerden
- Rekonvaleszenz nach Krankheit und Operationen“

Qualitätssicherung

Beim Heilverfahren nach *Felke* steht die Sicherstellung der Anwendbarkeit der Prinzipien der *Felke*-Kur im Fokus. Hierbei ist v. a. auf die hygienisch und mikrobiologisch einwandfreie Beschaffenheit des natürlichen Heilmittels Lehm zu achten. Das Gesundheitsamt führt diesbezüglich regelmäßige mikrobiologische Kontrollen durch.

4 Kurorte und Heilbäder

4.1 Eigenschaften von Kurorten und Heilbädern

Definition | Eigenschaften von Kurorten und Heilbädern

„Die deutschen Heilbäder und Kurorte erfüllen mit ihren spezifischen Strukturen vor allem zwei Aufgaben in der Gesellschaft: Zum einen sind sie Orte der Krankenbehandlung mit bestimmten Mitteln und Methoden, zum anderen sind sie Gesundheits-, Erholungs- und Sportzentren in Bereichen von Freizeit und Urlaub, auch weitgehend außerhalb des Aufgabenspektrums der Krankenbehandlung und damit auch außerhalb der Leistungspflicht von Sozialleistungsträgern" (DHV/DTV 2024: 35).

Gemäß dieser Definition geht die Funktion von Kurorten und Heilbädern über die der Krankenbehandlung weit hinaus: Die Orte können durchaus als Gesundheitskompetenzzentren oder Gesundheitstrainingslager bezeichnet werden. Neben dem Vorhandensein von natürlichen Heilmitteln bzw. der Anwendung anerkannter Heilverfahren sind hierfür eine Kur-Infrastruktur, Unterkunfts- und Verpflegungseinrichtungen, entsprechende Organisationsstrukturen und ein artgemäßer Kurortcharakter erforderlich.

Kurorte und Heilbäder spiegeln nahezu sämtliche Ausprägungen von Siedlungsgrößen wider: von kleineren Orten bzw. Gemeinden (z. B. Sierksdorf) über Klein- (z. B. Neubulach) und Mittelstädte (z. B. Bad Nauheim) bis hin zu Großstädten (z. B. Wiesbaden) bzw. Teilen von Großstädten (z. B. Aachen – Monheimsallee) reicht die Spannweite der Ortsgröße. Hierbei ist zu beachten, dass sowohl ganze Orte als auch Ortsteile als Kurort oder Heilbad anerkannt werden können. In beiden Fällen kann ein Kurgebiet ausgewiesen werden, in dem eine Kurabgabe erhoben werden kann.

Unabhängig von dieser Größe muss neben den prädikatisierungsrelevanten speziellen Merkmalen (→ Kap. 4.3 und 4.4) jeder Kurort und jedes Heilbad bestimmte Grundeigenschaften aufweisen bzw. bestimmte Grundausstattungsmerkmale und Angebote vorhalten, welche zitiert oder in enger Anlehnung an die „Begriffsbestimmungen/Qualitätsstandards für Heilbäder und Kurorte, Luftkurorte, Erholungsorte – einschließlich der Prädikatisierungsvoraussetzungen – sowie für Heilquellen und Heilbrunnenbetriebe" des Deutschen Heilbäderverbandes e. V. und des Deutschen Tourismusverbandes e. V. nachfolgend skizziert werden (vgl. DHV/DTV 2024: 47 ff.).

4.1.1 Heil- und Gegenanzeigen

Wesentliche Grundlage für den Kurbetrieb ist die wissenschaftlich fundierte Feststellung der möglichst eng definierten Heilanzeigen (Indikationen) und Gegenanzeigen (Kontraindikationen) der ortsgebundenen Heilmittel und/oder Heilverfahren. Diese

Feststellung ist **Anerkennungsvoraussetzung** für alle hoch prädikatisierten Kurorte bzw. Heilbäder. In diesem Zusammenhang sind die therapeutische Eignung und Wirkung der im Ort genutzten natürlichen Heilmittel oder der angewendeten Heilverfahren sowie das Bioklima und die Luftqualität regelmäßig zu untersuchen (→ Kap. 4.4). Auf Basis der wissenschaftlichen Untersuchungen erfolgt die Feststellung der Heil- und Gegenanzeigen dann durch den Deutschen Heilbäderverband.

4.1.2 Kurortcharakter

Kurorte und Heilbäder sind die Austragungsorte der Kur und sollen daher einen entsprechenden Charakter aufweisen.

Das Ortsbild insgesamt und das des Kurgebiets insbesondere sollen durch eine aufgelockerte Bebauung und durch natürlichen Bewuchs und/oder gärtnerische Bepflanzung geprägt sein, in das sich Kur- und sonstige touristische Einrichtungen und Anlagen harmonisch einfügen.

> Unter einem **Kurgebiet** ist ein Areal zu verstehen, in dem sich artgemäße Kur- und Erholungseinrichtungen (z. B. Kurmittelhaus, Kurpark, Badeärzte, Therapieeinrichtungen), gastgewerbliche Einrichtungen (z. B. Beherbergungs- und Verpflegungsbetriebe) sowie der Unterhaltung dienende Einrichtungen (z. B. Lesezimmer, Gesellschaftsräume, Räume mit Internetzugang, Musikpavillon, Kurtheater, Gartenschach) befinden. Weitere sich im Ort befindende allgemeine Freizeiteinrichtungen wie z. B. Schwimmbäder oder Sportanlagen sollen auch für Gäste zugänglich sein.

Die auf die Anwendung der natürlichen Heilmittel oder Heilverfahren ausgerichteten Kur- und Erholungseinrichtungen sind in einwandfreier Form vorzuhalten, entsprechend geschultes Fachpersonal muss vorhanden sein. Auf die mögliche und ggf. schwankende Anzahl von Patienten müssen die Kureinrichtungen und auch die Zahl der Therapeuten und Badeärzte flexibel ausgerichtet sein.

Mit Ausnahme der niedrigeren Prädikate „Seebad ohne kurortmedizinischen Hintergrund", „Luftkurort" und „Erholungsort" sind Einrichtungen für Maßnahmen der Gesundheitserziehung vorzuhalten.

Der Kurortcharakter ist durch eine Raumordnungs- und Bauleitplanung sowie Flächennutzungs- (einschließlich Definition des Kurgebietes) und Bebauungspläne sicherzustellen und zu bewahren. Hierzu gehören folgende Aspekte:

- fußläufig gut erreichbare zentral im Kurgebiet gelegene Kureinrichtungen,
- möglichst barrierefreies Verkehrswegenetz,
- emissionsarme Mobilitätsangebote,
- möglichst barrierefreie öffentliche Sanitäreinrichtungen,
- keine Windräder und Hochspannungsmaste im Kurgebiet,
- keine Beeinträchtigungen durch Industrie- und Gewerbebetriebe,

- keine gewerblichen Bauflächen oder Mischgebiete im ausgewiesenen Kurgebiet,
- Camping- und Wohnmobilstellplätze sind nur zulässig, wenn sie den Kurortcharakter nicht beeinträchtigen.

Hinsichtlich des Straßenverkehrs sind folgende Aspekte zu beachten:

- Entlastung des gesamten Ortes vom verbrennungsmotorisierten Straßenverkehr durch eine entsprechende Verkehrswegeplanung und Verkehrslenkung,
- kein Durchgangsverkehr im Kurgebiet,
- bestmögliche Beschränkung des innerörtlichen Verkehrs,
- Beschränkung verkehrsbedingter Lärmimmissionen,
- Förderung des ÖPNV,
- keine gesundheitseinschränkenden Emissionen,
- Einhaltung sowohl der gesetzlichen als auch der kurortspezifischen Emissions- und Immissionsgrenzwerte.

Hinsichtlich des Lärmschutzes ist Folgendes zu beachten:

- Beschränkung der Lärmimmissionen auf ein verträgliches Mindestmaß,
- Wahrung der Nacht- und Mittagsruhe im Kurgebiet,
- gemeindeeigene Fahrzeuge mit dem neuesten Stand der Lärmschutztechnik,
- lärmintensive Veranstaltungen sind dem Ruhebedürfnis der Gäste unterzuordnen.

Weiterhin sind nicht nur Verkehrswege, sondern auch die weiteren öffentlichen Einrichtungen und Liegenschaften barrierefrei bzw. möglichst barrierearm zu gestalten. Zudem ist eine gute Erreichbarkeit für Rettungsdienste und Krankentransporte zu gewährleisten.

4.1.3 Kureinrichtungen

4.1.3.1 Kurmedizinische Infrastruktur

Grundsätzlich können in anerkannten Kurorten und Heilbädern stationäre und ambulante Behandlungsverfahren in Vorsorge- und Rehabilitationseinrichtungen angeboten und durchgeführt werden, wozu eine umfangreiche und genau definierte kurortmedizinische Versorgungs- und Beherbergungsinfrastruktur vorzuhalten ist.

Ausgestaltung und Umfang der vorzuhaltenden kurmedizinischen Infrastruktur (z. B. Inhalatorien, Therapiebecken, Terrainkurwege, Kurmittelhäuser oder Wassertretanlagen) sind abhängig von der jeweiligen Prädikatisierung (→ Kap. 4.3 und → Kap. 4.4).

> Die meisten Kurorte und Heilbäder befinden sich im ländlichen Raum. Die kurmedizinische Infrastruktur trägt auch wesentlich dazu bei, die medizinische Versorgung der dort lebenden Bevölkerung zu sichern.

Teilnehmer einer stationären Kur werden i. d. R. in einer Kurklinik untergebracht, in der sich häufig medizinische Versorgungs-, Therapie-, Verpflegungs- und Beherbergungseinrichtungen unter einem Dach befinden. 2024 gab es in den deutschen Kurorten und Heilbädern über 1.200 Rehabilitationskliniken (vgl. DHV 2024).

Teilnehmer einer ambulanten Kur hingegen müssen sich um Beherbergung und Verpflegung selbst kümmern (und diese auch separat bezahlen), so dass geeignete Verpflegungs- (z. B. Restaurants, Imbisse, Caterer) und Beherbergungsangebote (z. B. Hotels, Ferienwohnungen, Campingplätze) im Ort vorhanden sein müssen.

Im Gegensatz zu den überwiegend im räumlichen Verantwortungsbereich der Klinikträger (z. B. Deutsche Rentenversicherung, Krankenkassen, Deutsches Rotes Kreuz, Caritas, Kirchen, Müttergenesungswerk oder private Klinikbetreiber) durchgeführten stationären Maßnahmen ist die für die ambulanten Maßnahmen erforderliche Infrastruktur auch durch die kurörtlichen Verwaltungen selbst oder in Kooperation mit weiteren Leistungsträgern bereitzustellen. Hierbei ist zu beachten, dass z. B. „Behandlungsmaßnahmen und sonstigen Leistungen der ambulanten Rehabilitation in der Regel in *einer* Einrichtung durchgeführt werden (‚Prinzip der Einheit des Ortes')" und dass das „Rehabilitationsteam der ambulanten Rehabilitationseinrichtung [aus] festangestellte[n] Mitarbeiter[n] (Voll- und ggf. Teilzeitkräfte) mit entsprechendem Arbeitsvertrag" besteht (DRV 2001: 13 f.).

Grundlage für die Durchführung ambulanter Kuren im Rahmen der gesetzlichen Krankenversicherung sind die zwischen dem Deutschen Bäderverband und den Spitzenverbänden der Krankenkassen beschlossenen „Gemeinsamen Grundsätze für die Durchführung ambulanter Kuren (1989)" sowie der zwischen der Kassenärztlichen Bundesvereinigung und dem GKV-Spitzenverband geschlossene Vertrag über die kurärztliche Behandlung (Kurarztvertrag).

Demnach werden gem. § 8 „Ambulante Vorsorgeleistungen … grundsätzlich nur in solchen Kurorten durchgeführt, die den Qualitätsanforderungen der Gemeinsamen Grundsätze für ambulante Vorsorge- und Rehabilitationskuren vom 11. September 1989 zwischen den Spitzenverbänden der Krankenkassen und dem Deutschen Heilbäderverband entsprechen" (KASSENÄRZTLICHE BUNDESVEREINIGUNG 2024b: 8).

„Prinzipiell sind die diesem Vertrag zugrundeliegende Strukturmodelle auch auf Kuren anzuwenden, die nicht von der gesetzlichen Sozialversicherung bezuschusst werden" (DHV/DTV 2024: 58).

4.1.3.2 Kurpark

Der Kurpark stellt einen zentralen Anziehungspunkt für die Gäste dar und ist wesentlicher Bestandteil der artgerechten Kurorteinrichtung. Der Park soll ansprechend gestaltet sein und gärtnerisch bewirtschaftet werden. Die Größe des Kurparks soll den Kapazitäten der Kureinrichtungen und dem Gästeaufkommen angemessen sein.

Während in den hoch prädikatisierten Kurorten und Heilbädern ein Kurpark (ersatzweise eine vergleichbare Anlage mit gleicher Funktionalität) regelhaft vorhanden sein soll, ist in den Luftkurorten und Erholungsorten eine parkähnliche Ruhesphäre hinreichend.

Folgende Bestandteile und Angebote soll ein Kurpark aufweisen:

- Möglichkeiten für kulturelle Veranstaltungen (z. B. Musikmuschel),
- gute Anbindung an die örtlichen Kureinrichtungen (z. B. Trinkkurhalle, Badehaus, Kurtheater),
- gewachsener Pflanzenbestand,
- gepflegte Rasenflächen,
- Blumenbeete,
- befestigte Wege,
- Ruhebänke,
- Wasserspiele.

4.1.3.3 Terrainkurwege

Terrainkurwege sind medizinisch-therapeutische Wanderwege, auf denen der Nutzer unterschiedlichen Reizintensitäten und unterschiedlichen Belastungsgraden ausgesetzt ist. Diese werden durch das jeweilige Wegrelief mit klimaexponierten und geschützten Lagen, Steigungen, Gefällstrecken und Ebenen, besonnten und verschatteten Streckenabschnitten sowie das Vorhandensein von Ruhemöglichkeiten bewirkt. Durch eine vermessene und definierte Streckenführung mit einem Wechsel von Anspannung und Entspannung sowie Schonung und Reizung kann eine dosierte therapeutische Wirkung z. B. hinsichtlich der Belastung von Herz und Kreislauf erreicht werden.

Abhängig von Streckenführung und -länge werden die Belastungsstufen I (leicht, Steigung 1,1–5 %), II (mittel, Steigung 5,1–8 %) und III (schwer, Steigung über 8 %) unterschieden.

Auch Nordic-Walking-Strecken können unter der Voraussetzung einer therapeutisch vermessenen und definierten Streckenführung als Terrainkurwege ausgewiesen werden.

4.1.4 Gastgewerbe und Freizeitbetreuung

Während Kurgäste im Rahmen einer stationären Kur i. d. R. in den vom Kostenträger bereitgestellten Verpflegungs- und Unterkunftseinrichtungen (z. B. Kurklinik oder Sanatorium) versorgt werden, müssen sich die Teilnehmer einer ambulanten Kur selbst um Kost und Logis kümmern. So sind in Kurorten und Heilbädern neben den Kurkliniken oder Sanatorien auch privat geführte gastgewerbliche Verpflegungs- und Beherbergungsbetriebe erforderlich, die neben dem allgemeinen Gästeverkehr auch Kurgäste (kurgemäß) verpflegen und beherbergen können. Hierzu sind folgende Voraussetzungen zu erfüllen:

- den Kurerfolg fördernde und hygienisch einwandfreie Unterkünfte,
- möglichst Klassifizierung nach DeHoGa (Hotel) oder DTV (Ferienwohnung),
- zentrale zertifizierte (z. B. durch die i-Marke des DTV) Informationsstelle, die den Gästen Auskunft über lokale und regionale Angebote sowie über Beherbergungsmöglichkeiten geben kann,
- Möglichkeit einer kurgemäßen Verpflegung (z. B. Schon- oder Trennkost oder Diätverpflegung) entsprechend der Indikationen des Ortes,
- Möglichkeit der Diät-/Ernährungsberatung durch anerkannte Diätfachkräfte bzw. Ernährungsberater (als Mittler zwischen Medizinern, Gastgebern und Kurgästen),
- Qualitätszirkel bestehend aus Badeärzten, Vertretern des Gastgewerbes, Vertretern der Kurverwaltung bzw. der Tourismusstelle sowie einer anerkannten Diätfachkraft bzw. eines anerkannten Ernährungsberaters,
- bei entsprechenden Indikationen des Kurortes eingehende Diätberatung der gastgewerblichen Betriebe sowie gezielte Aufklärung der Patienten,
- Möglichkeiten zur Information und Kommunikation wie z. B. Lese- und Fernsehzimmer oder Räume mit Internetzugang,
- Bücherei,
- Veranstaltungen zur Freizeitgestaltung (bei Beachtung der mittäglichen und nächtlichen Ruhezeiten).

4.1.5 Kur- bzw. Badearzt

Um die kurmedizinische Betreuung der Kurgäste sicherzustellen, muss in den hochprädikatisierten Kurorten bzw. Heilbädern ein niedergelassener Bade- bzw. Kurarzt (beide Begriffe können synonym verwendet werden) vorhanden sein.

Hierbei handelt es sich i. d. R. um praktische Ärzte oder Fachärzte für Allgemeinmedizin, die eine Zusatzweiterbildung nach der Weiterbildungsordnung der Ärztekammer zum Bade- und Kurarzt absolviert haben und somit die Zusatzbezeichnung **„Balneologie und Medizinische Klimatologie“** führen dürfen. Diese Weiterbildung ist Voraussetzung für die Genehmigung der Kassenärztlichen Vereinigung, am Vertrag über die kurärztliche Behandlung (Kurarztvertrag) teilzunehmen. Auch Ärzte, die die Zusatzbezeichnung **„Physikalische Therapie und Balneologie“** (diese Weiterbildung wird derzeit nicht mehr angeboten) führen, können am Kurarztvertrag teilnehmen.

Die von den Ärztekammern vorgeschriebenen Weiterbildungskurse zum Erwerb der Zusatzbezeichnung „Physikalische Therapie und Balneologie“ bzw. „Balneologie und Medizinische Klimatologie“ werden vom Verband Deutscher Badeärzte organisiert und durchgeführt. „Die Zusatz-Weiterbildung Balneologie und Medizinische Klimatologie umfasst in Ergänzung zu einer Facharztkompetenz die Anwendung balneologischer Heilmittel und therapeutischer Klimafaktoren in Prävention, Therapie und Rehabilitation“ (BUNDESÄRZTEKAMMER 2019: 306). Inhaltlich werden in dem 2 × 40-stündigen Kurs (Kosten: 700,- Euro für Mitglieder des Verbandes und 750,- Euro für Nichtmitglieder, Stand 2025) Kompetenzen zu den Wirkungsmechanismen, den Therapiemitteln, der Indikationsstellung und Verordnungsweise sowie zum kurorttherapeutischen Konzept vermittelt (vgl. VERBAND DEUTSCHER BADEÄRZTE 2024).

Die Bezeichnung „Badearzt" oder „Kurarzt" kann nur geführt werden, wenn der Arzt in einem anerkannten Kurort oder Heilbad tätig ist.

Badeärzte spielen im kurörtlichen Netzwerk eine wesentliche Rolle: Sie sind besonders gut mit den örtlichen Gegebenheiten und mit den Einsatzmöglichkeiten und Wirkungen der natürlichen Heilmittel bzw. -verfahren vor Ort vertraut und können daher den für den Kurgast optimalen Behandlungsplan erstellen.

Jede Kur beginnt zunächst mit einem badeärztlichen Aufnahmegespräch, in dessen Rahmen eine Sichtung der Befund-Unterlagen (Anamnese) des verordnenden Arztes und eine Untersuchung des Kurpatienten erfolgen. Auf dieser Basis erstellt der Badearzt einen individuellen Therapieplan, der auf die Disposition des Kurpatienten abgestimmt ist. Entsprechend der Disposition und der Therapieziele werden die vorgesehenen Kuranwendungen und Therapien vom Badearzt verordnet und zeitlich geplant.

Im Verlauf der Kurmaßnahme überprüft und bewertet der Badearzt die Fortschritte des Kurpatienten und passt die verordneten Anwendungen und den Therapieplan ggf. an.

Zum Ende der Kur führt der Badearzt eine Abschlussuntersuchung durch und dokumentiert die durchgeführten Maßnahmen, die Ergebnisse sowie ggf. Empfehlungen zur weiteren Behandlung (Nachsorge) in einem Kurbericht für den behandelnden Arzt im Heimatort des Kurgastes.

Falls erforderlich, stellt er auch die Kurarztbescheinigung für den Arbeitgeber oder die Krankenkasse bzw. -versicherung aus.

Die Aufgaben des Kur- bzw. Badearztes sind in der Anlage 1c des Kurarztvertrages geregelt:

Definition | Aufgaben des Kur- bzw. Badearztes

„Die Leitung einer Ambulanten Vorsorgeleistung obliegt dem dazu qualifizierten Kurarzt. Die kurärztliche Tätigkeit erfordert eine an den Beschwerden und Problemen ganzheitlich ausgerichtete Betreuung des Patienten im diagnostischen und insbesondere im therapeutischen Bereich. Hierzu gehören neben Anamneseerhebung, klinischer Untersuchung und ggf. weiterer Diagnostik die Darstellung, Verordnung und Überwachung des komplexen Systems der Vorsorgemaßnahme mit balneotherapeutischen, hydrotherapeutischen und klimatologischen, bewegungstherapeutischen, physikalischen, entspannenden, edukativen, psychoedukativen und diätetischen Maßnahmen und – wenn notwendig – der medikamentösen Basistherapie. Gleichzeitig muss der Kurarzt die Ambulante Vorsorgeleistung unter besonderer Berücksichtigung begleitender Maßnahmen und spezieller indikationsbezogener gesundheitsfördernder Maßnahmen strukturieren und als Maßnahme in einer psychosozialen Entlastungssituation organisieren."

Wissen | Aufgaben des Kurarztes

Zu den detaillierten Aufgaben des Kurarztes gehören:

- „Aufnahmeuntersuchung mit biografischer, sozialer, krankheits- und risikoorientierter Anamneseerhebung, insbesondere Erfassung, Objektivierung und Gewichtung von Risikofaktoren als Basis des individuellen Vorsorgeplanes.
- kurortmedizinisch fokussierte Patienteninformation und Beratung.
- klinische Untersuchung, einschließlich der Aufnahmeuntersuchung, sowie die Darstellung, Verordnung und Überwachung des Therapieverlaufs der komplexen kurortmedizinischen Therapie.
- die Koordination des multidisziplinären Therapieansatzes.
- zu den einzelnen Therapieansätzen zählen u. a. balneotherapeutische, hydrotherapeutische, klimatologische, bewegungstherapeutische, physikalische, entspannende, edukative, psychoedukative und diätetische Maßnahmen und – wenn notwendig – die medikamentöse Basistherapie unter der Berücksichtigung des multimodalen und multidisziplinären Therapieansatzes.
- Aufstellung und Erläuterung eines schriftlichen individuellen Vorsorgeplanes mit Angabe der anzuwendenden Maßnahmen unter Einbeziehung der allgemeinen und individuellen gesundheitsfördernden Angebote am Kurort zur Erreichung des Behandlungszieles mit Motivierung des Patienten zur Teilnahme.
- im Verlauf der Ambulanten Vorsorgeleistung Beratungen und ergänzende Verordnungen, ggf. Korrektur der Verordnung nach der individuellen Reagibilität auf die Reiz-Reaktions-Behandlung im Hinblick auf das Vorsorgeziel.
- ambulante Vorsorge unter besonderer Berücksichtigung begleitender und spezieller indikationsbezogener gesundheitsfördernder Maßnahmen strukturieren und die Maßnahme in einer psychosozialen Entlastungssituation organisieren.
- Abschlussuntersuchung und Beratung des Patienten über die Behandlungsergebnisse mit Empfehlungen für die Zeit nach dem Aufenthalt am Kurort sowie Berichterstellung.
- Abschlussuntersuchung und Beratung des Patienten, ggf. seiner Bezugsperson über die Behandlungsergebnisse mit gesundheitsbezogenen Empfehlungen für die Zeit nach der Ambulanten Vorsorgeleistung.
- Abschlussbericht mit Dokumentation der durchgeführten Maßnahmen und der Behandlungsergebnisse, Empfehlungen zur weiteren Therapie und Nachbetreuung am Wohnort.

Im Rahmen der Behandlung soll der Kurarzt folgende Methoden – je nach Indikationsstellung – in den Vorsorgeplan einbeziehen:

- Balneo- und Hydrotherapie in den verschiedenen Formen,
- Klimatherapie,
- aktive und passive Bewegungstherapie mit verschiedenen Formen der Übungsbehandlung und Krankengymnastik,
- weitere Verfahren der physikalischen Therapie,
- Ernährung, Maßnahmen zum Ressourcen- und Stressmanagement, Entspannungsverfahren Psychoedukation.

Ergänzend zu diesen speziellen Maßnahmen soll der Kurarzt auf den Patienten abgestellte individuelle gesundheitsfördernde und -trainierende Maßnahmen für Risikogruppen und chronisch Kranke im Vorsorgeplan berücksichtigen. Bei diesen Maßnahmen sollen ein spezielles Wissen über den Umgang mit der jeweiligen Gesundheitsstörung oder Krankheit vermittelt und Hilfen zur Selbsthilfe angeboten und trainiert werden. Dies trifft vor allem folgende Krankheitsbilder:

- Asthma und Zustand nach Atemwegserkrankungen mit Kurzatmigkeit, Einschränkung der körperlichen Leistungsfähigkeit,
- Allergien,
- Stoffwechselerkrankungen, insbesondere Diabetes,
- Herz-/Kreislauferkrankungen,
- Hauterkrankungen,
- Gelenkerkrankungen, insbesondere degenerative und entzündliche rheumatische Erkrankungen.

Je nach therapeutischer Notwendigkeit sollen Gruppen- oder Einzeltherapien zur allgemeinen Gesundheitsvorsorge, Gesundheitsbildung und -erziehung einbezogen werden. Grundsätzlich sollen bei diesen Maßnahmen des Gesundheitstrainings (Motivation zu verhaltenspräventiven Maßnahmen) auch die Begleitung des Patienten einbezogen werden, wobei Art und Umfang der Maßnahmen von deren therapeutischer Notwendigkeit abhängen:

- Patientengesprächsseminar für spezielle Risiko- oder Krankheitsgruppen (z. B. Diabetiker, Hypertoniker, Allergiker, Asthmatiker, Rheumatiker und für die besonderen Probleme im Alter),
- Themenzentrierte Selbsterfahrungsgruppen zur Klärung des Krankheitserlebens,
- Ernährungsseminare,
- Ernährungsberatung mit praktischen Übungen (z. B. in Lehrküchen),
- Raucherentwöhnung,
- Entspannungstechniken,
- Bewegungstraining."

(KASSENÄRZTLICHE BUNDESVEREINIGUNG/GKV SPITZENVERBAND 2025: 25 ff.)

2023 waren in Deutschland 524 vertragsbereite Kur- und Badeärzte niedergelassen (vgl. KASSENÄRZTLICHE BUNDESVEREINIGUNG 2024a), so dass bei 314 hochprädikatisierten Kurorten und Heilbädern (Ort im Sinne einer Verwaltungseinheit, mehrfach prädikatisierte Orte zählen hier als ein Ort, → Kap. 4.2.5) knapp zwei Kur- bzw. Badeärzte auf einen Ort kommen.

Dieser rein rechnerische Wert darf nicht über den tatsächlichen Mangel an Kur- bzw. Badeärzten hinwegtäuschen: Während in einigen Kurorten und Heilbädern gleich mehrere Kur- und Badeärzte niedergelassen sind – z. B. in Bad Nauheim acht, in Bad Mergentheim und Wyk auf Föhr jeweils fünf, in St. Peter-Ording vier (vgl. → Kap. 4.4.2.5; KURVERWALTUNG BAD MERGENTHEIM 2024; HEILBÄDERVERBAND SCHLESWIG-HOLSTEIN 2024b) – haben andere Kurorte mit einem akuten Mangel (z. B. bedingt durch den Eintritt in den Ruhestand) an Kur- bzw. Badeärzten zu kämpfen. „Schon heute gibt es nach offiziellen Schätzungen mehr als 50 Orte, die dieses Kriterium nicht mehr erfüllen und die sich nur dank kreativer Lösungen wie der Zweitniederlassung eines Mediziners aus einem benachbarten Kurort über Wasser halten“ (KURVERWALTUNG BAD MERGENTHEIM 2024).

Der Deutsche Heilbäderverband hat auf diese Mangelsituation reagiert: Musste bis 2019 ein Kur- bzw. Badearzt in einem hochprädikatisierten Kurort *niedergelassen* sein, so ist es seither hinreichend, wenn dieser dort lediglich *tätig* ist. Eine Niederlassung ist somit nicht mehr erforderlich, um eine hohe Prädikatisierung zu erhalten bzw. diese zu wahren.

Zudem gelten seit 2024 neue Regelungen, die die Tätigkeit als Kur- bzw. Badearzt attraktiver machen sollen. So sind z. B. die im Kurarztvertrag geregelten Pauschalen um 18,75 % erhöht worden, Vorbereitungsgespräche mit Patienten können mit dessen Einverständnis per Videokonferenz (sog. Telemedizin) durchgeführt werden und der bürokratische Aufwand ist gemindert worden. Ist in einem anerkannten Kurort nur ein Badearzt tätig, können nun auf Antrag bei der zuständigen Kassenärztlichen Vereinigung bis zu drei weitere am Kurarztvertrag teilnehmen. Auch ist es nun möglich, dass ein Badearzt in weiteren Kurorten tätig ist (vgl. DEUTSCHES ÄRZTEBLATT 2023).

> Ist in einem Kurort oder Heilbad jedoch kein Kur- bzw. Badearzt tätig, fehlt ein wesentliches Kriterium zur Anerkennung als hochprädikatisierter Kurort. Eine Aberkennung des Prädikats und eine mögliche Anerkennung als lediglich niedrig prädikatisierter Erholungsort, Luftkurort oder Seebad ohne kurortmedizinischen Hintergrund könnten die Folge sein.

4.1.6 Kurseelsorge

Schon seit alters her basiert das Kurwesen auf dem Prinzip eines gesunden Körpers und eines gesunden Geistes (→ Kap. 2.2.1). Der Heilerfolg hängt also auch von mentalen Aspekten ab, Körper und Seele sollen sich idealerweise in einem Gleichgewicht befinden. Daher ist eine psychologische Begleitung häufig Bestandteil der

Therapiekonzepte, bei den Prädikaten Heilbad und Heilklimatischer Kurort ist diese sogar vorgeschrieben. Hierzu ist nicht zwingend eine Psychotherapie oder der Einsatz eines Psychotherapeuten erforderlich. Eine mentale Stärkung des Kurgastes kann z. B. auch durch ausgebildete Angehörige verschiedener Sozialberufe oder durch die Kurseelsorge bewirkt werden.

In vielen Kurorten und Heilbädern bieten Kirchen und Religionsgemeinschaften z. T. seit vielen Jahren (z. B. gibt es die Kurseelsorge des Kirchenkreises Vlotho in Bad Qeynhausen seit über 160 Jahren) eine kurseelsorgerische Betreuung für Kurgäste an, die sich fernab ihres gewohnten Lebensumfeldes und teilweise seit Jahren erstmals ohne den Lebenspartner mit den Themen Lebensweise, Krankheit oder möglicherweise Tod auseinandersetzen müssen.

Zum Sinn eines kurseelsorgerischen Angebots führte Burkhard Stoyke vom Deutschen Heilbäderverband 2003 aus:

> „Die Konzentration während einer Kurmaßnahme auf die eigene gesundheitliche Verfassung nötigt zur Auseinandersetzung mit sich selbst; mit den bewusst oder weniger bewusst erlebten Grenzerfahrungen, dass Gesundheit, Heilungsmöglichkeiten, ja selbst dem Leben natürliche Grenzen gesetzt sind. Statt die Krankheit, das Leiden und die Abhängigkeit von fremder Hilfe als persönliches Versagen zu erleben, kann diese Situation in eine Chance umgewandelt werden, die bisherige Lebensweise umzustellen oder auch bei bleibenden Beeinträchtigungen diesem Leben einen Sinn abgewinnen zu müssen, das nicht in Menschenhand liegt" (STOYKE 2024).

Als Beispiel sei das Angebot der Kurseelsorge im Mineral- und Thermalheilbad Bad Krozingen vorgestellt (KURSEELSORGE BAD KROZINGEN 2024):

- „Wir fördern Besinnung und Austausch im Blick auf Lebensthemen und begleiten Menschen bei der Suche nach einem erfüllten und gelingenden Leben – auch mit Krankheit, Leiden oder Einschränkung,
- Wir ermöglichen eine Sensibilisierung für Fragen des Glaubens und bieten verschiedene Zugänge zu den „Quellen des Heils" aus Religion und Kultur, Spiritualität und Lebensweisheit, Kunst und Architektur, Geschichte und Brauchtum, Literatur und Musik,
- Wir unterstützen Menschen darin, ihre Persönlichkeit und ihre Identität zu stärken,
- Wir begleiten Menschen in Fragen der Gestaltung ihrer Beziehungen oder der beruflichen und persönlichen Neuorientierung, sodass Menschen ihre Situation und ihre Bedürfnisse benennen und (neue) Möglichkeiten für sich entdecken können,
- Wir stehen für Einzelgespräche und für Gespräche in Gruppen zur Verfügung,
- Wir sind offen für das (seelsorgliche) Gespräch mit dem Personal der Einrichtungen und wirken bei Fortbildungsveranstaltungen,
- Wir feiern Gottesdienste und gestalten Meditationen und Gebete in verschiedenen Formen,

- Wir bieten Vorträge, Diskussionen, Bibelgespräche, Seminare, spirituelle Wanderungen, Meditationsübungen sowie Konzerte und musisch-kreative gemeinschaftsstiftende Angebote an."

4.1.7 Hygienische Anforderungen

Sowohl in den Kurorten und Heilbädern im Allgemeinen als auch in den jeweiligen Kureinrichtungen im Speziellen sind die gesetzlichen Vorgaben hinsichtlich folgender Aspekte zu erfüllen:

- hygienische
  (z. B. Verordnung über die Qualität von Wasser für den menschlichen Gebrauch),
- umweltrechtliche
  (z. B. Verordnung über Anforderungen an das Einleiten von Abwasser in Gewässer),
- gesundheitliche
  (z. B. Trinkwasserversorgung, staubarme Müllabfuhr, Abfallbeseitigung, Abwasserabführung und -reinigung, Lebensmittelversorgung, Maßnahmen gegen Emissionen und Immissionen, Hygiene in Schwimmbädern).

Für Heilbäder, Kurorte, Luftkurorte, Erholungsorte und Heilbrunnenbetriebe sowie für die dort ggf. angewendeten Heilmittel gelten die erhöhten hygienischen, ökologischen, medizinischen, bakteriologischen und balneologischen Anforderungen (→ Kap. 4.3 und 4.4).

4.1.8 Umweltschutz

Die ortsgebundenen Ressourcen in Form von Heilmitteln des Bodens, des Klimas, des Meeres und des umgebenden Landschaftsraums sowie die entsprechenden Kureinrichtungen stellen eine Grundvoraussetzung für den Kurbetrieb dar. Daher ist darauf zu achten, dass deren gesundheitsfördernden Eigenschaften gewahrt bleiben, auch, indem Aspekte des Umweltschutzes in besonderem Maße beachtet werden. So wird z. B. bei weitergehenden Bauvorhaben eine Umweltverträglichkeitsprüfung (UVP) empfohlen.

Hinsichtlich des Umweltschutzes und der Wahrung einer hohen Umweltqualität sind folgende Punkte zu beachten:

- Reduzierung von Lärm und Abfall,
- Reduzierung von CO_2-Emissionen,
- Maßnahmen der Verkehrsberuhigung,
- Vernetzung nachhaltiger Mobilitätsangebote (auch regional und überregional),
- Schutz der Wälder und weiterer Ökosysteme,
- Schutz der Gewässer (stehende und fließende, ober- und unterirdische),
- Schutz der ggf. vorhandenen Heilquellen (gem. der Richtlinien für Heilquellenschutzgebiete),

- Umweltschutzmaßnahmen in Betrieben der touristischen und der weiteren Infrastruktur.

4.1.9 Qualitätssicherung

Die umfassenden Begriffsbestimmungen des DHV und DTV stellen die Voraussetzungen zur Sicherstellung einer gewissen **Strukturqualität** in den Kurorten und Heilbädern dar. Der Kurerfolg als **Ergebnisqualität** hängt jedoch nicht nur von dieser Strukturqualität im Sinne einer Grundvoraussetzung ab, sondern auch von der **Prozessqualität**. Diese wird wesentlich bestimmt durch die Qualität der Heilmittel und der Qualität des Personals. Die Qualität der Heilmittel ist in den Begriffsbestimmungen des DHV/DTV sowie in den entsprechenden Gesetzen und Verordnungen des Bundes und der Länder eingehend geregelt (→ Kap. 3). Die Qualifizierung des Personals ist in den Berufsordnungen sowie in den Aus- und Weiterbildungsrichtlinien des Bundes und der Länder festgeschrieben. Hinsichtlich der besonderen Aspekte der Kurortmedizin und -therapie hat der Deutsche Heilbäderverband e. V. 2008 die Qualitätsnormen für die komplexe Anwendung von Kur- und Heilmitteln in den anerkannten Heilbädern und Kurorten formuliert (vgl. DHV 2008), in denen festgeschrieben ist, „welche Leistungen am Kurort durch welche Berufe bzw. Berufsgruppen zu erbringen sind. In den Rechtsbeziehungen zwischen den Kurorten und der gesetzlichen Krankenversicherung sind sie – über die gesetzlichen Bestimmungen hinaus – Teil der Leistungs- und Vergütungsvereinbarungen. Die Anforderungen an die ärztliche Versorgung bei ambulanten Kuren sind im Kurarztvertrag geregelt“ (DHV/DTV 2024: 40; vgl. KURARZTVERTRAG §§ 3 ff.).

Hinsichtlich des Qualitätsmanagements im Bereich der ambulanten und stationären Rehabilitationsleistungen finden sich im SGB IX § 37 sowie in der „Gemeinsame[n] Empfehlung Qualitätssicherung nach § 37 Abs. 1 SGB IX der Bundesarbeitsgemeinschaft für Rehabilitation e. V.“ nähere Hinweise (vgl. BUNDESARBEITSGEMEINSCHAFT FÜR REHABILITATION 2018).

Die im Kurbetrieb tätigen Mitarbeiter müssen die entsprechenden Qualifikationen besitzen und diese durch Fortbildung oder Erfahrungsaustausch sichern und ausbauen. Zur Sicherstellung und Verbesserung des Kurerfolgs soll die Kurverwaltung daher zu regelmäßigen **Qualitätszirkeln** einladen. Hinzu kommen die Qualitätssicherungs- und Weiterentwicklungssysteme der Träger der Kureinrichtungen wie z. B. der Deutschen Rentenversicherung oder der privaten Klinikbetreiber.

Da die natürlichen und abgeleiteten Ausstattungsfaktoren nicht über Jahre unverändert bleiben, sind Kurorte und Heilbäder hinsichtlich ihrer Prädikatisierung nach längstens **zehn Jahren** einer erneuten Prüfung zu unterziehen. Hierbei wird sowohl nach Aktenlage als auch im Rahmen einer Ortsbegehung überprüft, ob die Voraussetzungen der Anerkennung als Kurort bzw. Heilbad noch gegeben sind.

Im Ergebnis wird im Rahmen eines Gutachtens eine Empfehlung hinsichtlich der Fortführung der Prädikatisierung – ggf. mit Auflagen und Hinweisen zu Optimierungspotenzialen – ausgesprochen. Liegen die Voraussetzungen einer Prädikatisierung nicht mehr vor, ist ein Aberkennungsverfahren einzuleiten. Sollte ein Ort mehrfach prädikatisiert sein, ist auch die Aberkennung lediglich eines einzelnen Prädikats möglich.

Generell kann ein Kurort bzw. ein Heilbad freiwillig auf eine bestimmte Prädikatisierung verzichten und eine andere Prädikatisierung beantragen, für die ggf. Auflagen in geringerem Umfang zu erfüllen sind. So kann sich z. B. ein Seeheilbad als Seebad mit kurortmedizinischem Hintergrund prädikatisieren lassen.

4.1.10 Kur- und tourismusspezifische Ortseinnahmen

Grundsätzlich ist es schwierig, die aus dem speziellen Kurbetrieb resultierenden Ortseinnahmen (im Sinne von Einnahmen für die Kommune aus Steuern und Abgaben) von den aus dem allgemeinen Tourismusbetrieb resultierenden Einnahmen abzugrenzen. Zudem ist es nur schwer möglich, kommunale Einnahmen z. B. aus der Grund- und der Gewerbesteuer sowie aus den der Gemeinde zufließenden Anteilen an der Einkommens- und Umsatzsteuer dem Kur- bzw. Tourismussektor eindeutig zuzuordnen.

Gleichwohl gibt es zwei Arten von Ortseinnahmen, die sich zweifelsfrei dem Kur- und Tourismussektor zuordnen lassen: Die **Kurabgabe** und die **Tourismusabgabe** können abhängig von der jeweiligen Landesgesetzgebung i. d. R. ausschließlich von staatlich anerkannten Kur- und Tourismusorten erhoben werden.

Weiterhin zeichnen sich Kurorte und Heilbäder auch dadurch aus, dass sie neben den örtlichen Heilmitteln und -verfahren und einer umfangreichen kurmedizinischen Infrastruktur einen hohen Freizeit- und Erholungswert in einer attraktiven Umgebung bieten. Da ist es nicht verwunderlich, dass Einwohner anderer Orte eine Zweitwohnung, sei es als Eigentum oder zur Miete, in einem Tourismusort, einem Kurort oder einem Heilbad innehaben. Vor diesem Hintergrund kann die **Zweitwohnungssteuer** ebenfalls als eine kur- und tourismusspezifische Ortseinnahme bezeichnet werden.

Ebenso wie die Anerkennungskriterien und -verfahren für Kurorte und Heilbäder (⟶ Kap. 4.2) sind auch die Regelungen zu den kur- und tourismusspezifischen Ortseinnahmen wie der Kurabgabe, der Tourismusabgabe oder der Zweitwohnungssteuer in den entsprechenden Gesetzen und Verordnungen der Bundesländer festgeschrieben. Hinzu kommen die entsprechenden Satzungen im Ortsrecht der jeweiligen Städte und Gemeinden.

In den jeweiligen Landes- und Ortsrechten können sehr unterschiedliche Regelungen getroffen werden. Die nachfolgenden Ausführungen, die exemplarisch auf der Landesgesetzgebung Schleswig-Holsteins sowie auf dem Ortsrecht der Gemeinde Timmendorfer Strand basieren, sind somit nicht ohne Weiteres auf alle Bundesländer übertragbar.

4.1.10.1 Kurabgabe

Zur Finanzierung der vorgehaltenen kurörtlichen Infrastruktur kann durch die Stadt-, Gemeinde- oder Ortsverwaltung eine Kurabgabe erhoben werden.

> Voraussetzung ist, dass der Ort oder ein Ortsteil als Heilbad, Kurort oder Erholungsort staatlich anerkannt ist (hinsichtlich der Erholungsorte gibt es im jeweiligen Landesrecht unterschiedliche Regelungen) und im Ortsrecht eine Satzung zur Erhebung einer Kurabgabe erlassen worden ist.

Bei der Kurabgabe handelt es sich um eine öffentlich-rechtliche Abgabe besonderer Art, mithin also weder um eine Gebühr noch um eine Steuer, so dass der Begriff Kurtaxe nicht korrekt ist. **Erhebungsberechtigt** sind ausschließlich öffentlich-rechtliche Verwaltungen wie z. B. die örtliche Kurverwaltung, die das Erhebungsgebiet festlegen und die Höhe der Abgabe regelmäßig aufwandsgerecht kalkulieren. Sowohl eine Zonierung als auch eine zeitliche Staffelung nach Saisonzeit sind möglich.

Nachfolgend findet sich ein beispielhaftes Schema zur Berechnung der Höhe der Kurabgabe:

Finanzielle Aufwendungen für die Unterhaltung, Verwaltung und das Betreiben der Einrichtung
+ Aufwendungen für Veranstaltungen
+ Aufwendungen für anteilige Verwaltung im Rahmen der Tourismusförderung und -organisation
+ Abschreibungen auf das Anlagevermögen
+ kalkulatorische Verzinsung des Eigenkapitals

= Gesamtbetrag des Kurort- bzw. Erholungsortaufwandes

– Einnahmen aus Kurmittelleistungen
– weitere Entgelte und Gebühren (z. B. Eintritt zu Veranstaltungen / Konzerten)

– Eigenanteil der Gemeinde (üblich 40 % bis 25 %)

= ungedeckter Kurort- bzw. Erholungsortaufwand

– etwaiger Anteil der durch die Tourismusabgabe gedeckt wird

= umlagefähiger Kurort- bzw. Erholungsaufwand

÷ Anzahl der Gästeübernachtungen p.a.

= Kurabgabe pro Person/Tag

Die Kurabgabe ist **zweckgebunden** für die „Herstellung, Verwaltung und Unterhaltung der zu Kur- und Erholungszwecken bereitgestellten öffentlichen Einrichtungen“ (KAG SCHLESWIG-HOLSTEIN § 10 Abs. 2) zu verwenden, das eingenommene Geld muss also dem Gast (direkt oder indirekt) wieder zugutekommen.

> „Die Kurabgabe wird von allen Personen, die im Erhebungsgebiet Unterkunft nehmen oder eine Unterkunft innehaben, ohne dort ihren gewöhnlichen Aufenthalt zu haben (ortsfremd), als Gegenleistung dafür erhoben, dass ihnen die Möglichkeit geboten wird, öffentliche Einrichtungen zu benutzen und an Veranstaltungen teilzunehmen. Die Kurabgabe kann stattdessen oder ergänzend auch von ortsfremden Personen erhoben werden, die sich im Erhebungsgebiet ohne Unterkunftnahme aufhalten und denen die in Satz 1 genannten Möglichkeiten geboten werden“ (KAG SCHLESWIG-HOLSTEIN § 10 Abs. 3).

Als ortsfremd gelten auch Personen, die im Erhebungsgebiet eine Zweitwohnung innehaben (Eigentum oder Miete) und diese überwiegend zu Erholungszwecken nutzen. Diese Personen zahlen im Regelfall eine Jahreskurabgabe, diese entspricht i. d. R. dem 28-fachen des Tagessatzes.

Bei Übernachtungsgästen wird die Kurabgabe als sog. **Übernachtungskurabgabe** beim Beherbergungsgeber entrichtet, der diese an die kommunale Verwaltung weiterleitet. Besucher, die als Tagesgast im Erhebungsbiet verweilen, können zu einer **Tageskurabgabe** herangezogen werden. Diese kann z. B. beim Betreten des Kurparks oder beim Besuch des Strandes erhoben werden. In einigen Seebädern ist dann von **Strandkurabgabe** oder **Strandbenutzungsgebühr** die Rede. Die Tageskurabgabe kann in der Höhe von der Übernachtungskurabgabe abweichen.

Die Kurabgabe wird von allen Personen erhoben, die im Erhebungsgebiet anwesend sind, unabhängig vom Zweck der Anwesenheit. Somit gilt die Abgabepflicht nicht nur für Kurgäste, sondern z. B. auch für Erholungs- oder Geschäftsreisende. Im Landesrecht oder in den jeweiligen Ortssatzungen können abweichende Regelungen festgelegt sein. „Kurabgabesatzungen können aus sozialen, kulturellen oder sonstigen wichtigen Gründen Ermäßigungen und die teilweise oder vollständige Befreiung für Personen oder Personengruppen von der Kurabgabepflicht vorsehen. Insbesondere kann die Anerkennung von Kurabgaben, die in anderen Gemeinden entrichtet wurden, bestimmt werden“ (KAG SCHLESWIG-HOLSTEIN § 10 Abs. 4).

So ist es z. B. gemäß der Satzung über die Erhebung einer Kurabgabe in der Gemeinde Timmendorfer Strand möglich, Teilnehmer an Tagungen und Kongressen auf Antrag von der Kurabgabepflicht befreien zu lassen. Auch gilt die Abgabepflicht nicht für Personen, die das 18. Lebensjahr noch nicht vollendet haben.

4.1.10.2 Tourismusabgabe

Bei der Tourismusabgabe (früher auch als Fremdenverkehrsabgabe bezeichnet) handelt es sich ebenso wie bei der Kurabgabe um eine öffentlich-rechtliche Abgabe besonderer Art, deren Höhe regelmäßig aufwandsgerecht zu kalkulieren ist und deren Einnahmen zweckgebunden zu verwenden sind. **Erhebungsberechtigt** sind auch hier ausschließlich öffentlich-rechtliche Verwaltungen wie z. B. die örtliche Kurverwaltung. Jedoch ist der Kreis der erhebungsberechtigten Orte bzw. Ortsteile weiter gefasst: neben staatlich anerkannten Erholungsorten, Kurorten und Heilbädern darf die Tourismusabgabe auch von anerkannten Tourismusorten erhoben werden.

Die grundsätzlichen Unterschiede bestehen im Verwendungszweck und im Kreis der Abgabepflichtigen.

Der **Hauptverwendungszweck** der Einnahmen aus der Tourismusabgabe ist die Finanzierung der Ausgaben für die Bewerbung des Ortes (vgl. KAG SCHLESWIG-HOLSTEIN § 10 Abs. 7), wie z. B. Kosten für Anzeigenschaltung, Messeauftritte, Gastgeberverzeichnis, Personalkosten für Mitarbeiter in der Marketingabteilung oder die Erstellung von (online-) Werbematerialien.

Weiterhin können die Einnahmen aus der Tourismusabgabe auch ähnlich wie die Einnahmen aus der Kurabgabe verwendet werden: Ist der Ort als Erholungsort, Kurort oder Heilbad anerkannt, können die Einnahmen für die Herstellung, Verwaltung und Unterhaltung der zu Kur- und Erholungszwecken bereitgestellten öffentlichen Einrichtungen verwendet werden. Im Falle einer Anerkennung als Tourismusort ist eine Verwendung für die Herstellung, Verwaltung und Unterhaltung der zu kulturellen und touristischen Zwecken bereitgestellten öffentlichen Einrichtungen möglich.

Aus dem Hauptverwendungszweck ergibt sich auch der Kreis der **Abgabepflichtigen**. Die Tourismusabgabe wird nicht von den Gästen entrichtet, sondern von den Betrieben (natürliche und juristische Personen), denen aus dem Kur- und Tourismusbetrieb „**wirtschaftliche Vorteile** geboten werden" (KAG SCHLESWIG-HOLSTEIN § 10 Abs. 8). Die Landesgesetzgeber sind bei der Formulierung der Vorschriften davon ausgegangen, dass die tourismus- und kurbetriebsfördernden Maßnahmen von denjenigen getragen werden sollen, denen der Kurbetrieb oder Tourismus besondere wirtschaftliche Vorteile bringt. Hierzu zählen neben den unmittelbaren Vorteilsnehmern wie z. B. dem Gastgewerbe, Handelsbetrieben, Kurkliniken, Strandkorbvermietern oder Verkehrsbetrieben auch mittelbare Vorteilsnehmer wie z. B. Architekturbüros, Bauunternehmen, Fahrradverleih oder auch Bestattungsunternehmen.

Hinsichtlich der Berechnungsgrundlage gibt es in den deutschen Tourismusabgabesatzungen erhebliche Unterschiede. Neben dem tourismusbedingten Teil der umsatzsteuerbereinigten jährlichen Einnahmen sehen einige Ortssatzungen z. B. Produktionsfaktoren wie Stühle und Tische eines Restaurants, Betten eines Hotels, Strandkörbe eines Strandkorbvermieters, Mitarbeiter eines Handwerksbetriebes oder Regalmeter eines Einzelhandelsgeschäfts als Berechnungsgrundlage vor. Alle Ansätze müssen jedoch derart gestaltet sein, dass den gleichen wirtschaftlichen Vorteilen auch die gleiche Abgabenhöhe gegenübersteht.

In der → Tabelle 28 werden die wesentlichen Merkmale der Kur- und der Tourismusabgabe zusammengefasst:

	Kurabgabe	Tourismusabgabe
Rechts-grundlage	• Kommunalabgabengesetz • Gemeindesatzung über die Erhebung einer Kurabgabe	• Kommunalabgabengesetz • Gemeindesatzung über die Erhebung einer Tourismusabgabe
erhebungs-berechtigt	staatlich anerkannte Kur- und Erholungsorte	staatlich anerkannte Kur-, Erholungs- und Tourismusorte
Verwendung (zweckgebunden)	für die Herstellung, Verwaltung und Unterhaltung der zu Kur- und Erholungszwecken bereitgestellten öffentlichen Einrichtungen	• Tourismuswerbung • Deckung von Aufwendungen für die Herstellung, Verwaltung und Unterhaltung der zu Kur- und Erholungszwecken bereitgestellten öffentlichen Einrichtungen (im Falle der Anerkennung als Kur- oder Erholungsort) • Deckung von Aufwendungen für die Herstellung, Verwaltung und Unterhaltung der zu kulturellen und touristischen Zwecken bereitgestellten öffentlichen Einrichtungen (im Falle der Anerkennung als Tourismusort)
abgabe-pflichtig	natürliche Personen, die sich im Erhebungsgebiet aufhalten, ohne dort ihren gewöhnlichen Wohnsitz zu haben	natürliche und juristische Personen, denen durch den Tourismus in der Gemeinde wirtschaftliche Vorteile geboten werden

Tab. 28: Kurabgabe und Tourismusabgabe im Vergleich

4.1.10.3 Zweitwohnungssteuer

Für die Aufteilung des gesamten Steueraufkommens (z. B. Anteile an der Einkommenssteuer) auf die Kommunen werden i. d. R. nur die Einwohner mit Hauptwohnung (Erstwohnsitz) berücksichtigt. Einwohner mit Nebenwohnung (Zweitwohnsitz) werden dabei nicht berücksichtigt, obwohl diese zumindest anteilig auch die vorhandene Infrastruktur (u. a. Straßen und Wege, Wasserver- und -entsorgung, Parkanlagen) nutzen und bestenfalls indirekt durch getätigte Umsätze etwas für das Steueraufkommen der Kommune beitragen. Die Zweitwohnungssteuer dient dazu, diesen Personenkreis auch für den gemeindlichen Aufwand zur Bereitstellung der o. g. Infrastruktur heranzuziehen.

Die erste Zweitwohnungsteuer wurde von der als Kneipp-Heilbad anerkannten Gemeinde Überlingen am Bodensee zum 01. Januar 1973 eingeführt. In den darauffolgenden Jahren wurde das Überlinger Modell über alle Instanzen hinweg auf seine Zulässigkeit gerichtlich geprüft. Zehn Jahre später stufte 1983 das Bundesverfassungsgericht die Zweitwohnungsteuer als eine „rechtlich zulässige örtliche Aufwandsteuer" ein.

Außer in Tourismusorten wird in Großstädten sowie in Hochschulstädten die Zweitwohnungssteuer häufig erhoben.

> **Zweitwohnung** im Sinne der Abgabenordnung ist jede Wohnung, die jemand neben seiner Hauptwohnung zu Zwecken des persönlichen oder des Lebensbedarfs seiner Familienmitglieder innehat. Dabei spielt es keine Rolle, ob die Wohnung gemietet ist oder vom Eigentümer selbst bewohnt wird.

Es ist auch unerheblich, ob sich die Hauptwohnung im selben Ort befindet. Die Zweitwohnung ist als Nebenwohnung i. d. R. nach dem Melderecht auch meldepflichtig.

Die Zweitwohnungssteuer ist eine örtliche Aufwandssteuer, die den mit dem Innehaben einer Zweitwohnung verbundenen Aufwand des Zweitwohnungsinhabers besteuert.

Wünschenswert wäre es, den individuell ermittelten Aufwand jedes Einzelnen zu berechnen und zu besteuern und damit einen Wirklichkeitsmaßstab anzuwenden. Da dies aber bei der Menge von Zweitwohnungen einen erheblichen Verwaltungsaufwand zur Folge hätte, haben die Städte und Kommunen die Möglichkeit, einen Wahrscheinlichkeitsmaßstab zugrunde zu legen, der einen plausiblen Bezug zum betriebenen Aufwand haben muss.

Da es sich bei der Zweitwohnungssteuersatzung um Ortsrecht handelt, gibt es keine bundeseinheitliche Festlegung zur Erhebung einer derartigen Steuer. Daher kann an dieser Stelle nur exemplarisch auf die aktuelle Rechtsprechung verwiesen werden.

Gemäß neuer Rechtsprechung (Urteil Oberverwaltungsgericht (OVG) Schleswig vom 24.04.2024, bestätigt in einem weiteren Verfahren (6 LB 6/24) am 09.10.2024 vom OVG Schleswig) ist die Bemessung der Zweitwohnungssteuer mit einem im Wesentlichen nur am Lagewert (Bodenrichtwert) anknüpfenden Steuermaßstab nicht verfassungskonform. Vielmehr hat die Bemessung der Steuer anhand des sog. **Wohnwertes** zu erfolgen, auf den der Steuersatz angewendet wird.

Der Wohnwert wird wie folgt berechnet:

$$\text{Wohnwert} = \text{Lagewert} \times \text{Quadratmeterzahl der Wohnfläche} \times \text{Baujahresfaktor der Wohnung} \times \text{Verfügbarkeitsgrad} \times 100$$

Zur Ermittlung des Lagewertes führt die das Urteil des OVG Schleswig berücksichtigende Satzung über die Erhebung einer Zweitwohnungssteuer in der Gemeinde Timmendorfer Strand in der Fassung vom 12.12.2024 in § 4 Abs. 3 wie folgt aus:

„Zur Ermittlung des Lagewertes ist der Bodenrichtwert desjenigen Grundstücks, auf dem sich die Zweitwohnung befindet (Dividend) durch den höchsten Bodenrichtwert im Gemeindegebiet (Divisor) zu teilen und das Ergebnis der Teilung (Quotient) mit dem Wert „0,5" (Summand) zu addieren. Für die Bestimmung des Lagewertes ist der Bodenrichtwert maßgeblich, der für die Bodenrichtwertzone, in der sich die Zweitwohnung gem. § 2 Abs. 1 befindet, für das dem Erhebungsjahr vorangegangene Kalenderjahr ausgewiesen wird. Der Bodenrichtwert wird vom zuständigen Gutachterausschuss für Grundstückswerte gem. § 196 Baugesetzbuch in Verbindung mit den §§ 14, 15 der Landesverordnung über die Bildung von Gutachterausschüssen und die Ermittlung von Grundstückswerten veröffentlicht. Der jeweils maßgebliche Bodenrichtwert ist zur Ermittlung des Lagewertes wie folgt zu modifizieren:

1. Flächenabhängige Bodenrichtwerte werden einheitlich auf eine Größe von 600 qm,
2. geschossflächenzahlabhängige Bodenrichtwerte werden einheitlich auf eine Geschossflächenzahl von 0,8 umgerechnet.

Ob es sich bei dem konkret zu betrachtendem Bodenrichtwert um einen flächenabhängigen (Nr. 1) oder einen geschossflächenzahlabhängigen (Nr. 2) Bodenrichtwert handelt, geht aus den beschreibenden Merkmalen der veröffentlichten Bodenrichtwerte hervor. Die Umrechnung erfolgt mithilfe der Umrechnungsfaktoren, die den Erläuterungen zu den jeweils geltenden Bodenrichtwerten zu entnehmen sind und vom zuständigen Gutachterausschuss ebenfalls veröffentlicht werden."

Steuerbefreiungen kann es abhängig von der jeweiligen Satzung des Ortes, z. B. bei doppelter Haushaltsführung, für bestimmte Wohnungen (z. B. für therapeutische Zwecke oder Erziehungszwecke), für Einrichtungen zur vorübergehenden Aufnahme pflegebedürftiger Personen, für Straftäter, die in Justizvollzugsanstalten einsitzen, für Minderjährige oder noch in Ausbildung befindliche Personen bei den Eltern, für Soldaten oder Polizeivollzugsbeamte in Gemeinschaftsunterkünften, für Studierende ohne Einkommen oder für Personen mit geringem Einkommen geben.

Wird eine Zweitwohnung von Eigentümer nicht selbst genutzt, sondern in die Ferienvermietung gegeben, wird der für den Eigentümer verfügbare Zeitraum bei der Besteuerung berücksichtigt. § 4(7) der Satzung über die Erhebung einer Zweitwohnungssteuer in der Gemeinde Timmendorfer Strand in der Fassung vom 12.12.2024 regelt hierzu:

„Wird die Wohnung auch zur Vermietung an wechselnde Gäste angeboten (Mischnutzung), wird die nach Abs. 1–5 ermittelte Bemessungsgrundlage mit dem Verfügbarkeitsgrad multipliziert. Dieser stellt den Umfang der Verfügbarkeit der Zweitwohnung für die Steuerpflichtige/den Steuerpflichtigen dar und wird wie folgt bemessen:

100 %	volle/nahezu volle Verfügbarkeit 365–276 Tage (= 0–89 Vermietungstage)
60 %	mittlere Verfügbarkeit 275–216 Tage (= 90–149 Vermietungstage)
30 %	eingeschränkte Verfügbarkeit weniger als 216 Tage (= über 149 Vermietungstage)“

4.1.10.4 Kur- und tourismusspezifische Ortseinnahmen am Beispiel von Timmendorfer Strand

Die Bedeutung der kurortspezifischen Ortseinnahmen für den gemeindlichen Haushalt wird am Beispiel der als Ostseebad prädikatisierten Gemeinde Timmendorfer Strand vorgestellt (⟶ Kap. 4.4.7.5).

Aus der Kurabgabe, der Tourismusabgabe und aus der Zweitwohnungssteuer flossen im Jahr 2023 insgesamt 8.007.466,- € in die Gemeindekasse. Diese Einnahmen machten 19 % des Gemeindehaushaltes (Volumen: 42.340.100,- €) aus und bildeten noch vor der Gewerbesteuer (Volumen: 7.302.000,- €) den größten Einnahmeposten.

Die ⟶ Tabelle 29 gibt eine Übersicht über die kur- und tourismusspezifischen Ortseinnahmen in der Gemeinde Timmendorfer Strand im Jahr 2023:

	Höhe	Staffelung	Einnahmen
Übernachtungs-kurabgabe	3,00 €	Hochsaison 15.05.–15.09	3.195.830,00 €
	1,70 €	Nebensaison 16.09.–14.05.	
Tageskurabgabe	3,00 € (bis 17 Uhr, ab 15 Uhr 1,50 €)	01.05.–15.09.	375.647,00 €
Jahreskur-abgabe	84,00 €		381.943,00 €
Kurabgabeauf-kommen insge-samt			3.953.420,00 €
Tourismus-abgabe	2,88 % der tourismus-bedingten Einnahmen		900.000,00 €
Zweitwoh-nungssteuer	0,80 % des Lagewertes		3.154.046,00 €
Summe			8.007.466,00 €

Tab. 29: Kurabgabe, Tourismusabgabe und Zweitwohnungssteuer in Timmendorfer Strand: Einnahmen und Rahmenbedingungen im Jahr 2023

Seit dem 01.01.2024 beträgt die Übernachtungskurabgabe 3,50 € in der Hochsaison (01.05.–30.09.) und 2,- € in der Nebensaison (01.10.–30.04.).

Auch die Tageskurabgabe ist auf 3,50 € (bis 17 Uhr, ab 15 Uhr 2,00 €) gestiegen, die Jahreskurabgabe auf 98,00 €.

Hinsichtlich der Tourismusabgabe bezieht sich der Abgabesatz von 2,88 % auf den geldwerten Vorteil, der dem Abgabepflichtigen „aus der gemeindlichen Tourismusförderung erwächst. Der Vorteil errechnet sich aus dem tourismusbedingten Teil der umsatzsteuerbereinigten jährlichen Einnahmen des Pflichtigen, multipliziert mit dem durchschnittlichen Gewinnanteil an den Einnahmen der einzelnen Unternehmensart" (SATZUNG ÜBER DIE ERHEBUNG EINER TOURISMUSABGABE IN DER GEMEINDE TIMMENDORFER STRAND § 4 Abs. 1).

Die Zweitwohnungssteuer wird seit dem 12.12.2024 (rückwirkend in Kraft getreten zum 01.01.2019) anhand des Wohnwertes berechnet und beträgt 11 % des Wohnwertes.

4.2 Anerkennung von Erholungsorten, Kurorten und Heilbädern

Orte und Orts- bzw. Gemeindeteile, die über besondere touristische und kurortrelevante Potenziale verfügen, können sich auf Grundlage der Kurortegesetzgebungen und -verordnungen der Bundesländer als staatlich anerkannter Erholungsort, staatlich anerkannter Kurort oder staatlich anerkanntes Heilbad prädikatisieren und auch reprädikatisieren lassen. Abhängig von den jeweiligen Kurortegesetzgebungen der einzelnen Bundesländer kann nach erfolgter Prädikatisierung der Zusatz „staatlich anerkannt" vor oder nach der Artbezeichnung geführt werden.

Definition | Prädikatisierung von Erholungsorten, Kurorten und Heilbädern

Orte und Orts- bzw. Gemeindeteile, die über besondere touristische und kurortrelevante Potenziale verfügen, können sich auf Grundlage der Kurortegesetzgebungen und -verordnungen der Bundesländer als staatlich anerkannter Erholungsort, staatlich anerkannter Kurort oder staatlich anerkanntes Heilbad prädikatisieren und auch reprädikatisieren lassen und den Zusatz „staatlich anerkannt" je nach Landesrecht der Artbezeichnung hinzufügen.

Die → Abbildung 23 zeigt eine nach erfolgreicher Überprüfung und Reprädikatisierung durch das Bundesland Nordrhein-Westfalen vom Regierungspräsidium ausgestellte Urkunde zur Erlaubnis, das Prädikat Heilbad weiterhin führen zu dürfen.

Die entsprechenden Artbezeichnungen unterscheiden **niedrigere** und **höhere Stufen** der Prädikate.

> „Zu den niedrigeren Prädikaten zählen die **Erholungsorte** als Eingangsstufe im Bemühen um eine gesundheitliche Auszeichnung eines Ortes und die darauf aufbauenden **Luftkurorte**" (BÄDORF 2024). Bei den höheren Stufen der **Kurorte** und **Heilbäder** ist das Vorhandensein eines anerkannten Heilmittels oder die Anwendung eines anerkannten Heilverfahrens Voraussetzung.

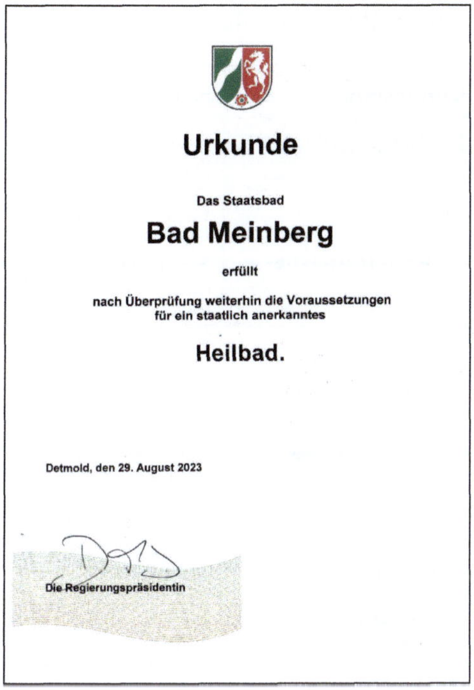
Urkunde

Das Staatsbad

Bad Meinberg

erfüllt

nach Überprüfung weiterhin die Voraussetzungen für ein staatlich anerkanntes

Heilbad.

Detmold, den 29. August 2023

Die Regierungspräsidentin

Abb. 23: Urkunde zur Erlaubnis, das Prädikat Heilbad führen zu dürfen

Ein hoch prädikatisierter Ort, der als Heilbad anerkannt ist, kann den Zusatz **Bad** dem Ortsnamen voranstellen. Dies ist i. d. R. beim Innenministerium des Bundeslandes zu beantragen. Der Zusatz „Bad" kann auch fortgeführt werden, wenn im betreffenden Ort bzw. Ortsteil kein Kurbetrieb mehr stattfindet (z. B. Bad Antogast, Bad Bodendorf, Bad Godesberg, Bad Helmstedt, Bad Oldesloe, Bad Schussenried) bzw. die für den Namenszusatz erforderliche hohe Prädikatisierung entfallen ist (z. B. Bad Blenhorst, Bad Holzhausen, Bad Suderode). In einigen Bundesländern wie z. B. Baden-Württemberg, Bayern, Niedersachsen oder Sachsen findet sich vereinzelt auch die Bezeichnung **Staatsbad** (z. B. Baden-Württembergisches Staatsbad Badenweiler, Bayerisches Staatsbad Bad Kissingen, Niedersächsisches Staatsbad Norderney, Sächsisches Staatsbad Bad Elster). Hierhinter verbirgt sich jedoch kein weiteres Prädikat, sondern lediglich der Hinweis darauf, dass sich bestimmte Kureinrichtungen nicht in Besitz der Kommune, sondern in Besitz des jeweiligen Bundeslandes befinden. Dies ist meist historisch bedingt, da im 18. und 19. Jh. einige Landesherren eigene Kureinrichtungen und -orte erbauen ließen (→ Kap. 2.5.6).

4.2.1 Rechtsgrundlagen und Anerkennungsbehörden

Die staatliche Anerkennung ist mit einem aufwendigen **Prädikatisierungsprozess** und -verfahren verbunden und obliegt je nach Bundesland unterschiedlichen Anerkennungsbehörden, welche nachstehend zusammen mit den entsprechenden Rechtsgrundlagen aufgeführt sind. Grundsätzlich sind bei entsprechenden Voraussetzungen auch Mehrfachdesignierungen möglich, d. h., ein Ort oder ein Ortsteil kann auch mehrere Prädikate führen.

Bundesland	Baden-Württemberg
Rechtsgrundlage	Gesetz über die Anerkennung von Kurorten und Erholungsorten (Kurortegesetz – KurorteG)
Prädikat	sämtliche Prädikate
Anerkennungsbehörde	Ministerium für Wirtschaft, Arbeit und Tourismus. Die Anerkennung als Luftkurort oder Erholungsort kann auf nachgelagerte Behörden übertragen werden

Bundesland	Bayern
Rechtsgrundlage	Verordnung über die Anerkennung als Kur- oder Erholungsort und über die Errichtung des Bayerischen Fachausschusses für Kurorte, Erholungsorte und Heilbrunnen (Bayerische Anerkennungsverordnung – BayAnerkV)
Prädikat	sämtliche Prädikate
Anerkennungsbehörde	Staatsministerium des Innern, für Sport und Integration nach Anhörung des Bayerischen Fachausschusses für Kurorte, Erholungsorte und Heilbrunnen

Bundesland	Brandenburg
Rechtsgrundlage	Gesetz über die Anerkennung als Kurort und Erholungsort im Land Brandenburg (Brandenburgisches Kurortegesetz – BbgKOG)
Prädikat	Erholungsort hohe Prädikate
Anerkennungsbehörde	Ministerium für Wirtschaft, Arbeit und Energie im Einvernehmen mit dem Ministerium für Soziales, Gesundheit, Infrastruktur und Verbraucherschutz Ministerium für Soziales, Gesundheit, Infrastruktur und Verbraucherschutz im Einvernehmen mit dem Ministerium für Wirtschaft, Arbeit und Energie

Bundesland	Hessen
Rechtsgrundlage	Verordnung über die Anerkennung als Kur-, Erholungs- oder Tourismusort
Prädikat	sämtliche Prädikate
Anerkennungsbehörde	Ministerium für Wirtschaft, Energie, Verkehr, Wohnen und ländlichen Raum. Anerkennungsbescheid wird erteilt durch das Regierungspräsidium Kassel

Bundesland	Mecklenburg-Vorpommern
Rechtsgrundlage	Gesetz über die Anerkennung als Kur- und Erholungsort in Mecklenburg-Vorpommern (Kurortgesetz)
Prädikat	sämtliche Prädikate
Anerkennungsbehörde	Ministerium für Wirtschaft, Arbeit und Gesundheit nach Anhörung des Beirates für Kur- und Erholungsorte

Bundesland	Niedersachsen
Rechtsgrundlage	Verordnung über die staatliche Anerkennung von Kur- und Erholungsorten (KurortVO)
Prädikat	Luftkurort, Erholungsort, Küstenbadeort hohe Prädikate
Anerkennungsbehörde	Amt für regionale Landesentwicklung Ministerium für Wirtschaft, Verkehr, Bauen und Digitalisierung

Bundesland	Nordrhein-Westfalen
Rechtsgrundlage	Gesetz über Kurorte im Land Nordrhein-Westfalen (Kurortegesetz – KOG)
Prädikat	Erholungsort hohe Prädikate
Anerkennungsbehörde	Bezirksregierung Bezirksregierung nach Anhörung des Landesfachbeirates

Bundesland	Rheinland-Pfalz
Rechtsgrundlage	Landesgesetz über die Anerkennung von Kurorten und Erholungsorten (Kurortegesetz)
Prädikat	sämtliche Prädikate
Anerkennungsbehörde	Ministerium für Wirtschaft, Verkehr, Landwirtschaft und Weinbau

Bundesland	Saarland
Rechtsgrundlage	Gesetz Nr. 1166 über die staatliche Anerkennung von Kurorten und Erholungsorten (Kurortegesetz)
Prädikat	sämtliche Prädikate
Anerkennungsbehörde	Ministerium für Inneres, Familie, Frauen und Sport im Einvernehmen mit dem Ministerium für Justiz, Gesundheit und Soziales, dem Ministerium für Wirtschaft und Arbeit und dem Ministerium für Umwelt

Bundesland	Sachsen
Rechtsgrundlage	Sächsisches Gesetz über die staatliche Anerkennung von Kurorten und Erholungsorten im Freistaat Sachsen (Sächsisches Kurortegesetz – SächsKurG)
Prädikat	sämtliche Prädikate
Anerkennungsbehörde	Staatsministerium für Wirtschaft und Arbeit nach Anhörung des Landesbeirates für Kur- und Erholungsorte

Bundesland	Sachsen-Anhalt
Rechtsgrundlage	Verordnung über die Anerkennung von Kur- und Erholungsorten (KurortVO)
Prädikat	Erholungsort hohe Prädikate
Anerkennungsbehörde	Ministerium für Wirtschaft, Tourismus, Landwirtschaft und Forsten Ministerium für Wirtschaft, Tourismus, Landwirtschaft und Forsten im Einvernehmen mit dem Ministerium für Arbeit, Soziales, Gesundheit und Gleichstellung

Bundesland	Schleswig-Holstein
Rechtsgrundlage	Landesverordnung über die Anerkennung als Kurort, Erholungsort oder Tourismusort (KurortVO)
Prädikat	sämtliche Prädikate
Anerkennungsbehörde	Ministerium für Wirtschaft, Verkehr, Arbeit, Technologie und Tourismus des Landes Schleswig-Holstein nach Anhörung des Beirats für Kurorte

Bundesland	Thüringen
Rechtsgrundlage	Thüringer Gesetz über die Anerkennung von Kur- und Erholungsorten (Thüringer Kurortegesetz – ThürKOG)
Prädikat	sämtliche Prädikate
Anerkennungsbehörde	Ministerium für Wirtschaft, Wissenschaft und Digitale Gesellschaft unter Mitwirkung des Landesfachausschusses für Kur- und Bäderwesen

Tab. 30: Rechtsgrundlagen und zuständige Anerkennungsbehörden für die Prädikatisierung

4.2.2 Begriffsbestimmungen des DHV und des DTV

Die Basis für die in den jeweiligen Kurortegesetzen und -verordnungen der Bundesländer aufgeführten Voraussetzungen für die Anerkennung sind neben länderspezifischen

Ausführungen zu Zielen und Erfordernissen der Raumordnung und Landesplanung sowie zu Vorgaben des Umwelt- und Naturschutzes, die als allgemein anerkannter Standard für das Kur- und Bäderwesen geltenden **„Begriffsbestimmungen/Qualitätsstandards** für Heilbäder und Kurorte, Luftkurorte, Erholungsorte – einschließlich der Prädikatisierungsvoraussetzungen – sowie für Heilquellen und Heilbrunnenbetriebe“ (folgend als Begriffsbestimmungen bezeichnet) des Deutschen Heilbäderverbandes e. V. und des Deutschen Tourismusverbandes e. V.

Diese Begriffsbestimmungen und Qualitätsstandards gehen auf erste Bestrebungen zur Festlegung einheitlicher Qualitätsstandards in den sog. Nauheimer Beschlüssen (1911) und Salzuflener Beschlüssen (1936) zurück, die schließlich auf Anordnung des Reichsfremdenverkehrsverbandes 1937 in den „Richtlinien über die Preisgestaltung der Kurverwaltungen, einschließlich der Begriffsbestimmungen über Heilquellen, Bäder und Kurorte“ mündeten. Diese Richtlinien gelten als die erste Auflage der ständig weiterentwickelten und seit 2024 in der 14. Auflage vorliegenden Begriffsbestimmungen. Nach Ende des Zweiten Weltkrieges werden diese vom sich 1947 neu konstituierten Deutschen Bäderverband e. V. (der seit 1999 als Deutscher Heilbäderverband e. V. firmiert), seit 1953 gemeinsam mit dem Bund Deutscher Verkehrsverbände (dem späteren Deutschen Fremdenverkehrsverband e. V., seit 1998 Deutscher Tourismusverband e. V.) herausgegeben.

> Die Begriffsbestimmungen geben detailliert Auskunft darüber, welche Einrichtungen und Angebote ein Ort vorhalten muss, welche Art von Überprüfungen durchzuführen und welche Gutachten für eine Erst- bzw. Reprädikatisierung beizubringen sind.

Somit gewährleisten sie auch in einem föderal gegliederten Kur- und Bäderwesen bundesweit einheitliche Anerkennungsvoraussetzungen und somit einen „fairen Wettbewerb der Heilbäder und Kurorte, Luftkurorte und Erholungsorte untereinander“ (DHV/DTV 2024: 13).

Die → Abbildung 24 fasst das differenzierte System der Kurorte und Heilbäder zusammen:

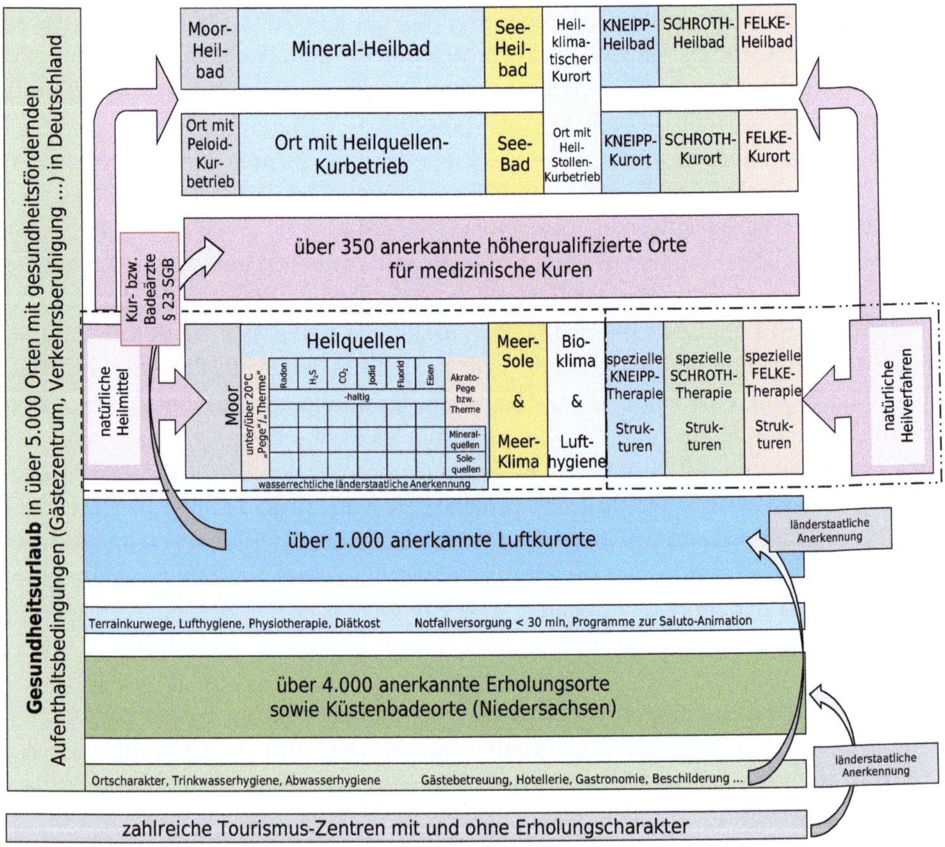

Abb. 24: System der Heilbäder und Kurorte in Deutschland

Definition | Begriffsbestimmungen/Qualitätsstandards des DHV und DTV als Grundlage der Prädikatisierung

Die vom Deutschen Heilbäderverband e. V. und dem Deutschen Tourismusverband herausgegebenen „Begriffsbestimmungen/Qualitätsstandards für Heilbäder und Kurorte, Luftkurorte, Erholungsorte – einschließlich der Prädikatisierungsvoraussetzungen – sowie für Heilquellen und Heilbrunnenbetriebe" bilden die Grundlage für eine Prädikatisierung als Kurort oder Heilbad.
Diese Begriffsbestimmungen gliedern sich in sechs Abschnitte:

1. „Grundlagen der medizinischen Kur und der Stellenwert der Heilbäder und Kurorte in Medizin und Gesellschaft,
2. Voraussetzungen für Artbezeichnungen,
3. Natürliche oder ortsspezifische Voraussetzungen für die Artbezeichnungen,
4. Natürliche Heilmittel,

5. Wissenschaftliche Gutachten und
6. Heilbrunnenbetriebe." (DHV/DTV 2024: 15)

4.2.3 Anerkennung der Erholungsorte, Luftkurorte und Seebäder ohne kurortmedizinischen Hintergrund

Wie auch bei den hochprädikatisierten Kurorten und Heilbädern sind bei den Erholungsorten, Luftkurorten und Seebädern ohne kurortmedizinischen Hintergrund die „Begriffsbestimmungen/Qualitätsstandards für Heilbäder und Kurorte, Luftkurorte, Erholungsorte – einschließlich der Prädikatisierungsvoraussetzungen – sowie für Heilquellen und Heilbrunnenbetriebe" einschlägig für eine staatliche Anerkennung.

Allerdings sind die Vorgaben hinsichtlich der vorzuhaltenden Infrastruktur und der einzuhaltenden Qualitätsvorgaben deutlich weniger streng.

In den Erholungsorten, Luftkurorten und Seebädern ohne kurortmedizinischen Hintergrund sind eher allgemeine **salutogenetische Zielsetzungen** ausschlaggebend. Die in den hochprädikatisierten Kurorten und Heilbädern erforderliche wissenschaftlich fundierte Feststellung der möglichst eng definierten Heilanzeigen und Gegenanzeigen der ortsgebundenen Heilmittel und/oder Heilverfahren wird nicht verlangt, entsprechende kurtherapeutische indikationenbezogene Behandlungen von klar definierten Krankheitsbildern stehen nicht im Vordergrund.

Daher sind speziell ausgebildete Kur- bzw. Badeärzte sowie spezielle Therapieeinrichtungen nicht erforderlich, Einrichtungen für Maßnahmen der Gesundheitserziehung sind nicht vorzuhalten.

Auch ein in den hochprädikatisierten Kurorten und Heilbädern erforderlicher Kurpark oder eine vergleichbare Anlage mit gleicher Funktionalität muss nicht vorhanden sein.

4.2.4 Anerkennung der hochprädikatisierten Kurorte und Heilbäder

Von den im vorangegangenen Kapitel behandelten Erholungsorten, Luftkurorten und Seebädern ohne kurortmedizinischen Hintergrund unterscheiden sich die hochprädikatisierten Kurorte und Heilbäder v. a. durch folgende Aspekte (vgl. DHV/DTV 2024: 69):

- kurtherapeutische Behandlungen von speziellen Krankheits- oder Beschwerdebildern,
- Tätigkeit von speziell ausgebildeten und in den jeweiligen Kurorten oder Heilbädern zugelassenen Kurärzten,

- spezielle Therapieeinrichtungen, um die namensgebenden natürlichen Heilmittel des Bodens (z. B. Zusammensetzung der Heilwässer, Heilgase oder Peloide), des Meeres (Mineralstoffgehalt) und des Klimas und der Luft (Aerosol-, Allergen- oder Sauerstoffgehalt) kurortmedizinisch anwenden zu können.

> Wenn ein Ort (z. B. Bad Kissingen, Timmendorfer Strand) oder ein Ortsteil (z. B. Stuttgart – Bad Cannstatt, Kassel – Bad Wilhelmshöhe) über kurtherapeutisch nutzbare natürliche Heilmittel des Bodens, des Wassers, des Meeres oder des Klimas verfügt oder die Voraussetzungen zur Durchführung von Heilverfahren nach *Schroth*, *Kneipp* oder *Felke* erfüllt, ist generell eine staatliche Anerkennung als Heilbad oder Kurort und somit ein hohe Prädikatisierung möglich. Diese Anerkennung stellt eine wesentliche Voraussetzung für das Angebot einer Kur im Sinne des § 23 SGB V dar.

Die entsprechende Klassifizierung und Prädikatisierung erfordert ein staatliches Anerkennungsverfahren, dem – neben den Kurortegesetzen der Bundesländer – v. a. die vom Deutschen Heilbäderverband und vom Deutschen Tourismusverband herausgegebenen Begriffsbestimmungen/Qualitätsstandards für Heilbäder und Kurorte, Luftkurorte, Erholungsorte – einschließlich der Prädikatisierungsvoraussetzungen – sowie für Heilquellen und Heilbrunnenbetriebe zugrunde liegen. Diese Begriffsbestimmungen bilden – als direktes Zitat oder in Anlehnung – die Grundlage der folgenden Ausführungen.

Entsprechend dem vorwiegend genutzten Heilmittel bzw. Heilverfahren können die hochprädikatisierten Heilbäder und Kurorte in folgende Bädersparten, welche in Kap. 4.4 eingehend thematisiert werden, eingeordnet werden (vgl. DHV/DTV 2024: 69 ff.):

Definition | Bädersparten

- Kurorte mit Heilquellenkurbetrieb
- Mineral- und Thermalbäder
- Kurorte mit Peloidkurbetrieb
- Moorheilbäder
- Heilklimatische Kurorte
- Kurorte mit Heilstollenkurbetrieb
- Seebäder und -heilbäder sowie See- und Thalassoheilbäder
- Schroth-Kurorte und -Heilbäder
- Kneipp-Kurorte und -Heilbäder
- Felke-Kurorte und -Heilbäder

4.2.5 Anzahl der hochprädikatisierten Kurorte und Heilbäder in Deutschland

Aufgrund der sehr unterschiedlichen Regelungen hinsichtlich der niedrig prädikatisierten Erholungsorte, Luftkurorte und Seebäder ohne kurortmedizinischen Hintergrund kann nur die Anzahl der hochprädikatisierten Kurorte und Heilbäder erfasst werden.

Aber auch deren exakte Zahl ist nicht einfach zu benennen. Zwar listen sowohl der Deutsche Heilbäderverband als auch die Heilbäderverbände der Bundesländer die prädikatisierten Orte bzw. Orts- oder Gemeindeteile auf, jedoch werden hier meist nur die Mitglieder der jeweiligen Verbände benannt.

Genauere Auskunft geben die von den für die Prädikatisierung zuständigen Ministerien der Bundesländer herausgegebenen Auflistungen der anerkannten Kur- und Erholungsorte. Zudem findet sich im Bundesgesetzblatt im Anhang zur siebten Verordnung zur Änderung der Bundesbeihilfeverordnung vom 25. Oktober 2016 ein Heilbäder- und Kurorteverzeichnis (vgl. BUNDESMINISTERIUM DER JUSTIZ 2024).

Eine genaue Zählung wird auch dadurch erschwert, dass nicht wenige Orte doppelt, teilweise sogar dreifach prädikatisiert sind. So sind z. B. Bad Schmiedeberg als Mineral-, Moor- und Kneipp-Heilbad und Bad Dürrheim als Soleheilbad, Heilklimatischer Kurort und Kneipp-Kurort anerkannt. Auch können Orts- oder Gemeindeteile unterschiedliche Prädikatisierungen aufweisen. So sind z. B. die Ortsteile der Stadt Schmallenberg Bad Fredeburg als Kneipp-Heilbad und Nordenau als Kurort mit Heilstollenkurbetrieb anerkannt.

Prädikatisierungen sind i. d. R. **zehn Jahre** gültig, anschließend hat eine Reprädikatisierung zu erfolgen (auch hier können die Kurortgesetzgebungen der Bundesländer abweichende Regelungen vorsehen). Verliert z. B. ein Heilklimatischer Kurort sein Prädikat oder lasst sich freiwillig nicht reprädikatisieren (z. B. Braunlage oder Eutin), könnte sich dieser Ort künftig z. B. als Luftkurort prädikatisieren lassen. In diesem Fall würde er aber nicht mehr in die hier betrachtete Gruppe der hoch prädikatisierten Orte fallen.

Beispiel | Bad Bodenteich

Das niedersächsische Bad Bodenteich ist seit 1985 als Kneipp-Kurort, zwischenzeitlich von 1997 bis 2009 auch als Kneipp-Heilbad prädikatisiert. Nachdem ein 80-Betten-Hotel mit einer Kneipp'schen Bäderabteilung den Betrieb eingestellt hat und außerdem der einzige verbliebene Badearzt im Ort verstorben ist, werden die Grundvoraussetzungen für eine Anerkennung als Kneipp-Kurort nun nicht mehr erfüllt.

Daher beantragt der Flecken Bad Bodenteich zu Mitte 2025 die Anerkennung als „staatlich anerkannter Luftkurort“, ein Prädikat, welches Bad Bodenteich bereits von 1973 bis 1985 führte.

Zwar können in Bad Bodenteich als staatlich anerkanntem Luftkurort dann keine ambulanten Kuren nach dem SGB V (→ Kap. 5) mehr angeboten und abgerechnet werden, gesundheitsfördernde Angebote wie z. B. die gemeindeeigenen Kneippanlagen werden aber weiterhin für gesundheitsbewusste Gäste und Bürger vorgehalten. Die Mediclin Seepark Klinik besteht ebenfalls weiterhin und die Fertigstellung eines Erweiterungsbaus ist in 2025 geplant.
Der Namenszusatz „Bad“ bleibt ebenfalls bestehen.

Anzumerken ist, dass sich mancherorts in den als Kurort oder Heilbad anerkannten Gebieten wie z. B. in Bad Sülze private Kliniken oder Kureinrichtungen befinden, so dass kein öffentliches Kurangebot für Besucher und Gäste möglich ist.

In den einzelnen Bädersparten sind derzeit in Deutschland durch die zuständigen Landesbehörden mit einem Prädikat versehen:

Wissen | Anzahl der hochprädikatisierten Kurorte und Heilbäder nach Bädersparten

- Kurorte mit Heilquellenkurbetrieb: 25
- Mineral- und Thermalbäder: 110
- Kurorte mit Peloidkurbetrieb: 5
- Moorheilbäder: 10
- Heilklimatische Kurorte: 66
- Kurorte mit Heilstollenkurbetrieb: 6
- Seebäder mit kurortmedizinischem Hintergrund, Seeheilbäder sowie See- und Thalassoheilbäder: 68
- Schroth-Kurorte und -Heilbäder: 1
- Kneipp-Kurorte und -Heilbäder: 73
- Felke-Kurorte und -Heilbäder: 1

Somit ergibt sich für Deutschland eine Zahl von **365 hochprädikatisierten** Orten bzw. Orts- oder Gemeindeteilen. Dies bedeutet jedoch nicht, dass es 365 Kurorte und Heilbäder gibt, da einige Orte mehrfach prädikatisiert sind. Gemäß den Aufzählungen der für eine Prädikatisierung zuständigen Landesbehörden gibt es in Deutschland im Sinne von Ort als Verwaltungseinheit 314 hochprädikatisierte Kurorte und Heilbäder (Stand 2024).

4.3 Erholungsorte, Luftkurorte und Seebäder ohne kurortmedizinischen Hintergrund

4.3.1 Erholungsorte

Definition | Erholungsorte

Erholungsorte weisen die besondere Eignung auf, Erholungszwecken zu dienen, wobei der Erholungseffekt sowohl bei lang- (z. B. Urlaubsreise) als auch bei kurzfristigen (z. B. Wochenendreise) Aufenthalten eintreten kann.

Bedingt wird diese besondere Erholungseignung durch eine landschaftlich und bioklimatisch günstige geographische Lage sowie durch einen Ortscharakter, „der salutogenetischen, d. h. gesundheitsfördernden und nicht auf Erkrankungsbehandlungen fokussierten Zielsetzungen dient" (DHV/DTV 2024: 63).

Da in Erholungsorten keine Kuren durchgeführt werden, sind auch keine Kureinrichtungen vorzuhalten. Gleichwohl sind für die staatliche Anerkennung folgende **Voraussetzungen** zu erfüllen (vgl. DHV/DTV 2024: 63 ff.):

- Ausrichtung des Ortes auf erholungssuchende Gäste,
- Erholungszonen mit naturräumlichem Bezug,
- gepflegtes Ortsbild,
- keine Umweltbeeinträchtigungen,
- keine Immissionen z. B. durch Lärm oder Abgase,
- möglichst wenig Durchgangsverkehr,
- moderne touristische Infrastruktur,
- zertifizierte Tourist-Information,
- Ausschilderung touristischer Einrichtungen,
- ausgewiesenes Wander- und Radwegenetz, das mit überregionalen Netzen verbunden ist,
- möglichst ganzjährig vorgehaltenes Kultur- und Freizeitprogramm,
- gesundheitsfördernde Angebote wie z. B. Sport- und Bewegungsangebote,
- Vorhandensein von Beherbergungsbetrieben mit ausreichender Kapazität (mind. 100 Gästebetten im Ort),
- Mindestaufenthaltsdauer von 2,5 Tagen (sollte angestrebt werden),
- Sicherung der Servicequalität in den Beherbergungsbetrieben, z. B. durch Zertifizierungen des DTV (Ferienwohnungen und -häuser), des DeHoGa (Hotels) oder des BVCD (Campingplätze). Die Teilnahme an der Initiative *ServiceQ Deutschland* wird empfohlen,
- Förderung einer gesunden Ernährung möglichst mit regionalen Produkten.

Für die Verleihung der Bezeichnung „Erholungsort" sind zudem die nachfolgenden wissenschaftlichen Gutachten erforderlich:

- Bioklimatisches Gutachten in Form einer vereinfachten Klimaanalyse, welches eine Bioklimatische Beurteilung enthält,
- Luftqualitätsbeurteilung.

Im Zuge einer Reprädikatisierung entfallen i. d. R. die periodischen Kontrollprüfungen hinsichtlich des Bioklimas und der Luftqualität.

4.3.2 Luftkurorte

Definition | Luftkurorte

Luftkurorte weisen eine besondere regelmäßig kontrollierte Luftqualität sowie ein therapeutisch nachweisbar anwendbares und durch Erfahrung bewährtes Bioklima auf, welche als Heilmittel bei den Kurgästen angewendet werden. Diese Eigenschaft grenzt den Luftkurort vom Erholungsort ab.

Um die therapeutische Wirksamkeit des Heilmittels Luft zu erhöhen, sind die Kurgäste zu körperlicher Aktivität zu animieren. Daher hat ein Luftkurort Einrichtungen wie z. B. Sport- oder Parkanlagen vorzuhalten, die diese körperliche Aktivität fördern.

Neben den für die staatliche Anerkennung von Erholungsorten (→ Kap. 4.3.1) geltenden sind für eine staatliche Anerkennung als Luftkurort folgende weitere **Voraussetzungen** zu erfüllen (vgl. DHV/DTV 2024: 66 f.):

- Sportanlagen, Liegewiesen und Spielangebote,
- gestalteter und gärtnerisch bewirtschafteter Park,
- Ärzte und Apotheken,
- Erreichbarkeit für Rettungsdienste und Krankentransport,
- medizinische Fachkompetenz zur Durchführung von Präventions- und Rehabilitationsmaßnahmen (z. B. durch einen mit dem Heilmittel Klima vertrauten Arzt oder Therapeuten und durch das Vorhalten klimatherapeutischer Einrichtungen),
- Informationen hinsichtlich des therapeutisch anwendbaren Klimas und zu deren Anwendung,
- mindestens zwei nach thermischen und leistungsphysiologischen Kriterien vermessene und klassifizierte Terrainkurwege mit unterschiedlichen Belastungsstufen zur Dosierung der Reize. Zusätzlich als Empfehlung: Nordic Walking Parcours mit unterschiedlichen Belastungsstufen.

Für die Verleihung der Bezeichnung „Luftkurort“ sind zudem die nachfolgenden wissenschaftlichen Gutachten erforderlich (vgl. DHV/DTV 2024: 67):

- Bioklimatisches Gutachten in Form einer Standard-Klimaanalyse, welches eine Bioklimatische Beurteilung enthält,
- Luftqualitätsgutachten mit erhöhten Anforderungen, welches eine Luftqualitätsbeurteilung enthält.

Im Zuge einer Reprädikatisierung sind folgende wissenschaftliche Gutachten erforderlich (vgl. DHV/DTV 2024: 67):

- alle zehn Jahre eine Bioklimatische Beurteilung. Wenn aufgrund einer Bioklimatischen Beurteilung Zweifel an der Einhaltung der gesetzlichen Grenzwerte bestehen, ist eine Nachprüfung erforderlich.
- alle fünf Jahre eine Luftqualitätsbeurteilung.
- alle zehn Jahre ein Luftqualitätsgutachten mit erhöhten Anforderungen.

4.3.3 Seebäder ohne kurortmedizinischen Hintergrund

Definition | Seebäder ohne kurortmedizinischen Hintergrund

Seebäder ohne kurortmedizinischen Hintergrund verfügen als Heilmittel über Meerwasser und/oder Meeresküstenklima. Um die therapeutische Wirksamkeit der Heilmittel des Meeres (Thalassotherapie → Kap. 3.1.3) zu erhöhen, sind Einrichtungen vorzuhalten, die den Gast dazu animieren, möglichst häufig mit diesen Heilmitteln in Kontakt zu treten.
Im Gegensatz zu den Seebädern mit kurortmedizinischem Hintergrund besteht hier nicht der Anspruch auf die Behandlung spezieller Krankheitsbilder.

Neben den allgemeinen Anerkennungsvoraussetzungen für Heilbäder und Kurorte, Luftkurorte und Erholungsorte gelten für die staatliche Anerkennung als Seebad ohne kurortmedizinischen Hintergrund folgende **Voraussetzungen** (vgl. DHV/DTV 2024: 68 f.):

- Lage an der Meeresküste (Ortszentrum höchstens zwei Kilometer vom Strand entfernt),
- bioklimatisch begünstigte Lage mit guter Luftqualität,
- gepflegter und bewachter Badestrand mit angemessenem Dienstleistungsangebot,
- einfach ausgestattetes Kommunikationszentrum mit gelegentlichem Gästeprogramm,
- strandnahe Promenaden und Wanderwege,
- Schutzhütten in unmittelbarer Strandnähe,
- Ruhemöglichkeiten in windgeschützten Lagen,
- Sport- und Spielanlagen und -angebote,
- mindestens zwei nach leistungsphysiologischen Kriterien klassifizierte Terrainkurwege im Seeklima mit unterschiedlichen Belastungsstufen zur Dosierung der Reize.

Für die Verleihung der Bezeichnung „Seebäder ohne kurortmedizinischen Hintergrund“ sind zudem die nachfolgenden wissenschaftlichen Gutachten erforderlich:

- Bioklimatisches Gutachten in Form einer vereinfachten Klimaanalyse, welches eine Bioklimatische Beurteilung enthält,
- Luftqualitätsbeurteilung (wenn Zweifel an der Eignung bestehen, ist ein Luftqualitätsgutachten mit normalen Anforderungen angezeigt).

Im Zuge einer Reprädikatisierung entfallen i. d. R. die periodischen Kontrollprüfungen hinsichtlich des Bioklimas und der Luftqualität.

Eine besondere Stellung hinsichtlich der Möglichkeit, kurtherapeutische indikationsbezogene Behandlungen anzubieten, nehmen die Ostseebäder in Mecklenburg-Vorpommern ein:

> In der Landeskurortgesetzgebung ist die Prädikatisierung als „Seebad mit kurortmedizinischem Hintergrund" derzeit nicht vorgesehen, so dass lediglich das Prädikat „Seebad ohne kurortmedizinischen Hintergrund" vergeben werden kann.

Mittels einer Sonderregelung ist es diesen Seebädern aber möglich, ambulante Kurleistungen anzubieten und auch abzurechnen.

Im Rahmen des geplanten Tourismusgesetzes Mecklenburg-Vorpommern wird es eine Novellierung des Kurortgesetzes geben, in deren Zuge voraussichtlich ab 2026 bei Erfüllung der entsprechenden Voraussetzungen (→ Kap. 4.4.7) auch eine Prädikatisierung als „Seebad mit kurortmedizinischem Hintergrund" möglich sein wird.

4.4 Hochprädikatisierte Kurorte und Heilbäder

Nachfolgend werden die hochprädikatisierten Kurorte und Heilbäder systematisch anhand der **Bädersparten** vorgestellt. Die Ausführungen zu den Anforderungen und Charakteristika basieren auf den Begriffsbestimmungen/Qualitätsstandards für Heilbäder und Kurorte, Luftkurorte, Erholungsorte – einschließlich der Prädikatisierungsvoraussetzungen – sowie für Heilquellen und Heilbrunnenbetriebe des DHV und DTV. Anschließend werden die derzeit von den zuständigen Landesbehörden prädikatisierten Orte und Ortsteile tabellarisch aufgelistet. Zu jeder Bädersparte werden Fallbeispiele in Form ausgewählter Heilbäder und Kurorte vorgestellt. Die Auswahl erfolgte u. a. derart, dass möglichst viele Bundesländer abgebildet werden können. Die Strukturdaten zu den vorgestellten Orten basieren auf dem veröffentlichten Schrifttum, dem Internetauftritt sowie aus persönlichen Primäruntersuchungen des Verfassers, die durch örtliche Tourismusverantwortliche und Kurmediziner mittels Originalton weiter erläutert werden.

4.4.1 Kurort mit Heilquellenkurbetrieb

4.4.1.1 Charakteristika

Orte oder Orts- bzw. Gemeindeteile, in denen aus ortsgebundenen Quellen gewonnene Heilwässer und/oder Heilgase kurmäßig angewendet werden können, können als Kurorte mit Heilquellenkurbetrieb anerkannt werden. Wichtige Voraussetzung zur Verleihung des Prädikats ist die zuvor erfolgte wasserrechtliche Anerkennung dieser Quellen als **Heilquelle**.

Die Heilwässer und Heilgase können aufgrund der chemisch-physikalischen Eigenschaften der enthaltenen Mineralstoffe bzw. chemischen Elemente wie z. B. Natrium, Schwefel, Radon oder Jod zur Behandlung unterschiedlicher Krankheitsbilder therapeutisch angewendet werden.

Aus therapeutischer Sicht sind Kurorte mit Heilquellenkurbetrieb (in denen die Betreuung ambulanter Kurgäste im Vordergrund steht, vgl. DHV/DTV 2024: 71) mit den Mineral- und Thermalheilbädern vergleichbar, müssen jedoch deren hohe medizinisch-therapeutische, medizinisch-klimatische und infrastrukturelle Anforderungen nur in geringerem Umfang erfüllen.

4.4.1.2 Ausstattung und Anerkennungsvoraussetzungen

Die Begriffsbestimmungen/Qualitätsstandards für Heilbäder und Kurorte, Luftkurorte, Erholungsorte – einschließlich der Prädikatisierungsvoraussetzungen – sowie für Heilquellen und Heilbrunnenbetriebe des DHV und DTV fordern die Erfüllung der nachfolgenden **Voraussetzungen**, um als Kurort mit Heilquellenkurbetrieb anerkannt zu werden (anstatt des Prädikats Kurort mit Heilquellenkurbetrieb kann entsprechend dem hauptsächlich angewendeten Kurmittel auch die Bezeichnung **Sole-, Schwefel-, Radon-** oder **Jod-Kurbetrieb** o. Ä. geführt werden) (vgl. DHV/DTV 2024: 70f.):

- allgemeine Anerkennungsvoraussetzungen für Heilbäder und Kurorte, Luftkurorte und Erholungsorte sowie die weiteren Anerkennungsvoraussetzungen für hochprädikatisierte Orte,
- Feststellung der medizinisch anerkannten Indikationen (Heilanzeigen) und Kontraindikationen (Gegenanzeigen) durch medizinisch-balneologische Gutachten,
- kurortmedizinische Anwendbarkeit von Heilwässern und/oder Heilgasen aus ortsgebundenen Quellen oder Bohrungen, die im Vorwege wasserrechtlich meist als Heilquellen anerkannt worden sind,
- Ausrichtung der vorgehaltenen verschiedenen Anwendungsformen für die Heilwässer bzw. Heilgase mit deren chemischen bzw. physikalischen Eigenschaften auf die therapeutische Behandlung unterschiedlicher Krankheitsbilder,
- aufgrund ihrer chemischen Zusammensetzung, ihrer physikalischen Eigenschaften oder durch Erfahrung bewährte Eignung dieser ortsspezifischen Heilmittel, bei unterschiedlichen Krankheitsbildern Heilzwecken zu dienen,

- natürliche Heilmittel des Bodens (hier das Wasser einer Heilquelle), die sich nach wissenschaftlichen Erfahrungen und/oder dem jeweiligen wissenschaftlichen Erkenntnisstand kurmäßig bewährt haben,
- ein durch Erfahrung bewährtes Bioklima und eine ausreichende Luftqualität,
- Tätigkeit von mindestens einem kassenarztrechtlich zugelassenen Kur- oder Badearzt.

Zusätzlich müssen die nachfolgenden Einrichtungen am Ort dauerhaft vorgehalten werden (DHV/DTV 2024: 71):

- „Einrichtungen zur Abgabe der ortsspezifischen Heilmittel aus der Heilquelle einschließlich der physikalischen Therapie (sogenannte „passiver“ Behandlungsformen: Bäder, Massagen etc.),
- Einrichtungen für sog. „aktivierende“ Behandlungsformen, wie Bewegungs- oder Sporttherapie oder Physiotherapie,
- Übungs- und Ruheräume für Entspannungstherapiekonzepte,
- Räumlichkeiten, Ausstattung und Personal zur Vermittlung und ggf. praktischen Einübung indikationsbezogener Ernährungs- und Diätprogramme,
- eine Umgebung mit Park- und Grünanlagen (i. d. R. Kurpark, ansonsten eine vergleichbare Anlage mit derselben, vollständigen Funktionalität) in angemessenem Verhältnis zu den möglichen Patientenzahlen.“

Hinsichtlich der ortsspezifischen Heilmittel sind nachfolgende Analysen beizubringen (DHV/DTV 2024: 72):

Für Heilwasser:

- „Heilwasseranalyse in Form der Anerkennungsanalyse,
- Heilwasseranalyse in Form der Wiederholungsanalyse alle zehn Jahre,
- Heilwasseranalyse in Form der jährlichen Kontrollanalyse,
- Periodische Überprüfung der Mikrobiologie (vierteljährlich),
- Allgemeine Hygieneuntersuchungen (mikrobiologische und chemische Untersuchungen) an der Quelle (monatlich), sowie am Anwendungsort gem. den rechtlichen Bestimmungen.

Für Heilgas:

- Heilgasanalyse in Form der Erstuntersuchung,
- Heilgasanalyse in Form der Wiederholungsanalyse alle zehn Jahre,
- Heilgasanalyse in Form der jährlichen Kontrollanalyse.“

Hinsichtlich der Hauptheil- und Gegenanzeigen sind nachfolgende Gutachten beizubringen (DHV/DTV 2024: 72):

- „einmalig medizinisch-klimatologisches Gutachten des lokalen Bioklimas bezüglich der Gesundungs- und Erholungsmöglichkeiten mit Feststellung über die Indikationen (Heilanzeigen) und Kontraindikationen (Gegenanzeigen) des Ortes,

- einmalig medizinisch-balneologisches Gutachten über die therapeutische Eignung des Heilmittels mit Feststellung der Indikationen (Heilanzeigen) und Kontraindikationen (Gegenanzeigen) des Ortes."

Für eine Erstprädikatisierung sind die nachfolgenden wissenschaftlichen Gutachten erforderlich (vgl. DHV/DTV 2024: 71):

- Bioklimatisches Gutachten in Form einer vereinfachten Klimaanalyse, welches eine Bioklimatische Beurteilung enthält,
- Luftqualitätsgutachten mit normalen Anforderungen, welches eine Luftqualitätsbeurteilung enthält.

Im Zuge einer Reprädikatisierung sind folgende wissenschaftliche Gutachten erforderlich (vgl. DHV/DTV 2024: 72):

- alle zehn Jahre eine Bioklimatische Beurteilung. Wenn aufgrund einer Bioklimatischen Beurteilung Zweifel an der Eignung bestehen, dann ist ein Bioklimatisches Gutachten in Form einer vereinfachten Klimaanalyse indiziert,
- alle zehn Jahre eine Luftqualitätsbeurteilung. Wenn aufgrund dieser Luftqualitätsbeurteilung Zweifel an der Eignung bestehen, dann ist ein Luftqualitätsgutachten mit normalen Anforderungen indiziert.

4.4.1.3 Kurorte mit Heilquellenkurbetrieb in Deutschland

In Deutschland sind 25 Orte (z. B. Bad Mergentheim) oder Orts- bzw. Gemeindeteile (z. B. Freiburg – An den Heilquellen) mit dem Prädikat „Kurort mit Heilquellenkurbetrieb" anerkannt. Am stärksten ist diese Bädersparte mit zehn Orten oder Orts- bzw. Gemeindeteilen in Baden-Württemberg (BW) vertreten.

• Bad Berka (TH) • Bad Boll (BW) • Bad Colberg (TH) • Bad Eilsen (NI) • Bad Essen (NI) • Bad Mergentheim (BW) • Bad Münder (NI) • Bad Rotenfels (BW) • Bad Sebastiansweiler (BW)	• Bad Soden am Taunus (HE) • Bad Tennstedt (TH) • Bad Vilbel (HE) • Bad Zwesten (HE) • Beuren (BW) • Burg im Spreewald (BB) • Freiburg – an den Heilquellen (BW) • Ludwigsburg-Hoheneck (BW)	• Salzgitter-Bad (NI) • Soltau (NI) • Stuttgart – Berg (BW) • Stuttgart – Bad Cannstatt (BW) • Thermalbad Wiesenbad (SN) • Treuchtlingen (BY) • Waldbronn (BW) • Weißenstadt (BY)

Tab. 31: Kurorte mit Heilquellenkurbetrieb in Deutschland

4.4.1.4 Beispiel Kurort mit Heilquellenkurbetrieb Bad Eilsen

Das 60 km südwestlich von Hannover gelegene Bad Eilsen blickt auf eine lange Tradition als Heilbad und aktuell als Kurort mit Heilquellenkurbetrieb zurück.

Zur kurmäßigen Anwendung kommt Schwefelwasser in Form von Thermalwannenbädern. Die Quellen zählen zu den stärksten Schwefelquellen in Mitteleuropa.

> Bad Eilsen weist einige der typischen Impulsgeber einer Entwicklung zum Kurort auf: die Nähe zu einer Großstadt, das Engagement eines Fürstenhauses, die Existenz einer Spielbank und die Anbindung an die Eisenbahn (→ Kap. 2.5).

Von diesen Impulsgebern ist heute lediglich noch die Nähe zur Großstadt Hannover gegeben.

Die kurörtliche Entwicklung von Eilsen begann 1794, als *Fürstin Juliane zu Schaumburg-Lippe* den Bau des ersten deutschen Schwefel-Schlammbades veranlasste, welches dann 1802 fertiggestellt werden konnte. Deren Sohn *Georg Wilhelm* ließ in der Folge Kur- und Badeeinrichtungen wie z. B. das Große Logierhaus (1805, heute Georg-Wilhelm-Haus) sowie eine Spielbank (1808) errichten. Gegen Mitte des 19. Jh. kamen weitere Einrichtungen wie ein Konversationshaus mit Kursaal hinzu. Der Sohn *Georg Wilhelms* wiederum, *Fürst Adolf zu Schaumburg-Lippe* ließ dann weitere Hotels wie den Fürstenhof (1918) und das Badehotel (1926) sowie ein Kurmittelhaus bauen und einen Kurpark anlegen.

Der Anschluss an das Eisenbahnnetz 1918, die Förderung des Kurortes durch die fürstliche Hofkammer in Bückeburg und schließlich die Ansiedlung von zwei renommierten Augenärzten im Jahr 1928 beschleunigten die weitere Entwicklung zu einem mondänen Kurort. 1934 war Bad Eilsen sogar Austragungsort einer Weltwirtschaftskonferenz.

Nach dem Zweiten Weltkrieg sah sich der damalige Eigentümer der Kureinrichtungen, *Ernst Wolrad Prinz zu Schaumburg-Lippe*, finanziell nicht in der Lage, diese wieder in Betrieb zu nehmen und veräußerte diese 1957 an die Landesversicherungsanstalt Berlin-Hannover. Die in der Folge gegründete Heilbad GmbH eröffnete die Kureinrichtungen wieder 1959. Im Jahr 1971 erfolgte dann die Anerkennung als Mineralheilbad, zu dieser Blütezeit des Kurwesens verfügte der Ort über sieben Kurkliniken.

Ab 1996 ging auch in Bad Eilsen als Folge der Gesundheitsreform die Zahl der verordneten Kuren spürbar zurück. Seit 1999 verfügt der Ort noch über zwei Kurkliniken und hat die Anerkennung als Heilbad verloren: Seit 2010 ist Bad Eilsen als Ort mit Heilquellenkurbetrieb anerkannt.

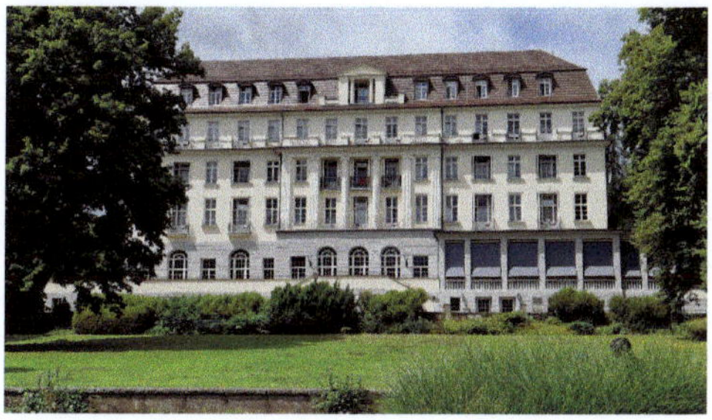

Abb. 25: Fürstenhof (Reha-Zentrum Bad Eilsen)

Heute zählt die Samtgemeinde Eilsen ca. 2.500 Einwohner. Der Kurbetrieb in den beiden Kurkliniken zählt zu den wichtigen Wirtschaftsfaktoren. Im Angebot sind 919 statistisch erfasste Gästebetten (Betriebe ab zehn Betten). 2023 verbuchte der Ort 219.769 Übernachtungen, hiervon 177.911 (81 %) in den beiden Kurkliniken. Beide Kliniken bieten neben einer stationären Rehabilitation auch Anschlussheilbehandlungen (AHB) an. Insgesamt wurden in beiden Kliniken zusammen 52,25 % AHB- und 47,75 % Rehabilitations-Patienten gezählt.

17 % der Übernachtungen in Bad Eilsen entfallen auf die Teilnehmer der Aus- bzw. Fortbildung in der Steuerakademie Niedersachsen und lediglich 3 % der Übernachtungen entfallen auf private Urlauber. Die → Tabelle 32 fasst die in Bad Eilsen vorgehaltenen kurörtlichen Einrichtungen und Angebote zusammen:

Prädikatisierung	Ort mit Heilquellenkurbetrieb
Heilmittel	Schwefelquellen mit hohem Anteil an Schwefelwasserstoffgas (Schwefelgehalt von ca. 50 mg/l) und Mineralien
Anwendungen	• Thermalwannenbäder mit Schwefelwasser • Solebäder • Schlammpackungen • Kälteanwendungen (Kryotherapie)
Kur- und Gesundheitseinrichtungen	• Kurpark • Rosarium • Brunnenpromenade
Kliniken/ Sanatorien/ Heilanstalten	• Bückeberg Klinik (Orthopädie, Rheumatologie, Innere Medizin) • Reha-Zentrum Bad Eilsen der Deutschen Rentenversicherung (Schwerpunktklinik für Orthopädie, Innere Medizin und Stationärer Prävention)
Badeärzte	1
Wellness-Hotels	0

Tab. 32: Kurörtliche Einrichtungen und Angebote in Bad Eilsen

Elke Dralle, Mitarbeiterin der Tourist-Information Bad Eilsen, skizziert die touristischen Rahmenbedingungen in Bad Eilsen.

„Bad Eilsen ist bekannt für seine starken Schwefelquellen. Eingebettet in eine reizvolle Wald- und Hügellandschaft bietet der ruhige Ort eine stressfreie Umgebung kombiniert mit modernster Kurortmedizin, einschließlich einer Kältekammer mit

-110 °C und Schwefelbädern, die in Form von Thermalwannenbädern angeboten werden. Diese Bäder wirken schmerzstillend und entzündungshemmend.

Bad Eilsen bietet alle Vorteile eines Kurortes: gepflegte Kur- und Parkanlagen, ein gut ausgebautes Wanderwegenetz und eine funktionierende Tourist-Information. Ein vielfältiges Veranstaltungsprogramm rundet das Angebot ab. Als Privatzahler oder mit ärztlicher Verordnung kann der Gast unter anderem die Kältekammer, Schwefelbäder, Wassergymnastik und Funktionstraining nutzen, aber auch Bäder und Packungen, Hydrotherapie, Physiotherapie, Ergotherapie, Elektrotherapie, Massagen usw. in Anspruch nehmen.

Bad Eilsen verfügt über zwei hochqualitative Fachkliniken, die gemäß dem Qualitätsmanagementsystem der Deutschen Rentenversicherung Bund für Reha-Kliniken (QMS-Reha) zertifiziert sind und hohe Qualitätsstandards erfüllen. Der wunderschöne Kurpark mit Rosarium ergänzt die ganzheitliche Behandlung und lädt zum Entspannen ein.

Als wesentliche Veranstaltungen im Ort sind die Open-Air-Konzerte im Kurpark (in den Sommermonaten), zwei Bauernmärkte sowie der Weihnachtsmarkt zu nennen. Weiterhin werden geführte Wanderungen und Gästeführungen angeboten.

Das Beherbergungsangebot ist geprägt von inhabergeführten Hotels und Pensionen, große Hotelketten sind im Ort nicht vertreten. Die Begrenzung der Übernachtungsmöglichkeiten trägt auch zur Schonung der vielen Parkanlagen und der Natur bei. Um dem Nachhaltigkeitsgedanken Rechnung zu tragen, empfehlen die Kliniken den Patienten, bei der Anreise auf den PKW zu verzichten und öffentliche Verkehrsmittel zu nutzen. Wer dennoch mit dem PKW anreist, findet im Ort Ladestationen für E-Autos. Auch die Straßenbeleuchtung wurde auf effiziente LED umgerüstet.

In Zukunft werden sich die Reha- und Kurangebote weiter verändern: Die bereits bestehenden Präventionsmaßnahmen (auch stationäre) könnten zukünftig erweitert werden, um Krankheiten frühzeitig vorzubeugen (Beispiel: Das Programm „RV fit" der Deutschen Rentenversicherung). Einerseits wird die Zahl der Anschlussheilbehandlungen zunehmen, andererseits wird die Nachfrage nach ambulanten Kurmaßnahmen steigen, was auf die Unterbringungsmöglichkeiten einwirkt. Der zunehmende Ärztemangel in den Kliniken und auch im Bereich der Badeärzte wird eine große Herausforderung darstellen. Möglicherweise könnte hier die Telemedizin eingesetzt werden."

Ahmet Cetindere, Facharzt für Allgemeinmedizin, Badearzt, Naturheilverfahren, Osteopathie, Akupunktur, Chirotherapie und Palliativmedizin, berichtet über Entwicklung, Anwendung, Heil- und Gegenanzeigen sowie Erfolge eines Kuraufenthaltes in Bad Eilsen:

„Bad Eilsen verfügt über ein modernes Rehazentrum der Rentenversicherung Hannover/Braunschweig. Dieses bietet stationäre und teilstationäre Behandlungen mit dem Schwerpunkt auf Orthopädie und Rheumatologie sowie die Behandlung internistischer Begleiterkrankungen an. Zusätzlich bietet die privat geführte Bückebergklinik, eine Fachklinik für Orthopädie und Rheumatologie, Anschlussheilbehandlungen sowie weitere stationäre und teilstationäre Therapien an. Darüber hinaus werden auch ambulante Vorsorgekuren durchgeführt.

Die Indikationen für Kurmaßnahmen sind vielfältig und bestimmen die Wahl des Kurorts sowie der erforderlichen Heilverfahren. Das Hauptziel der Vorsorgekuren ist die langfristige Primärprävention, also die Vorbeugung von Krankheiten, sowie die Sekundärprävention, die eine Verschlechterung bereits bestehender Erkrankungen verhindern soll. Der Kurplan, der vom Badearzt erstellt wird, umfasst ein multimodales Therapiekonzept, das die spezifischen ortsgebundenen Heilmittel und Verfahren nutzt und den Patienten ganzheitlich betrachtet. Dabei werden auch psychische und psychosomatische Aspekte in die Therapie einbezogen.

Vorsorgekuren zielen darauf ab, gesundheitliche Beeinträchtigungen zu verhindern und die Belastbarkeit zu erhöhen. Der Wirkmechanismus basiert auf der Anregung des vegetativen Nervensystems und einer Gesamtumschaltung des Organismus. Durch gezielte Maßnahmen wie Bewegung, Ernährung und Entspannung werden Risikofaktoren reduziert und die Lebensqualität gesteigert. Im Wechsel mit Entspannungs- und Ruhepausen werden dem Körper durch die angewandten Therapien verschiedene Reize zugeführt.

Die für Bad Eilsen bekannten Schwefelquellen werden insbesondere bei orthopädischen Beschwerden, chronisch entzündlich-rheumatischen Erkrankungen sowie Hauterkrankungen wie Psoriasis, Akne und Neurodermitis angewandt. Darüber hinaus finden sie auch Anwendung bei Prostatabeschwerden, Muskel- und Sehnen-Erkrankungen sowie chronischen Schmerzerkrankungen. Ihre vielseitigen physiologischen Wirkungen reichen von der Linderung von Schmerzen und Entzündungen über die Verbesserung der Hautgesundheit bis hin zur Förderung der Blutzirkulation und Entgiftung. Ebenfalls werden das Herzkreislaufsystem sowie das Immunsystem gestärkt.

Schwefelbäder bieten viele gesundheitliche Vorteile, sind jedoch nicht für jeden geeignet. Schwangere Frauen sollten diese Therapie meiden. Patienten mit schweren Herz-Kreislauf-Erkrankungen oder entgleistem Bluthochdruck sollten Schwefelbäder vermeiden. Auch bei akuten fieberhaften Infekten, offenen Wunden, schweren chronisch-obstruktiven Lungenerkrankungen (COPD) oder schwerem Asthma sollte von Schwefelbädern abgesehen werden. Daher ist es ratsam, vor der Anwendung von Schwefelbädern Rücksprache mit einem Arzt zu halten, um sicherzustellen, dass diese Therapie für die individuelle Gesundheit unbedenklich ist.

In Bad Eilsen werden neben Schwefelbädern auch andere medizinische Anwendungen angeboten, darunter Kohlensäurebäder, Stangerbäder und Solebäder. Zur Therapie gehören zudem Kältekammern, Funktionstraining, Physiotherapie, verschiedene Elektrotherapien, Ernährungsberatung, psychologische Gespräche, Massagen, Schlammpackungen und Inhalationen. Ergänzend bietet Bad Eilsen durch seine vielseitige Landschaft schöne Wander- und Spazierwege, die von Kurgästen gerne genutzt werden.

Zu Beginn einer Vorsorgekur erstellt der Kurarzt nach der Aufnahmeuntersuchung einen individualisierten Kurplan. Die Behandlungsziele werden gemeinsam besprochen, regelmäßige wöchentliche Kontrollen werden durchgeführt. Bei der Abschlussuntersuchung werden die erreichten Fortschritte bewertet und zukünftige Therapiemaßnahmen besprochen und empfohlen, um den Behandlungserfolg langfristig zu sichern.

Insgesamt bieten die Kuren in Bad Eilsen eine ganzheitliche Herangehensweise, die nicht nur körperliche Beschwerden lindert, sondern auch zur langfristigen Verbesserung der Lebensqualität beiträgt. Die Kombination aus modernsten Therapieverfahren und der erholsamen Landschaft macht Bad Eilsen zu einem idealen Ort für eine nachhaltige Gesundheitskur."

4.4.2 Mineral- und Thermalheilbad

4.4.2.1 Charakteristika

Verfügt ein Ort oder ein Orts- bzw. Gemeindeteil über therapeutisch nutzbare und durch Analysen in ihrer Güte bestätigte **Mineral-**, **Thermal-** oder **Solequellen**, ist eine Anerkennung als Mineral- oder Thermalheilbad möglich.

Beispiele für im Wasser vorkommende Mineralstoffe sind Jod, Kalzium, Magnesium oder Natrium, die einzeln, aber auch in Kombination auftreten können. Im Rahmen einer Prädikatisierung als Mineralheilbad kann auch eine spezifischere Anerkennung z. B. als **Schwefelheilbad** oder **Soleheilbad** erfolgen. So sind z. B. Bad Bevensen als Jod-Sole-Heilbad und Bad Schlema als Radonheilbad anerkannt.

Wenn die Wassertemperatur am Quellaustrittsort **20 °C oder mehr** beträgt, kann die Quelle als **Thermalquelle** bezeichnet werden. Das aus tieferen Gesteinsschichten zutage tretende Thermalwasser weist häufig einen hohen Gehalt an Mineralstoffen wie z. B. Fluor, Jod, Kalzium, Natrium, Schwefel oder Sulfaten auf.

Therapeutisch genutzt werden die Mineral- und Thermalwässer in Form von Bewegungs- und Wannenbädern, Packungen, Trinkkuren und Inhalationen, wobei die Wirkungen auf den menschlichen Körper und damit die Indikationen und Kontraindikationen von der jeweiligen Zusammensetzung der Wässer abhängig sind. Auch der Kontrast des Kurortklimas zum Heimatklima im gewöhnlichen Aufenthaltsort des Kurgastes beeinflusst die Wirksamkeit.

Nachstehendes, am Quellort in Bad Liebenstein öffentlich ausliegendes Informationsblatt zeigt die therapeutische Eignung und Anwendbarkeit einer Natrium-Calcium-Chlorid-Hydrocarbonatquelle differenziert auf.

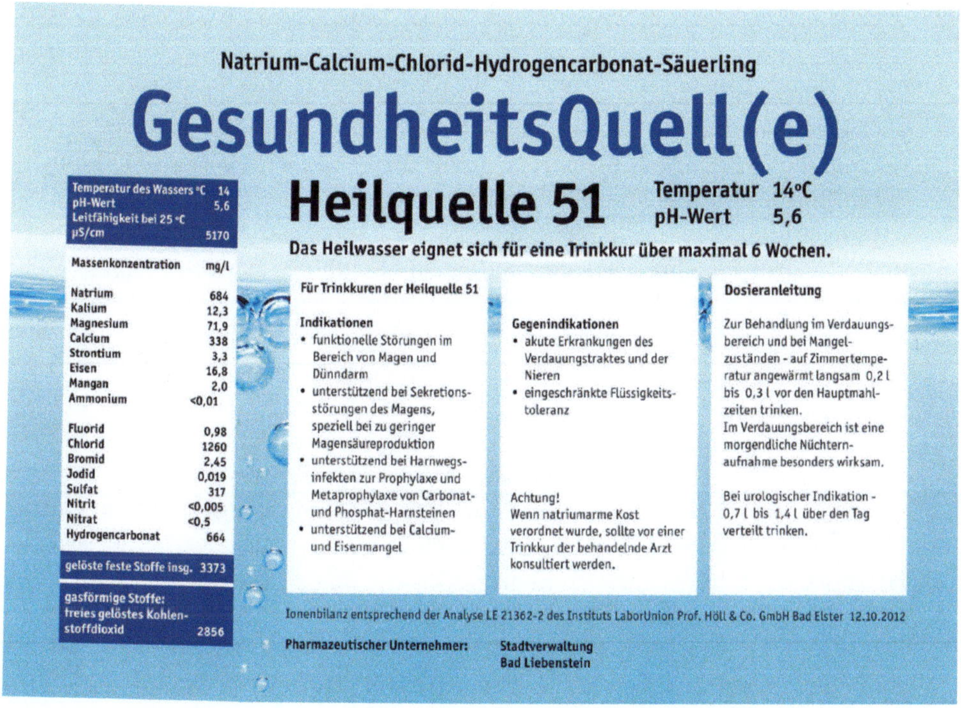

Abb. 26: Therapeutische Eignung und Anwendbarkeit der Quelle 51 in Bad Liebenstein

4.4.2.2 Ausstattung und Anerkennungsvoraussetzungen

Die Begriffsbestimmungen/Qualitätsstandards für Heilbäder und Kurorte, Luftkurorte, Erholungsorte – einschließlich der Prädikatisierungsvoraussetzungen – sowie für Heilquellen und Heilbrunnenbetriebe des DHV und DTV fordern die Erfüllung der nachfolgenden **Voraussetzungen**, um als Mineral- und/oder Thermalheilbad anerkannt zu werden (anstatt des Prädikats Mineral- bzw. Thermalheilbad kann entsprechend dem hauptsächlich angewendeten Kurmittel auch die Bezeichnung **Sole-**, **Schwefel-**, **Radon-** oder **Jod-Heilbad** o. Ä. geführt werden) (vgl. DHV/DTV 2024: 73 f.):

- allgemeine Anerkennungsvoraussetzungen für Heilbäder und Kurorte, Luftkurorte und Erholungsorte sowie die weiteren Anerkennungsvoraussetzungen für hochprädikatisierte Orte,
- Feststellung der medizinisch anerkannten Indikationen (Heilanzeigen) und Kontraindikationen (Gegenanzeigen) durch medizinisch-balneologische Gutachten des Bodens,
- kurortmedizinische Anwendbarkeit von Heilwässern und/oder Heilgasen aus ortsgebundenen Quellen oder Bohrungen, die im Vorwege wasserrechtlich meist als Heilquellen anerkannt worden sind,

- Ausrichtung der vorgehaltenen verschiedenen Anwendungsformen für die Heilwässer bzw. Heilgase mit deren chemischen bzw. physikalischen Eigenschaften auf die therapeutische Behandlung unterschiedlicher Krankheitsbilder,
- aufgrund ihrer chemischen Zusammensetzung, ihrer physikalischen Eigenschaften oder durch Erfahrung bewährte Eignung dieser ortsspezifischen Heilmittel, bei unterschiedlichen Krankheitsbildern Heilzwecken zu dienen,
- natürliche Heilmittel des Bodens, die sich nach wissenschaftlichen Erfahrungen und/oder dem jeweiligen wissenschaftlichen Erkenntnisstand kurmäßig bewährt haben,
- Vorkommen und wissenschaftliche Anerkennung der Heilwirkung eines oder mehrerer natürlicher Heilmittel des Bodens; natürliche ortsgebundene Heilwässer müssen aus Quellen – einschließlich der künstlich erschlossenen Brunnen – stammen und geeignet sein, Heilzwecken zu dienen. Der Begriff „natürlich" (Naturbelassenheit) bezieht sich auf Quellwasser oder Brunnenwasser, das unverändert getrunken, zum Füllen von Wannen und kleineren Bewegungsbädern, in einigen Fällen auch für größere Becken (Sole) genutzt wird. Vergleichbares gilt auch für Heilgase,
- technisch gebotene Einwirkungen bei der Gewinnung und Abfüllung oder gesetzlich vorgeschriebene Sicherheitsmaßnahmen im Rahmen der Anwendung (z. B. Aufbereitungsmaßnahmen für Bewegungsbäder) stellen den Begriff „natürlich" nicht in Frage,
- die natürlichen Heilmittel des Bodens (ortsgebundene Heilmittel) müssen grundsätzlich am Ort ihres Vorkommens therapeutisch angewendet oder genutzt werden. Unter die natürlichen ortsgebundenen Heilwässer fallen alle therapeutischen Nutzungs- und Anwendungsarten des Heilwassers einer Heilquelle (Heilwasser-Trinkkur am Ort; Versandheilwässer; therapeutische Nutzung zu Bade- und Inhalationszwecken; therapeutische Nutzung von Heilgasen; Gewinnung und Vertrieb von Heilquellenpräparaten als Arzneimittel),
- ein durch Erfahrung bewährtes Bioklima und eine ausreichende Luftqualität,
- Tätigkeit von mindestens einem kassenarztrechtlich zugelassenen Kur- oder Badearzt (bei einem Heilbad mit der Heilanzeige „Frauenkrankheiten" ist eine fachärztliche gynäkologische Überwachung zu gewährleisten),
- psychologische Begleitung der Kurpatienten. Dies bedeutet nicht zwingend die Notwendigkeit einer Psychotherapie und erfordert nicht den Einsatz von Psychotherapeuten. Die psychische Stärkung und Stabilisierung in der Krankheitssituation der Patienten kann auch durch entsprechend ausgebildete Angehörige verschiedener Sozialberufe oder der Seelsorge erfolgen.

Zusätzlich müssen die nachfolgenden Einrichtungen am Ort dauerhaft vorgehalten werden (DHV/DTV 2024: 74 f.):

- „Kurmittelhaus (i. d. R., ansonsten eine vergleichbare Einrichtung mit derselben, vollständigen Funktionalität) oder Kurmittelabteilung (ggf. auch in Kooperation

mit einem privaten Badebetrieb oder einer Kur- oder Reha-Klinik) zur Abgabe der physikalischen Therapie (sogenannter „passiver“ Behandlungsformen: Bäder, Massagen etc.) zur Abgabe von Bädern mit Heilwässern (in Wannen, Therapiebecken und Bewegungsbädern) oder Peloiden, Gasbädern und zusätzliche Behandlungen,
- ggf. ein Inhalatorium zur Abgabe von Inhalationen,
- je nach Indikationen (Heilanzeigen) eine Trinkkur- und Wandelhalle oder eine in ihrer Funktionalität vollständig vergleichbare Einrichtung,
- Einrichtungen für sog. „aktivierende“ Behandlungsformen, wie Bewegungs- oder Sporttherapie oder Physiotherapie,
- Übungs- und Ruheräume für Entspannungstherapiekonzepte,
- Räumlichkeiten, Ausstattung und Personal zur Vermittlung und ggf. praktischen Einübung indikationsbezogener Ernährungs- und Diätprogramme,
- Haus des Gastes (ansonsten eine vergleichbare Einrichtung mit derselben, vollständigen Funktionalität) als Kommunikations-, Informations- und Schulungszentrum für die Kurgäste; dabei kann sich die Bezeichnung auch auf eine Einheit mehrerer Gebäude beziehen, wenn ein räumlicher Zusammenhang gewährleistet ist; Internetplätze oder -Anschlüsse sind wesentlicher Bestandteil eines Kommunikationsraumes,
- ausgedehnte Parkanlagen (i. d. R. Kurpark, ansonsten eine vergleichbare Anlage mit derselben, vollständigen Funktionalität) mit gekennzeichnetem Wegenetz,
- Liegewiese,
- Sportanlagen, Spielangebote,
- mindestens ein Terrainkurweg.“

Hinsichtlich der ortsspezifischen Heilmittel sind nachfolgende Analysen beizubringen (DHV/DTV 2024: 76):

Für Heilwasser:

- „Heilwasseranalyse in Form der Anerkennungsanalyse,
- Heilwasseranalyse in Form der Wiederholungsanalyse alle zehn Jahre,
- Heilwasseranalyse in Form der jährlichen Kontrollanalyse,
- Periodische Überprüfung der Mikrobiologie (vierteljährlich),
- Allgemeine Hygieneuntersuchungen (mikrobiologische und chemische Untersuchungen) an der Quelle (monatlich), sowie am Anwendungsort gem. den rechtlichen Bestimmungen.

Für Heilgas:

- Heilgasanalyse in Form der Erstuntersuchung,
- Heilgasanalyse in Form der Wiederholungsanalyse alle zehn Jahre,
- Heilgasanalyse in Form der jährlichen Kontrollanalyse."

Hinsichtlich der Hauptheil- und Gegenanzeigen sind nachfolgende Gutachten beizubringen (DHV/DTV 2024: 76):

- „einmalig medizinisch-klimatologisches Gutachten des lokalen Bioklimas bezüglich der Gesundungs- und Erholungsmöglichkeiten mit Feststellung über die Indikationen (Heilanzeigen) und Kontraindikationen (Gegenanzeigen) des Ortes,
- einmalig medizinisch-balneologisches Gutachten über die therapeutische Eignung des Heilmittels mit Feststellung der Indikationen (Heilanzeigen) und Kontraindikationen (Gegenanzeigen) des Ortes."

Für eine Erstprädikatisierung sind die nachfolgenden wissenschaftlichen Gutachten erforderlich (vgl. DHV/DTV 2024: 75):

- Bioklimatisches Gutachten in Form einer Standard-Klimaanalyse, welches eine Bioklimatische Beurteilung enthält,
- Luftqualitätsgutachten mit erhöhten Anforderungen, welches eine Luftqualitätsbeurteilung enthält.

Im Zuge einer Reprädikatisierung sind folgende wissenschaftliche Gutachten erforderlich (vgl. DHV/DTV 2024: 75f.):

- alle zehn Jahre eine Bioklimatische Beurteilung. Wenn aufgrund einer Bioklimatischen Beurteilung Zweifel an der Eignung bestehen, dann ist ein Bioklimatisches Gutachten in Form einer vereinfachten Klimaanalyse indiziert,
- alle zehn Jahre ein Luftqualitätsgutachten mit erhöhten Anforderungen, welches eine Luftqualitätsbeurteilung enthält.

4.4.2.3 Mineral- und Thermalheilbäder in Deutschland

In Deutschland sind 110 Orte (z. B. Bad Salzuflen) oder Orts- bzw. Gemeindeteile (z. B. Erwitte – Bad Westernkotten) mit dem Prädikat „Mineral- oder Thermalheilbad" anerkannt. Damit stellt diese Bädersparte die meisten Heilbäder und Kurorte. Von allen Bädersparten weisen die Mineral- oder Thermalbäder am häufigsten eine Mehrfachprädikatisierung auf: 16 sind zweifach, Bad Dürrheim und Bad Schmiedeberg sogar dreifach prädikatisiert. Meist bezieht sich die zusätzliche Prädikatisierung auf das Prädikat Kneipp-Kurort bzw. -Heilbad sowie auf Moorkurort bzw. -bad.

- Aachen (NW)
- Bad Abbach (BY)
- Bad Aibling (BY)
- Bad Alexandersbad (BY)
- Bad Arolsen (HE)
- Bad Bellingen (BW)
- Bad Belzig (BB)
- Bad Bentheim (NI)
- Bad Bertrich (RP)
- Bad Bevensen (NI)
- Bad Birnbach (BY)
- Bad Bocklet (BY)
- Bad Brambach (SN)
- Bad Breisig (RP)
- Bad Brückenau (BY)
- Bad Buchau (BW)
- Bad Ditzenbach (BW)
- Bad Driburg (NW)
- Bad Dürkheim (RP)
- Bad Dürrheim (BW)
- Bad Elster (SN)
- Bad Ems (RP)
- Bad Emstal (HE)
- Bad Endbach (HE)
- Bad Endorf (BY)
- Bad Frankenhausen (TH)
- Bad Füssing (BY)
- Bad Gandersheim (NI)
- Bad Gögging (BY)
- Bad Griesbach im Rottal (BY)
- Bad Harzburg (NI)
- Bad Herrenalb (BW)
- Bad Hersfeld (HE)
- Bad Homburg (HE)
- Bad Hönningen (RP)
- Bad Karlshafen (HE)
- Bad Kissingen (BY)
- Bad Klosterlausnitz (TH)
- Bad König (HE)
- Bad Königshofen (BY)
- Bad Kösen (ST)
- Bad Kreuznach (RP)
- Bad Krozingen (BW)
- Bad Laer (NI)
- Bad Langensalza (TH)
- Bad Lausick (SN)
- Bad Liebenstein (TH)
- Bad Liebenzell (BW)
- Bad Lippspringe (NW)
- Bad Meinberg (NW)
- Bad Mergentheim (BW)
- Bad Münster am Stein (RP)
- Bad Nauheim (HE)
- Bad Nenndorf (NI)
- Bad Neualbenreuth (BY)
- Bad Neuenahr (RP)
- Bad Neustadt (Saale) (BY)
- Bad Oeynhausen (NW)
- Bad Orb (HE)
- Bad Peterstal-Griesbach (BW)
- Bad Pyrmont (NI)
- Bad Rappenau (BW)
- Bad Reichenhall (BY)
- Bad Rodach (BY)
- Bad Rothenfelde (NI)
- Bad Saarow (BB)
- Bad Säckingen (BW)
- Bad Salzdetfurth (NI)
- Bad Salzelmen (ST)
- Bad Salzhausen (HE)
- Bad Salzig (RP)
- Bad Salzschlirf (HE)
- Bad Salzuflen (NW)
- Bad Salzungen (TH)
- Bad Sassendorf (NW)
- Bad Saulgau (BW)
- Bad Schlema (SN)
- Bad Schmiedeberg (ST)
- Bad Schönborn (BW)
- Bad Schwalbach (HE)
- Bad Schwartau (SH)
- Bad Soden-Salmünster (HE)
- Bad Sooden-Allendorf (HE)
- Bad Staffelstein (BY)
- Bad Steben (BY)
- Bad Sulza (TH)
- Bad Teinach (BW)
- Bad Überkingen (BW)
- Bad Urach (BW)
- Bad Waldliesborn (NW)
- Bad Waldsee (BW)
- Bad Westernkotten (NW)
- Bad Wiessee (BY)
- Bad Wildbad (BW)
- Bad Wildstein (RP)
- Bad Wildungen (HE)
- Bad Wilhelmshöhe (HE)
- Bad Wilsnack (BB)
- Bad Wimpfen (BW)
- Bad Windsheim (BY)
- Baden-Baden (BW)
- Badenweiler (BW)
- Heilbad Heiligenstadt (TH)
- Heilbad Warmbad (SN)
- Herbstein (HE)
- Schlangenbad (HE)
- St. Blasien (BW)
- St. Peter-Ording (SH)
- Templin (BB)
- Waren (MV)
- Wiesbaden (HE)

Tab. 33: Mineral- und Thermalheilbäder in Deutschland

4.4.2.4 Beispiel Mineral- und Radonheilbad Bad Kreuznach

Das in Rheinland-Pfalz an der Nahe gelegene Mineral- und Radonheilbad Bad Kreuznach begann sich Anfang des 19. Jh. zu einem Kurort zu entwickeln. 1817 ließ der Arzt *Dr. Johann Erhard Peter Prieger* eine Badestube zur therapeutischen Anwendung der bei der Salzgewinnung entstehenden Mutterlauge errichten. 1843 wurde das erste Kurhaus erbaut, 1912/13 folgte an gleicher Stelle ein größeres Kur- und Bäderhaus, 1979 wurde die Crucenia-Kurtherme eröffnet. Schon seit 1924 führt die Stadt den Namenszusatz „Bad“, ohne damals von Amts wegen entsprechend prädikatisiert worden zu sein.

Im Zuge des Zusammenschlusses der beiden Heilbäder Bad Kreuznach und Bad Münster am Stein-Ebernburg 2014 sind die bereits vorhandenen Prädikate zurückgegeben worden und es erfolgte in einem erneuten Antragsverfahren 2020 die Anerkennung für das neue Heilbad Bad Kreuznach-Bad Münster am Stein-Ebernburg. Hierbei sind das ehemalige Heilbad Bad Kreuznach und der Ortsteil Bad Münster am Stein-Ebernburg zusammen als Heilbad prädikatisiert, das die gesetzlichen Anforderungen erfüllt. Bezüglich des Klimas und der Luftqualität erfüllt der Ortsteil Bad Münster am Stein-Ebernburg auch die strengen Qualitätsanforderungen, die an einen heilklimatischen Kurort gestellt werden.

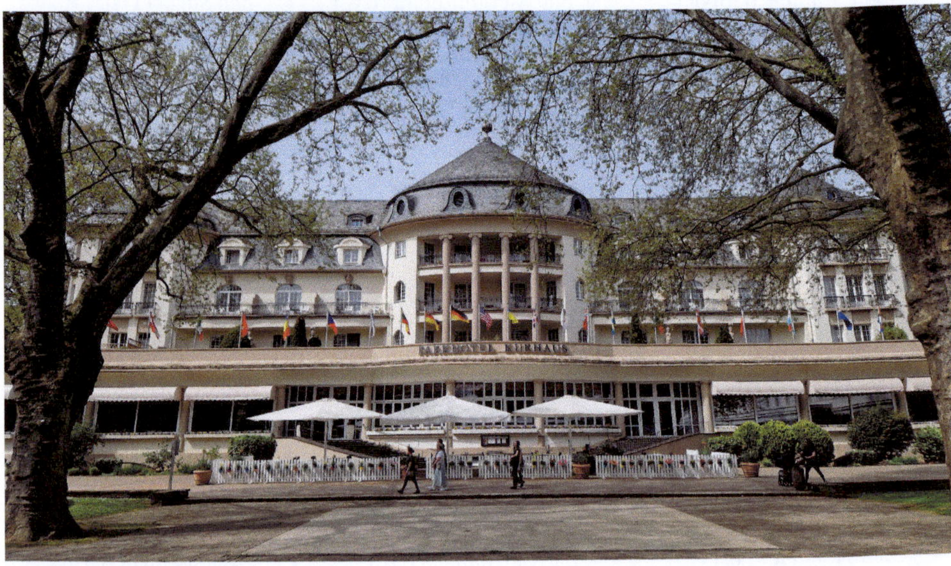

Abb. 27: Kurhaus Bad Kreuznach

Ein wichtiger Entwicklungsschritt war 1911 der Nachweis radonhaltiger Luft im ehemaligen Bergwerksstollen Rudolf-Stollen durch den Apotheker und Chemiker *Dr. Karl Aschoff*. Das Radon entsteht aus dem natürlichen Zerfall des im Porphyrgestein des Stollens enthaltenen Metalls Radium und kann exakt dosiert und unter strenger ärztlicher Kontrolle zu therapeutischen Zwecken angewendet werden, was *Aschoff* erkannte und weiterentwickelte. Schon 1912 wurde ein Inhalatorium vor dem Stollen gebaut, welches aber zum Ende des Zweiten Weltkrieges zerstört worden ist. Der Kurbetrieb in Bad Kreuznach ist seit 1955 wieder angelaufen, seit 1974 erfolgt die Radon-Therapie im Inneren des Heilstollens. Dieser trägt seit 2014 – benannt nach dem Kurarzt *Dr. Hans Jöckel*, der diesen 1998–2013 in Eigenregie betrieb – den Namen Sänitätsrat-Dr.-Jöckel-Stollen. Seit 2013 wird der Stollen unter der medizinischen Leitung des Nuklearmediziners *Dr. med. Andreas Zöller* von der Acumeda GmbH unter dem Namen AcuRadon betrieben.

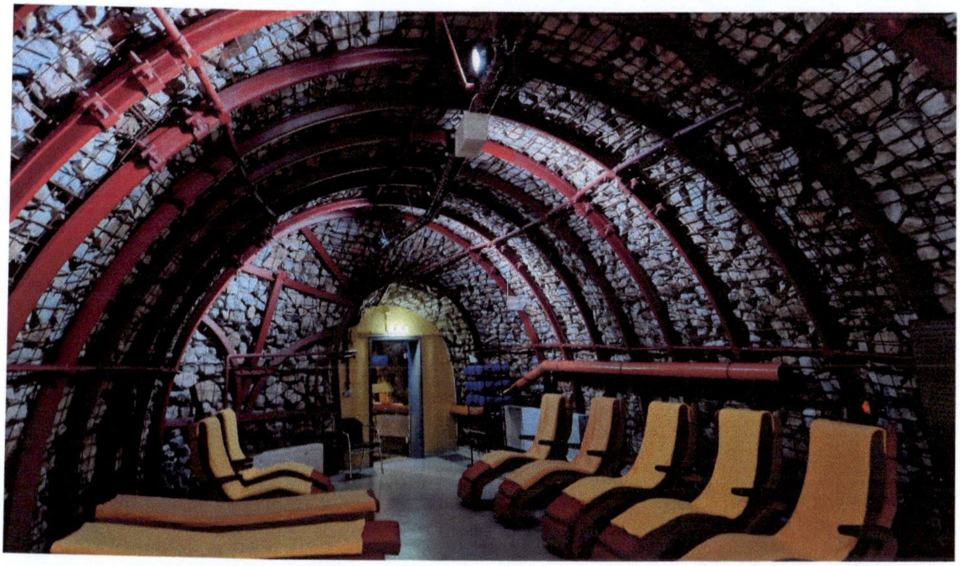

Abb. 28: Radonstollen Bad Kreuznach

Heute zählt Bad Kreuznach 52.500 Einwohner, hierin enthalten sind die ca. 4.200 Einwohner des Ortsbezirks Bad Münster am Stein – Ebernburg, der 2014 nach Bad Kreuznach eingemeindet worden ist.

Insgesamt stellen der Tourismus im Allgemeinen und der Kurverkehr im Speziellen einen wichtigen Wirtschaftsfaktor dar. Im Angebot sind 4.000 Gästebetten, davon 1.500 in den Kurkliniken. 2023 erfasst die amtliche Statistik (Übernachtungen in Betrieben ab zehn Betten) für Bad Kreuznach 634.000 Übernachtungen, davon etwas weniger als die Hälfte in Kureinrichtungen. In dieser Zahl sind nicht die Übernachtungen in Ferienwohnungen und auf Campingplätzen eingerechnet: Die meisten Gäste, die eine mehrwöchige Radonkur durchführen, mieten eine Ferienwohnung und nicht wenige nächtigen im Wohnwagen oder -mobil auf einem Campingplatz.

Die → Tabelle 34 fasst die in Bad Kreuznach vorgehaltenen kurörtlichen Einrichtungen und Angebote zusammen:

Prädikatisierung	Mineral- und Radonheilbad
Heilmittel	• Natrium-Chlorid-Thermalsole • Natrium-Chlorid-Wasser • radonhaltige Luft im Heilstollen
Anwendungen	• Heilwasserbad (Wannen-, Sitz- und Sprudelbad) • Kohlensäurebad • Bewegungsbad in Thermalsole • Heilerdepackungen • Massagen • Lymphdrainage • Physiotherapie

	• Kältebehandlung • Elektrotherapie • Inhalation (auch mit Radon)
Kur- und Gesundheitseinrichtungen	• Crucenia Gesundheitszentrum • Bäderhaus • Radon Inhalatorium Sanitätsrat Dr. Jöckel Stollen • Freiluft-Inhalatorium mit Solezerstäubungsanlage im Kurpark • Crucenia-Therme mit Innen- und Außenbecken • Gradierwerke im Salinental • Kneipp Anlagen
Kliniken/ Sanatorien/ Heilanstalten	• Drei-Burgen-Klinik • Karl-Aschoff-Klinik • Psychosomatische Fachklinik St. Franziska-Stift • Rehabilitationsklinik Nahetal • Rheuma-Krankenhaus • Geriatrische Fachklinik Rheinhessen-Nahe • Viktoriastift Reha-Klinik für Kinder u. Jugendliche
Badeärzte	3
Wellnesshotels	1

Tab. 34: Kurörtliche Einrichtungen und Angebote in Bad Kreuznach

Dr. Michael Vesper, Geschäftsführer der Gesundheit und Tourismus für Bad Kreuznach GmbH skizziert die touristischen Rahmenbedingungen in Bad Kreuznach:

„Grund für eine Reha in Bad Kreuznach ist einerseits die Spezialisierung von Kliniken (Landesrheumazentrum, Kinder-Reha, Onkologie) mit dem damit verbundenen hohen Qualitätsstandard. Im Bereich der ortsgebundenen Kurmittel kann die Radontherapie im Sanitätsrat-Dr.-Jöckel-Stollen als Alleinstellungsmerkmal gelten. Die Indikation sind Schmerzsymptome als Folge entzündlicher Erkrankungen des rheumatischen Formenkreises. Obwohl sich hier eine enge Beziehung zur Rheumatherapie der Rheumaklinik ergeben könnte, spielt dort im Therapieplan die Radontherapie nur bei der Indikation Morbus Bechterew eine Rolle, weil Patienten mit dieser Erkrankung positiv auf die Therapie ansprechen und die Reha in Bad Kreuznach vor allem aus diesem Grund wählen. Ansonsten ist eine reservierte Haltung der behandelnden Ärzte wegen des fehlenden Wirksamkeitsnachweises nach den Anforderungen der evidenzbasierten Therapie (randomisierte Doppelblind-Studie) und eines gefühlten oder vermuteten Strahlenrisikos dafür verantwortlich, dass eine enge Kooperation zwischen Klinik und Stollentherapie seit Ende der 90er Jahre nicht mehr besteht.

Als wichtiges attraktivierendes Element, wenn auch nicht als Alleinstellungsmerkmal, sind die Freiluftinhalation durch Solezerstäuber und die Gradierwerke in den Kurparken und im Salinental anzusehen.

Für den Gesundheitsaufenthalt spielt auch das Konzept der kurzen Wege eine Rolle. Kurpark, Freiluftinhalatorium und Solezerstäuber, Thermalbad, Gesundheitszentrum und Haus des Gastes sind räumlich miteinander verbunden – das größte Hotel verfügt über einen Bademantelgang zu den Crucenia-Thermen.

Das Veranstaltungsangebot richtet sich vor allem an den Tagestouristen. Die größte Veranstaltung – der Bad Kreuznacher Jahrmarkt im August – dürfte für Gesundheitsgäste weniger interessant sein. Beliebt sind der Mittelaltermarkt in Ebernburg, der Weihnachtsmarkt in Bad Münster am Stein und diverse Weinfeste. Während der gesamten Saison gibt es kostenfreie musikalische Angebote im Kurpark Bad Kreuznach.

Das Kurgebiet und Innenstadt sind fast durchgängig verkehrsberuhigt. Die Stadt bemüht sich um die Umsetzung eines nachhaltigen Verkehrskonzeptes, das vom Stadtrat beschlossen wurde, steht aber vor dem Problem einer sehr hohen Dichte des motorisierten Individualverkehrs – auch innerstädtisch – auf begrenztem Raum und hat keine Lösung für das Problem, dass eine innerstädtische Bundesstraße auch das Kurgebiet berührt. Insbesondere der ÖPNV ist bei der Zielerreichung der Barrierefreiheit der Busse mittlerweile bei einem sehr hohen Realisierungsgrad – fast vollständig auf den Hauptstrecken – angelangt. Der Bahnhof Bad Kreuznach ist bereits barrierefrei, der Bahnhof Bad Münster am Stein ist für den Umbau eingeplant. So kann die Stadt insbesondere auf eine sehr gute Erreichbarkeit durch die Bahn verweisen.

Derzeit ist Bad Kreuznach nicht mit einem Nachhaltigkeitszertifikat zertifiziert.

Das Kurgebiet ist großflächig mit der Bauleitplanung geschützt. Die Heilquellen werden durch zwei Heilquellenschutzgebiete geschützt.

Der Kurort verfügt traditionell über Gäste, die in fortgeschrittenem Alter wegen gesundheitlicher Themen Angebote nutzen. Das Augenmerk galt daher in der Vergangenheit dem Ausbau der Barrierefreiheit. Alle Gesundheitseinrichtungen und Parkanlagen sind barrierefrei ausgestaltet und auch zertifiziert („Reisen für alle").

Im Bereich der Kur sind in den kommenden zehn Jahren folgende Herausforderungen zu bewältigen:

- Verbesserung der Barrierefreiheit im Bereich der Hotellerie und Gastronomie,
- Begrenzung der Kostenproblematik der Steigerung der Energiepreise durch Umrüstung auf regenerative Energien und neue technischen Lösungen,
- Mitarbeitergewinnung und Mitarbeiterbindung, auch durch Anwerbung von ausländischen Arbeitskräften. Hier ist aber bei personenbezogenen Dienstleistungen die Sprachbarriere besonders hoch. In Bad Kreuznach ist zudem die Problematik erkennbar, dass die hohe Dichte von Gesundheitsdienstleistern zu einem Nachfragemarkt für Arbeitskräfte geführt hat,
- Wirksamkeitsnachweise der kurmedizinischen Angebote nach dem Standard der evidenzbasierten Medizin,
- Gewinnung von „Selbstzahlern", die im fortschreitenden Alter Leistungsfähigkeit und Lebensqualität durch einen Gesundheitsurlaub aufrechterhalten oder steigern wollen."

Dr. med. Andreas Zöller, Nuklearmediziner, medizinischer Leiter des Radonstollens und Inhaber der Zertifikate Balneologie und Klimatherapie berichtet über Entwicklung,

Anwendung, Heil- und Gegenanzeigen sowie Erfolge der Radon-Therapie in Bad Kreuznach:

„Radon (chemisches Symbol 222Rn) ist ein farb- und geruchloses, natürlich vorkommendes, radioaktives Edelgas. Die Radontherapie ist eine alternative medizinische Behandlungsmethode, die auf der Verwendung dieses radioaktiven Edelgases basiert. Diese Therapie wird häufig in Form von Inhalationen oder Bädern durchgeführt und ist besonders in Deutschland und Österreich verbreitet.

Wirkweise

Die Wirkweise der Radontherapie beruht auf der milden Strahlenbelastung durch das eingeatmete oder über die Haut aufgenommene Radon. Diese Strahlung soll die körpereigenen Reparaturmechanismen aktivieren und entzündungshemmende Effekte hervorrufen. Zudem wird die Freisetzung von Endorphinen angeregt, was zur Schmerzreduktion beiträgt.

Empfohlen wird eine 10–12-stündige Therapie (jeweils eine Stunde pro Tag). Es sind aber auch kleinere Therapieeinheiten möglich.

Erfolge

Die Erfolge der Radontherapie sind durch zahlreiche Studien und Patientenberichte dokumentiert.

Schmerzlinderung: Die meisten Patienten berichten über eine deutliche Schmerzreduktion und eine bessere Beweglichkeit.

Entzündungshemmung: Bei entzündlichen Erkrankungen konnte eine Verringerung der Entzündungssymptome festgestellt werden. Somit wird eine Verbesserung der Lebensqualität erreicht.

Langzeitwirkung

Die positiven Effekte der Radontherapie halten oft mehrere Monate nach der Behandlung an.

Von den Patienten wird über einen Therapieerfolg von 6–8 und auch über 12 Monate berichtet. Zusätzlich kommt es in vielen Fällen zu einer Reduktion der Medikation.

Indikationen

- Radontherapie bei chronischen Schmerzen und Funktionsstörungen bei Erkrankung des Bewegungsapparates
- Chronische entzündlich-rheumatische Erkrankungen, insbesondere Morbus Bechterew Spondylarthropathien.
- Chronische Polyarthritis (Rheumatoide Arthritis)
- Degenerative Erkrankungen der großen und kleinen Gelenke (Arthrosen),
- Degenerative Erkrankungen der Wirbelsäule (Spondylosen, Spondylarthrosen)

- Fibromyalgie-Syndrom, Weichteilrheumatismus
- Nicht entzündliche Schmerzen an Muskeln und Sehnen
- Psoriasisarthropathie bzw. Arthritis psoriatica
- Chronische Arthritis urica
- Störungen der Regeneration, Zirkulation und der immunologischen Balance der Haut
- Neurodermitis
- Psoriasis vulgaris
- Sklerodermie
- Chronische Sinusitis
- Chronische Schmerzen und Funktionsstörungen bei neurologischen Erkrankungen
- Neuralgien
- Neuritiden
- Polyneuropathien

Kontraindikationen

- Radontherapie in allen Applikationsformen
- Schwangerschaft
- Hyperthyreose
- bei Malignom-Patienten sollte ein Abstand von einem Jahr zur abgeschlossenen Chemo- oder/und Strahlen- und/oder Immuntherapie gewahrt werden

Relative zusätzliche Kontraindikationen

- schwere Herz-Kreislauf-Erkrankungen
- schwere Herzrhythmusstörungen
- schwere Nierenfunktionsstörungen bzw. entzündliche Nierenbeteiligungen im Rahmen einer Autoimmunerkrankung
- akute Infekte
- akute Iritis
- hochakuter Schub einer chronischen Polyarthritis bzw. einer Arthritis psoriatica
- Morbus Bechterew im Schub

Kinder und Jugendliche sollte man nicht grundsätzlich von einer Radonbehandlung ausschließen. Hier sollte im Einzelfall das Risiko einer medikamentösen Behandlung gegenüber einer schwachen Strahlentherapie abgewogen werden. Grundsätzlich gilt jedoch, dass die Therapie erst ab dem 18. Lebensjahr durchgeführt wird.

Der Radonstollen in Bad Kreuznach ist barrierefrei. Nach nur kurzem Weg befindet man sich im Therapieraum, in dem man jeweils eine Stunde im Sitzen oder Liegen verbringt. Die Temperatur beträgt angenehme 28–29 °C.

Schlussfolgerung

Die Radiotherapie stellt eine vielversprechende Ergänzung zu konventionellen Behandlungsmethoden dar, insbesondere bei chronischen Schmerzen und entzündlichen Erkrankungen. Trotz ihrer Vorteile sollten die Kontraindikationen und mögliche Risiken sorgfältig abgewogen werden. Aus diesem Grund ist immer eine ärztliche Verordnung erforderlich.

Die Verordnung muss von ortsansässigen Badeärzten oder ärztlichen Inhabern der Zertifikate Balneologie (Bäderheilkunde) und Klimatherapie erfolgen."

4.4.2.5 Beispiel Thermal-Mineralheilbad und Kneipp-Kurort Bad Nauheim

Auch wenn schon für 1835 eine erste Solebadeanstalt belegt ist, ist der Beginn eines systematischen Kurbetriebs des in Hessen, knapp 50 km nördlich von Frankfurt, gelegenen Nauheim auf das Jahr 1846 zu datieren. In jenem Jahr wurde der sog. Große Sprudel, eine Thermalsolequelle mit hohem Mineralgehalt, durch Zufall entdeckt. Zwischen 1862 und 1864 wurde ein erstes Kurhaus erbaut und 1864 wurde eine durch das Großherzogtum Hessen konzessionierte Spielbank eröffnet, deren Einnahmen das schnelle Wachstum des Kurortes mitfinanzierten. 1850 wurde der Ort an das Eisenbahnnetz (Main-Weser-Bahn) angeschlossen, 1857 wurde der erste Kurpark angelegt. Seit 1869 führt der Ort, der 1854 die Stadtrechte erhielt, den Namenszusatz „Bad".

Die heilende Wirkung der Kohlensäure in der Thermalsole förderte die rasche Entwicklung des Ortes zu einem Kurort (v. a. für Herz-Kreislauf-Erkrankungen) von europäischem Rang, der auch gern vom Adel, gekrönten Häuptern und Prominenten besucht wurde. In der Folge errichteten internationale Hotelketten ihre Dependancen in Bad Nauheim.

1901 entstand ein neues Inhalatorium, in dem die vernebelte Sole therapeutisch angewendet werden konnte. Zwischen 1905 und 1912 wurde im Jugendstil der Sprudelhof errichtet: um zwei Sprudel wurden sechs Badehäuser mit Wartesälen und insgesamt 264 Badezellen sowie eine Wandelhalle und zwei Verwaltungsgebäude angelegt, die noch heute eine zum Kurpark offene, hofähnliche Anlage bilden. Das nicht einmal 50 Jahre alte Kurhaus wurde in diesem Zusammenhang ebenfalls im Jugendstil modernisiert. Noch heute gilt der Sprudelhof als eine der größten zusammenhängenden Jugendstilanlagen Europas und definiert zu einem wesentlichen Teil die heutige Bedeutung Bad Nauheims als Jugendstilstadt.

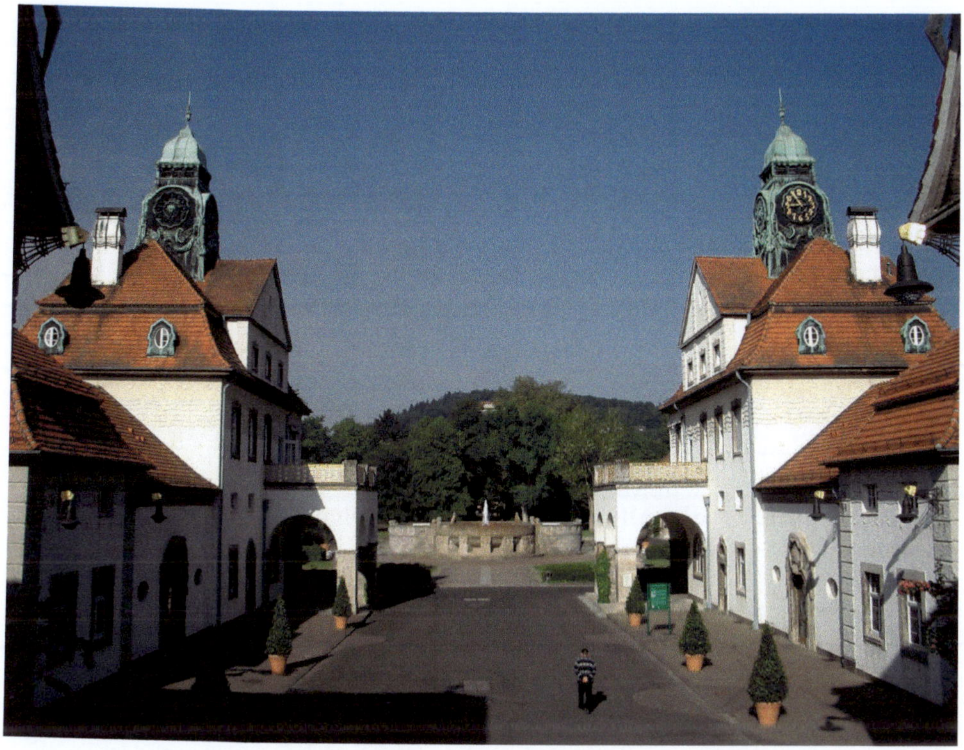

Abb. 29: Sprudelhof Bad Nauheim

Nachdem im Zweiten Weltkrieg Kureinrichtungen und Hotelanlagen als Lazarette genutzt wurden, lebte der Kurbetrieb in der weitgehend unzerstörten Stadt rasch wieder auf, nun allerdings mit einer veränderten Gästestruktur. Bedingt durch die Fortschritte in der Sozialgesetzgebung stand die Kur nun auch den weniger Begüterten offen, wodurch die Zahl der Kurgäste v. a. seit den 1950er Jahren stark anstieg.

Diese Blütezeit fand in Folge der straffen Reformen der Gesundheitsgesetzgebung spätestens 1996 ihr Ende. Auch machten Fortschritte bei den Behandlungsmethoden und in der Pharmakologie v. a. bei Herz-Kreislauf-Erkrankungen kostenintensive Kuraufenthalte medizinisch zunehmend überflüssig. Dennoch erhält sich Bad Nauheim den Status als Gesundheitsstadt durch eine Vielzahl an (Spezial-)Kliniken und mehrere große Krankenhäuser. Die in Bad Nauheim auf eine lange Tradition zurückblickende Herzforschung wird z. B. durch das Max-Planck-Institut für Herz- und Lungenforschung (W.-G.-Kerckhoff-Institut) fortgeführt.

2011 erschloss sich Bad Nauheim mit der Kneipp-Kur ein weiteres Kur-Standbein und ist seitdem neben dem Thermal-Mineralheilbad zusätzlich als Kneipp-Kurort staatlich anerkannt.

Zur kurmäßigen Anwendung kommen in Bad Nauheim neben der Anwendung der Heilverfahren nach *Kneipp* auch zwei Sprudel (thermale kohlensäurehaltige Sole) in Form von Badeanwendungen und fünf Heilquellen (aufgrund des hohen Kohlensäuregehalts als „Säuerlinge“ bezeichnet) in Form von Trinkkuren. Eine der drei Kneipp-Becken in Bad Nauheim ist mit Heilquellenwasser gefüllt.

Heute zählt Bad Nauheim 33.975 Einwohner. Der Tourismus im Allgemeinen und der Kurverkehr im Speziellen ist der wichtigste Wirtschaftsfaktor. Die 5.100 sozialversicherungspflichtig Beschäftigten aus der Gesundheitsbranche stellen ca. 41 % aller lokalen Beschäftigten in Bad Nauheim.

Im Angebot sind 2.000 Gästebetten, davon 1.530 in den zehn Reha-Kliniken (76,5 %). Im Mai 2025 wurde eine elfte Reha-Klinik mit 300 Betten eröffnet. Zusätzlich befinden sich im Ort vier Akut-Kliniken.

2023 erfasst die amtliche Statistik (Betriebe ab zehn Betten) für Bad Nauheim ca. 97.000 Ankünfte und 750.000 Übernachtungen, davon ca. 80 % in den Kliniken. Dies begründet auch die durchschnittliche Aufenthaltsdauer von 7,7 Nächten. Hinzu kommen ca. 2 Mio. Tagesgäste.

Die → Tabelle 35 fasst die in Bad Nauheim vorgehaltenen kurörtlichen Einrichtungen und Angebote zusammen:

Prädikatisierung	Thermal-Mineralheilbad und Kneipp-Kurort
Heilmittel	• 2 Sprudel (thermale kohlensäurehaltige Solen) • 5 Trinkbrunnen (Hydrogencarbonathaltiger Natrium-Chlorid-Säuerling, Natrium-Chlorid-Hydrogencarbonat-Säuerling, Calciumhaltiger Natrium-Chlorid-Hydrogencarbonat-Säuerling)
Anwendungen	• Bäder mit thermalen kohlensäurehaltigen Mineralquellen (Wannen-, Sitz- und Sprudelbad) • Sole-Inhalationen • Sole-Trinkkur • Anwendungen nach Kneipp
Kur- und Gesundheitseinrichtungen	• 7 Heilquellen • eine Trinkkuranlage • 5 Gradierwerke mit zusammen 650 Metern Länge • Gesundheitsgarten mit Angeboten des Kneipp’schen Naturheilverfahrens • 3 Kneipp-Wassertretanlagen (eine davon mit Heilwasser) • 4 große Parkanlagen • Sprudelhof-Therme • Rosengarten • mehrere Barfußpfade • Heilwald
Kliniken/ Sanatorien/ Heilanstalten/ Krankenhäuser	• Burghof Klinik (Akutklinik für psychosomatische Medizin und Psychotherapie) • GZW Diabetes Klinik (Fachkrankenhaus für Diabetes mellitus und diabetische Folgeerkrankungen) • Hochwaldkrankenhaus (medizinische Grund- und Regelversorgung)

	• Kerckhoff-Klinik (Herz-, Lungen-, Gefäß- und Rheumazentrum, Transplantationszentrum für Thorakale Organe, Reha-Zentrum) • Klinik Taunus (stationäre und ganztägig ambulante medizinische Rehabilitation für Lymphologie/Angiologie sowie Hämatologie/Onkologie in Trägerschaft der Deutschen Rentenversicherung) • Klinik Wetterau (AHB/Reha-Klinik für Herz/Kreislauf, Magen/Darm, Leber/Galle/Stoffwechsel in Trägerschaft der Deutschen Rentenversicherung) • Kurpark-Klinik (3 Fachkliniken für Rehabilitations- und Präventionsmaßnahmen in den Bereichen Urologie, Orthopädie und Innere Medizin) • Median Kaiserberg-Klinik (Fachklinik für Tinnitus, Hörstörungen, Schwindel und Cochlea-Implantate) • Median Klinik am Südpark (Fachklinik für Innere Medizin/Kardiologie, Psychosomatik und Orthopädie) mit Kneipp-zertifiziertem Badebereich • Medical Campus Peil (Facharztpraxen für Sportmedizin, Orthopädie, Traumatologie, Handchirurgie, Kardiologie und Innere Medizin, sowie ein Zentrum für ambulante Operationen und Ambulante Rehabilitation) • Park-Klinik (Fachklinik für Rehabilitation und Anschlussheilbehandlung in den Bereichen Orthopädie, Rheumatologie und Innere Medizin) • Rehazentrum am Sprudelhof (Reha-Klinik der Deutschen Rentenversicherung für Kardiologie und Psychosomatische Medizin) • Salus-Klinik (Fachklinik für Sucht- und psychosomatische Erkrankungen)
Badeärzte	8
Wellnesshotels	1

Tab. 35: Kurörtliche Einrichtungen und Angebote in Bad Nauheim

Steffen Schneider, Leiter Kur- und Servicebetrieb der Stadt Bad Nauheim, skizziert die touristischen Rahmenbedingungen:

„Das mittelhessische Bad Nauheim, oft als Gesundheitsstadt bezeichnet, hat sich durch seine umfangreichen Gesundheits- und Kureinrichtungen einen Namen gemacht.

Neben den Reha-Kliniken gibt es vier Akut-Kliniken, die eine Vielzahl von Indikationen abdecken, darunter Herz- und Kreislauferkrankungen, Probleme des Bewegungsapparates, orthopädische und rheumatische Erkrankungen, Magen-Darm-Beschwerden, Atemwegserkrankungen, neurologische und psychosomatische Leiden sowie Onkologie und Gefäßerkrankungen.

Auch die medizinische und therapeutische Infrastruktur kann sich sehen lassen: mit 104 Arztpraxen (darunter acht Badeärzte), 22 Zahnarztpraxen, zehn Psychotherapie-Praxen, 22 Physiotherapie-Praxen, acht Apotheken, fünf Augenoptikern, vier Hörakustikern und 27 Heilpraktikern ist die Stadt bestens gerüstet. Zudem genießen international renommierte Forschungsinstitute wie das Max-Planck-Institut für Herz- und Lungenforschung einen herausragenden Ruf.

Ein besonderes Highlight ist die am 19. Dezember 2023 eröffnete Sprudelhof-Therme. Der zweite Bauabschnitt, eine Erweiterung des Sauna- und Wellnessbereiches im historischen Badehaus 2 des Sprudelhofes, soll Ende 2024 folgen. Die Stadt investiert insgesamt rund 70 Mio. Euro, inklusive einer Tiefgarage, um die Therme zu einem Katalysator für die gesamte Ökonomie der Region zu machen. Weitere Investitionen, wie etwa ein neues Hotel mit direktem Thermenzugang, sind in Planung.

Nicht nur die Entwicklung der touristischen und medizinischen Infrastruktur, sondern auch der Strukturwandel seit der Landesgartenschau 2010 haben Bad Nauheim positiv verändert. Die Stadt hat sich durch modernisierte Kureinrichtungen, neu gestaltete öffentliche Räume und eine lebhafte Innenstadt zu einem attraktiven Wohnort mit hoher Lebensqualität entwickelt.

Die Stadt bietet zudem ein reichhaltiges kulturelles Angebot, darunter das European-Elvis-Festival, das Rosenfest und das Jugendstilfestival. Verschiedene kulturelle Reihen und Veranstaltungen, sowie der fest in der zweiten Eishockey-Bundesliga verankerte Spitzensport, machen Bad Nauheim vielseitig attraktiv.

Ein Alleinstellungsmerkmal Bad Nauheims ist die besondere Mineralität der Sole, die bereits historische Persönlichkeiten wie *Otto von Bismarck, Alfred Krupp, Kaiserin Sissi, Mark Twain, Karl May, August Bebel, Erich Kästner, Hans Albers, Sepp Herberger* oder *König Saud von Saudi-Arabien* angezogen hat. Die Heilquellen sind als ortsgebundene Heilmittel von großer Bedeutung und die Stadt arbeitet an Konzepten zur energetischen Nutzung des kohlensäurehaltigen, ca. 30 °C warmen Heilwassers.

Im Rahmen eines Mobilitätskonzeptes mit einem 20-Punkte-Plan sind vielfältige Änderungen geplant: Beispielsweise sollen ab Dezember 2024 Stadtbusse auf allen Linien elektrifiziert fahren.

Bad Nauheim ist eine Kurstadt, die das Kurwesen in ihrer DNA trägt. Die Eishockey-Fans der Profimannschaft nennen sich „Die Kurstädter“. Ein großer Teil der Wertschöpfung in Bad Nauheim ist mit medizinisch-therapeutischen Einrichtungen, Kur, Tourismus und den nachgelagerten Folgeeffekten verbunden. Die Stadt ist infrastrukturell hervorragend aufgestellt. International renommierte Kliniken, der weitläufige Sprudelhof und die städtischen Kureinrichtungen mit der neuen Sprudelhof-Therme bilden das Rückgrat des Kurwesens. Nicht zuletzt deshalb ist Bad Nauheim auch als Wohnort äußerst beliebt. Nichtsdestotrotz bleiben Risiken, die die bisherige positive Entwicklung abschwächen können. Die konjunkturellen Rahmenbedingungen könnten schlechter werden, die energetische Transformation belastet die öffentlichen Kassen, und immer umfangreichere behördliche Auflagen insbesondere bei der Einleitung der Sole in die Vorfluter, der Entsorgung von Quellsinter-Schlämmen sowie bezüglich der natürlichen Radioaktivität in der Sole machen den Kurbetrieb und die Anwendung des ortsgebundenen Heilmittels finanziell sehr aufwändig. Ohne pragmatische Lösungsansätze und/oder eine finanzielle Unterstützung von Bund und Land wird ein Betrieb von Heilquellen, Sole-Thermalbad und Gradierbauten im derzeitigen

Umfang bei weiter steigenden Aufbereitungs- und Entsorgungskosten nicht möglich sein.

Auch die politischen Rahmenbedingungen im Gesundheitswesen bleiben ein Risiko für die Gesundheitsstadt. Kliniken sind aktuell teilweise unterfinanziert und haben zudem erhebliche Probleme, Fachkräfte in Pflege und Therapie zu finden. In einigen Indikationsbereichen sinken die Fallzahlen für stationäre Rehabilitationen und Anschlussheilbehandlungen. Zudem sind die von den Krankenkassen gesetzten Rahmenbedingungen für ambulante Präventionsleistungen sowohl für den Anbieter als auch für den potenziellen Nachfrager weiterhin nicht hinreichend attraktiv. Daher ist zu erwarten, dass die Anzahl der ambulanten Vorsorgeleistungen nach § 23 Abs. 2 SGB 5 auch in den kommenden Jahren nicht signifikant steigen wird. Ob Angebote des betrieblichen Gesundheitsmanagements ein substituierendes Potenzial sein können, hängt davon ab, ob und in welchem Maße Unternehmen bereit sind, in die Gesundheit ihrer Mitarbeiterinnen und Mitarbeiter sowie in ihre Attraktivität als Arbeitgeber zu investieren.

Bis heute versprüht Bad Nauheim seinen Charme durch die einzigartigen Jugendstilgebäude, die Kneipp'sche Infrastruktur und die Erinnerung an *Elvis Presley*, der hier während seiner Militärzeit lebte. Die besondere Kombination aus hochwertigen medizinischen Angeboten und einer lebendigen Innenstadt macht Bad Nauheim zu einer äußerst attraktiven Kurstadt, die es auf unvergleichliche Weise versteht, das körperliche und mentale Wohlbefinden ihrer Gäste und Bewohner zu fördern."

Dr. med. Lutz Ehnert, Facharzt für Innere Medizin und Naturheilverfahren, Diplom-Kneipparzt und Badearzt, berichtet über Entwicklung, Anwendungsformen, Heil- und Gegenanzeigen sowie Erfolge der Kur in Bad Nauheim:

„Obwohl in Bad Nauheim bereits seit 1835 öffentliche Badekuren angeboten wurden, gilt der überraschende Ausbruch des Großen Sprudels aus einem stillgelegten Bohrschacht kurz vor Heiligabend 1846 als die eigentliche Geburtsstunde des Kurwesens. Von nun an verfügte der aufstrebende Ort über genügend Sole, um die Salzgewinnung sowie die Kuranlagen dauerhaft betreiben zu können.

Wirkungsweise des Bad Nauheimer Thermal-Sole-Sprudels

Der Bad Nauheimer Sprudel XII (Friedrich-Wilhelm-Sprudel) ist ein thermaler Sole-Sprudel. Es handelt sich um eine knapp 3 %-ige Sole mit einem Gehalt an freier gelöster Kohlensäure von bis zu 2250 mg/l. Folgende Wirkungsweisen werden ihm zugeschrieben:

- Blutdrucksenkung durch Eröffnung der präkapillaren Widerstandsgefäße und Entlastung des Herzens
- Senkung der Herzfrequenz und des Sauerstoffverbrauchs wegen kühlerer Badetemperatur
- Steigerung der Herzleistung um 10 %

- entsprechend dem Gehalt an freier gelöster Kohlensäure Zunahme der Hautdurchblutung, zusätzliche Durchblutungsverbesserung durch das während des Badens in der Hornschicht der Haut eingelagerte Salz („Salzmantel“)
- die arterielle Verschlusskrankheit wird in jedem Stadium günstig beeinflusst.
- Unterstützung und Abheilung venöser und diabetischer Ulcera (Geschwüre)
- Lähmung der Kaltrezeptoren und Stimulation der Warmrezeptoren der Haut (das Badewasser wird wärmer empfunden als es ist)
- vegetative Dystonie und zerebrale Durchblutungsstörungen werden günstig beeinflusst
- es kommt nach wiederholter Anwendung (iterative Therapie) zu einer Umstimmung des vegetativen Nervensystems im Sinne von mehr Ausgeglichenheit und Ruhe (von ergotroper zu trophotroper vegetativer Grundstimmung)
- die Abwehrkräfte des Körpers werden unterstützt und die Anfälligkeit gegen Erkältungen und Überempfindlichkeitsreaktionen (Allergien im weiteren Sinne) wird gemindert
- Verspannungen werden gelöst
- die niedrigprozentige Sole mit hohem CO_2-Gehalt ist grundsätzlich entzündungshemmend und wirkt antiseptisch
- die Empfindlichkeit der Haut gegenüber UV-Strahlen steigt (gute Vorbehandlung bei Psoriasis im Rahmen einer Photosoletherapie).

Wirkung der Bad Nauheimer Trinkquellen

In Bad Nauheim stehen für Trinkkuren fünf Quellen zur Verfügung: in der Kernstadt Kur-, Karls- und Ludwigsbrunnen sowie im Stadtteil Schwalheim Sauerbrunnen und Löwenquelle.

Die Indikationen für Trinkkuren sind im Allgemeinen funktionelle Magen-Darm-Beschwerden wie Reizmagen und Reizdarm mit oder ohne Diarrhoe (Durchfall), chronische Obstipation (Verstopfung), Blähungen, Blähbauch, Sodbrennen, dyspeptische Beschwerden etc.

Wirkung der Bad Nauheimer Inhalationskur

Inhalationstherapie und die Pneumatotherapie gehören zu den wichtigen physikalischen Heilfaktoren in Bad Nauheim. Es gibt fünf Gradierwerke mit zusammen 650 Metern Länge, teilweise mit „Innenbegehung“ und einem „Indoor-Inhalatorium“ mit Feinaerosolvernebelung sowie den ersten zertifizierten hessischen „Heilwald".

Zusätzlich bietet der ortsansässige Kneipp-Verein mehrere rehabilitative Lungensportgruppen für Erkrankte mit den Indikationen Asthma bronchiale, chronische obstruktive Lungenerkrankung, Post-Covid-Syndromen und Lungentumorerkrankungen an.

Wirkung der Bad Nauheimer Terrainkur

Die Bad Nauheimer Terrainkur gibt es in verschiedenen unterschiedlich dosierten Belastungsstufen, in Parkanlagen, im Heil- und Therapiewald und in der ländlichen Umgebung. Sie verbessert Herz-Kreislauf- und Lungenfunktionen, stabilisiert den Blutdruck, dient der Gewichtsreduktion, verringert Schmerzen bei Polyarthrose und hilft bei Problemen des Nervensystems und der Psyche. Sie dient einer allgemeinen Muskelkraftverbesserung.

Indikationen der Bad Nauheimer Badekur

Die Bad Nauheimer Kur bewährt sich bei Herz-Kreislauf-Leiden wie Hypertonie bzw. Hypotonie, Herzleistungsschwäche, koronarer Herzerkrankung, peripheren arteriellen und venösen Durchblutungsstörungen, Mikroangiopathien jeder Genese, Polyneuropathie, Ulcera (z. B. diabetischer oder venöser bzw. arterieller Genese), rheumatischen Erkrankungen, degenerativen Gelenkerkrankungen und vegetativer Dystonie.

Weitere Indikation bestehen bei Psoriasis (Schuppenflechte mit oder ohne Gelenkbeteiligung) sowie posttraumatischen Störungen.

Kontraindikationen der Bad Nauheimer Badekur

Hier gelten die allgemeinen Kontraindikationen einer Bade-Kurortbehandlung wie schwere Herz-Lungenerkrankungen mit ausgeprägten Herzkreislauf- und Atemwegsstörungen (z. B. eine fortgeschrittene Herzinsuffizienz im NYHA-Stadium 3 und 4), endokrinologische akute Stoffwechselentgleisungen, akute fieberhafte Infekte bzw. Infektionskrankheiten, akute Tumorerkrankungen, akute Thrombosen, Embolien oder Psychosen.

Historische Erfolge der Bad Nauheimer Badekur

Professor *Beneke* hatte im Jahre 1859 einen später sehr prominenten Patienten, *Otto Fürst von Bismarck*, der spätere preußische Ministerpräsident und deutsche Reichskanzler. *Bismarck* hatte sich als Folge eines Jagdunfalls in Schweden 1857 ein schlimmes Geschwür (Ulcus cruris) am linken Bein zugezogen, welches ein solches Ausmaß annahm, dass der weltberühmte russische Chirurg *Pirogow* zu dessen Behandlung eine Oberschenkelamputation empfahl. Dieses lehnte *Bismarck* jedoch ab und begab sich, wohl auf Rat seines Frankfurter Jagdfreundes *Bethmann*, nach Nauheim zu *Prof. Beneke* in Behandlung. Diesem gelang es durch Anwendung der kohlensäurehaltigen Nauheimer Solequelle das Ulcus zur Abheilung zu bringen und das Bein zu retten. Wie wäre wohl die deutsche Geschichte verlaufen, wenn dieses nicht gelungen wäre? Ein oberschenkelamputierter Ministerpräsident bzw. Reichskanzler wäre zu jener Zeit undenkbar gewesen.

Durch den therapeutischen Erfolg freundeten sich *Bismarck* und *Beneke* an, was in der Folge dazu führte, dass *Beneke* erheblichen Einfluss auf die Sozialgesetzgebung und Entwicklung des Gesundheitswesens im neu gegründeten Deutschen Reich erlang. Der Heilerfolg führte auch dazu, dass *Bismarck* seinen im Deutsch-Französischen Krieg 1870/71 schwer verwundeten Sohn in Begleitung seiner Mutter nach Bad Nauheim zur Kur schickte.

Aktuelle Forschungen mit Bad Nauheimer Sole

Beim Deutschen Kongress für Physikalische und Rehabilitative Medizin in Berlin im September 2023 wurde folgende Arbeit aus Bad Nauheim, die im Rahmen einer Dissertation erfolgte, vorgestellt: Effekte balneologisch verschiedener Therapeutika bei Fingerpolyarthrose – die randomisierte, double-blind, sham-kontrollierte monozentrische ELVIS-Studie.

Untersucht wurden die analgetische Wirkung und Änderungen der Griffkraft bei schmerzhafter Fingerpolyarthrose durch serielle Handbäder mit Bad Nauheimer Thermalsole-Sprudel versus Süßwasser.

Dabei konnte eine signifikante analgetische Wirkung und Besserung durch serielle Anwendungen von Bad Nauheimer Sole nachgewiesen werden. Hinsichtlich einer Griffkraftsteigerung ergab sich keine signifikante Verbesserung mit diesem Studiendesign. Die Untersuchungen sind aber zum jetzigen Zeitpunkt insgesamt noch nicht final ausgewertet und abgeschlossen. Tendenziell sind noch weitere positive Ergebnisse der Sole-Therapie zu sehen und zu erwarten.

Duale Wirkungsverstärkung durch Ergänzung der Kneipp-Therapie zur **Bad Nauheimer Mineral-Thermal-Kur**:

Das ortsgebundene traditionelle Heilmittel, der Bad Nauheimer Sole-Sprudel, wird in der Bad Nauheimer Badekur ergänzt durch das traditionelle europäische Naturheilverfahren, der **Kneipp-Kurtherapie** mit den fünf Elementen Lebensordnung, Wasser, Bewegung, Ernährung und den Heilpflanzen.

Die Kneipp-Therapie lässt sich hervorragend mit der Thermalsoletherapie kombinieren, so erkenntlich am Beispiel des Sprudel-Wassertretbeckens im Bad Nauheimer Stadtteil Schwalheim.

Die duale Anwendung von Kneipp'schen Methoden mit balneologischen Verfahren ist in Deutschland nahezu einmalig und zeigt neue therapeutische Möglichkeiten auf.

Die Kombination der Sprudel-Wirkung mit Kneipp'scher Hydrotherapie (z. B. Wassertreten) führt zu einer Intensivierung des Gefäßtrainings mit zusätzlicher Wirkung auf das vegetative Nervensystem. Des Weiteren werden entzündliche rheumatische Erkrankungen durch eine effektivere Verträglichkeit des Kältereizes gebessert."

4.4.3 Kurort mit Peloidkurbetrieb

4.4.3.1 Charakteristika

Orte oder Orts- bzw. Gemeindeteile, in denen Heilmittel des Bodens wie **Lehm**, **Schlick**, **Heilschlämme (z. B. Kreide)** oder **Torf** kurmäßig angewendet werden können, können als Kurorte mit Peloidbetrieb anerkannt werden. Die Anwendung erfolgt meist in Form von Peloidvoll- oder -teil**bädern** sowie kalten oder warmen Peloid**packungen**. Die wichtigsten Voraussetzungen zur Verleihung des Prädikats sind die therapeutische Nutzung von Peloiden als natürliches wissenschaftlich anerkanntes Heilmittel sowie klimatische und lufthygienische Verhältnisse, die die Gesundungs- und Erholungsmöglichkeiten unterstützen.

4.4.3.2 Ausstattung und Anerkennungsvoraussetzungen

Die Begriffsbestimmungen/Qualitätsstandards für Heilbäder und Kurorte, Luftkurorte, Erholungsorte – einschließlich der Prädikatisierungsvoraussetzungen – sowie für Heilquellen und Heilbrunnenbetriebe des DHV und DTV fordern die Erfüllung der nachfolgenden **Voraussetzungen**, um als Kurort mit Peloidkurbetrieb anerkannt zu werden. Für Kurorte mit Peloidkurbetrieb gelten grundsätzlich die gleichen medizinisch-therapeutischen bzw. medizinisch-klimatischen Anforderungen wie für Moorheilbäder, jedoch in geringerem Umfang (anstatt des Zusatzes „mit Peloidkurbetrieb" kann auch die Bezeichnung des verwendeten Peloides, z. B. „Kurort mit Moorkurbetrieb", geführt werden) (vgl. DHV/DTV 2024: 78 f.):

- allgemeine Anerkennungsvoraussetzungen für Heilbäder und Kurorte, Luftkurorte und Erholungsorte sowie die weiteren Anerkennungsvoraussetzungen für hochprädikatisierte Orte,
- Feststellung der medizinisch anerkannten Indikationen (Heilanzeigen) und Kontraindikationen (Gegenanzeigen) durch medizinisch-balneologische Gutachten,
- kurortmedizinische Anwendbarkeit von ortstypischen Heilschlämmen (Peloiden) aus Peloidlagerstätten,
- Ausrichtung der vorgehaltenen verschiedenen Anwendungsformen für die Peloide mit deren physikalischen, chemisch-physikalischen und chemischen Eigenschaften auf die therapeutische Behandlung unterschiedlicher Krankheitsbilder,
- natürliche Heilmittel des Bodens, die sich nach wissenschaftlichen Erfahrungen und/oder dem jeweiligen wissenschaftlichen Erkenntnisstand kurmäßig bewährt haben,
- Aufbereitung des Peloides zur therapeutischen Anwendung im Kurort, wobei die Peloidlagerstätte auch weiter entfernt liegen kann,
- Nachweis der Bezugsmöglichkeit eines langjährig bedarfsdeckenden Peloidvorkommens (ohne exakte Quantifizierung),
- Vorhaltung der Einrichtungen für verschiedene Anwendungsmöglichkeiten: Peloid-Voll- und -teilbäder, Kalt- und Warm-Packungen,

- Kurmittelhaus (i. d. R., ansonsten eine vergleichbare Einrichtung mit derselben, vollständigen Funktionalität) zur Abgabe der Peloidanwendungen (zentralisiert oder dezentralisiert),
- moderne Anlagen zur Herstellung von Peloidbädern und Peloidpackungen verschiedener Temperaturen (Vorratsbunker, Mahl-, Trenn-, Rühr- und Aufbereitungswerke („Moorküche")), Förderanlagen für den badefertigen Peloidbrei, Einrichtungen zur umweltgerechten Entsorgung bzw. Zwischenlagerung des abgebadeten Peloides,
- bei Wiederverwendung von bereits therapeutisch benutzten und mindestens fünf Jahre gelagerten Peloiden sind eine Peloidanalyse sowie eine hygienische Untersuchung erforderlich. Bei Verwendung des Peloides Moor: Abgebadetes und frisches Moor bzw. Torf sind getrennt zu lagern und sind vor (erneuter) Anwendung zu vermischen,
- ein durch Erfahrung bewährtes Bioklima und eine ausreichende Luftqualität,
- Tätigkeit von mindestens einem kassenarztrechtlich zugelassenen Kur- oder Badearzt.

Zusätzlich müssen die nachfolgenden Einrichtungen am Ort dauerhaft vorgehalten werden (DHV/DTV 2024: 79):

- „Einrichtungen zur Abgabe des ortsspezifischen Peloids einschließlich der physikalischen Therapie (sogenannter „passiver" Behandlungsformen: Bäder, Massagen etc.),
- Einrichtungen für sog. „aktivierende" Behandlungsformen, wie Bewegungs- oder Sporttherapie oder Physiotherapie,
- Übungs- und Ruheräume für Entspannungstherapiekonzepte,
- Räumlichkeiten, Ausstattung und Personal zur Vermittlung und ggf. praktischen Einübung indikationsbezogener Ernährungs- und Diätprogramme,
- Park- und Grünanlagen (i. d. R. Kurpark, ansonsten eine vergleichbare Anlage mit derselben, vollständigen Funktionalität)."

Hinsichtlich der ortsspezifischen Heilmittel sind nachfolgende Analysen beizubringen (DHV/DTV 2024: 80):

- „Peloidanalyse in Form der Erstanalyse,
- Peloidanalyse in Form der Wiederholungsanalyse alle zehn Jahre,
- Peloidanalyse in Form der jährlichen Kontrollanalyse."

Hinsichtlich der Hauptheil- und Gegenanzeigen sind nachfolgende Gutachten beizubringen (DHV/DTV 2024: 80 f.)

- „einmalig medizinisch-klimatologisches Gutachten des lokalen Bioklimas bezüglich der Gesundungs- und Erholungsmöglichkeiten mit Feststellung über die Indikationen (Heilanzeigen) und Kontraindikationen (Gegenanzeigen) des Ortes,
- einmalig medizinisch-balneologisches Gutachten über die therapeutische Eignung des Heilmittels mit Feststellung der Indikationen (Heilanzeigen) und Kontraindikationen (Gegenanzeigen) des Ortes."

Für eine Erstprädikatisierung sind die nachfolgenden wissenschaftlichen Gutachten erforderlich (vgl. DHV/DTV 2024: 79)

- Bioklimatisches Gutachten in Form einer Standard-Klimaanalyse, welches eine Bioklimatische Beurteilung enthält,
- Luftqualitätsgutachten mit normalen Anforderungen, welches eine Luftqualitätsbeurteilung enthält.

Im Zuge einer Reprädikatisierung sind folgende wissenschaftliche Gutachten erforderlich (vgl. DHV/DTV 2024: 79 f.)

- alle zehn Jahre eine Bioklimatische Beurteilung. Wenn aufgrund einer Bioklimatischen Beurteilung Zweifel an der Eignung bestehen, dann ist ein „Bioklimatisches Gutachten" in Form einer vereinfachten Klimaanalyse indiziert,
- alle zehn Jahre ein Luftqualitätsbeurteilung. Wenn aufgrund einer Luftqualitätsbeurteilung Zweifel an der Eignung bestehen, dann ist ein Luftqualitätsgutachten mit normalen Anforderungen indiziert.

4.4.3.3 Kurorte mit Peloidkurbetrieb in Deutschland

2024 waren in Deutschland fünf Orte (z. B. Bad Muskau) oder Orts- bzw. Gemeindeteile (z. B. Geestland – Bad Bederkesa) mit dem Prädikat „Kurort mit Peloidkurbetrieb" anerkannt.

• Bad Bederkesa (NI)	• Bad Muskau (SN)	• Krumbad (BY)
• Bad Liebenwerda (BB)	• Bad Sülze (MV)	

Tab. 36: Kurorte mit Peloidkurbetrieb in Deutschland

4.4.3.4 Beispiel Ort mit Peloidkurbetrieb Bad Liebenwerda

Schon 1905 wurde im südbrandenburgischen Liebenwerda der Moor-Kurbetrieb aufgenommen, damit zählt der Ort zu den ältesten Kurorten in Brandenburg. Seit 1925 trägt Liebenwerda den Namenszusatz Bad. Nach dem Zweiten Weltkrieg wurde 1955 das Eisenmoorbad von der Sozialversicherung des FDGB übernommen, in der Folge der deutschen Wiedervereinigung aber 1990 abgewickelt. 1991 fand das Eisenmoorbad mit einer privaten Altenheim- und Klinikgruppe einen neuen Eigner, der in den Ausbau zu einer Kurklinik investierte. 1994 mit dem brandenburgischen Zertifikat als „Kurstadt" versehen, ist Bad Liebenwerda seit 2003 als Kurort mit Peloidkurbetrieb anerkannt, im November 2024 erfolgte die Reprädikatisierung.

Zur kurmäßigen Anwendung kommt in Bad Liebenwerda Niedermoortorf.

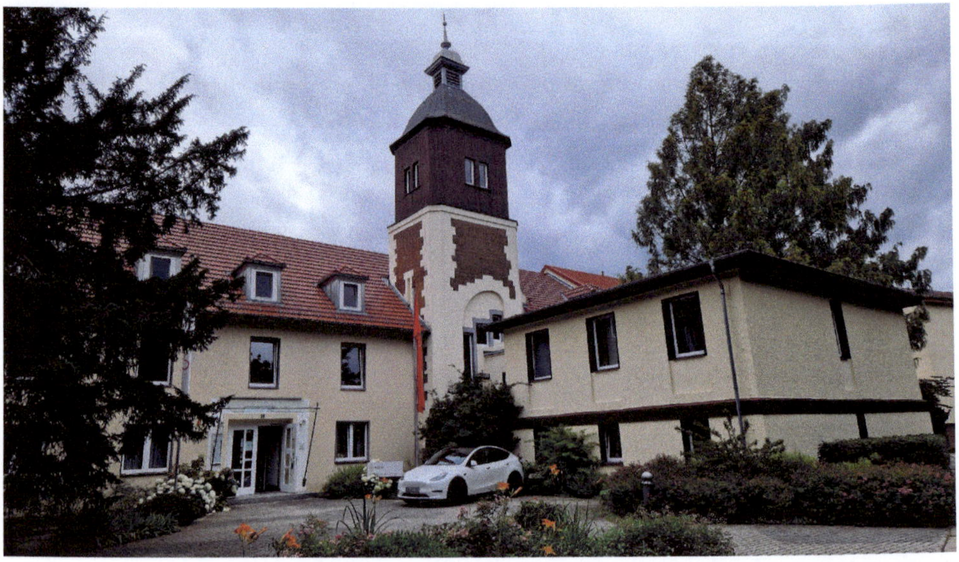

Abb. 30: Bad Liebenwerda Median Psychotherapeutische Klinik

Heute zählt die Stadt Bad Liebenwerda 9.450 Einwohner und gehört seit 2020 zusammen mit Falkenberg, Mühlberg und Uebigau-Wahrenbrück zur Verbandsgemeinde Liebenwerda (24.300 Einwohner). Der Tourismus zählt zu den wichtigen Wirtschaftsfaktoren. Im Angebot von Bad Liebenwerda sind 525 Gästebetten (gewerblich und privat), davon 323 in den beiden Kurkliniken. 2023 verbuchte der Ort 118.301 Übernachtungen, hiervon 94.118 in den beiden Kurkliniken.

Die → Tabelle 37 fasst die heute in Bad Liebenwerda vorgehaltenen kurörtlichen Einrichtungen und Angebote zusammen:

Prädikatisierung	Ort mit Peloidkurbetrieb
Heilmittel	• Moor/Niedermoortorf
Anwendungen	• Moorbäder • Moorpackungen • Moortreten • Moorkneten
Kur- und Gesundheitseinrichtungen	• Kurpark mit Garten der Sinne • Kneipp-Brunnen im Kurpark • Lausitztherme Wonnemar • Epikur Zentrum für Gesundheit • Naturerlebnispfade
Kliniken/ Sanatorien	• Median Fontana Klinik (Rehabilitationsklinik für Orthopädie und Rheumatologie, v. a. Anschlussheilbehandlungen) • Median Psychotherapeutische Klinik (spezialisiert auf Abhängigkeitserkrankungen)
Badeärzte	2
Wellness-Hotels	Bauantrag für ein Wellness-Hotel nahe der Lausitztherme liegt derzeit vor

Tab. 37: Kurörtliche Einrichtungen und Angebote in Bad Liebenwerda

Stefanie Richter, Leiterin der Koordinierungsstelle Pilotprojekt Verbandsgemeinde Liebenwerda und Kurstadtregion, skizziert die touristischen Rahmenbedingungen:

„In den letzten Jahren lässt sich ein deutlicher Trend hin zum Gesundheitstourismus beobachten, was auf die steigende Lebenserwartung der Menschen zurückzuführen ist. Parallel dazu wächst die Nachfrage nach ambulanten Kuren. Der zunehmende psychische und mediale Druck im Alltag verstärkt das Bedürfnis nach Erholung, wodurch Urlaubs- und Rehabilitationsangebote in ländlichen Regionen zunehmend an Bedeutung gewinnen. Diese Entwicklung unterstreicht die anhaltende Attraktivität von Kuren und Rehabilitationsmaßnahmen.

Bad Liebenwerda profitiert von seiner günstigen geografischen Lage zwischen Berlin, Dresden und Leipzig. Die Stadt zeichnet sich durch ihre kurzen Wege aus – Kliniken, Ärzte und Einkaufsmöglichkeiten befinden sich im Stadtzentrum und sind unmittelbar an den Kurpark angebunden. Bad Liebenwerda zeichnet sich mit einer direkten Lage an der Schwarzen Elster aus und fungiert als Tor zum Naturpark „Niederlausitzer Heidelandschaft", der mit viel Natur und zahlreichen Bewegungsmöglichkeiten lockt. Besonders hervorzuheben sind auch die möglichen Moorbehandlungen, die bei entsprechenden Diagnoseschlüsseln in Anspruch genommen werden können.

In Bad Liebenwerda gibt es zudem zahlreiche kulturelle Sehenswürdigkeiten und Freizeitangebote, wie u. a. das Marionettentheater, den Lubwartturm, das Elster-Natoureum und – besonders hervorzuheben – das Wonnemar mit der neugestalteten Saunalandschaft und dem Mineralforum. Veranstaltungen wie das Brunnenfest mit Elsterlauf, der Weihnachtsmarkt, die sonntäglichen Kurkonzerte von Mai bis August, zahlreiche Konzerte in der St. Nikolai Kirche, das internationale Puppentheaterfestival sowie die Glühweinmeile und das Weinfest bieten ganzjährig abwechslungsreiche Erlebnisse.

Auch der nachhaltige Tourismus nimmt eine zunehmend wichtige Rolle ein. Bad Liebenwerda verfügt über ein hervorragend ausgebautes Rad-Wanderwegenetz. Fahrräder und E-Bikes können vor Ort in der Tourist-Information ausgeliehen werden, und es gibt die Möglichkeit, mehrtägige Radtouren zu verschiedenen Zielen im Landkreis zu unternehmen. Die Kooperation mit dem Naturparkhaus ermöglicht Wanderungen und Rangertouren durch den Naturpark „Niederlausitzer Heidelandschaft", die das Bewusstsein der Gäste für Umweltprojekte und das natürliche Gleichgewicht stärken. In der Gastronomie wird großer Wert auf Regionalität gelegt: Wasser, Säfte, frischer Fisch aus der Teichwirtschaft und weitere Produkte aus der Region tragen zu kurzen Lieferwegen bei und unterstützen den nachhaltigen Tourismus.

Bad Liebenwerda hat sich zum Ziel gesetzt, seinen Kurstadtstatus zu bewahren und das hohe Niveau in den Bereichen Kultur, Gesundheit und Lebensqualität weiter auszubauen. Es werden kontinuierlich zielgruppengerechte Angebote entwickelt und neue Kooperationspartner eingebunden, um den Aufenthalt für Besucher noch attraktiver zu gestalten. Der Trend zum Gesundheitstourismus, die steigende Nachfrage nach Digital-Detox-Angeboten sowie die geplante Antragstellung zum Heilbad bieten weitere Chancen für die Stadt, ihren Status als Gesundheits- und Erholungszentrum langfristig zu sichern."

Dr. med. Wolfgang Lehmann-Leo, Facharzt für Innere Medizin und Rheumatologie, Facharzt für Physikalische und Rehabilitative Medizin, Physikalische Therapie und Balneologie, Rehabilitationswesen, Chirotherapie und Chefarzt der Rheumatologie der Median Fontana Klinik Bad Liebenwerda, berichtet über Entwicklung, Anwendungsformen, Heil- und Gegenanzeigen sowie Erfolge der Kur in Bad Liebenwerda:

„Der Indikationsbereich der Klinik umfasst sowohl die entzündlich-rheumatischen Erkrankungen als auch die orthopädischen Erkrankungen. Im Bereich der Rheumatologie sind es vornehmlich die Rheumatoide Arthritis, die ankylosierende Spondylitis (früher Morbus Bechterew), die Gicht, die Psoriasisarthritis und die Kollagenosen (z. B. Lupus erythematodes disseminatus), die behandelt werden

In diesen Indikationsbereich belegt überwiegend die Deutsche Rentenversicherung Bund mit 80 % die Rheumatologie. Der übrigen Betten werden durch die Krankenkassen belegt. Hier handelt es sich um berentete Personen.

In der Orthopädie handelt es sich zu ca. 80 % um Patienten, die operiert worden sind und im Anschlussheilbehandlungsverfahren zu uns geschickt werden. Es sind Operationen, die Verschleißveränderungen an Gelenken und Wirbelsäule behandeln sollen wie z. B. Hüft- und Kniegelenksersatz, Bandscheibenoperationen, Schultergelenksoperationen, Operationen nach Unfällen z. B. Schenkelhalsfrakturen. Der postoperative Anteil überwiegt, ca. 20 % der Fälle werden konservativ behandelt, ohne operiert worden zu sein.

Beide Indikationsbereiche greifen auf das gesamte Behandlungsspektrum der Klinik zu. Im Vordergrund stehen sogenannte aktive Therapien, um Geschicklichkeit, Sicherheit vor Sturz, den Alltagsgebrauch der Gelenke, die operiert oder nicht operiert worden sind, zu beüben. Diese Priorität ist durch die Kostenträger vorgegeben. In diesem Zusammenhang spielt das Moor zwar nicht die Hauptrolle, aber eine entscheidende Nebenrolle als schmerzlindernde, entspannende und entzündungshemmende Therapie. Die Inhaltstoffe des Moors haben, neben den heute deutlich verbesserten medikamentösen Therapieformen, bei den Rheumatikern eine sehr wichtige zusätzliche Heilkraft. Im Rahmen des multimodalen Therapieangebotes nimmt auch heute noch das Moor eine zentrale Funktion beim Therapieerfolg wahr.

Neben den o. g. Erkrankungen müssen alle wichtigen internistischen Erkrankungen mitbehandelt werden (z. B. Hypertonie, Diabetes mellitus). Diese Kompetenz wird durch die internistisch-rheumatologische Abteilung im Haus abgesichert. Der Anteil von Patienten mit seelischen Störungen ist in den letzten Jahren kontinuierlich angestiegen (z. B. Depressionen, Angststörungen). Der psychologische Dienst fängt diese Patienten auf und betreut deren Störungen.

Kontraindikationen für eine Rehabilitation sind alle Erkrankungen, die Rehabilitationsfähigkeit und Kooperation negativ beeinflussen, z. B. produktive psychiatrische Erkrankungen, aktive Tumorerkrankungen mit erhöhtem Interventionsbedarf, Gebrechlichkeit (Frailty) in Abgrenzung zum geriatrischen Fachgebiet.

Die Erfolgsbilanz ist insgesamt sehr gut bzgl. Förderung der Bewegung, Verbesserung der Selbstkompetenz und Eröffnung neuer Therapiemöglichkeiten für die häusliche Umgebung, Vermittlung neuer Berufsperspcktiven in Fällen von eingetretener Berufsunfähigkeit.

Wir empfehlen unsere MEDIAN-Fontana-Klinik Bad Liebenwerda wegen der hohen Sachkompetenz der therapeutischen Mitarbeiter mit langjähriger Erfahrung in der Rheumatologie und Orthopädie und der guten sachlichen Ausstattung der Klinik. Der charmante Ort mit ansprechendem Zentrum bietet viele Möglichkeiten zum Einkaufen, Verweilen und dient als Ausgangspunkt für Fahrradtouren, Nordic Walking und Kanufahren auf der Schwarzen Elster.

Da sich die Klinik im Ortskern befindet, haben auch postoperativ eingeschränkte Patienten nur kurze Wege, um sich zu versorgen oder außerhalb der Klinik ihre Lebensqualität zu verbessern.

Bei einer älter werdenden Bevölkerung, einem demographisch bedingten Nachwuchsproblem für Fachkräfte spielt die Gesunderhaltung der Bevölkerung eine immer größere Rolle. Die indikationsgerechte, effektive Rehabilitation hat sich schon immer für die Menschen und unser Sozialsystem gelohnt. Es gilt die Menschen so lange wie möglich gesund zu halten, damit sie im Arbeitsprozess verbleiben und Beiträge in die Sozialsysteme zahlen. Andererseits gilt es durch Erhaltung der Fitness teure Pflegeleistungen so lange wie möglich zu vermeiden.

Der erforderliche finanzielle Rahmen muss durch die Politik über die Kostenträger zur Verfügung gestellt werden. Es ist zu hoffen, dass die Notwendigkeit, das Rehabilitationssystem zu erhalten, auch im Angesicht der finanziell aufwendigen aktuellen Probleme in Deutschland weiterhin gesehen wird."

4.4.4 Moorheilbad

4.4.4.1 Charakteristika

Orte oder Orts- bzw. Gemeindeteile, in denen Torf kurmäßig angewendet werden kann, können als Moorheilbäder anerkannt werden. Die wichtigste Voraussetzung zur Verleihung des entsprechenden Prädikats ist die therapeutische Nutzung von **Torf** als natürliches Heilmittel, welcher im Lagerort Moor gewonnen wird. Hierauf ist die Bezeichnung als Moorheilbad zurückzuführen. Das Moorvorkommen muss sich nicht im Moorheilbad befinden, sondern kann dorthin verbracht und aufbereitet werden (vgl. BEER/KLEINSCHMIDT 2017: 62). Erforderlich ist in jedem Fall ein langjährig bedarfssicherndes Moorvorkommen.

Das aus dem Moor gewonnene Heilmittel Torf ist aufgrund seiner chemischen Zusammensetzung und physikalischen Eigenschaften kurmedizinisch anwendbar. Dies erfolgt üblicherweise in Form von **Moorvoll- und -teilbädern**, kalten und warmen **Moorpackungen**, als **Moorkneten und -treten** oder selten als **Moortrinkkur**.

4.4.4.2 Ausstattung und Anerkennungsvoraussetzungen

Die Begriffsbestimmungen/Qualitätsstandards für Heilbäder und Kurorte, Luftkurorte, Erholungsorte – einschließlich der Prädikatisierungsvoraussetzungen – sowie für Heilquellen und Heilbrunnenbetriebe des DHV und DTV fordern die Erfüllung der nachfolgenden **Voraussetzungen**, um als Moorheilbad anerkannt zu werden (vgl. DHV/DTV 2024: 80 ff.):

- allgemeine Anerkennungsvoraussetzungen für Heilbäder und Kurorte, Luftkurorte und Erholungsorte sowie die weiteren Anerkennungsvoraussetzungen für hochprädikatisierte Orte,
- Feststellung der medizinisch anerkannten Indikationen (Heilanzeigen) und Kontraindikationen (Gegenanzeigen) durch medizinisch-balneologische Gutachten zum Nachweis der therapeutischen Wirksamkeit des Moores,
- kurortmedizinische Anwendbarkeit von Moor aus ortstypischen Lagerstätten,
- Ausrichtung der vorgehaltenen verschiedenen Anwendungsformen für das Moor mit dessen physikalischen, chemisch physikalischen und chemischen Eigenschaften auf die therapeutische Behandlung unterschiedlicher Krankheitsbilder,
- natürliche Heilmittel des Bodens (Moor bzw. Torf), die sich nach wissenschaftlichen Erfahrungen und/oder dem jeweiligen wissenschaftlichen Erkenntnisstand kurmäßig bewährt haben,
- Aufbereitung des Moores zur therapeutischen Anwendung im Kurort, wobei die Moorlagerstätte auch weiter entfernt liegen kann,

- Nachweis der Bezugsmöglichkeit eines langjährig bedarfsdeckenden Moorvorkommens (ohne exakte Quantifizierung),
- Vorhaltung der Einrichtungen für verschiedene Anwendungsmöglichkeiten: Moor-Voll- und -Teilbäder, Kalt- und Warm-Moorpackung, Einrichtungen zum Moorkneten und ein Moortretbecken,
- Kurmittelhaus zur Abgabe der Mooranwendungen (zentralisiert oder dezentralisiert),
- moderne Anlagen zur Herstellung von Moorbädern und Moorpackungen verschiedener Temperaturen (Vorratsbunker, Mahl-, Trenn-, Rühr- und Aufbereitungswerke („Moorküche"), Förderanlagen für den badefertigen Moorbrei, Einrichtungen zur umweltgerechten Entsorgung bzw. Zwischenlagerung des abgebadeten Moores,
- bei Wiederverwendung von bereits therapeutisch benutzten und mindestens fünf Jahre gelagerten Moor sind eine Mooranalyse sowie eine hygienische Untersuchung erforderlich. Abgebadetes und frisches Moor bzw. Torf sind getrennt zu lagern und sind vor (erneuter) Anwendung im Verhältnis 7:3 zu vermischen,
- ein durch Erfahrung bewährtes Bioklima und eine ausreichende Luftqualität,
- Tätigkeit von mindestens einem kassenarztrechtlich zugelassenen Kur- oder Badearzt (bei einem Heilbad mit der Heilanzeige „Frauenkrankheiten" ist eine fachärztlich gynäkologische Überwachung zu gewährleisten),
- psychologische Begleitung der Kurpatienten. Dies bedeutet nicht zwingend die Notwendigkeit einer Psychotherapie und erfordert nicht den Einsatz von Psychotherapeuten. Die psychische Stärkung und Stabilisierung in der Krankheitssituation der Patienten kann auch durch entsprechend ausgebildete Angehörige verschiedener Sozialberufe oder der Seelsorge erfolgen.

Zusätzlich müssen die nachfolgenden Einrichtungen am Ort dauerhaft vorgehalten werden (DHV/DTV 2024: 82 f.):

- „Kurmittelhaus (i. d. R., ansonsten eine vergleichbare Einrichtung mit derselben, vollständigen Funktionalität) oder Kurmittelabteilung (ggf. auch in Kooperation mit einem privaten Badebetrieb oder einer Kur- oder Reha-Klinik) zur Abgabe der physikalischen Therapie (sogenannter „passiver" Behandlungsformen: Bäder, Massagen etc.) zur Anwendung des Moors in Form von Packungen und Vollbädern (in Wannen, Therapiebecken und Bewegungsbädern),
- Einrichtungen für sog. „aktivierende" Behandlungsformen, wie Bewegungs- oder Sporttherapie oder Physiotherapie,
- Übungs- und Ruheräume für Entspannungstherapiekonzepte,
- Räumlichkeiten, Ausstattung und Personal zur Vermittlung und ggf. praktischen Einübung indikationsbezogener Ernährungs- und Diätprogramme,
- Haus des Gastes (ansonsten eine vergleichbare Einrichtung mit derselben, vollständigen Funktionalität) als Kommunikations-, Informations- und Schulungszentrum für die Kurgäste; dabei kann sich die Bezeichnung auch auf eine Einheit mehre-

rer Gebäude beziehen, wenn ein räumlicher Zusammenhang gewährleistet ist; Internetplätze oder -Anschlüsse sind wesentlicher Bestandteil eines Kommunikationsraumes,
- ausgedehnte Parkanlagen, (i. d. R. Kurpark, ansonsten eine vergleichbare Anlage mit derselben, vollständigen Funktionalität) mit gekennzeichnetem Wegenetz,
- Sportanlagen, Spielangebote,
- mindestens ein Terrainkurweg."

Hinsichtlich der ortsspezifischen Heilmittel sind nachfolgende Analysen beizubringen (DHV/DTV 2024: 84):

- „Mooranalyse in Form der Erstanalyse,
- Mooranalyse in Form der Wiederholungsanalyse alle zehn Jahre,
- Mooranalyse in Form der jährlichen Kontrollanalyse."

Hinsichtlich der Hauptheil- und Gegenanzeigen sind nachfolgende Gutachten beizubringen (DHV/DTV 2024: 84):

- „einmalig medizinisch-klimatologisches Gutachten des lokalen Bioklimas bezüglich der Gesundungs- und Erholungsmöglichkeiten mit Feststellung über die Indikationen (Heilanzeigen) und Kontraindikationen (Gegenanzeigen) des Ortes,
- einmalig medizinisch-balneologisches Gutachten über die therapeutische Eignung des Heilmittels mit Feststellung der Indikationen (Heilanzeigen) und Kontraindikationen (Gegenanzeigen) des Ortes."

Für eine Erstprädikatisierung sind die nachfolgenden wissenschaftlichen Gutachten erforderlich (vgl. DHV/DTV 2024: 83):

- Bioklimatisches Gutachten in Form einer Standard-Klimaanalyse, welches eine Bioklimatische Beurteilung enthält,
- Luftqualitätsgutachten mit erhöhten Anforderungen, welches eine Luftqualitätsbeurteilung enthält.

Im Zuge einer Reprädikatisierung sind folgende wissenschaftliche Gutachten erforderlich (vgl. DHV/DTV 2024: 83 f.):

- alle zehn Jahre eine Bioklimatische Beurteilung. Wenn aufgrund einer Bioklimatischen Beurteilung Zweifel an der Eignung bestehen, dann ist ein Bioklimatisches Gutachten in Form einer vereinfachten Klimaanalyse indiziert,
- alle zehn Jahre ein Luftqualitätsgutachten mit erhöhten Anforderungen, welches eine Luftqualitätsbeurteilung enthält.

4.4.4.3 Moorheilbäder in Deutschland

In Deutschland sind 32 Orte (z. B. Bad Wilsnack) oder Orts- bzw. Gemeindeteile (z. B. Horn-Bad Meinberg) mit dem Prädikat Moorheilbad anerkannt. Alle tragen den Namenszusatz „Bad“.

• Bad Aibling (BY)	• Bad Gottleuba (SN)	• Bad Salzschlirf (HE)
• Bad Alexandersbad (BY)	• Bad Kohlgrub (BY)	• Bad Schmiedeberg (ST)
• Bad Bayersoien (BY)	• Bad Lobenstein (TH)	• Bad Schwalbach (HE)
• Bad Buchau (BW)	• Bad Meinberg (NW)	• Bad Schwartau (SH)
• Bad Doberan (MV)	• Bad Nenndorf (NI)	• Bad Steben (BY)
• Bad Driburg (NW)	• Bad Neustadt (Saale) (BY)	• Bad Tölz (BY)
• Bad Düben (SN)	• Bad Peterstal-Griesbach (BW)	• Bad Waldsee (BW)
• Bad Elster (SN)	• Bad Pyrmont (NI)	• Bad Wilsnack (BB)
• Bad Faulenbach (BY)	• Bad Saarow (BB)	• Bad Wurzach (BW)
• Bad Feilnbach (BY)	• Bad Salzdetfurth (NI)	• Bad Zwischenahn (NI)
• Bad Freienwalde (BB)		
• Bad Gögging (BY)		

Tab. 38: Moorheilbäder in Deutschland

4.4.4.4 Beispiel Moor- und Mineralheilbad Bad Meinberg

Der Ortsteil Bad Meinberg wurde 1970 in die neue Stadt Horn-Bad Meinberg eingegliedert, die seither 16 Ortsteile umfasst. Neben dem seit 1903 anerkannten Moor- und Mineralheilbad Bad Meinberg ist der Ortsteil Holzhausen-Externsteine seit 2014 als Luftkurort anerkannt.

Zur kurmäßigen Anwendung kommen im Staatsbad Meinberg Schwefelmoor, Kohlensäure sowie Heilwasser (Calzium-Sulfat-Wasser und Natrium-Calzium-Chlorid-Säuerling).

Der Kurbetrieb geht auf das Jahr 1767 zurück, als Meinberg durch *Simon August Graf von Lippe* zum „Curort“ ernannt wurde. Bereits ein Jahr später wurde der erste Kurpark rund um eine Gasquelle (sog. Mofette) angelegt und ab 1820 wurden Moorbäder angewendet. 1903 wurde Meinberg als Kurort anerkannt und trägt seitdem den Zusatz „Bad“ im Namen. 1933 wurde Bad Meinberg Lippisches Staatsbad. Ab 1948 war der Landesverband Lippe Träger des Staatsbades. Im Jahr 2020 sind die Liegenschaften des Landesverbandes an die Stadt übergegangen. Seit 2023 befindet sich das Moorgelände im Eigentum des Kreises Lippe und der Stadt Horn-Bad Meinberg. Die Heilwasserbrunnen und die damit verbundene Bewirtschaftung sowie die CO_2-Mofetten einschließlich der dazugehörenden Anlagen sind beim Landesverband Lippe verblieben.

Vor allem zwischen 1970 und 1996 florierte der Kurbetrieb, 1992 erreichten die Kurgastzahlen mit knapp 38.000 ihren Höhepunkt. Nachdem als Folge der Gesundheitsreform ab 1996 die Zahl der verordneten Kuren spürbar zurückging, was sich u. a. auch in der Schließung der Moorküche mit den angeschlossenen Moorheilbädern niederschlug, orientierte sich Bad Meinberg neu: bis 2011 existierte dort das Institut für

Tinnitus-Forschung und -Therapie (inti) (2011 verlegt nach Bad Salzuflen), seit 2003 befindet sich im Ort ein großes Yoga-Seminarhaus.

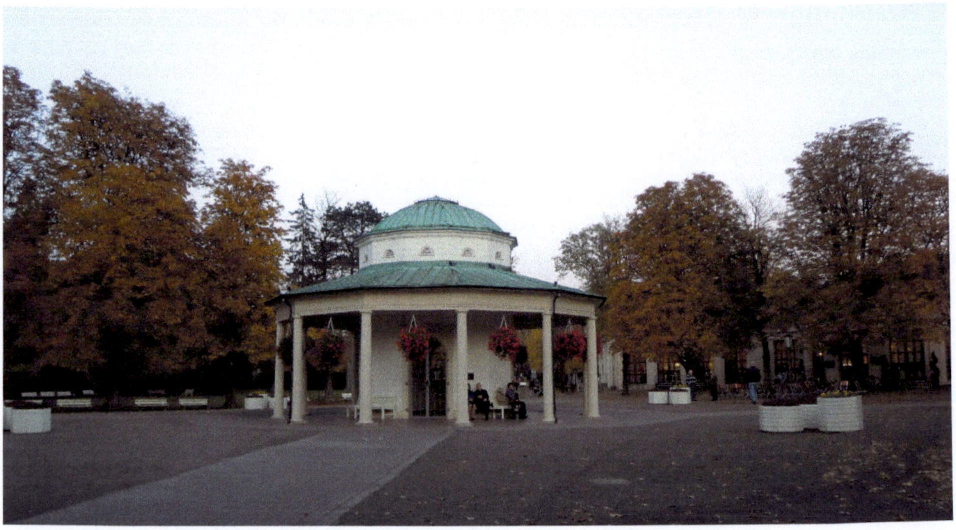

Abb. 31: Brunnentempel von 1842 in Bad Meinberg

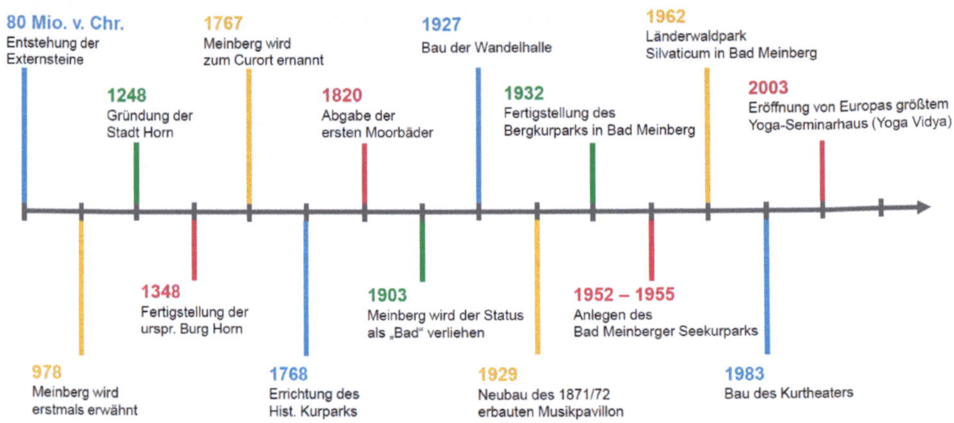

Abb. 32: Entwicklung des Kurbetriebs in Horn – Bad Meinberg

Heute zählt die Stadt Horn-Bad Meinberg mit ihren 16 Ortsteilen 17.290 Einwohner, von denen etwa 4.500 im Ortsteil Bad Meinberg leben. Der Tourismus zählt zu den wichtigen Wirtschaftsfaktoren. Im Angebot sind 2.172 gewerbliche Gästebetten. 2023 verbuchte Bad Meinberg 365.024 Übernachtungen, hiervon etwas über die Hälfte in den drei Kurkliniken. In den letzten Jahren ist eine Zunahme der ambulanten Kuren von Begleitpersonen stationärer Kurpatienten zu verzeichnen.

Die → Tabelle 39 fasst die heute in Bad Meinberg vorgehaltenen kurörtlichen Einrichtungen und Angebote zusammen:

Prädikatisierung	Moor- und Mineralheilbad
Heilmittel	• Schwefelmoor • Heilwasser: Calzium-Sulfat-Wasser „Neubrunnen“ und Natrium-Calzium-Chlorid-Säuerling „Nessenbergquelle“ • Kohlensäure (drei Mofetten)
Anwendungen	• Moorbäder • Moorpackungen • Moortreten • Trinkkuren • Mineralbäder • Kohlensäure Perl- oder Armbad nach Hauffe • Inhalationen
Kur- und Gesundheitseinrichtungen	• Naturmoortretbecken • Kneipp-Tretbecken • Kurgastzentrum • zwei Kurmittelhäuser (Stern-Gesundheitszentrum, Rose-Badehaus) • Thermal-Mineralbad „Bad Meinberger Badehaus“ • vier Kurparke (historischer Kurpark, Berggarten, Seepark, Silvatikum) • Wandelhalle • Kurkonzerte • Kurtheater • neun Terrainkurwege • drei VitalWanderRouten (Wandern mit Yoga) • drei Nordic Walking Routen • Wandern, Waldbaden (Luft-hygienischer Wirkkomplex im Ortsteil Holzhausen) • therapeutisches Bogenschießen • Calisthenics Park (intensives körperliches Training mit dem eigenen Körpergewicht)
Kliniken/ Sanatorien/ Heilanstalten	• Dr. Becker Brunnen-Klinik (psychosomatische Klinik für Rehabilitation und privatärztliche Akutbehandlung) • Kurhaus Schanzenberg (Vorsorge- und Rehabilitationsklinik für Mutter-/Vater und Kind) • MediClin Rose Klinik (Rehabilitation von orthopädischen und onkologischen Erkrankungen; Zentrum für Traditionelle Chinesische Medizin)
Badeärzte	5
Wellness-Hotels	1

Tab. 39: Kurörtliche Einrichtungen und Angebote in Bad Meinberg

Thorsten Brandt, Geschäftsführer der GesUndTourismus Horn – Bad Meinberg GmbH, skizziert die touristischen Rahmenbedingungen:

„Horn-Bad Meinberg hat eine lange Tradition im Gesundheitstourismus mit seinen natürlichen Heilmitteln. Rehabilitationspatienten der Kliniken und auch die Individualurlauber bevorzugen den Aufenthalt in einer naturnahen und ruhigen Umgebung.

Die gesundheitsorientierten Angebote in Horn-Bad Meinberg sind die Kernaussage und der Reiseanlass in den Ort und die Region. Zusätzlich zu den Kurformen und den Gesundheitsangeboten sind es hauptsächlich die Angebote im Rad- und Wandertourismus. Hier gibt es keine Einschränkungen in der demographischen Zielgruppenansprache. Die Nutzung digitaler Technologien unterstützt bei der Servicequalität und Effizienz der Nutzung der Angebote. Das umfangreiche Spektrum der regionalen und überregionalen strahlenden Veranstaltungen im Ort, in den Kurparken mit der Musikmuschel und dem Theater tragen dazu bei. Zu den Großveranstaltungen zählen der jährliche Bauernmarkt, das Kultursommerprogramm an der Burg in Horn, das Brunnenfest im Kurpark und der Gesundheitstag. In der Musikmuschel und im Kurtheater werden verschiedene Formate gezeigt. Hierzu gehören Produktionen wie z. B. Ballett, Operette, Klassik, Rock, Schlager, Jazz u. v. m.

Die nachhaltige Ausrichtung der touristischen Angebote wird zukünftig eine bedeutende Rolle einnehmen. In Zusammenarbeit mit dem *Teutoburger Wald Tourismus* und dem *Naturpark Teutoburger Wald Eggegebirge* werden Rahmenbedingungen und Hilfestellungen geschaffen. Die Leistungsträger in der Region interessieren sich für umweltfreundliches und nachhaltiges Wirtschaften und werden sich als Klimaschutz-Partner qualifizieren.

Die zukünftige Angebotsgestaltung wird auch durch den demographischen Wandel beeinflusst. Hier werden spezielle Angebote für ältere Menschen, aber auch für beeinträchtigte Menschen intensiver ausgebaut werden müssen.

Die Kur wird zukünftig in Horn-Bad Meinberg weiterhin einen großen Stellenwert einnehmen. Die Nachfrage im Bereich der ambulanten Vorsorge- und Rehabilitationsleistungen wird steigen. Hierzu bedarf es weiterer qualitativ guter Übernachtungsmöglichkeiten, die möglichst barrierefrei ausgerichtet sind.

Ein wichtiger Baustein im Kurbereich bleiben die stationären Rehabilitationsleistungen. Die Kliniken sind kontinuierlich ausgelastet. Weitere Angebote, wie Kur mit Hund und der Bereich Rehabilitation für pflegende Angehörige, werden bereits angeboten. Hier müssen zukünftig die Kapazitätsmöglichkeiten ausgebaut werden.

Die zukünftige Ausrichtung als Gesundheits- und Erholungsort wird weiter verstärkt. Die Herausforderungen hierbei sind die volkswirtschaftlichen Rahmenbedingungen und die daraus resultierenden Möglichkeiten der Erneuerung und Erweiterung von Infrastruktureinrichtungen im privaten und kommunalen Bereich.

Die steigende Nachfrage nach Präventionsmaßnahmen und gesundheitsorientierten Angeboten bietet Chancen, mit den Verantwortlichen im Tourismus- und Gesundheitsbereich gemeinsam innovative Gesundheitskonzepte und Produkte zu schaffen."

Dr. med. Patrick Daniel Dissmann, Facharzt für Allgemeinmedizin, Sportmedizin, Geriatrische Grundversorgung und Badearzt, berichtet über Entwicklung, Anwendungsformen, Heil- und Gegenanzeigen, Erfolge sowie Zukunft der Kur in Bad Meinberg:

„Das Staatsbad Meinberg zeichnet sich aufgrund der ganzjährigen subatlantischen Großwetterlage durch ein ausgesprochen mildes Mittelgebirgsklima aus. Dieses eignet sich besonders für ältere Menschen und Patienten mit chronischen Atemwegs- und Herz-Kreislauf-Erkrankungen, Krebs- und Rheumaleiden sowie psycho-vegetativer Erschöpfung (z. B. Burnout) und sonstigen psychischen Erkrankungen.

Die ortsständigen Heilmittel umfassen:

- Heilwasser (Trinkkur, Mineralbäder)
- Heilmoor (Moortreten, Moorpackungen, Moorbäder)
- Kohlensäure (Perl- und Armbäder nach Hauffe, Trinkkur, Inhalationen)
- Klima-Terrain-Kurwege (Wandern, Nordic-Walking)
- Luft-hygienischer Wirkkomplex (Ortsteil Holzhausen: Wandern, Waldbaden)

Das Heilmoor kommt in Bad Meinberg derzeit im Naturmoortreten und als Moorpackungen zur Anwendung. Zu den medizinischen Anwendungsgründen des Moorbadens und Moortretens zählen:

- Chronisch entzündliche rheumatische Erkrankungen
- Degenerativ-rheumatische Erkrankungen
- Chronische Formen des Weichteilrheumatismus
- Muskelverspannungen, Myogelosen
- Magen- und Darmerkrankungen
- Erkrankungen durch Östrogenmangel, Wechseljahresbeschwerden, Kinderwunsch (nur geringe Evidenz)

Als Kontraindikationen werden eine bekannte Thromboseneigung sowie eine ausgeprägte Kreislaufschwäche und Herzinsuffizienz genannt.

Moorpackungen kommen bei folgenden Leiden als warme Anwendung zum Einsatz:

- Rheumatische Erkrankungen z. B. Psoriasis-Arthritis
- Degenerative Erkrankungen des Bewegungsapparates
- Gonarthrose
- Fibromyalgie (hat auch einen Anti-Aging-Effekt)
- Gynäkologische Erkrankungen, z. B. chronische Adnexitiden, endokrine Funktionsstörungen (schlechte Studienlage)
- Chronische urologische Erkrankungen, z. B. Harn- und Samenwege, unspezifische Prostatitis (schlechte Studienlage)
- Funktionelle Störungen
- Stressreduktion und Burnout (nur als Teil eines komplexen Therapieregimes)
- Hauterkrankungen (trockene Haut und Seborrhoe, Psoriasis)
- COPD (auf den Brustkorb aufgebracht)
- und alle sonstigen Indikationen der Thermotherapie

Zusätzlich eignen sich Moorpackungen als kalte Anwendungen für lokale Entzündungen, z. B. bei florider Arthritis und aktivierter Arthrose sowie bei Venenerkrankungen

(Krampfadern, Thrombophlebitis). Als Kontraindikationen gelten lediglich offene Wunden an den Kontaktstellen zum Moor sowie bei warmer Anwendung alle Erkrankungen mit hoher entzündlicher Systemaktivität oder akute örtliche Entzündungen.

Während der Hoch-Zeiten der ambulanten Kur florierte der Kurbetrieb in Bad Meinberg zwischen 1972 und 1996. Die Gesundheitsreform von 1996 führte zu einer deutlichen Einschränkung der Verordnungen von ambulanten Kuren mit einem jähen Einbruch der Kurgastzahlen. Diesem fiel leider der Betrieb der Moorküche mit den angeschlossenen Moorheilbädern zum Opfer. Aufgrund des förderlichen Klimas und der ortsständigen Heilmittel etablierten sich jedoch die drei vorgenannten Kurkliniken sowie das Yoga Vidya Seminarhaus mit stetig wachsendem Erfolg. In deren Fahrwasser lässt sich nun eine zunehmende Zahl ambulanter Kuren von Begleitpersonen stationärer Kurpatienten verzeichnen. Zudem liegt seit der Wiederaufnahme der ambulanten Kur in den Leistungskatalog der gesetzlichen Krankenversicherung im Juli 2021 ein weiterer Fokus auf Vorsorgeleistungen für pflegende Angehörige. Das Staatsbad Meinberg ist mit seinen drei Seniorenheimen und zahlreichen Einrichtungen des betreuten Wohnens zudem ein Magnet für ältere Menschen, welche die seniorengerechte Infrastruktur und Gesundheitsversorgung zu schätzen wissen.

Hinsichtlich der künftigen Entwicklung des Kurbetriebs in Bad Meinberg wird die Kur als ambulante Vorsorgeleistung in den kommenden Jahren an Bedeutung gewinnen. In einer Gesellschaft mit zunehmender Arbeitsverdichtung gepaart mit einem demografischen Wandel hin zu einer älteren Bevölkerungsstruktur ist es zunehmend wichtig, an die Gesunderhaltung zu denken. Unsere Gesellschaft beschäftigt aktuell und auch zukünftig vor allem solche Erkrankungen (Herz-Kreislauf, Atemwege, Bewegungsapparat, Psyche), welche in Bad Meinberg durch die ortsständigen Heilmittel gut therapiert werden können. Die Nähe zum Ballungsraum Ruhrgebiet eröffnet hier besondere Chancen für Menschen und Familien, die zwischendurch und nach Bedarf auch kurzfristig einen Erholungskurzurlaub planen, um ihre Gesundheitsressourcen aufzufüllen.

Die Anwendungsform des Waldbadens erfreut sich einer zunehmenden Aufmerksamkeit durch die Öffentlichkeit. Hier bieten das Staatsbad Meinberg und seine Umgebung exzellente Voraussetzungen in Verbindung mit dem Silvaticum und dem Luftkurort Holzhausen-Externsteine mit seinen sommerlichen Lavendelfeldern. Das Salutogenese-Konzept nach *Sokolow* beruht zudem auf einer Förderung und Forderung des Körpers und seiner einzelnen Systeme, um eine längerfristige Gesunderhaltung bzw. rasche Krankheitsgenesung zu erreichen. Durch sein mildes Mittelgebirgsklima sowie die vielfachen Mikroklimazonen entlang der Terrain-Kurwege Bad Meinbergs werden hier entsprechende Reize an Körper und Seele gesetzt, ohne diese jedoch zu überfordern.

Die moderne ambulante Kur ist daher als eine spezielle Form des Gesundheitstourismus zu werten. Daher sollten neben den bereits vorhandenen ortsständigen Heilmitteln zunehmende weitere Gesundheitsmaßnahmen, welche auch gleichzeitig Tourismus-Magneten sein können, in Betracht gezogen und weiterentwickelt werden:

- Agrartourismus zur Förderung von haptilen Reizen bei Kindern und alten Menschen, z. B. auf Bauernhöfen
- Gastrotourismus zur Schulung des Bewusstseins um und der Zubereitung von gesunder Ernährung unter Verwendung regionaler und saisonaler biologisch-zertifizierter Produkte
- Ausbau des Fahrrad- und Wanderwegnetzes sowie Ausbau einer E-Bike-Infrastruktur (Planung längerer Wegstrecken, Vernetzung mit anderen Kurorten, bspw. Bad Driburg und Bad Pyrmont).
- Schaffung bzw. Ausbau von alternativen Unterkunftmöglichkeiten für ambulante Kurgäste (Wohnmobilhäfen, Campingplätze)

Abschließend empfiehlt sich ein Blick auf das Seminarangebot des Yoga Vidya Ashrams in Bad Meinberg, mit zahlreichen Schulungskursen zum Thema Yoga und Ajurveda-Medizin. Ein solches Bildungsangebot könnte auch für westliche (allopathische) Medizin, Osteopathie, traditionelle chinesische Medizin und kurmedizinische Themen in den Räumlichkeiten des Kurgastzentrums erfolgen, um Bad Meinberg als Zentrum der Gesundheitsförderung und -erhaltung zu etablieren."

4.4.5 Heilklimatischer Kurort

4.4.5.1 Charakteristika

Orte oder Orts- bzw. Gemeindeteile, die über eine sehr hohe und regelmäßig kontrollierte Luftqualität und über ein therapeutisch anwendbares Bioklima verfügen, können der Sparte der Heilklimatischen Kurorte zugeordnet werden.

Die Heilklimatischen Kurorte bilden die jüngste Prädikatisierungsgruppe der klassischen Bädersparten. Zwar gilt in allen Kurorten und Heilbädern die Voraussetzung eines der Erholung dienlichen Klimas, jedoch stellt in den Heilklimatischen Kurorten die Klimatherapie die zentrale Therapiekomponente dar. Daher gelten hier besonders hohe Anforderungen hinsichtlich der örtlichen Klimabedingungen wie eine besonders ausgeprägte Abstufung von bioklimatischen Reiz- und Schonfaktoren, eine weitgehende Abwesenheit von Belastungsfaktoren sowie eine staub- und allergenarme Luft.

Um eine individuelle Therapie zu ermöglichen, ist eine **Dosierbarkeit** der bioklimatischen Reiz- und Schonfaktoren Voraussetzung. Diese kann z. B. durch das Vorhalten von Wandel- oder Liegehallen, Liegewiesen oder Klimapavillons gewährleistet werden.

4.4.5.2 Ausstattung und Anerkennungsvoraussetzungen

Die Begriffsbestimmungen/Qualitätsstandards für Heilbäder und Kurorte, Luftkurorte, Erholungsorte – einschließlich der Prädikatisierungsvoraussetzungen – sowie für Heilquellen und Heilbrunnenbetriebe des DHV und DTV fordern die Erfüllung der nachfolgenden **Voraussetzungen**, um als Heilklimatischer Kurort anerkannt zu werden (DHV/DTV 2024: 87 f.):

- „allgemeine Anerkennungsvoraussetzungen für Heilbäder und Kurorte, Luftkurorte und Erholungsorte sowie die weiteren Anerkennungsvoraussetzungen für hochprädikatisierte Orte,
- Feststellung der medizinisch anerkannten Indikationen (Heilanzeigen) und Kontraindikationen (Gegenanzeigen) durch medizinisch-wissenschaftliche Gutachten,
- Nachweis wissenschaftlich anerkannter und durch Erfahrung kurmäßig bewährter klimatischer Eigenschaften,
- besonders ausgeprägte Abstufung von bioklimatischen Reiz- und Schonfaktoren,
- Dosierbarkeit der Klimareize,
- weitgehende Abwesenheit von Belastungsfaktoren,
- staub- und allergenarme Luft,
- thermische, hygrische und aktinische Wirkungsfaktoren, die für eine Klimatherapie besonders geeignet sind,
- auf die therapeutische Behandlung unterschiedlicher Krankheitsbilder (z. B. Atemwegserkrankungen) ausgerichtete Anwendungsformen zur Exposition gegenüber aktinischen, thermischen und hygrischen Klimabedingungen,
- Überwachung des ortsgebundenen Heilmittels Klima (aktuelle meteorologische Daten dienen auch der Dosierung der Klimareize),
- Tätigkeit von mindestens einem kassenarztrechtlich zugelassenen Kur- oder Badearzt mit Erfahrung in der Medizinischen Klimatologie,
- Einsatz von klimatherapeutisch ausgebildetem Fachpersonal, das mit den klimamedizinischen Grundlagen vertraut ist,
- psychologische Begleitung der Kurpatienten. Dies bedeutet nicht zwingend die Notwendigkeit einer Psychotherapie und erfordert nicht schon den Einsatz von Psychotherapeuten. Die psychische Stärkung und Stabilisierung in der Krankheitssituation der Patienten kann auch durch entsprechend ausgebildete Angehörige verschiedener Sozialberufe oder der Seelsorge erfolgen."

Zusätzlich müssen die nachfolgenden Einrichtungen am Ort dauerhaft vorgehalten werden (DHV/DTV 2024: 88 f.):

- „betreute Einrichtungen einschließlich eines Zentrums zur Durchführung der therapeutischen Nutzung des Heilklimas, wie Liegehalle, Klimapavillon, Liegewiesen in landschaftlich ansprechender Lage,
- Einrichtungen zur Anwendung der allgemeinen physikalischen Therapie in angemessener Entfernung,
- Einrichtungen für sog. „aktivierende" Behandlungsformen, wie Bewegungs- oder Sporttherapie oder Physiotherapie,
- Übungs- und Ruheräume für Entspannungstherapiekonzepte,
- Räumlichkeiten, Ausstattung und Personal zur Vermittlung und ggf. praktischen Einübung indikationsbezogener Ernährungs- und Diätprogramme,
- Haus des Gastes (ansonsten eine vergleichbare Einrichtung mit derselben, vollständigen Funktionalität) als Kommunikations-, Informations- und Schulungszentrum

für die Kurgäste; dabei kann sich die Bezeichnung auch auf eine Einheit mehrerer Gebäude beziehen, wenn ein räumlicher Zusammenhang gewährleistet ist; Internetplätze oder -Anschlüsse sind wesentlicher Bestandteil eines Kommunikationsraumes,

- regelmäßig Kurpark (ansonsten eine vergleichbare Anlage mit derselben, vollständigen Funktionalität) und ausgedehnte Waldbereiche in denen das Wegenetz in notwendigen Teilen für die Bewegungs- und Klimatherapie bioklimatisch und belastungsphysiologisch ausgemessen und bewertet ist,
- Sportanlagen, Spielangebote,
- Terrainkurwegenetz mit minimal drei bioklimatisch und belastungsphysiologisch ausgemessenen Wegen zur klimatherapeutischen Nutzung des Heilklimas mit unterschiedlichen Belastungsstufen (I leicht, II mittel, III schwer)."

Hinsichtlich der Hauptheil- und Gegenanzeigen sind nachfolgende Gutachten beizubringen (DHV/DTV 2024: 90):

- „einmalig medizinisch-klimatologisches Gutachten des Bioklimas über die Indikationen (Heilanzeigen) und Kontraindikationen (Gegenanzeigen) zur Klimatherapie. Die medizinisch-klimatologische Begutachtung muss sich auf Erkenntnisse stützen können, die bei der Durchführung von ärztlich verordneten und überwachten Klimakuren am betreffenden Ort gewonnen wurden."

Für eine Erstprädikatisierung sind die nachfolgenden wissenschaftlichen Gutachten erforderlich (vgl. DHV/DTV 2024: 89):

- Bioklimatisches Gutachten in Form einer erweiterten Klimaanalyse mit der Verpflichtung zum Einhalten von Richtwerten für Sonnenstunden und Wärmebelastungstage, welches eine Bioklimatische Beurteilung enthält,
- Luftqualitätsgutachten mit besonderen Anforderungen, welches eine Luftqualitätsbeurteilung enthält.

Im Zuge einer Reprädikatisierung sind folgende wissenschaftliche Gutachten erforderlich (vgl. DHV/DTV 2024: 90):

- alle zehn Jahre eine Bioklimatische Beurteilung. Wenn aufgrund einer Bioklimatischen Beurteilung Zweifel an der Eignung bestehen, dann ist ein Bioklimatisches Gutachten in Form einer erweiterten Klimaanalyse mit der Verpflichtung zum Einhalten von Richtwerten für Sonnenstunden und Wärmebelastungstage indiziert,
- alle fünf Jahre eine Luftqualitätsbeurteilung. Wenn aufgrund einer Luftqualitätsbeurteilung Zweifel an der Eignung bestehen, dann ist ein Luftqualitätsgutachten mit erhöhten Anforderungen indiziert.
- alle zehn Jahre ein Luftqualitätsgutachten mit besonderen Anforderungen.

4.4.5.3 Heilklimatische Kurorte in Deutschland

In Deutschland sind 66 Orte (z. B. Oberstdorf) oder Orts- bzw. Gemeindeteile (z. B Bad Kreuznach – Bad Münster am Stein-Ebernburg) mit dem Prädikat Heilklimatischer Kurort anerkannt. 15 von diesen gehören zur VDHK-verbandsinternen „Premium-Class", welches bei besonders hohem Engagement für ein gesundes Klima und den Erhalt der Natur erreicht wird. Hierbei handelt es sich aber nicht um ein Prädikat im Sinne der Begriffsbestimmungen des DHV/DTV (vgl. VDHK VERBAND DER HEILKLIMATISCHEN KURORTE DEUTSCHLANDS 2024).

- Altenau (NI)
- Bad Bergzabern (RP)
- Bad Dürrheim (BW)
- Bad Heilbrunn (BY)
- Bad Herrenalb (BW)
- Bad Hindelang (BY)
- Bad Lippspringe (NW)
- Bad Malente (SH)
- Bad Münster am Stein (RP)
- Bad Sachsa (NI)
- Bad Tölz (BY)
- Baiersbronn (BW)
- Bayrischzell (BY)
- Berchtesgaden (BY)
- Bernkastel-Kues (RP)
- Bischofsgrün (BY)
- Bischofswiesen (BY)
- Bodenmais (BY)
- Daun (RP)
- Dobel (BW)
- Fischen (BY)
- Freudenstadt (BW)
- Friedrichroda-Finsterbergen (TH)
- Garmisch-Partenkirchen (BY)
- Gersfeld (HE)
- Grafschaft (NW)
- Hahnenklee-Bockswiese (NI)
- Hinterzarten (BW)
- Höchenschwand (BW)
- Isny (BW)
- Königsfeld (BW)
- Königstein im Taunus (HE)
- Kreuth am Tegernsee (BY)
- Lenzkirch (BW)
- Lindenfels (HE)
- Manderscheid (RP)
- Marktschellenberg (BY)
- Masserberg (TH)
- Neubulach (BW)
- Neustadt/Harz (TH)
- Nieheim (NW)
- Nonnweiler (SL)
- Nümbrecht (NW)
- Oberstaufen (BY)
- Oberstdorf (BY)
- Orscholz (SL)
- Ramsau (BY)
- Reichshof-Eckenhagen (NW)
- Rottach-Egern (BY)
- Sasbachwalden (BW)
- Scheidegg (BY)
- Schluchsee (BW)
- Schömberg (BW)
- Schönau am Königssee (BY)
- Schönwald (BW)
- Schwangau (BY)
- St. Blasien (BW)
- Tegernsee (BY)
- Titisee-Neustadt (BW)
- Todtmoos (BW)
- Triberg (BW)
- Weiskirchen (SL)
- Willingen (HE)
- Winterberg (NW)
- Wolfegg (BW)

Tab. 40: Heilklimatische Kurorte in Deutschland

4.4.5.4 Beispiel Friedrichroda-Finsterbergen

Friedrichroda-Finsterbergen liegt im Thüringer Wald in unmittelbarer Nähe des Kamm-Wanderweges Rennsteig.

Sowohl Friedrichroda als auch der Ortsteil Finsterbergen sind jeweils als Heilklimatischer Kurort prädikatisiert. Zur kurmäßigen Anwendung kommen in Friedrichroda und in Finsterbergen klimatherapeutische Anwendungen sowie das Heilwasser (Calzium-Natrium-Magnesium-Sulfid-Chlorid-Wasser) der Ludowinger-Quelle.

Der Kurbetrieb in Friedrichroda geht bis auf das Jahr 1837 zurück, als der erste Kurgast (der Gothaer Verleger *Friedrich Christoph Perthes*) vermeldet werden konnte. Friedrichroda wurde 1937 als „Heilklimatischer Kurort" ausgezeichnet. Nach dem

Zweiten Weltkrieg wurde Friedrichroda 1963 als „Staatlich anerkannter Erholungsort" ausgezeichnet und in der Folge zum zweitgrößten Urlaubsort der damaligen DDR ausgebaut, allein das FDGB Ferienheim August Bebel bot Platz für 1.500 Gäste.

Im Ortsteil Finsterbergen wurde 1888 der erste Kurgast registriert. In der Folge entwickelte sich der Ort zu einer beliebten Sommerfrische im Thüringer Wald. 1988 beherbergte der Ort 30.000 Gäste in 1.535 Gästebetten. 2003 wurde Finsterbergen mit dem Prädikat „Heilklimatischer Kurort" ausgezeichnet.

2018 kamen für Friedrichroda und für Finsterbergen die Auszeichnung „Premium Class" des Verbandes der Heilklimatischen Kurorte Deutschlands hinzu.

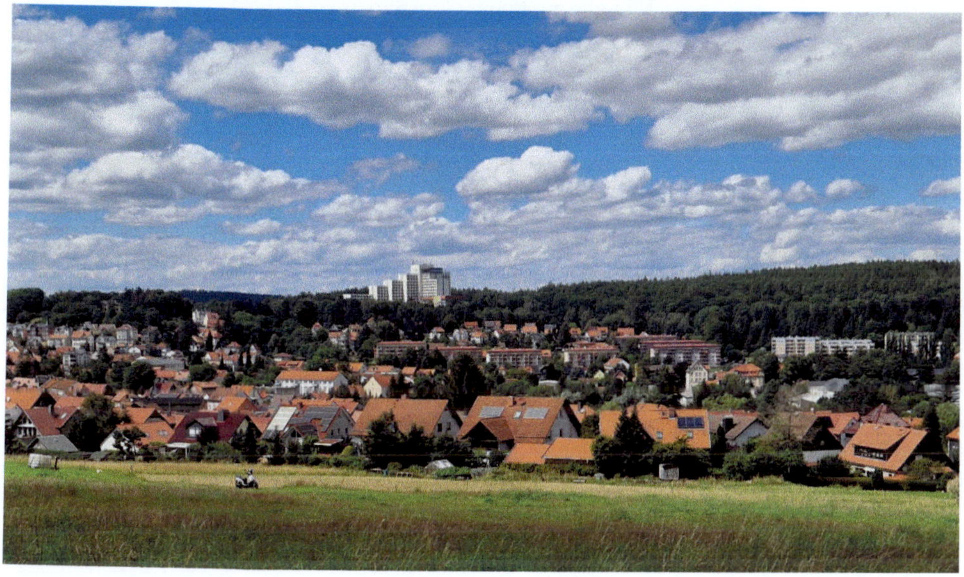

Abb. 33: Friedrichroda

Heute zählt die Stadt Friedrichroda 7.175 Einwohner, von denen etwa 1.350 im Ortsteil Finsterbergen wohnen. Der Tourismus stellt den wichtigsten Wirtschaftsfaktor dar. Im Angebot sind 2.700 Gästebetten, 2023 verbuchte Friedrichroda 354.000 Übernachtungen (2019 vor Corona 420.000 Übernachtungen). Die durchschnittliche Aufenthaltsdauer beträgt drei Tage, da keine Kur- oder Rehabilitationsklinik vor Ort ist. Die Hauptsaison liegt zwischen April und Oktober.

Die → Tabelle 41 fasst die heute in Friedrichroda-Finsterbergen vorgehaltenen kurörtlichen Einrichtungen und Angebote zusammen:

Prädikatisierung	Heilklimatischer Kurort (beide Ortsteile)
Heilmittel	• Heilklima • Heilwasser: Ludowinger-Quelle (Calzium-Natrium-Magnesium-Sulfid-Chlorid-Wasser)
Anwendungen	• Klimatherapeutische Wanderungen • Anwendungen nach Kneipp
Kur- und Gesundheitseinrichtungen	Kernstadt und Ortsteil Finsterbergen • Kurmittelabteilungen • Klimaterrainwanderwege (19) • Klimaliegen (28), in Finsterbergen drehbar Friedrichroda • Atemlehrpfad • Kurpark • drei Trinkpavillons Heilwasser • vier Kneipp-Tretbecken mit -Armbecken • Generationen-Aktivpark Finsterbergen • Haus des Gastes • Kurzone im Zentrum
Kliniken/ Sanatorien	keine
Badeärzte	1
Klimatherapeutin	1 (+3 ausgebildete Heilklima-Wanderführer)
Wellness-Hotels	1

Tab. 41: Kurörtliche Einrichtungen und Angebote in Friedrichroda-Finsterbergen

Antje Hammermeister, Leiterin des Kur- und Tourismusamtes, skizziert die touristischen Rahmenbedingungen:

„Friedrichroda und Finsterbergen sind geprägt vom Gesundheits- und Aktivtourismus. Über 200 km Wanderwege (darunter 19 zertifizierte Klimaterrainwege), eine gut ausgebaute Rad-Infrastruktur, zahlreiche Gesundheitsangebote, attraktive Kur- und Parkanlagen sowie zahlreiche Veranstaltungen bieten dem Besucher ein umfangreiches Portfolio. Von Mai bis September finden im Kurpark Friedrichroda und im Kurpark „Am Hüllrod" in Finsterbergen wochentlich Kurkonzerte statt. Mit dem Ostermarkt, dem Gesundheitstag und dem beliebten „Kürbisse glühen" sowie weiteren Stadt- und Parkfesten werden den Gästen auch kulturelle Angebote unterbreitet.

Förderlich ist die zentrale Lage, die gute Anbindung an Autobahn und ÖPNV. Letzter ist kostenfrei in der Gästekarte enthalten. Diese Maßnahme sowie weitere Projekte im Bereich Nachhaltigkeit stehen zudem im Fokus der Stadtentwicklung. So wurde beispielsweise die Straßenbeleuchtung auf LED umgerüstet, das Freizeitbad in Finsterbergen ist solarbeheizt und die Grünanlagen werden extensiv gepflegt, um den Insektenschutz zu fördern. Im Rahmen der „Premium Class" Zertifizierung durch den Verband der Heilklimatischen Kurorte Deutschlands e. V. sind zudem zahlreiche weitere Kriterien zu Nachhaltigkeit und Umweltschutz zu erfüllen.

Die Gästestruktur ist im Wesentlichen zweigeteilt: zum einen aktive Menschen über 40 mit Familie, zum anderen gesundheitsbewusste ältere Menschen. Überwiegend kommen die Gäste aus den neuen Bundesländern, da Friedrichroda auch heute noch von seiner Bekanntheit aus DDR-Zeiten profitiert. Auch aus den Niederlanden sind viele Gäste zu verzeichnen. Fast 100 Beherberger vom großen Hotel (das AHORN Berghotel ist das größte Hotel in Thüringen) bis hin zum Privatzimmer stehen dem Gast zur Verfügung.

Der Gesundheitstourismus spielt als Wirtschaftsfaktor in Friedrichroda und dem Ortsteil Finsterbergen eine zentrale Rolle. Diverse Gesundheitsangebote unter dem Thema „Aktiv im Heilklima" stehen in Friedrichroda und Finsterbergen durch das städtische Kur- und Tourismusamt sowie externe Leistungsträger zur Verfügung. Da Friedrichroda über keine Kur- oder Rehaklinik verfügt, werden die Gesundheitsangebote ausschließlich von gesundheitsbewussten Urlaubern zur Prävention oder zur Linderung bei bereits vorhandener Indikation genutzt. Ambulante Vorsorgekuren für Privatzahler können und sollen perspektivisch wieder angeboten werden.

Neben den geführten und angeleiteten Aktivangeboten stehen den Gästen und Einwohnern an sechs Standorten Klimaliegen zur passiven Nutzung des Heilklimas bereit. In Finsterbergen werden drehbaren Liegen im Rahmen der Klimatherapeutischen Wanderungen für die Heliotherapie eingesetzt.

Die Zertifizierung als Heilklimatischer Kurort „Premium Class" für Friedrichroda und Finsterbergen als einzige Orte in den neuen Bundesländern stellt ein Alleinstellungsmerkmal dar, da mit der Zertifizierung viele Kriterien zu erfüllen sind, die weit über die Basisanforderungen eines Heilklimatischen Kurortes hinaus gehen, wie zum Beispiel Gesundheitseinrichtungen im gesamten Stadtgebiet, überdurchschnittlich zahlreiche und hochwertige Veranstaltungen, eine besondere Fachkompetenz (eigener Klimatherapeut ist Pflicht) und buchbare Aktivangebote. Perspektivisch sollen die Angebote auch für eine jüngere Zielgruppe zugeschnitten werden.

Der Klimawandel und damit verbunden der Verlust von Wäldern (große Schadflächen und Abholzungen) sowie der Temperaturanstieg und die Zunahme von Unwettern sind die größten Herausforderungen für den Kurort Friedrichroda-Finsterbergen. Touristisch und strukturell werden hier einige Veränderungen und Anpassungen in den nächsten zehn Jahren notwendig sein. Die Digitalisierung und der Fokus auf die Reisemotive der Gäste muss im Marketing stärker Berücksichtigung finden. Ohne eine große Kurklinik stehen die Stadt Friedrichroda und alle Leistungsträger vor der ständigen Aufgabe, selbst für möglichst hohe Übernachtungszahlen zu sorgen."

Die Klimatherapeutin *Sara Hoffmann* berichtet über Entwicklung, Anwendungsformen, Heil- und Gegenanzeigen sowie Erfolge der Kur in Friedrichroda-Finsterbergen:

„Beim Klimawandern (Heilklimatische Terrainkur) handelt es sich um ein Ausdauertraining, bei welchem die Klimafaktoren (Klimaexpositionsverfahren) unseres Mittelgebirgsklimas ganz bewusst genutzt werden und zu einer hohen Wirksamkeit des Trainings führen.

So setzen wir innerhalb eines Thermoregulationstrainings gezielt Kältereize. Dabei nutzen wir an warmen Sommertagen die Verdunstungskälte des Waldes sowie Bachläufe und Kneipp-Becken zur Abkühlung. Der Heilklimatische Kurort Friedrichroda-Finsterbergen bietet vier Kneipp-Becken zur Auswahl, sodass auch hier Abwechslung geboten wird. An windigen Tagen setzen wir uns bewusst Kältereizen in Form von Windböen aus, zum Beispiel am Aussichtspunkt vom Gottlob, dem Wahrzeichen Friedrichrodas. Ziel ist es, wiederholt Kältereize zu setzen, um so das Immunsystem abzuhärten und damit z. B. Erkältungskrankheiten vorzubeugen. Dadurch können Begleitsymptome, wie Wetterfühligkeit, Schlafqualität, Nervosität, Schwindelgefühl, Kopfdruck/ Kopfschmerz, kalte Hände/ Füße und Müdigkeit verbessert werden.

Durch eine sogenannte Heliotherapie (Sonnentherapie) verbessern wir die Vitamin-D-Synthese und steigern damit das Wohlbefinden. Die Sonnentherapie eignet sich vor allem zur Osteoporose-Prävention. Zur Vitamin-D-Aufnahme ist es nötig, dass zumindest in den ersten Minuten kein Sonnenschutz aufgetragen wird. Dadurch würde die Vitamin-D-Synthese blockiert werden. Je nach Hauttyp und Jahreszeit kann man fünf bis 25 Minuten ohne Sonnenschutz die Sonnenstrahlung genießen. Im Rahmen der Klimawanderung kombiniere ich gerne, je nach Wetterlage, die Sonnentherapie mit einer kurzen Atementspannung. So lassen wir in diesem Moment der Stille den Wald, insbesondere die Geräusche und Gerüche des Waldes, ganz bewusst auf uns wirken.

Innerhalb der Lichttherapie nutzen wir das sichtbare Licht, um saisonalen Depressionen vorzubeugen. Zusätzliche positive Begleiterscheinung einer Sonnentherapie ist der Abbau von Melatonin (Schlafhormon), so dass Schlafstörungen entgegengewirkt werden kann. Wichtig zu wissen ist, dass die antidepressiven Wirkmechanismen ausschließlich über das Auge, natürlich abhängig von der Lichtstärke, aufgenommen werden können. Bei nicht zu starker Sonneneinstrahlung sollte daher auf die Sonnenbrille verzichtet werden. Kurz gesagt: Ein täglicher Spaziergang reduziert die Beschwerden der saisonalen Depression.

Nach einem Aufenthalt im Wald fühlen sich die meisten Menschen erfrischt, ausgeruht und gestärkt. Der Kopf ist wieder frei und die Gedanken klar. Doch woran liegt das? Im Thüringer Wald profitieren wir im besonderen Maße von der Luftreinheit. Bäume produzieren reichlich Sauerstoff und so ist davon im Wald ausreichend vorhanden. Besonders Koniferen (immergrüne Nadelbäume) fungieren als ganzjährige Schadstofffilter der Luft. Zudem geben Pflanzen Duftstoffe ab, die positive Wirkungen auf den menschlichen Organismus haben. Diese Duftstoffe des Waldes (Phytozide/Terpene) fördern das menschliche Immunsystem. Durch einen längeren Aufenthalt im Wald steigt so die Anzahl unserer natürlichen Killerzellen im Blut an. Killerzellen sind machtvolle Abwehreinheiten des Immunsystems, die Krankheitserreger und potenzielle Tumorzellen bekämpfen. Zudem werden durch einen Aufenthalt im Wald Stresshormone reduziert. Studien belegen: Verbringt eine Person zwei Tage im Wald, steigert sich die Zahl ihrer Killerzellen um 100 %, und es dauert einen ganzen Monat, bis das Niveau wieder sinkt. Eine äußerst nachhaltige Therapierung. Waldluft ist quasi Medizin zum Einatmen!

In der Praxis hat eine Klimawanderung einen Umfang von 1,5 bis 3 Stunden. Die Wanderungen bieten wir im wöchentlichen Rhythmus in Friedrichroda sowie Finsterbergen an. Wir starten an einem vorher festgelegten Treffpunkt in eine Rundtour mit traumhaften Ausblicken und schönen Momenten. Die Streckenlänge ist angepasst an den zeitlichen Umfang und kann vor Ort flexibel an das Trainingsniveau der Erholungssuchenden angepasst werden. Grundsätzlich handelt es sich nicht um eine Sportwanderung, so dass ein moderates Tempo vorgelegt wird. Auf der Wegstrecke gibt es neben der Anwendung der o. g. heilklimatischen Faktoren ausreichend aktive Pausen in Form von Kräftigung, Mobilisation, Koordination, Atemübungen sowie Achtsamkeits- und Entspannungsmomenten. Der Spaßfaktor sowie die Inspiration zu mehr Achtsamkeit stehen im Vordergrund der Wanderung.

Im Thüringer Wald profitieren wir von dem hier herrschenden Mittelgebirgsklima mit einer niedrigen Reizintensität (geringe Wärmebelastung und hohe Luftreinheit), einem sogenannten Schonklima. Daher eignet sich das Klimawandern in unserer Region für fast jeden. Im besonderen Maße eignet sich die Wanderung für Personen mit Bewegungsmangel, Herz-/ Gefäßerkrankungen, nicht-allergischen Atemwegserkrankungen und Depressionen. Für Asthmatiker und andere lungenkranke Menschen ist die Waldluft aufgrund der Staubfilterwirkung des Waldes, des Sauerstoffgehaltes und der enthaltenen Duftstoffe besonders gut geeignet, um Entlastung zu schaffen. Die Luft ist hier so staubarm, wie sonst nur im Gebirge oder am Meer."

4.4.6 Kurort mit Heilstollenkurbetrieb

4.4.6.1 Charakteristika

Die Klimabedingungen und die besondere Luftqualität in Höhlen oder stillgelegten Bergwerken ermöglichen eine besondere Form der Klimatherapie, die auch als **Speläotherapie** bezeichnete **Heilstollentherapie**. Die therapeutische Anwendung kann im Rahmen von Unter-Tage-Liegekuren erfolgen.

Nicht immer befinden sich Höhlen und Bergwerke in der Nähe von Siedlungen, so dass hier der Begriff des Kurortes nicht mit dem Ortsbegriff im Sinne einer menschlichen Ansiedlung gleichgesetzt werden kann. So kann der Therapieort im Heilstollen oder in der Höhle durchaus abseits des Standortes der weiteren Kureinrichtungen liegen.

4.4.6.2 Ausstattung und Anerkennungsvoraussetzungen

Die Begriffsbestimmungen/Qualitätsstandards für Heilbäder und Kurorte, Luftkurorte, Erholungsorte – einschließlich der Prädikatisierungsvoraussetzungen – sowie für

Heilquellen und Heilbrunnenbetriebe des DHV und DTV fordern die Erfüllung der nachfolgenden **Voraussetzungen**, um als Kurort mit Heilstollenkurbetrieb anerkannt zu werden (vgl. DHV/DTV 2024: 85):

- allgemeine Anerkennungsvoraussetzungen für Heilbäder und Kurorte, Luftkurorte und Erholungsorte sowie die weiteren Anerkennungsvoraussetzungen für hochprädikatisierte Orte,
- Feststellung der medizinisch anerkannten Indikationen (Heilanzeigen) und Kontraindikationen (Gegenanzeigen) durch medizinisch-wissenschaftliche Gutachten,
- kurortmedizinische Anwendbarkeit der Luftqualität sowie der Klimabedingungen im Heilstollen,
- klimatische Bedingungen mit hoher Luftfeuchtigkeit in Kombination mit ganzjährig niedrigen und weitgehend konstanten Temperaturen,
- annähernd staub- und allergenfreie Luft,
- bioklimatisch günstige Lage des Ortes,
- Gewinnung der anzuwendenden Heilmittel aus dem Boden bzw. durch das Klima,
- Tätigkeit von mindestens einem kassenarztrechtlich zugelassenen Kur- oder Badearzt.

Zusätzlich müssen die nachfolgenden Einrichtungen am Ort dauerhaft vorgehalten werden (vgl. DHV/DTV 2024: 85):

- artgemäße Kureinrichtungen zur Abgabe der Kurmittel (v. a. für ambulante Patienten),
- Heilstollen zur Nutzung des Heilstollenklimas,
- Einrichtungen zur Abgabe physikalischer Therapie (sog. „passiver" Behandlungsformen: Bäder, Massagen, etc.) in unmittelbarer Nähe
- Einrichtungen für sog. „aktivierende" Behandlungsformen, wie Bewegungs- oder Sporttherapie oder Physiotherapie,
- Übungs- und Ruheräume für Entspannungstherapiekonzepte,
- Räumlichkeiten, Ausstattung und Personal zur Vermittlung und ggf. praktischen Einübung indikationsbezogener Ernährungs- und Diätprogramme,
- Umgebung mit Park- und Grünanlagen (i. d. R. Kurpark, ansonsten eine vergleichbare Anlage mit derselben, vollständigen Funktionalität). Art und Umfang sind von Art und Größe des Kurbetriebes abhängig und nicht näher quantifiziert.

Die Hauptheil- und Gegenanzeigen (Indikationen und Kontraindikationen) sind durch ein einmaliges medizinisch-wissenschaftliches Gutachten zu belegen (vgl. DHV/DTV 2024: 86 f.).

Für eine Erstprädikatisierung sind die nachfolgenden wissenschaftlichen Gutachten erforderlich (vgl. DHV/DTV 2024: 86):

- Bioklimatisches Gutachten in Form einer vereinfachten Klimaanalyse, welches eine Bioklimatische Beurteilung enthält (Übertagemessung).

- Luftqualitätsgutachten mit normalen Anforderungen, welches eine Luftqualitätsbeurteilung enthält (Übertagemessung).
- Luftqualitätsgutachten mit außerordentlichen Anforderungen für Heilstollen, welches eine Luftqualitätsbeurteilung enthält (Untertagemessung).

Im Zuge einer Reprädikatisierung sind folgende wissenschaftliche Gutachten erforderlich (vgl. DHV/DTV 2024: 86):

- alle zehn Jahre eine Bioklimatische Beurteilung (Übertagemessung). Wenn aufgrund einer Bioklimatischen Beurteilung Zweifel an der Eignung bestehen, dann ist ein Bioklimatisches Gutachten in Form einer vereinfachten Klimaanalyse indiziert.
- alle zehn Jahre eine Luftqualitätsbeurteilung (Übertagemessung). Wenn aufgrund einer Luftqualitätsbeurteilung Zweifel an der Eignung bestehen, dann ist ein Luftqualitätsgutachten mit normalen Anforderungen indiziert.
- alle zehn Jahre ein Luftqualitätsgutachten mit außerordentlichen Anforderungen für Heilstollen (Untertagemessung), welches eine Luftqualitätsbeurteilung enthält.

4.4.6.3 Kurorte mit Heilstollenkurbetrieb in Deutschland

In Deutschland sind sechs Orte (z. B. Bad Grund) oder Orts- bzw. Gemeindeteile (z. B. Schmallenberg – Nordenau) als Kurorte mit Heilstollenkurbetrieb anerkannt. Neben diesen anerkannten Kurorten mit Heilstollenkurbetrieb bieten auch anderweitig anerkannte Kurorte eine derartige Therapie an. Zudem gibt es weitere Einrichtungen, die, wenn auch nicht kurmäßige, Heilstollenanwendungen anbieten (vgl. DEUTSCHER HEILSTOLLENVERBAND 2024):

• Aalen-Röthardt (BW) • Münstertal (BW) • Bad Grund (NI)	• Neubulach (BW) • Saalfeld (TH)	• Schmallenberg-Nordenau (NW)

Tab. 42: Anerkannte Kurorte mit Heilstollenkurbetrieb

• Berchtesgaden (Heilklimatischer Kurort) (BY)	• Bodenmais (Heilklimatischer Kurort) (BY)	• Pottenstein (Luftkurort) (BY)

Tab. 43: Anderweitig anerkannte Kurorte

• Bindweide (RP) • Buchen (BW)	• Ennepetal (NW) • Schmiedefeld (TH)	• Suhl-Vesser (TH)

Tab. 44: Nicht kurmäßige Heilstollenanwendungen

4.4.6.4 Beispiel Kurort mit Heilstollenkurbetrieb Bad Grund

Die Bergstadt Bad Grund ist Teil der Gemeinde Bad Grund und liegt am Westrand des Harzes ca. 40 km nordöstlich der Kreisstadt Göttingen.

Seit dem Mittelalter spielte der Bergbau (v. a. Eisenerz) eine wichtige Rolle: 1317 erstmals urkundlich erwähnt, hatte sich der Ort, der 1535 das Stadtrecht erhielt, schon Mitte des 15. Jh. als Bergbau- und Hüttenort etabliert.

Während der Endphase des Erzabbaus gegen Ende des 19. Jh. (das 1831 erschlossene Erzbergwerk Hilfe Gottes stellte den Betrieb als letzte Buntmetallgrube Deutschlands erst 1992 ein) etablierte sich das Kurwesen als neuer Wirtschaftsfaktor. Am 1. Mai 1855 wurde in Grund die erste Kurbadeanstalt (mit seinerzeit 50 Kurgästen im ersten Jahr) eröffnet, in der v. a. Fichtennadeldampfbäder sowie Inhalationen mit Fichtennadelöl verabreicht wurden. 1869 wurde der erste Kurgarten angelegt, 1892 das städtische Kurhaus am Marktplatz erbaut, weitere Kurbadeanstalten folgten.

1871 wurde der heutige Ortssteil Gittelde an das Bahnnetz nach Seesen (und weiter nach Braunschweig und Hannover) angeschlossen. Die Grunder Kurverwaltung drängte um 1900 darauf, den Bahnhof Gittelde in Gittelde-Grund umzubenennen, um die anreisenden Kurgäste auf den richtigen Ausstiegsbahnhof hinzuweisen. Dies erübrigte sich ab 1910, als Grund seinen eigenen Bahnanschluss erhielt. Das Eisenbahnzeitalter währte in Bad Grund aber nur bis 1971, als die Strecke stillgelegt wurde. Der Personenverkehr wurde bereits 1962 eingestellt. Der Bahnhof Gittelde heißt jedoch bis heute Gittelde / Bad Grund.

Seit 1916 trägt Grund den Namenszusatz Bad, 1929 wurde das noch heute bestehende Kurbadehaus erbaut. 1964 wurde dann die Trink- und Konzerthalle eröffnet, in der das Natrium-Calium-Chlorid-Sulfat-Wasser aus der Elisabeth-Quelle verabreicht wurde. Drei Jahre später wird der Ort am 9. März 1967 als staatlich anerkanntes Moorheilbad prädikatisiert. Neben den Moor- und Heilwasseranwendungen wurden zwischenzeitlich auch Solebäder (Sole aus der Saline Sülbeck im Leinetal) angeboten.

In den Jahren 1976 bis 1978 wurde ein neues Kurzentrum erbaut, welches heute noch als Gesundheitszentrum besteht. In dieser Zeit florierte auch der Kurbetrieb, so konnte Bad Grund z. B. im Jahre 1974 26.888 Gäste mit 255.632 Übernachtungen verzeichnen, 126.013 Kurmittel wurden abgegeben.

In den 1980er Jahren wurde der 1870 bis 1875 aufgefahrene Eisensteinstollen erfolgreich auf dessen Eignung zur Speläotherapie untersucht und zum **Heilstollen** ausgebaut, seit 1989 wird der Stollen mit 50 Therapieplätzen genutzt. Die natürliche Luftzirkulation in der Höhle sorgt in Verbindung mit dem dort herrschenden Überdruck für eine ausgesprochen hohe Luftreinheit: Grobstaubkonzentration 0,87 µg/m³, Feinstaubbelastung 0,81 µg/m³. Die Temperatur beträgt gleichbleibend 5-12 °C, die relative Luftfeuchtigkeit liegt bei nahezu 100 %. Der Eisensteinstollen ist von Mitte März bis Mitte Oktober geöffnet.

Im März 2009 wurde der Stollen vom Deutschen Heilstollenverband mit dem höchsten Prädikat (3 Sterne) ausgezeichnet.

Standen im Kurort Bad Grund lange Zeit Wasser- und Mooranwendungen (bis 2010 war Bad Grund als Moorheilbad anerkannt) im Vordergrund, zwangen die Gesundheitsreformen Mitte der 1990er Jahre sowie die Insolvenz der Kur- und Touristik GmbH zu einer Neuausrichtung: Das Kurmittelhaus einschließlich Schwimmbad wurde 2007 als Gesundheitszentrum privatisiert und als Heilmittel und -verfahren kommen nun das Heilklima sowie die Heilstollentherapie (Speläotherapie) zur kurmäßigen Anwendung. Seit Juni 2009 ist Bad Grund als erster und bislang einziger Kurort in Norddeutschland als Kurort mit Heilstollenkurbetrieb anerkannt, 2013 folgte dann die zusätzliche Anerkennung als Heilklimatischer Kurort. 2024 ist Bad Grund allein als Kurort mit Heilstollenkurbetrieb anerkannt. Angeboten werden ausschließlich ambulante Kurmaßnahmen.

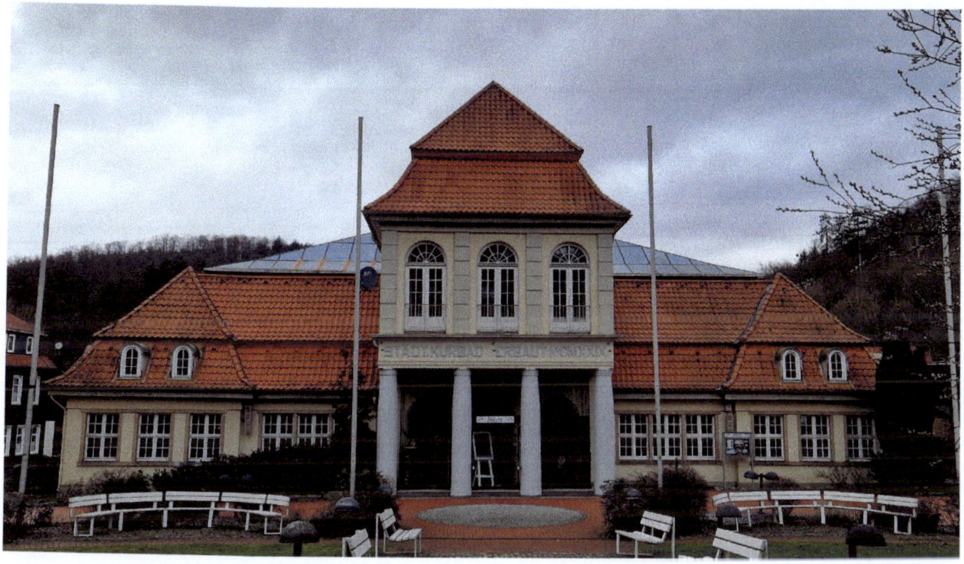

Abb. 34: Städtisches Kurbad Bad Grund

Heute zählt die Gemeinde Bad Grund ca. 8.100 Einwohner, hiervon leben in der Bergstadt Bad Grund ca. 2.300.

Bad Grund bietet in 15 statistisch erfassten Beherbergungsbetrieben (mit mehr als neun Betten) 465 Gästebetten. 2023 verbuchte der Ort 51.656 Übernachtungen bei 17.890 Gästeankünften. Die durchschnittliche Aufenthaltsdauer betrug 2,9 Nächte. Der Kurbetrieb spielt als Wirtschaftsfaktor eine eher untergeordnete Rolle, so befinden sich im Ort z. B. keine Kurkliniken.

Die ⟶ Tabelle 45 fasst die in Bad Grund vorgehaltenen kurörtlichen Einrichtungen und Angebote zusammen:

Prädikatisierung	Kurort mit Heilstollenkurbetrieb
Heilmittel	• leichtes Mittelgebirgs-Reizklima • reine Luft im Heilstollen
Anwendungen	• Liegekur im Heilstollen (tägl. bis zu 120 min.) • heilklimatische Wanderungen
Kur- und Gesundheitseinrichtungen	• Heilstollen Eisensteinstollen • Gesundheitszentrum • Hallenbad (31 °C) mit Therapie-Bewegungsbecken • 4 Terrainkurwege (zertifizierte heilklimatische Wanderwege) • Wassertretanlage mit Armbad
Kliniken/ Sanatorien/ Heilanstalten	keine
Badeärzte	1
Wellness-Hotels	0

Tab. 45: Kurörtliche Einrichtungen und Angebote in Bad Grund

Carolin Scherzer, Abteilungsleiterin im Gesundheitszentrum und Touristinformation Bad Grund und *Nikolai Simon-Hallensleben*, Projektmanager des LEADER-Projektes „Innenentwicklung der Bergstadt Bad Grund (Harz)“, skizzieren die touristischen Rahmenbedingungen:

„Die Bergstadt Bad Grund liegt am Rand des Harzes und wird auch gerne als ‚Tor zum Harz‘ bezeichnet. Der Ort ist für Gäste über die Autobahn und auch mit öffentlichen Verkehrsmitteln gut zu erreichen. Der Oberharz kann mit Bus oder Auto ebenfalls problemlos erreicht werden. Mit der Gästekarte und dem Harzer Urlaubsticket HATIX können Busse nach Osterode, Clausthal-Zellerfeld, Goslar und darüber hinaus im gesamten Harz sogar kostenfrei genutzt werden.

Im staatlich anerkannten Kurort Bad Grund vermieten circa 81 Vermieter familienfreundliche, urige und/oder moderne Ferienunterkünfte. Es gibt Anbieter mit den verschiedensten Schwerpunkten: Von Gesundheitsthemen (Naturkosthotel oder Harzverbunden), über Angebote extra für Motorradfahrer (Biker Hotel Harmonie) bis hin zu familienfreundlichen Unterkünften mit Wellnessangeboten (Hotel Pension Jägerstieg oder Parkhotel Flora) ist alles in Bad Grund vorzufinden. Neben den größeren aufgezählten Einrichtungen gibt es viele kleine Ferienwohnungen und -appartements. Eine Vielzahl der privat vermieteten Ferienwohnungen ist in den vergangenen Jahren entstanden und bietet so ein entsprechend modernes und gleichzeitig zum Harz passendes Ambiente.

Für Gäste, die das Kurprogramm rund um die Heilstollen-Therapie buchen, werden im Gesundheitszentrum Bad Grund ergänzende Anwendungen wie Wassergymnastik, entspannende Massagen und Krankengymnastik angeboten. Dazu gehören außerdem Inhalationen und die Heilklimatischen Wanderwege. Das ausgiebige Wanderwegenetz rund um Bad Grund bietet neben der guten Luft auch eine gute Gelegenheit, die wunderschöne Natur in der Region kennenzulernen. Auch Gäste, die keine Heilstollentherapie in Bad Grund in Anspruch nehmen, profitieren von dem Bioklima der Terrainkurwege. Nicht unerwähnt bleiben sollte in diesem Zusammenhang der WeltWald oberhalb von Bad Grund. Hier können Gäste 65 Hektar Wald bewandern und gleichzeitig über 600 verschiedene Baum- und Straucharten aus aller Welt bestaunen. Für Kinder ist unter anderem der 1,7 km lange Indianer-Pfad angelegt worden. Neben vielen Informationen rund um die Wälder Nordamerikas bietet der Pfad viele kleine spielerische Elemente, die eine Wanderung sehr kurzweilig machen. Neben diversen Wandermöglichkeiten oder Nordic Walking Touren kann der Harz ab Bad Grund auch gut auf leichten bis anspruchsvollen Mountainbike-Strecken erkundet werden.

Ein wenig abseits der Wälder befindet sich oberhalb der Bergstadt das *HöhlenErlebnisZentrum* am Iberg. Hier treffen Kultur und Moderne aufeinander. Ein Museum bietet die Möglichkeit die „älteste genetisch nachgewiesene Großfamilie der Bronzezeit" (HöhlenErlebnisZentrum) in einer modernen Umgebung näher kennenzulernen. Die Iberger Tropfsteinhöhle gehört mit zum HöhlenErlebnisZentrum und wird mit einer Führung durch die Höhle zu einem echten Highlight.

Nicht weit entfernt vom Ortskern Bad Grunds liegt die 1992 stillgelegte Schachtanlage Knesebeck. Das ehemalige Erzbergwerk erzählt in einem Museum die Geschichte des Bergbaus. Auch die Stollen der Schachtanlage können im Rahmen einer Führung (noch mit Bergleuten, die tatsächlich in Bad Grund unter Tage gearbeitet haben) begangen werden.

Das Bowling-Center im Zentrum von Bad Grund verbindet Spiel und Spaß mit einer tollen Atmosphäre. In geselliger Runde kann gebowlt, gegessen und getrunken werden. Eine Runde Minigolf im Kurpark Bad Grund lädt zum spielerischen Verweilen ein. Im Jahr 2025 wird für mehr Spiel, Spaß und Aktivität eine Kugelbahn in Bad Grund gebaut. Diese soll das HöhlenErlebnisZentrum spielerisch mit dem Ortskern verbinden. An mehreren Stationen wird die Geschicklichkeit der Spielenden herausgefordert.

Der historische Ortskern mit seinen bis zu 400 Jahre alten Fachwerkhäusern lädt mit seinen gastronomischen Angeboten zum Verweilen ein. So gibt es im Zentrum von Bad Grund neben zwei Cafés noch fünf verschiedene Restaurants. Eine besondere Atmosphäre bietet der Marktplatz, auf welchem monatlich Veranstaltungen wie Begegnungsmärkte, Bierfestival, Weinfest etc. stattfinden. Weitere Veranstaltungen in und um Bad Grund (alle rein ehrenamtlich organisiert) runden das bunte Angebot für Einheimische und Gäste ab. Besonders hervorzuheben sind hier Walpurgis am Hübichenstein, das Lichterfest auf dem Taubenborn, das Johannifest, sowie verschiedene Osterfeuerfeste."

Annegret Mödden, Fachärztin für Allgemeinmedizin und Badeärztin berichtet über Entwicklung, Anwendungsformen, Heil- und Gegenanzeigen sowie Erfolge der Heilstollentherapie in Bad Grund:

„Seit 1989 wird die Heilstollentherapie in Bad Grund erfolgreich zur Behandlung von chronischen Erkrankungen der Atemwege, der Haut und des Bewegungsapparats eingesetzt. Der Kaltluft-Heilstollen bietet ideale Bedingungen zur Linderung von Beschwerden bei Asthma bronchiale, chronischer Bronchitis, Nasennebenhöhlenentzündungen, Neurodermitis sowie bei rheumatischen und degenerativen Gelenk- und Wirbelsäulenerkrankungen. Gleichzeitig unterstützt die Therapie den Aufbau eines starken Immunsystems.

Der Heilstollen in Bad Grund zeichnet sich durch folgende besondere Eigenschaften aus:

- Temperatur: konstant kühle 5–12 °C,
- Luftfeuchtigkeit: 85–98 %,
- Reizärmere Atemluft: extrem schadstoffarm, frei von allergenen Stoffen, Staub/Gase,
- Absolute Stille: sorgt für körperliche und seelische Entspannung.

Diese Bedingungen tragen zur Aktivierung der natürlichen Selbstheilungskräfte bei und wirken positiv auf die Atemwege, die Haut und das allgemeine Wohlbefinden.

Wirkung bei Atemwegs- und Hauterkrankungen

Dank der reizarmen Luft und der entspannenden Umgebung im Heilstollen können Erkrankungen wie:

- Asthma bronchiale (allergisch und nicht-allergisch),
- Chronische Bronchitis,
- Persistierende Reizzustände (z. B. nach Keuchhusten oder COVID-19),
- Chronische Nasennebenhöhlenentzündungen,
- Neurodermitis

gelindert werden.

Die Therapie wirkt entzündungshemmend auf die Atemwege, entspannt die Atemmuskulatur und stabilisiert das Immunsystem.

Begleittherapien für nachhaltigen Heilerfolg

Um den Effekt der Heilstollentherapie zu optimieren, werden ergänzende Maßnahmen angeboten:

- Atemgymnastik,
- Inhalationen,
- Entspannungsübungen,
- Bewegungstherapie (trocken oder im Wasser),
- Osteopathie,
- Wärmepackungen und Massagen,
- Ernährungstherapie,
- Wanderungen auf den Heilklimawanderwegen in und um Bad Grund

Durch die Kombination dieser Therapien können Medikamente zur Atemwegstherapie oder Schmerzlinderung oftmals reduziert werden. Viele Patienten berichten von einem Rückgang der Symptome und einer spürbaren Verbesserung ihrer Lebensqualität.

Ablauf der Heilstollentherapie

Eine typische Kur dauert etwa drei Wochen, mit einem täglichen Aufenthalt von ca. zwei Stunden im Heilstollen. Die begleitenden Therapieangebote erfolgen im Anschluss an die Heilstollensitzungen.

Für wen eignet sich die Therapie nicht?

Die Heilstollentherapie eignet sich für Kinder ebenso wie für Erwachsene bis ins hohe Alter. Sie ist jedoch nicht geeignet für:

- Schwangere,
- Menschen mit akuten Infekten,
- Personen mit Anfallsleiden,
- Menschen mit Platzangst.

Kostenübernahme

Die Heilstollentherapie ist wissenschaftlich und medizinisch anerkannt. Eine Kostenübernahme durch die Krankenkasse bzw. -versicherung ist grundsätzlich möglich.

Fazit

Der Heilstollen in Bad Grund bietet optimale klimatische und hygienische Voraussetzungen für eine natürliche und wirkungsvolle Therapie. Die einzigartige Umgebung ermöglicht eine sanfte Linderung chronischer Beschwerden und trägt zu mehr Wohlbefinden bei."

4.4.7 Seebad mit kurortmedizinischem Hintergrund, Seeheilbad sowie See- und Thalassoheilbad

4.4.7.1 Charakteristika

Orte oder Orts- bzw. Gemeindeteile, in denen die Heilmittel des Meeres wie z. B. Meerwasser, Seeklima, Nordseeschlick, Ostseekreide oder Aerosole (u. a. im Rahmen einer Thalassotherapie als zentralem Element) angewendet werden können, können als Seebäder und Seeheilbäder anerkannt werden. Erstgenannte werden unterschieden in Seebäder mit und ohne kurortmedizinischen Hintergrund, wobei die Seebäder ohne kurortmedizinischen Hintergrund weniger Anforderungen erfüllen müssen und daher nicht zu den hochprädikatisierten Orten gezählt werden (→ Kap. 4.3.3).

Seebäder und Seeheilbäder müssen in unmittelbarer Nähe zum Meer (maximale Entfernung vom Ortszentrum zwei Kilometer) liegen und über entsprechende Einrichtungen zur Dosierbarkeit der Klimareize wie Promenaden, Wanderwege, Schutzhütten, überwachte Strände oder auch Strandkörbe vorhalten.

Hinsichtlich der medizinisch-therapeutischen bzw. der medizinisch-klimatischen sowie der lufthygienischen Anforderungen haben Seebäder mit kurortmedizinischem Hintergrund grundsätzlich dieselben Anforderungen zu erfüllen wie Seeheilbäder, jedoch in geringerem Umfang (vgl. DHV/DTV 2024: 91):

4.4.7.2 Ausstattung und Anerkennungsvoraussetzungen

Seebad mit kurortmedizinischem Hintergrund

Die Begriffsbestimmungen/Qualitätsstandards für Heilbäder und Kurorte, Luftkurorte, Erholungsorte – einschließlich der Prädikatisierungsvoraussetzungen – sowie für Heilquellen und Heilbrunnenbetriebe des DHV und DTV fordern die Erfüllung der nachfolgenden **Voraussetzungen**, um als Seebad mit kurortmedizinischem Hintergrund anerkannt zu werden (vgl. DHV/DTV 2024: 91):

- „allgemeine Anerkennungsvoraussetzungen für Heilbäder und Kurorte, Luftkurorte und Erholungsorte sowie die weiteren Anerkennungsvoraussetzungen für hochprädikatisierte Orte,
- Feststellung der medizinisch anerkannten Indikationen (Heilanzeigen) und Kontraindikationen (Gegenanzeigen) durch medizinisch-wissenschaftliche Gutachten,
- Lage an der Meeresküste oder in deren unmittelbarer Nähe (Entfernung der Orts- oder Ortsteilmitte nicht mehr als zwei Kilometer vom Strand),
- kurortmedizinische Anwendbarkeit von Meerwässern bzw. Komponenten des Meeresküstenklimas in Form von Bädern (Bewegungstherapie im Meerwasser) bzw. Inhalationen,
- wissenschaftliche Begutachtung der eingesetzten Heilmittel,
- auf die therapeutische Behandlung unterschiedlicher Krankheitsbilder ausgerichtete Anwendungsformen für Meerwasserbäder und -inhalationen, ggf. auch für Nordseeschlick und Ostseekreide,
- Vorhaltung medizinisch-therapeutischer Einrichtungen zur Inhalation des örtlichen Heilmittels (Meerwasser) und zur Bewegungstherapie im Meerwasser sowie zur Anwendung wenigstens eines ortsgebundenen/ortstypischen Heilmittel (Meerwasser, Meeresschlick, Meeresklima) mindestens in den Monaten April bis Oktober,
- bioklimatisch begünstigte Lage und ausreichende Luftqualität (weitgehend frei von Pollen, Staub und Schadstoffen),
- Tätigkeit von mindestens einem kassenarztrechtlich zugelassenen Kur- oder Badearzt."

Zusätzlich müssen die nachfolgenden Einrichtungen am Ort dauerhaft vorgehalten werden (DHV/DTV 2024: 91 f.):

- „medizinisch-therapeutische Infrastruktur entsprechend den anerkannten Indikationen (Heilanzeigen),
- gepflegter und überwachter Badestrand mit qualitativ und quantitativ angemessenen Dienstleistungen und Serviceeinrichtungen,
- strandnahe Promenaden,
- Schutzhütten im Strandbereich und Ruheeinrichtungen in windgeschützten Bereichen,
- einfach ausgestattetes Kommunikationszentrum mit gelegentlichen Gästeprogrammen zur Unterhaltung und Betreuung der Kurgäste,
- Sportanlagen, Spielangebote,
- Ausweisung von mindestens zwei leistungsphysiologisch bewerteten Terrainkurwegen im Seeklima in den Belastbarkeitsstufen I (leicht), II (mittel) oder III (schwer)."

Hinsichtlich der ortsspezifischen Heilmittel sind nachfolgende Analysen beizubringen (DHV/DTV 2024: 92 f.):

„Für die Anwendung des Meerwassers zu Bädern, Inhalationen und/oder Trinkkuren:

- Meerwasseranalyse in Form der Bezugsanalyse,
- Meerwasseranalyse in Form der Wiederholungsanalyse alle zehn Jahre,
- Meerwasseranalyse in Form der täglichen/monatlichen/halbjährlichen Kontrollanalyse,
- Periodische Überprüfung der Mikrobiologie,
- Allgemeine Hygieneuntersuchungen (mikrobiologische und chemische Untersuchungen) am Anwendungsort gem. den rechtlichen Bestimmungen.

Im Falle der Anwendung von Peloiden (Meeresschlick bzw. Kreide):

- Peloidanalyse in Form der Erstanalyse,
- Peloidanalyse in Form der Wiederholungsanalyse alle zehn Jahre,
- Peloidanalyse in Form der jährlichen Kontrollanalyse."

Hinsichtlich der Hauptheil- und Gegenanzeigen sind nachfolgende Gutachten beizubringen (DHV/DTV 2024: 93):

- „einmalig medizinisch-klimatologisches Gutachten des lokalen Bioklimas über die Gesundungs- und Erholungsmöglichkeiten und die therapeutischen Anwendungsmöglichkeiten mit Feststellung der Indikationen (Heilanzeigen) und Kontraindikationen (Gegenanzeigen) des Ortes. Die medizinisch-klimatologische Begutachtung muss sich auf Erkenntnisse stützen können, die bei der Durchführung von ärztlich verordneten und überwachten Klimakuren am betreffenden Ort gewonnen wurden,

- einmalig medizinisch-balneologisches Gutachten über die therapeutische Eignung der Heilmittels Meerwasser und ggf. Meeresschlick bzw. Kreide mit Feststellung der Indikationen (Heilanzeigen) und Kontraindikationen (Gegenanzeigen)."

Für eine Erstprädikatisierung sind die nachfolgenden wissenschaftlichen Gutachten erforderlich (vgl. DHV/DTV 2024: 92):

- Bioklimatisches Gutachten in Form einer Standard-Klimaanalyse, welches eine Bioklimatische Beurteilung enthält,
- Luftqualitätsgutachten mit erhöhten Anforderungen, welches eine Luftqualitätsbeurteilung enthält.

Im Zuge einer Reprädikatisierung sind folgende wissenschaftliche Gutachten erforderlich (vgl. DHV/DTV 2024: 92):

- alle zehn Jahre eine Bioklimatische Beurteilung. Wenn aufgrund einer Bioklimatischen Beurteilung Zweifel an der Eignung bestehen, dann ist ein Bioklimatisches Gutachten in Form einer Standard-Klimaanalyse indiziert,
- alle fünf Jahre eine Luftqualitätsbeurteilung. Wenn aufgrund einer Luftqualitätsbeurteilung Zweifel an der Eignung bestehen, dann ist ein Luftqualitätsgutachten mit erhöhten Anforderungen indiziert.
- alle zehn Jahre ein Luftqualitätsgutachten mit erhöhten Anforderungen.

Seeheilbad

Hinsichtlich der Feststellung der Hauptheil- und Gegenanzeigen gelten die gleichen Vorgaben wie für Seebäder mit kurortmedizinischem Hintergrund. Zusätzlich zu den genannten Voraussetzungen für die Anerkennung als Seebad mit kurortmedizinischem Hintergrund sind für die Anerkennung als Seeheilbad die nachfolgenden **Voraussetzungen** zu erfüllen (DHV/DTV 2024: 94 f.):

- „therapeutisch anwendbares und durch Erfahrung bewährtes Bioklima mit Dosierungsmöglichkeit der Klimareize, sowie erhöhte Anforderungen an die Luftqualität,
- psychologische Begleitung der Kurpatienten. „Psychologische Begleitung" bedeutet nicht zwingend die Notwendigkeit einer Psychotherapie und erfordert nicht schon den Einsatz von Psychotherapeuten. Die psychische Stärkung und Stabilisierung in der Krankheitssituation der Patienten kann auch durch entsprechend ausgebildete Angehörige verschiedener Sozialberufe oder der Seelsorge erfolgen,
- Kurmittelhaus (i. d. R. regelmäßig, ansonsten eine vergleichbare Einrichtung mit derselben, vollständigen Funktionalität) oder Kurmittelabteilung (ggf. auch in Kooperation mit einem privaten Badebetrieb oder einer Kur- oder Reha-Klinik) zur Abgabe von ortsspezifischen Meerwasserbädern in Wannen, sowie zusätzlich in Therapiebecken und/oder Bewegungsbädern (optional zusätzlich auch artbezeichnungsspezifische Schlickbäder oder Schlick- bzw. Kreidepackungen/optional

artbezeichnungsspezifische Inhalation oder artbezeichnungsspezifische Trinkkuren),
- Einrichtungen für sog. „aktivierende“ Behandlungsformen, wie Bewegungstherapie, Physiotherapie, Sporttherapie,
- Übungs- und Ruheräume für Entspannungstherapiekonzepte,
- Räumlichkeiten, Ausstattung und Personal zur Vermittlung und ggf. praktischen Einübung indikationsbezogener Ernährungs- und Diätprogramme,
- Voraussetzungen und Einrichtungen (Promenaden, Wege, Anlagen, Liegehalle, Schutzhütten, Anpflanzungen) im Bereich der Strandzone und in windgeschützten Bereichen zur kontrollierbaren Dosierung der Klimareize,
- Haus des Gastes (ansonsten eine vergleichbare Einrichtung mit derselben, vollständigen Funktionalität) als Kommunikations-, Informations- und Schulungszentrum für die Kurgäste; dabei kann sich die Bezeichnung auch auf eine Einheit mehrerer Gebäude beziehen, wenn ein räumlicher Zusammenhang gewährleistet ist; Internetplätze oder -anschlüsse sind wesentlicher Bestandteil eines Kommunikationsraumes,
- Terrainkurwegenetz mit minimal drei bioklimatisch und belastungsphysiologisch ausgemessenen Wegen zur klimatherapeutischen Nutzung des Heilklimas mit unterschiedlichen Belastungsstufen (I leicht, II mittel, III schwer),
- bei Erstprädikatisierung ein Bioklimatisches Gutachten in Form einer erweiterten Klimaanalyse mit der Verpflichtung zum Einhalten von Richtwerten für Sonnenstunden und Wärmebelastungstage, welches eine Bioklimatische Beurteilung enthält,
- bei Erstprädikatisierung ein Luftqualitätsgutachten mit besonderen Anforderungen, welches eine Luftqualitätsbeurteilung enthält,
- wenn im Rahmen der Reprädikatisierung aufgrund der Bioklimatischen Beurteilung Zweifel an der Eignung bestehen, ist ein Bioklimatisches Gutachten in Form einer erweiterten Klimaanalyse mit der Verpflichtung zum Einhalten von Richtwerten für Sonnenstunden und Wärmebelastungstage indiziert,
- bei Reprädikatisierung alle fünf Jahre eine Luftqualitätsbeurteilung und alle zehn Jahre ein Luftqualitätsgutachten mit besonderen Anforderungen.“

See- und Thalassoheilbad

Seit 2024 kann das Prädikat Seeheilbad um den Begriff *Thalasso* (→ Kap. 3.1.3) zum Prädikat See- und Thalassoheilbad ergänzt werden. See- und Thalassoheilbäder bieten ein „breitgefächertes therapeutisches Anwendungsspektrum aller regulierenden Elemente des Meeresmilieus“ (DHV/DTV 2024: 97).

Zusätzlich zu den Anforderungen an ein Seeheilbad sind die nachfolgenden **Voraussetzungen** zu erfüllen (vgl. DHV/DTV 2024: 97):

- ausschließliche Verwendung ortsspezifischer Heilmittel in den Therapieeinrichtungen,

- kein Einsatz alternativer Fremdprodukte,
- Vorhaltung der ortsspezifischen Komponenten Meerwasser, Meersalz, salzhaltige und allergenarme Luft, Algen und Schlick oder Kreide für therapeutische Behandlungen – vornehmlich in Thalassozentren,
- Angebot spezieller Thalasso-Programme mit unterschiedlichen Kurschwerpunkten (entsprechend dem individuellen Gesundheitszustand) in Zusammenarbeit mit Medizinern.

4.4.7.3 Seebäder mit kurortmedizinischem Hintergrund, Seeheilbäder sowie See- und Thalassoheilbäder in Deutschland

In Deutschland sind 68 Orte (z. B. Büsum) oder Orts- bzw. Gemeindeteile (z. B. Lübeck-Travemünde) mit dem Prädikat Seebad mit kurortmedizinischem Hintergrund (31) oder Seeheilbad (37) anerkannt: 13 Nordseebäder und 25 Nordseeheilbäder sowie 18 Ostseebäder und 12 Ostseeheilbäder.

Mit dem seit 2024 möglichen Prädikat See- und Thalassoheilbad ist derzeit noch kein Ort ausgezeichnet.

Seebäder mit kurortmedizinischem Hintergrund an der Nordsee

• Butjadingen (NI)	• List (SH)	• Rantum (SH)
• Dangast (NI)	• Nebel (SH)	• Sylt-Ost (SH)
• Dornumersiel (NI)	• Nieblum (SH)	• Utersum (SH)
• Hörnum (SH)	• Otterndorf (NI)	• Wremen (NI)
• Kampen (SH)		

Tab. 46: Seebäder mit kurortmedizinischem Hintergrund an der Nordsee

Nordseeheilbäder

• Baltrum (NI)	• Helgoland (SH)	• Spiekeroog (NI)
• Bensersiel (NI)	• Horumersiel-Schillig (NI)	• St. Peter-Ording (SH)
• Borkum (NI)	• Juist (NI)	• Wangerooge (NI)
• Büsum (SH)	• Langeoog (NI)	• Wenningstedt (SH)
• Carolinensiel-Harlesiel (NI)	• Neuharlingersiel (NI)	• Westerland (SH)
• Cuxhaven (NI)	• Norddorf (SH)	• Wittdün (SH)
• Elisabeth-Sophienkoog (SH)	• Norden-Norddeich (NI)	• Wyk (SH)
• Friedrichskoog-Spitze (SH)	• Norderney (NI)	
	• Nordstrand (SH)	
	• Pellworm (SH)	

Tab. 47: Nordseeheilbäder in Deutschland

Seebäder mit kurortmedizinischem Hintergrund an der Ostsee

• Dahme (SH) • Eckernförde (SH) • Glücksburg (SH) • Grömitz (SH) • Haffkrug (SH) • Heikendorf (SH) • Hohwacht (SH)	• Holm – Kalifornien (SH) • Kellenhusen (SH) • Laboe (SH) • Neustadt-Pelzerhaken (SH) • Scharbeutz (SH) • Schönberger Strand (SH)	• Schönhagen (SH) • Sierksdorf (SH) • Strande (SH) • Timmendorfer Strand (SH) • Weissenhäuser Strand (SH)

Tab. 48: Seebäder mit kurortmedizinischem Hintergrund an der Ostsee

Ostseeheilbäder

• Ahlbeck (MV) • Bansin (MV) • Boltenhagen (MV) • Damp (SH)	• Fehmarn – Burg (SH) • Graal-Müritz (MV) • Großenbrode (SH) • Heiligendamm (MV)	• Heiligenhafen (SH) • Heringsdorf (MV) • Travemünde (SH) • Zingst (MV)

Tab. 49: Ostseeheilbäder in Deutschland

Hinsichtlich der Seebäder mit kurortmedizinischem Hintergrund an der Ostsee fällt auf, dass diese ausschließlich in Schleswig-Holstein liegen. Auch in Mecklenburg-Vorpommern befinden sich attraktive und umfassend ausgestattete Seebäder mit hoher kurmedizinischer Kompetenz.

> Allerdings ist die für eine Einstufung als hochprädikatisierter Kurort erforderliche Prädikatisierung als „Seebad mit kurortmedizinischem Hintergrund" in der Landeskurortgesetzgebung in Mecklenburg-Vorpommern derzeit nicht vorgesehen. Jedoch wird es im Rahmen des geplanten Tourismusgesetzes Mecklenburg-Vorpommern eine Novellierung des Kurortgesetzes geben, in deren Zuge auch eine Prädikatisierung als „Seebad mit kurortmedizinischem Hintergrund" möglich sein wird.

Es ist zu erwarten, dass dann auch Ahrenshoop, Baabe, Binz, Glowe, Kühlungsborn, Loddin, Poel, Prerow, Rerik, Sellin, Trassenheide, Ückeritz, Warnemünde, Wustrow und Zinnowitz als „Seebad mit kurortmedizinischem Hintergrund" prädikatisiert werden könnten.

4.4.7.4 Beispiel Nordseeheilbad Büsum

Das an der Nordseeküste gelegene Büsum liegt im Westen des Kreises Dithmarschen, ca. 120 km nordwestlich von Hamburg unmittelbar am UNESCO-Weltnaturerbe Wattenmeer.

Schon zu Beginn des 19. Jh. wurden in Büsum die ersten Badekarren an der Nordsee aufgestellt. Nachdem die ersten touristischen Ansätze durch eine Sturmflut 1825 wieder zunichte gemacht wurden, sind im Jahr 1836 feste Badehäuschen gebaut worden, bereits ein Jahr später bezeichnete sich der Ort als Nordseebad. Nach einem weiteren Ausbau der Straßenanbindung erfolgte 1883 die Anbindung an das Eisenbahnnetz über Heide, welche bis heute Bestand hat. 1896 wurde erstmals eine (damals so bezeichnete) Kurtaxe erhoben. Durch die geographische Lage in der Marsch verfügte Büsum zunächst lediglich über einen Grasstrand. 1904 wurde durch die Gemeinde ein Sandstrand aufgeschüttet.

Nach dem Zweiten Weltkrieg entwickelte sich das Gästeaufkommen wieder schnell über das Vorkriegsniveau. 1949 wurde die Gemeinde als staatlich anerkanntes Nordseeheilbad prädikatisiert. 1967 wurden das Meerwasser-Wellenbad und der Kurpark eröffnet, 1970 wurde der Sandstrand in der Perlebucht angelegt, der einen Gegenpol für den grünen Strand darstellen soll. Die beiden ständig mit Wasser gefüllten Becken können auch bei Ebbe genutzt werden. 1975 wurde das neue Kurmittelhaus eingeweiht, auch ein Seglerhafen wird gebaut. In jenem Jahr überschritt Büsum erstmals die Zahl von einer Million Übernachtungen.

2015 wurde das Gesundheitszentrum Büsum eröffnet, das erste Hausarztzentrum in kommunaler Hand in Schleswig-Holstein. Gründungsmotiv war vor allem die Altersstruktur der in Büsum niedergelassenen Hausärzte (Altersdurchschnitt über 60 Jahre) und der damit prognostizierte Versorgungsmangel in der Region. Als eine von vier durch die Robert Bosch Stiftung geförderten PORT-Praxen (Patientenorientierte Zentren zur Primär- und Langzeitversorgung) erreichte das Zentrum unter Leitung der Ärztegenossenschaft Nord e.G. überregionale Strahlkraft. Neben gezielten Präventions- und Qualifikationsangeboten sowie dem Einsatz von nichtärztlichen Praxisassistenten (NäPas) als Ansprechpartner und Gesundheitslotsen zeigen die erfolgreichen Wiederbesetzungen der vakanten Arztsitze, dass intelligente Ansätze drohende Versorgungsdefizite antizipieren können: Nachdem vier der fünf in Büsum tätigen Hausärzte sich 2015 im Ärztezentrum anstellen ließen, gingen zunächst drei der Hausärzte in den Ruhestand. Nachdem ein weiterer Hausarzt seine Tätigkeit einstellte, sind zurzeit sechs Ärzte, zum Teil in Teilzeit, im Ärztezentrum angestellt.

Zwischen 2015 und 2021 konnten in Form von drei räumlichen Erweiterungen weitere Gesundheitsdienstleister am Standort etabliert werden. Über telemedizinische Anwendungen erfolgt die Einbindung fachärztlicher Kompetenzen in die medizinische Versorgung.

Nach Schließung des Kurmittelhauses und später des Vitamaris Büsum wurde das Gesundheitszentrum Physiomar als offizielle Kureinrichtung gebaut. Hier werden die für ein Nordseeheilbad erforderlichen ortsgebundenen Heilmittel angewendet.

Somit können ambulante Kuren sowie Gesundheitskurse im Nordseeheilbad Büsum weiterhin angeboten werden. Zur kurmäßigen Anwendung kommen vor allem die Elemente der Thalassotherapie.

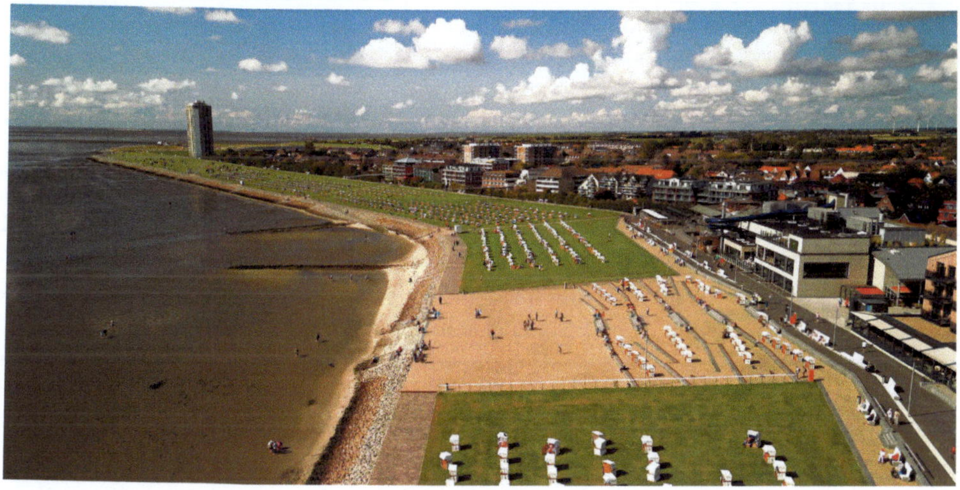

Abb. 35: Büsum

Heute leben 5.075 Menschen dauerhaft in Büsum. Zusätzlich sind 1.500 Zweitwohnungsbesitzer gemeldet. 2023 verfügte der Ort über ca. 15.000 Gästebetten in gewerblichen Betrieben mit mindestens zehn Betten. 69 % der Betten befinden sich in Ferienwohnungen bzw. -häusern, 15 % in Hotels und Pensionen, 10 % auf Campingplätzen, 3 % in der Jugendherberge und 3 % in den beiden stationären Mutter/Vater-Kind-Kur Einrichtungen. Somit wird deutlich, dass die Kur lediglich eine untergeordnete Rolle spielt. Der Ort wird geprägt vom Urlaubsverkehr: 2023 verzeichnete der Ort ca. 2,2 Mio. Übernachtungen bei rund 390.000 Ankünften (durchschnittliche Aufenthaltsdauer 5,6 Nächte). Hinzu kamen ca. 300.000 Tagesgäste.

Die → Tabelle 50 fasst die heute in Büsum vorgehaltenen kurörtlichen Einrichtungen und Angebote zusammen:

Prädikatisierung	Nordseeheilbad
Heilmittel	• Meeresklima • Nordseewasser
Anwendungen	• Meerbäder und Wannenbäder • Inhalationen
Kur- und Gesundheitseinrichtungen	• Kurmittelhaus • Strandpromenade • Physiomar Gesundheitszentrum • Meerzeit Spa und Wellnesszentrum

Kliniken/ Sanatorien/ Heilanstalten	• ev. Kurzentrum Gode Tied (Mutter-/Vater-Kind-Kur) • AWO Nordseeklinik Erlengrund (Mutter-/Vater-Kind-Kur)
Badeärzte	2
Wellness-Hotels	4

Tab. 50: Kurörtliche Einrichtungen und Angebote in Büsum

Robert Kowitz, Geschäftsführer der Tourismus Marketing Service Büsum GmbH, skizziert die touristischen Rahmenbedingungen:

„Die Tourismus Marketing Service Büsum GmbH (TMS GmbH) ist ein 2004 gegründetes Tochterunternehmen des Eigenbetriebes Kur und Tourismus Service Büsum (KTS). Seit 2011 erbringt die Gesellschaft Dienstleistungen im Bereich des Tourismus in der Gemeinde Büsum.

Rund 60 Mio. Euro (35 Mio. Euro davon als Fördermittel) sind in den vergangenen zwölf Jahren in die Modernisierung der Infrastruktur geflossen. Diesen öffentlichen Investitionen folgten im gleichen Zeitraum 190 Mio. Euro private Investitionen in moderne und besondere Hotels, Ferienhausanlagen (bisher unterrepräsentiert), Gastronomie und auch Freizeiteinrichtungen.

Hinsichtlich der Eigenschaft Büsums als Kurort hat die Bedeutung der Kuren in den letzten Jahren deutlich abgenommen. Neben den zwei Mutter-Kind-Kur Einrichtungen (3 % der Übernachtungen) machen ambulante Kuren nicht einmal 2 % der Übernachtungen in Büsum aus. Hinzu kommen Selbstzahler-Angebote, als Anreiz im Urlaub „sich etwas Gutes zu tun“, im Idealfall mit dem ortsgebundenen Heilmittel Nordseewasser, welches direkt vor der Küste Büsums entnommen wird.

Somit ist der Nordseeheilbad-Status aktuell hauptsächlich ein Qualitätssignet in der Gästekommunikation.

Durch die neue Infrastruktur in Büsum wandelt sich die Gästestruktur gerade elementar und sehr schnell, so dass der Spagat zwischen guten natürlichen Rahmenbedingungen (Luft, Wasser) und bekannten, aber auch modernen Ansprüchen (z. B. bei Veranstaltungen), geschafft werden muss und wird.

Somit ist als Zielgruppe die Adaptiv-Pragmatische Mitte genauso wichtig wie das Postmaterielle Milieu mit jeweils 12 % der Gäste in Büsum. Hinzu kommt, dass Büsum durch die moderne Infrastruktur für Kurzreisen aus dem näheren Umfeld (bis zu 250 km) attraktiv geworden ist. Deshalb liegen mit jeweils 20 % der Übernachtungen Gäste aus Nordrhein-Westfalen und aus Niedersachsen auf dem ersten Platz, gefolgt von Gästen aus Schleswig-Holstein mit 15 %.

Strategisch ist das Nordseeheilbad Büsum für eine 5.000 Einwohner-Gemeinde sehr gut aufgestellt, wobei sich an einen sonnigen Sommertag aber gerne einmal 27.500 Menschen aufhalten können.

Die Themen Nachhaltigkeit und Klimaschutz werden in Büsum sowohl durch eine Nachhaltigkeitsmanagerin als auch eine Klimaschutzmanagerin (jeweils als Vollzeitstellen) bearbeitet. Den Rahmen dafür geben das Nachhaltigkeits-Konzept aus 2019, das gerade überarbeitet wird, und das „Integrierte Klimaschutzkonzept für die Gemeinde Büsum" 2024, das sich gerade in der Umsetzung findet

Hinsichtlich der touristischen Gesamtentwicklung befindet sich Büsum gerade auf dem Weg, das Touristische Entwicklungskonzept 2025 bis 2035 mit externem Sachverstand zu erstellen, da das jetzige Konzept, das zur Modernisierung der Infrastruktur in den letzten Jahren geführt hat, 2025 endet."

Volker Staats, Facharzt für Allgemeinmedizin, Palliativmedizin und Badearzt und *Dr. med. Klaas Lindemann*, Facharzt für Allgemeinmedizin und angehender Badearzt berichten über Entwicklung, Anwendungsformen, Heil- und Gegenanzeigen sowie Erfolge der Kur in Büsum:

„Eine Badekur im Nordseeheilbad Büsum eignet sich insbesondere für Patienten mit Atemwegsleiden wie Asthma, COPD aber auch für Hauterkrankungen wie beispielsweise Neurodermitis und Schuppenflechte. Zudem profitieren auch Patienten mit Erkrankungen des Bewegungsapparates oder einem chronischen Erschöpfungssyndrom von einer ambulanten Kur hier. Auch für Kinder mit rezidivierenden Atemwegsinfekten kann das besondere Klima an der Nordseeküste zu positiven Effekten führen.

Zur Anwendung kommen dabei unter anderem ortsübliche Kurmittel wie Schlick und Meerwasser. Weitere Behandlungen sind beispielsweise Krankengymnastik am Gerät oder in Einzeltherapie, Massagen, Wassergymnastik, Inhalation, Massage, Manual-Therapie, Meerwasserwannenbad, um nur einige zu nennen. Die Indikation, Häufigkeit und Intensität der geeigneten Anwendungen entscheidet vor Ort der Badearzt unter Berücksichtigung der Begleiterkrankungen. Wichtig für einen reibungslosen Ablauf ist die vorherige Kontaktaufnahme mit dem Badearzt in der Hausarztpraxis Büsum sowie mit dem Therapiezentrum."

4.4.7.5 Beispiel Ostseebad Timmendorfer Strand

Die Gemeinde Timmendorfer Strand mit ihren Ortsteilen Timmendorfer Strand, Hemmelsdorf, Groß Timmendorf und Niendorf liegt ca. 20 km nördlich von Lübeck im Süden des Kreises Ostholstein an der Lübecker Bucht.

Die direkt an der Ostsee (der Strand erstreckt sich auf gut sieben Kilometer) gelegenen Ortsteile Timmendorfer Strand und Niendorf entwickelten sich zunächst unabhängig voneinander zu einer Bade- und Kurdestination, was auch darin begründet war, dass Niendorf erst 1945 auf Beschluss der britischen Militärverwaltung (drei Jahre später durch die neue Landesregierung in Schleswig-Holstein bestätigt) in die neu gegründete Gemeinde Timmendorfer Strand eingegliedert wurde. Noch heute sind diese getrennten Entwicklungslinien sichtbar: So befinden sich z. B. in jedem der beiden Ortsteile eigene Seebrücken, eigene Kurparke, ein Haus des Gastes und eine Tourist-Information, auch existieren in beiden Ortsteilen eigenständige Verkehrsvereine als Zusammenschluss der Leistungsträger. Und nicht zuletzt hat jeder der beiden Ortsteile einen eigenen Charakter und ein eigenes Profil entwickelt und bewahrt.

Die touristische Entwicklung in der Gemeinde begann im heutigen Ortsteil Niendorf. 1854 wurden erste Unterkünfte angeboten, ein Jahr später die ersten Badekarren aufgestellt. 1855 gilt daher als Beginn des Badebetriebes.

1908 wurden dann in Timmendorfer Strand eine Dampferanlegestelle und das Café und Restaurant Seeschlösschen errichtet, 1909 wurde in Niendorf eine erste Seebrücke gebaut und 1911 das Sanatorium Maria-Meeresstern als Mutter-Kind-Kurheim durch den Orden der Thuiner Franziskanerinnen eröffnet. 1913 wurde Niendorf an das Eisenbahnnetz (über Travemünde, Stilllegung 1974) angeschlossen, 1925 Timmendorfer Strand über Lübeck. 1922 wurde der Hafen in Niendorf fertiggestellt. Diente dieser zunächst als reiner Fischereihafen, so wurde er schnell auch für die Fahrgastschifffahrt (sog. Bäderschiffe) genutzt. Heute gibt es lediglich noch drei hauptberufliche Fischer, in der Hauptsache dient der Hafen als Segel- und Yacht- sowie Fahrgastschiffhafen.

Nachdem die Gemeinde von Kriegseinwirkungen im Zweiten Weltkrieg weitgehend verschont geblieben war, beschleunigte sich zu Beginn der 1950er Jahre die Entwicklung zum Seebad, 1951 wurden Timmendorfer Strand und 1954 Niendorf als Ostseeheilbäder staatlich anerkannt, ebenfalls wurden in den 1950er Jahren in beiden Ortsteilen zunächst zwei Seebrücken ihrer Bestimmung übergeben (1976 folgte eine dritte) und zuletzt 2012 (Timmendorfer Strand Höhe Seeschlösschen), 2014 (Niendorf) und 2024 (Timmendorfer Strand Höhe Maritim Hotel) erneuert. 1952 wurde die heute als Kulturdenkmal anerkannte Meerwasser-Trinkkurhalle in Timmendorfer Strand gebaut, 1961 wurde ein Kurmittelhaus mit Meerwasserschwimmbad, 1962 eine neue Kurpromenade und ein Meeresaquarium und 1970 die Curschmann-Klinik eröffnet. Bereits ein Jahr zuvor wurde 1969 das erste Haus der Maritim Hotelkette mit angegliedertem Kongresszentrum eröffnet. Die hochmoderne Ausstattung des Hotels lockte nunmehr verstärkt eine kaufkräftige Klientel nach Timmendorfer Strand; in der Folge entwickelte sich der Ort in Richtung eines mondänen Seebades mit hochwertigen Geschäften und Gastronomiebetrieben. 1973 wurde das zweite Großhotel der Maritim-Hotelkette, 1984 das Eishockey- und Tenniszentrum, 1991 das neue Kurmittelhaus und 1997 das erste SeaLife Center in Deutschland für die Gäste und Einwohner freigegeben. Schon seit 1993 ist Timmendorfer Strand Austragungsort der Finalrunde der Deutschen Beachvolleyball Meisterschaft.

In Niendorf wurden 1953 die Meerwasser-Trinkkurhalle, 1963 das Kurbad, 1968 das Haus des Kurgastes, 1975 das Meerwasserhallenbad, 1983 der Vogelpark, 2006 der umgebaute Hafen und 2010 die neue Strandpromenade eröffnet.

Über all die Jahre hat sich Niendorf den eher familiären Charakter erhalten und bildet somit eine gute Ergänzung zum etwas mondäneren Ortsteil Timmendorfer Strand.

Auch wenn durch den relativ geringen Anteil an Kurgästen die Folgen der Gesundheitsreform seit 1996 nicht allzu drastisch ausgefallen sind, musste das erst 1991 seiner Bestimmung übergebene Timmendorfer Kurmittelhaus bereits 2006 wieder geschlossen werden und sucht bis heute eine neue Nutzung.

Gleichwohl können in den Wellness-Abteilungen einiger Hotels weiterhin Anwendungen mit den Heilmitteln des Meeres verabreicht werden, so dass ambulante

Badekuren weiterhin angeboten werden. Zur kurmäßigen Anwendung kommen vor allem die Elemente der Thalassotherapie.

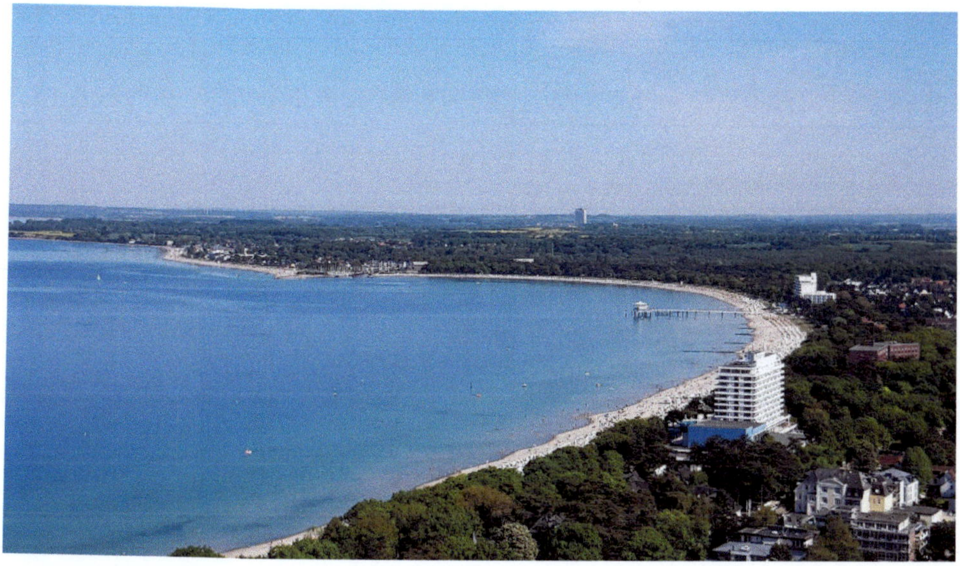

Abb. 36: Timmendorfer Strand

2024 zählt die Gemeinde Timmendorfer Strand ca. 8.743 Einwohner, zusätzlich sind 3.948 Personen mit Zweitwohnsitz in den 2.901 Zweitwohnungen gemeldet. 2023 verfügte der Ort über 13.660 Gästebetten in gewerblichen Betrieben mit mindestens zehn Betten, hierunter 39 Hotels.

66,4 % der Betten befinden sich in Ferienwohnungen bzw. -häusern, 29,1 % in Hotels und Pensionen und 4,4 % in den beiden Kureinrichtungen.

Der Ort wird geprägt vom Urlaubsverkehr: 2024 verzeichnete der Ort ca. 1,85 Mio. Übernachtungen bei rund 416.400 Ankünften, was zu einer durchschnittlichen Aufenthaltsdauer von 4,4 Nächten führt. Hinzu kamen hochgerechnet ca. 3 Mio. Tagesgäste.

Der Tourismus ist der wichtigste Wirtschaftsfaktor: 2022 sorgte der Tourismus für ca. 4.800 Arbeitsplätze, für ein touristisches Einkommen von 130,1 Mio. Euro und für Steuereinnahmen aus der Mehrwert- und Einkommenssteuer in Höhe von 23,4 Mio. Euro (vgl. TSNT 2023: 9 ff.). Hinzu kommen noch die Einnahmen aus der Grundsteuer, der Gewerbesteuer, der Zweitwohnungssteuer, der Kurabgabe und der Tourismusabgabe (→ Kap. 4.1.10).

Die Kur spielt jedoch nur eine untergeordnete Rolle: Von den 13.660 Gästebetten entfallen lediglich 436 Betten (3,2 %) auf die beiden Kliniken (Curschmann Klinik 169, Klinik Maria-Meeresstern und Westfalenhaus 267). 2024 waren unter den 381.400 Gästeankünften nur 6.518 (1,6 %) Kurgäste, die 129.418 Übernachtungen (7,0 %, durchschnittliche Aufenthaltsdauer ca. 20 Tage) generierten.

Die → Tabelle 51 fasst die heute in Timmendorfer Strand vorgehaltenen kurörtlichen Einrichtungen und Angebote zusammen:

Prädikatisierung	Ostseebad
Heilmittel	• Meeresklima (mildes Reizklima) • Ostseewasser
Anwendungen	• Meerbäder und Wannenbäder • Inhalationen
Kur- und Gesundheitseinrichtungen	• Kurmittelhaus (seit 2006 geschlossen) • Meerwasserhallenbad Niendorf • sieben Kilometer Sandstrand • Strandpromenade • Trinkkurhalle (Touristinformation, Ausstellungs- und Veranstaltungsraum) • Haus des Kurgastes Niendorf • drei Seebrücken • Wander- und Radwegenetz
Kliniken/ Sanatorien/ Heilanstalten	• Curschmann Klinik (Reha-Klinik für Herz-Kreislauf-Erkrankungen) • Klinik Maria Meeresstern (Mutter-/Vater-Kind-Kur)
Badeärzte	3
Wellness-Hotels	3

Tab. 51: Kurörtliche Einrichtungen und Angebote in Timmendorfer Strand

Joachim Nitz, Geschäftsführer der Timmendorfer Strand Niendorf Tourismus Marketing GmbH (TSNT), skizziert die touristischen Rahmenbedingungen:

„Timmendorfer Strand bietet ein ganzjährig attraktives Urlaubs- und Freizeitangebot. Kilometerlange Sandstrände, eine attraktive Bummel- und Einkaufspromenade, Schlemmer- und Genießermöglichkeiten in den verschiedensten Restaurants, feine Fischküchen und Strandbars sowie abwechslungsreiche Abendunterhaltung. Und dazu klare Luft, Sonnenschein und ca. 2.600 Strandkörbe. Gesunde Auszeiten sind garantiert bei erfrischenden Strandspaziergängen entlang des sieben Kilometer langen Strandes. Im Ort findet sich eine umfassende Auswahl an Shopping-, Gastronomie-, Kultur-, Sport-, Lifestyle- und Nightlife-Angeboten. Besuchern stehen vielfältige Unterkunftsmöglichkeiten in den Kategorien Hotel/ Hotel garni, Pensionen, Ferienwohnungen und Ferienhäusern zur Verfügung. Das Rückgrat des ganzjährigen Tourismus bildet mit fast 40 Betrieben die vielfältige Hotellerie. Die natürlichen Ressourcen sind neben dem feinen Sandstrand das attraktive Binnenland mit Tourenangeboten, Einkehrmöglichkeiten und Golfplätzen.

In der Gemeinde Timmendorfer Strand sind die Aufgabenbereiche „Unterhaltung und Entwicklung der touristischen Infrastruktur“ und „touristisches Marketing“ organisatorisch getrennt. Während der gemeindliche Kurbetrieb für die Infrastruktur verantwortlich zeichnet, obliegt die touristische Vermarktung der TSNT GmbH. Deren zentrale Aufgabe ist die Vermittlung von Unterkünften sowie der Ausbau des touristischen Angebotsportfolios. Weitere Tätigkeiten erstrecken sich über die Presse- und Medienarbeit, Destinations- und Eventmarketing bis hin zu diversen Servicedienstleistungen. Darüber hinaus betreibt die TSNT vier Tourist-Informationen.

Die TSNT organisiert im Jahresverlauf eine Fülle hochkarätiger Veranstaltungen wie u. a. Golf-Opening, JazzBaltica, Deutsche Beach-Hockey Meisterschaften, Niendorfer Hafentage, StrandKonzerte, Stars am Strand, Traum-Automeile, Deutsche Beach-Volleyball Meisterschaften, Lichtermeer, Fischers Wiehnacht, Musikalischer Weihnachtsmarkt und Silvester on the Beach. Neben diesen Großveranstaltungen werden umfangreiche Sportstrand-Angebote organisiert.

Die Gemeinde Timmendorfer Strand hat in den vergangenen Jahren kontinuierlich in die touristische Infrastruktur und ein attraktives Ortsbild investiert. Herausragende Infrastrukturprojekte waren dabei die drei unterschiedlichen Seebrücken in Niendorf und Timmendorfer Strand und die Umgestaltung der Strandallee. Herausforderungen für die Zukunft sind die konzeptionelle Neuausrichtung des Standortes des ehemaligen Kurmittelhauses und des Eisportzentrums. Hier beabsichtigt die Gemeinde, Kooperationen mit privaten Investoren eingehen zu können.

Die Nachfrage nach Kuren ist auch im Ostseebad Timmendorfer Strand nach der Gesundheitsreform 1996 deutlich gesunken und ist für den Ort somit kein wesentlicher Wirtschaftsfaktor mehr. Die Anerkennung als „Ostseebad" ist daher heute eher eine Qualitätsaussage und zeugt davon, dass Timmendorfer Strand neben den gesunden natürlichen Voraussetzungen über eine hervorragende, gewachsene touristische Infrastruktur verfügt. Die gesundheitsorientierten Anwendungen werden ausschließlich von privaten Anbietern vorgehalten. Die öffentlichen Veranstaltungsangebote dienen überwiegend der Unterhaltung, haben aber teilweise auch einen gesundheitsfördernden Hintergrund. Hier sind insbesondere die *SportStrand*-Angebote zu nennen, die im Sommer von der TSNT organisiert werden. Das kostenlose Kursprogramm am SportStrand umfasst eine breite Palette von Aktivitäten, darunter: Tabata, Yoga Pilates, Bodyworkout, Jumping (Trampolin), Yoga, Hula Hoop, Linedance, Yoga für den Rücken, Easy Dance und Bauch-Beine-Po.

Die zukünftige touristische Ausrichtung der Orte Timmendorfer Strand und Niendorf orientiert sich dabei an definierten Ortsprofilen. Diese Ortsprofile enthalten sowohl die wichtigsten Markenwerte und Entwicklungswünsche als auch die avisierten (Leit-)Zielgruppen. Für Timmendorfer Strand sind diese Markenwerte mit folgenden Attributen beschrieben: „Lässig, lebhaft, chic und (hoch-)wertig" und die Entwicklungswünsche: „innovativer, aktiver und (fein-)atmosphärischer". Für Niendorf/Ostsee sind die Werte ebenfalls definiert: „gesellig-entspannt, nordisch-maritim, traditionell und familienfreundlich" und die Entwicklungswünsche: „individueller, jünger, sportlicher und familienfreundlicher".

Bei allen Maßnahmen wird der Gedanke der Nachhaltigkeit eine immer größere Rolle spielen. Neben den ökologischen Faktoren ist insbesondere auch im sozialen

Bereich ein ausgewogenes Verhältnis zwischen „jung und alt" (um einer drohenden Überalterung entgegenzuwirken) und zwischen „Einwohnern und Gästen" zu berücksichtigen. Da das Thema Nachhaltigkeit jedoch nicht an den Gemeindegrenzen aufhört, planen die Tourismusorganisationen in der Lübecker Bucht, verstärkt gemeinsame Projekte durchzuführen. Das größte Augenmerk liegt dabei auf der Realisierung von Mobilitätsprojekten, da der tourismusbedingte Individualverkehr eines der größten Probleme der Region darstellt."

Dr. med. Jens Dreesen, Arzt für Allgemeinmedizin und Badearzt, berichtet über Entwicklung, Anwendungsformen, Heil- und Gegenanzeigen sowie Erfolge der Kur in Timmendorfer Strand:

„Im Ostseebad Timmendorfer Strand/Niendorf gibt es seit dem Jahr 1855 Badebetrieb, nachdem in Niendorf zwei Badekarren am Strand aufgestellt worden waren und eine Gaststätte eröffnete. Die Regeln waren streng: das Baden war nur in einem Abschnitt östlich des heutigen Hafens erlaubt; zum Umkleiden mussten die Badekarren benutzt werden; Damen und Mädchen über 10 Jahre mussten einen Badeanzug tragen; Herren und Jungen über 10 Jahre eine Badehose. Badezeit für die Damen war von 9 bis 12 Uhr mittags; erst danach durften die Herren in die Fluten springen.

Aus meiner Sicht ist das regelmäßige Baden in der Ostsee der am meisten unterschätzte Gesundheitsvorteil im Rahmen der örtlichen Anwendungen. Die Ostsee hat im Bereich von Timmendorfer Strand einen Salzgehalt von ca. 1 %, was in etwa dem Salzgehalt unseres Blutes entspricht. Deshalb reizt das Ostseewasser die Schleimhäute überhaupt nicht und es ist auch sehr angenehm unterzutauchen. Praktisch schwimmen wir in dem Urmeer, aus dem wir alle abstammen.

Die Wassertemperatur liegt von Mitte Juni bis Mitte November zwischen 12 und 20 °C, je nach Windrichtung, Jahreszeit und Strömung. Die hygienische Wasserqualität ist sehr gut. In der Vor- und Nachsaison stellt tägliches Baden für ca. 20 min. einen dosierten Kältereiz dar, was sich bei vielen Gelenkerkrankungen positiv auswirkt. Außerdem werden durch den Kältereiz bestimmte Hormone vermehrt ausgeschieden, die eine Steigerung des Wohlbefindens hervorrufen können. Man fühlt sich frisch und entspannt. Der Effekt auf die Gelenke hielt bei meinen Patienten noch über drei bis manchmal sechs Wochen nach Ende der Kaltbäder an. Für das Baden in kaltem Meerwasser ist allerdings eine bestehende Verengung der Herzkranzgefäße eine ernstzunehmende Gegenanzeige. Zur Ablenkung von dem Kältereiz und aus Sicherheitsgründen hat sich ein Baden in der Gruppe bewährt.

Leider sind die Badekurzahlen nach einem Boom in den 80er Jahren aktuell auf ein bedeutungsloses Niveau abgesunken. Die Indikationen für eine Badekur an der Ostsee sind vor allem Herz-Kreislauf-Erkrankungen, Atemwegserkrankungen, Hauterkrankungen und psychovegetative Erschöpfung. Mit viel Enthusiasmus werden auch die orthopädischen Badekurpatienten im Therapiezentrum Maria Meeresstern, im Meerwasserschwimmbad sowie in den zahlreichen Physiotherapie- und Massagepraxen behandelt. Im Westfalenhaus werden stationäre Mutter-/Vater-Kind-Kuren, in der

Curschmann Klinik kardiologische und psychosomatische Rehabilitationen stationär durchgeführt. Im Ortsgebiet praktizieren noch drei Badeärzte.

Der Trend ist aber leider, übers Wochenende nach Mallorca oder für eine Woche nach Bali in ein schönes Wellness Hotel zu fliegen. Eine ambulante Badekur geht meist über drei Wochen, was allein schon durch die Dauer erst eine tiefgreifende Erholung ermöglicht. Das milde Reizklima der Ostsee bewirkt eine Steigerung der Immunabwehr. In führenden Industrienationen hat man erkannt, dass bei hoher Arbeitsbelastung Auszeiten in der Natur sehr erholsam sind. Deshalb gibt es beispielsweise in Japan Waldbaden als Therapie auf Rezept. Timmendorfer Strand und Niendorf sind sozusagen von einem großen Naturschutzgebiet umschlungen und die naturbelassene Promenade ermöglicht das Waldbaden an frischer Ostseeluft, ohne in ein Flugzeug steigen zu müssen; was will man mehr?

In unserer schnelllebigen Zeit ist die Komplexität der Badekur zu einem Nachteil geworden. Auch der Aufwand für ein funktionierendes Kurmittelhaus ist viel zu hoch. Hier in Timmendorfer Strand haben sich schon zahlreiche private Gesundheitsdienstleister etabliert, die in die Kurbehandlungen mit einbezogen werden müssten. Die Herzsportgruppen am Ort bieten ein hervorragendes Gymnastik-, Bewegungs- und Entspannungsprogramm an, leider gibt es (noch) keine Möglichkeit für Gäste, daran teilzunehmen. Insgesamt könnte durch eine bessere Vernetzung auch ein breiteres Therapiespektrum angeboten werden. Viel zu kurz kommt immer noch das Baden in der Ostsee als vorrangiges ortsgebundenes Heilmittel. Es wäre wünschenswert, eine Strandsauna mit Seeblick zu etablieren, damit man von hier aus täglich in der Vor- und Nachsaison Kaltbäder in Gruppen z. B. auch für übergewichtigere Patienten anbieten könnte. Ein hochwertiges Veranstaltungsprogramm und verbesserte Wellness-Angebote, die z. B. gleich mit der Übernachtung bei allen Vermietern gebucht werden könnten, würden die Attraktivität des Ortes und den Erholungswert des Urlaubs sehr steigern."

4.4.8 Schroth-Kurort und Schroth-Heilbad

4.4.8.1 Charakteristika

> Im Gegensatz zu den vorgenannten Bädersparten müssen Schroth-Kurorte und -Heilbäder **nicht** über ortsgebundene natürliche Heilmittel verfügen. Hier steht die Anwendung des Heilverfahrens nach *Johann Schroth* im Vordergrund.

Voraussetzung für die Artbezeichnung Schroth-Kurort oder -heilbad ist die Fähigkeit, die Prinzipien nach *Schroth* (Kurpackung, Trinkverordnung und Diät-Kur) vermitteln zu können. Insbesondere sind hierbei diätetische Vorgaben zu beachten.

4.4.8.2 Ausstattung und Anerkennungsvoraussetzungen

Schroth-Kurort

Die Begriffsbestimmungen/Qualitätsstandards für Heilbäder und Kurorte, Luftkurorte, Erholungsorte – einschließlich der Prädikatisierungsvoraussetzungen – sowie für Heilquellen und Heilbrunnenbetriebe des DHV und DTV fordern die Erfüllung der nachfolgenden **Voraussetzungen**, um als Schrotkurort anerkannt zu werden (vgl. DHV/DTV 2024: 102 f):

- allgemeine Anerkennungsvoraussetzungen für Heilbäder und Kurorte, Luftkurorte und Erholungsorte sowie die weiteren Anerkennungsvoraussetzungen für hochprädikatisierte Orte,
- Feststellung der medizinisch anerkannten Indikationen (Heilanzeigen) und Kontraindikationen (Gegenanzeigen) durch medizinisch-wissenschaftliche Gutachten,
- Möglichkeit der Vermittlung der Prinzipien des Heilverfahrens nach Schroth, insbesondere bezogen auf diätetische Vorgaben,
- Feststellung der gesicherten Qualität von Schroth-Kuren durch ein medizinisch-wissenschaftliches Gutachten,
- durch Erfahrung bewährtes Bioklima sowie eine ausreichende Luftqualität,
- Tätigkeit von mindestens einem kassenarztrechtlich zugelassenen Kur- oder Badearzt mit der Zusatzbezeichnung „Naturheilverfahren",
- speziell ausgebildete Schroth-Packer zur Anwendung von Schroth-Packungen.

Zusätzlich müssen die nachfolgenden Einrichtungen am Ort dauerhaft vorgehalten werden (DHV/DTV 2024: 103):

- „mehrere vollständig auf die artgemäße Durchführung einer kurmäßigen Schroth-Therapie eingestellte Einrichtungen,
- Einrichtungen zur Bewegungstherapie,
- Kurpark (ansonsten eine vergleichbare Anlage mit derselben, vollständigen Funktionalität) und ausgedehnte Waldbereiche mit gekennzeichnetem und in notwendigem Umfang für Terrainkuren definiertem Wegenetz,
- Liegewiesen,
- Sportanlagen, Spielangebote,
- mindestens ein Terrainkurweg."

Die Hauptheil- und Gegenanzeigen (Indikationen und Kontraindikationen) sind durch folgende Gutachten festzustellen (DHV/DTV 2024: 104):

- „medizinisch-klimatologisches Gutachten des lokalen Bioklimas bezüglich der Gesundungs- und Erholungsmöglichkeiten mit Festlegung der Indikationen und Kontraindikationen des Ortes (einmalig),

- medizinisch-wissenschaftliches Gutachten zur sachgemäßen Durchführung von Schroth-Kuren mit Festlegung der Indikationen und Kontraindikationen des Ortes (einmalig)."

Für eine Erstprädikatisierung sind die nachfolgenden wissenschaftlichen Gutachten erforderlich (vgl. DHV/DTV 2024: 103):

- Bioklimatisches Gutachten in Form einer Standard-Klimaanalyse, welches eine Bioklimatische Beurteilung enthält.
- Luftqualitätsgutachten mit erhöhten Anforderungen, welches eine Luftqualitätsbeurteilung enthält.

Im Zuge einer Reprädikatisierung sind folgende wissenschaftliche Gutachten erforderlich (vgl. DHV/DTV 2024: 103 f.):

- Bioklimatische Beurteilung (alle zehn Jahre). Wenn aufgrund einer Bioklimatischen Beurteilung Zweifel an der Eignung bestehen, dann ist ein Bioklimatisches Gutachten in Form einer vereinfachten Klimaanalyse indiziert.
- Luftqualitätsbeurteilung (alle zehn Jahre). Wenn aufgrund einer Luftqualitätsbeurteilung Zweifel an der Eignung bestehen, dann ist ein Luftqualitätsgutachten mit normalen Anforderungen indiziert.

Schroth-Heilbad

Hinsichtlich der Feststellung der Hauptheil- und Gegenanzeigen sowie der Bestimmungen zur Erst- und Reprädikatisierung gelten die gleichen Vorgaben wie für Schroth-Kurorte. **Zusätzlich** zu den genannten Voraussetzungen für die Anerkennung als Schroth-Kurort sind für die Anerkennung als Schroth-Heilbad die nachfolgenden **Voraussetzungen** zu erfüllen (vgl. DHV/DTV 2024: 104 f.):

- ein mehrjähriges unbeanstandetes Bestehen als Schroth-Kurort,
- Möglichkeit der psychologischen Begleitung der Kurgäste,
- Leistungsangebote für aktivierende Behandlungsformen, wie Bewegungstherapie, Physiotherapie, Sporttherapie,
- ergänzende Leistungsangebote zur artgerechten Durchführung einer kurmäßigen Schroth-Therapie,
- Übungs- und Ruheräume für Entspannungstherapiekonzepte,
- Räumlichkeiten, Ausstattung und Personal zur Vermittlung und ggf. praktischen Einübung indikationsbezogener Ernährungs- und Diätprogramme,
- Haus des Gastes (ansonsten eine vergleichbare Einrichtung mit derselben, vollständigen Funktionalität) als Kommunikations-, Informations- und Schulungszentrum für die Kurgäste, dabei kann sich die Bezeichnung auch auf eine Einheit mehrerer Gebäude beziehen, wenn ein räumlicher Zusammenhang gewährleistet ist. Internetplätze oder -anschlüsse sind wesentlicher Bestandteil eines Kommunikationsraumes.

4.4.8.3 Schroth-Kurorte und -Heilbäder in Deutschland

Neben der deutschen Keimzelle der Schroth-Kur in Oberstaufen gibt es derzeit in Deutschland keine weiteren Schroth-Kurorte oder -Heilbäder.

4.4.8.4 Beispiel Schroth-Heilbad Oberstaufen

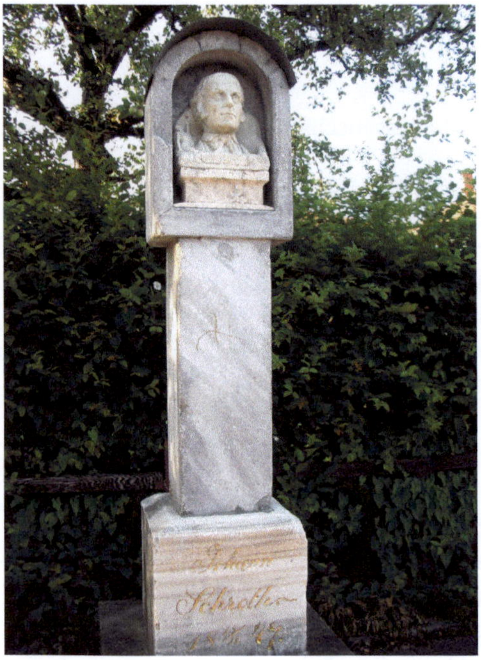

Abb. 37: Schroth-Denkmal in Oberstaufen

Die Entwicklung des im bayerischen Allgäu gelegenen Oberstaufen zum Kurort setzte bereits gegen Ende des 19 Jh. ein, als der seinerzeit noch Staufen genannte Ort bereits als Luftkurort anerkannt war. Die Geschichte der 1921 in Oberstaufen umbenannten Marktgemeinde als Schroth-Kurort und später -Heilbad beginnt aber erst 1947, als der vor dem Zweiten Weltkrieg in Niederlindewiese (heute Lipová-Lázně, Tschechische Republik), der Keimzelle der von *Johann Schroth* entwickelten Schroth-Kur, praktizierende Schroth-Arzt *Dr. Hermann Brosig* (1906–1994) die Prinzipien der Schroth-Kur nach Oberstaufen brachte und ab 1949 als „Lindewiesener Original Schroth-Kur" anwendete. Am 11. Januar 1949 wurde im damaligen Kurhotel Büttner (heute Bayerischer Hof) der erste Schroth-Kur-Gast begrüßt. Aus anfänglichen 105 Schroth-Gästen wurden in den folgenden 20 Jahren 50.000 Schroth'ler (so heißen die Gäste, die die Schroth-Kur absolvieren).

1959 wurde Oberstaufen als erster Kurort in Deutschland als Schroth-Kurort prädikatisiert, 1969 kam die Anerkennung als Heilklimatischer Kurort hinzu. 1991 folgte dann die Prädikatisierung als erstes und bis heute einziges Schroth-Heilbad in Deutschland.

Heute zählt Oberstaufen ca. 7.900 Einwohner. Der Erholungstourismus stellt den wichtigsten Wirtschaftsfaktor dar. Die Gesamtwertschöpfung durch den klassischen Kurtourismus oder die Schroth-Kur ist hingegen als gering einzuschätzen.

Im Angebot sind 7.250 Gästebetten (davon 180 Klinikbetten) in 624 Betrieben (gewerbliche Betriebe mit mindestens zehn Betten). 2023 verbuchte Oberstaufen 1.328.000 Übernachtungen, hiervon 58.000 Klinikübernachtungen (4,4 %). Die durchschnittliche Aufenthaltsdauer beträgt 4,24 Nächte. Der Anteil der Selbstzahler in den wenigen und ausschließlich privat geführten Schroth-Kurbetrieben liegt bei über 90 %. Das Durchschnittsalter der Gäste liegt mit 44,3 Jahren für einen Kurort recht niedrig.

Die → Tabelle 52 fasst die heute in Oberstaufen vorgehaltenen kurörtlichen Einrichtungen und Angebote zusammen:

Prädikatisierung	Schroth-Heilbad und Heilklimatischer Kurort
Heilmittel	• Schroth'sche Packungen • Hochgebirgsklima untere Stufe
Anwendungen	• Anwendungen nach Kneipp • Anwendungen nach Schroth • spezielle Ernährungstherapien
Kur- und Gesundheitseinrichtungen	• Johann-Schroth-Park • Oberstaufen Park • Wander- und Radwegenetz • Terrainkurwege • Wassertretstellen
Kliniken/ Sanatorien/ Heilanstalten	• Klinik Sonnenalm (Mutter-/Vater-Kind-Klinik) • Sanatoriumsbereich im Rosenalp Gesundheitsresort und Spa • Sanatoriumsbereich im Hotel Allgäusonne • 19 vom Schroth-Verband zertifizierte Schroth-Kur-Betriebe
Badeärzte	4
Wellness-Hotels	13

Tab. 52: Kurörtliche Einrichtungen und Angebote in Oberstaufen

Constanze Höfinghoff, Tourismusdirektorin und Geschäftsführerin der Oberstaufen Tourismus Marketing GmbH, skizziert die touristischen Rahmenbedingungen:

„Seitdem 1949 die erste Schroth-Kur-Gäste begrüßt werden konnten, hat sich viel geändert, insbesondere nach den Gesundheitsreformen in den 90er Jahren und aufgrund der deutlich veränderten Reisemotive, des Reiseverhaltens und der gesellschaftlichen Veränderungen.

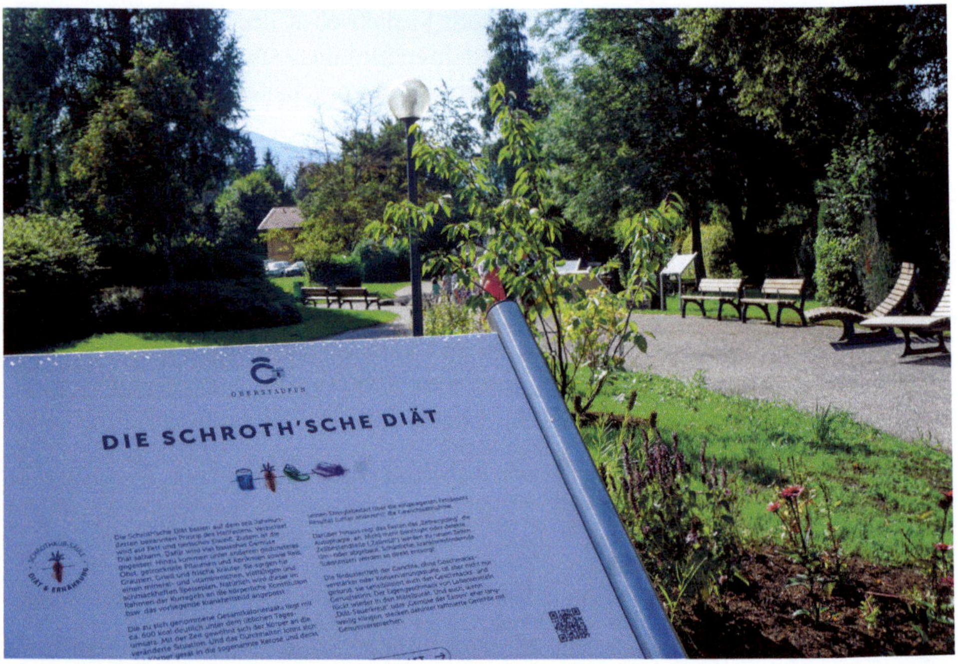

Abb. 38: Johann-Schroth-Park

Seit jeher ist die Schroth-Kur stets in privat geführten Kureinrichtungen durchgeführt worden, daher befindet sich außer einer Eltern-Kind-Kurklinik keine weitere Klinik im Ort. Lediglich 19 der 624 Betriebe halten aktuell die Schroth-Kur in ihrem Angebotsportfolio vor, die meisten sind keine reinen Kurhotels. Nicht wenige bieten die Schroth-Kur nicht ganzjährig, sondern lediglich an ausgewählten Terminen an. Diese 19 Betriebe begrüßen überwiegend keine reinen Schroth'ler sondern einen Mix aus verschiedenen Fasten-, Wellness- oder auch regulären Urlaubsgästen.

Den gesundheitsorientierten Angeboten im Heilklimatischen Kurort Oberstaufen kann eine mittlere Bedeutung attestiert werden. Gesunde Bewegung in der Natur wie Wandern, Genuss(e-)biken, Wellbeeing, Selfness, Fasten, bewusste Auszeit sind nach wie vor zu jeder Jahreszeit im Trend.

Die Prädikatisierung als Heilklimatischer Kurort und als Schroth-Heilbad ist dem Markt Oberstaufen in seiner Identität wichtig. Dabei dienen diese Merkmale als Qualitätskriterium als nachweislich hochwertiger touristischer Erholungsort für einen Urlaub in gesunder Umgebung mit hochwertigem Angebotsportfolio nicht zwingend als Kriterium, hier eine Kur zu durchzuführen. Aufgrund der fehlenden Kliniken und Kureinrichtungen sowie dem gesellschaftlichen Wandel hat die klassische Kur/Rehabilitation in Oberstaufen kaum eine bis gar keine Bedeutung im touristischen Gesamtgefüge.

Die attraktiven natürlichen Gegebenheiten der voralpinen und dabei offenen und fast lieblichen, weiten Landschaft, des attraktiven Klimas, der vorhandenen Wildnis mit Wäldern, Wasserfällen, Tobeln, mit sehr gutem Wander- und Radwegenetz, mit lebendigem Ortskern, attraktiven Grünflächen und Parkanlagen, ganzjährig geöffneter Aquaria Erlebnisbad- und Saunawelt, drei Bergbahnen für Wander- Rad und Wintertourismus, sichtbar gelebter und erlebbarer Traditionen und Werten, regionaler Kulinarik – all das schafft einen idealen Lebens- und Urlaubsraum.

Oberstaufen PLUS und Oberstaufen PLUS GOLF sind Premiumprodukte, geschaffen in 2008, neu aufgestellt und gesichert in 2023. Unabhängig von den Leistungen mit der Kurkarte/Gästekarte bieten Partnerbetriebe dieser Premiumprodukte ihren Gästen freie Fahrt mit den drei Bergbahnen, freien Eintritt ins Aquaria oder freie Fahrt mit der Sommerrodelbahn, freie Nutzung der Eisbahn oder der Minigolfanlage oder des Klettergartens, Eintritte in Museen u. v. m. Mit PLUS GOLF gibt es freies Spiel auf fünf Golfplätzen in und um Oberstaufen.

Veranstaltungsreihen wie „Bewusst Sein" mit 20 Veranstaltungen in vier Tagen zu den vier Elementen Wasser, Luft, Erde, Feuer im Juni, der ‚Oberstaufener Weitblick' als Event-Woche zu aktuellen Themen im Juli, das Open-Air Konzert der Bigband der Bundeswehr im August, zwei ‚Huimatwochen' mit vielen Angeboten zum Mitmachen und Erleben von Tradition und Kultur im September/Oktober, zwei Viehscheide im September, der zweiwöchige Winterzauber zum Jahreswechsel, der umfangreiche Kindersommer und andere Highlights schaffen Reiseanlässe und sorgen für Vielfalt bei klarer Authentizität im Veranstaltungsprogramm.

Bezüglich der Nachhaltigkeit im Tourismus positioniert sich Oberstaufen in allen drei Säulen. Beispiele:

1. Mit dem bisherigen Angebot in der Gästekarte „Busfahrt inklusive" und dem Ausbau des ÖPNV-Angebots konnte Oberstaufen Tourismus die Nutzung des ÖPNVs deutlich erhöhen. Die Teilnahme am Gästeticket Bus&Bahn (fast) allgäuweit ab November 2024 mit der Gästekarte setzt noch einmal neue Maßstäbe, reduziert weiterhin den Individualverkehr. Mit dem Naturpark Nagelfluhkette wird 2025 die Auszeichnung als Fahrtziel Natur angestrebt.
2. Die Förderung des Wirtschaftsfaktors zum Erhalt der Wertschöpfung aus der Leitökonomie Tourismus ist Kernaufgabe von Oberstaufen Tourismus. Dabei ist es Oberstaufen Tourismus wichtig, das authentische Oberstaufen und seine Bewohner zu zeigen und die richtigen potenziellen Gäste anzusprechen, insbesondere aufgrund der überalterten Gästestruktur auch neue Gäste für die Zukunft zu gewinnen und Arbeitskräfte für die Destination (branchenübergreifend) zu begeistern. Daher liegt in der aktuellen – maßgeblich digitalen – Kampagne „Uifach mir" der Fokus auf Reichweite (im klar hinterlegten Targeting der Zielgruppen) und in der Call to Action: sowohl die Buchungsstrecke wird verlinkt als auch ein neu geschaffenes Jobportal seit Juli 2024 auf www.oberstaufen.de.
3. Die Einbindung und Förderung der ausgeprägten Vereinskultur mit der Vermittlung und Bewahrung von Traditionen, Werten und Gemeinschaft sind ein wesentliches Merkmal der Zusammenarbeit zwischen Bevölkerung und Tourismus. Wir schaffen Anlässe für die Vereine, ihre Musik, Tänze, Brauchtümer und Werte zu zeigen und in Wert zu setzen, unterstützen monetär oder unbar durch Leistungen.

Oberstaufen begrüßt glücklicherweise viele Stammgäste, resultierend auch aus den Hoch-Zeiten der Schroth-Kur. Gleichzeitig liegt es in unserer Verantwortung, neue Gäste für Oberstaufen zu begeistern, denn naturgemäß schlägt bei diesen Stammgästen die Überalterung der Gäste durch.

Wir haben in den letzten drei bis fünf Jahren daher in den Bereichen Infrastruktur, Veranstaltungsformate sowie Kommunikation & Marketing neue Angebote geschaffen. Beispiele für neue Infrastrukturprojekte:

1. Neugestaltung des Oberstaufen Parks mit Minigolf, drei Erlebnisspielplätzen, interaktiver Indoor-Ausstellung mit dem Naturpark Nagelfluhkette u. v. m.
2. zwei interaktive MounTeens Detektivwege als Erlebniswanderwege für Familien an zwei Bergen.

Beispiele für neue Veranstaltungsformate und Reiseanlässe:

1. „Bewusst Sein" – Yoga, Naturerlebnis, Gemeinschaft – im Juni
2. „Huimatwochen" – Mitmachworkshops, Touren, Musik – im September
3. offizielle Deutsche Meisterschaften im Snow-Volleyball – im Februar außerhalb der Faschingwoche
4. „Winterzauber" – zwei Wochen Veranstaltungsprogramm mit Winterstreetfood, Pop-up-Kino, und anderen Formaten – zum Jahreswechsel

Beispiele für Kommunikation & Marketing sind eine neue Bildsprache, frisches Design, eine neue Website mit neuen und innovativen Tools, Ausbau der social-media-Kanäle und -Maßnahmen, Anpassung der Tonalität und Ansprache, Vollgas im digitalen Marketing und eine zielgruppenspezifische Ansprache.

Hinsichtlich der zukünftigen Entwicklung kämpft auch Oberstaufen mit den bekannten Herausforderungen wie Arbeitskräftemangel in allen Branchen, fehlender bezahlbarer Wohnraum, Unsicherheit der Zukunft des Einzelhandels, teilweise unklare Nachfolgeregelungen in den Familienbetrieben, Schnee als Sehnsuchtsfaktor (nicht nur von Skifahrern), der nur noch bedingt erfüllt werden kann.

Wirtschaftlich gesehen werden Ressourcen durch immer größere Bürokratie gebunden, es gibt eine komplizierte Förderpolitik, Inflation, Kostensteigerungen, Investitionsstaus sowie mangelndes zur Verfügung stehendes Einkommen der Reisenden."

Dr. Susanne Neuy, Ärztin und Badeärztin mit der Zusatzbezeichnung Naturheilverfahren, berichtet über Entwicklung, Anwendungsformen, Heil- und Gegenanzeigen sowie Erfolge der Kur in Oberstaufen

„Die Schroth-Kur ist ein Naturheilverfahren, welches bereits seit über 70 Jahren in Oberstaufen erfolgreich durchgeführt wird. Bei der Schroth-Kur werden neben dem Fasten zusätzliche Reize gesetzt, die im Körper einen grundlegenden Regulations- und Reinigungsprozess anstoßen. Die Selbstheilungskräfte sowie die Zellregeneration werden anregt und der Organismus wieder in die nötige Balance gebracht. Das Gefühl von wiedergewonnener Gesundheit und Lebensfreude bringt Jahr für Jahr zahlreiche, auch internationale Kurgäste nach Oberstaufen. Dabei wird die Schroth-Kur häufig als ‚Reset' empfunden, um sog. Zivilisationskrankheiten – als Folge eines ungesunden Lebensstils mit Stress, falscher Ernährung und Bewegungsmangel – effektiv entgegenzuwirken. Sie ist für den modernen Menschen insbesondere auch zur Prävention wie geschaffen.

Zu den Hauptheilanzeigen gehören:

- Stoffwechselstörungen
  - Übergewicht, Adipositas
  - Erhöhte Cholesterin- und Blutfettwerte
  - Fettleber
  - Diabetes-mellitus-Typ 2
  - Metabolisches Syndrom
  - Erhöhte Harnsäurewerte, Gicht
  - Nierensteinleiden
- Herz- und Gefäßerkrankungen
  - Bluthochdruck
  - Arteriosklerose
  - Koronare Herzkrankheit
- Erkrankungen des Bewegungsapparates
  - Wirbelsäulenerkrankungen
  - Arthrosen
  - Chronische Polyarthritis
  - Erkrankungen des rheumatischen Formenkreises
  - Weichteilrheumatismus
- Magen-Darm-Leiden
  - Reizdarm
  - Chronische Obstipation
  - Divertikulose des Dickdarms
- Chronische Entzündungen
  - Nasen-Nebenhöhlen-Erkrankungen
  - Chronische Bronchitis
  - Entzündungen des Urogenitalsystems
  - Infektanfälligkeit
- Hauterkrankungen
  - Ekzeme
  - Akne
  - Allergien
  - Neurodermitis
  - Psoriasis
- Chronische Vergiftungen
  - Medikamente
  - Nikotin
  - Schwermetalle

Weitere Indikationen sind u. a. Migräne, Wechseljahresbeschwerden, Wasseransammlungen im Körper und Unterfunktion der Schilddrüse.

Natürlich gibt es auch einige Erkrankungen, bei denen die Schroth-Kur nicht durchgeführt werden kann (Gegenanzeigen). Dazu gehören: akute Infektionskrankheiten, Leberentzündungen und Leberzirrhose, Niereninsuffizienz, bösartige Geschwulste (Krebs), Alkoholismus, schwere Herz-Kreislauf-Erkrankungen, schwere Erschöpfungszustände, psychische Erkrankungen, die den freien Willen einschränken und – keine Krankheit, sondern ein Grund zur Freude aber dennoch eine Gegenindikation – die Schwangerschaft.

Eine neuere von 2014 bis 2017 an der Ludwig-Maximilians-Universität München durchgeführte wissenschaftliche Untersuchung (vgl. STIER-JARMER et al. 2021: 61 ff.) belegt eindrucksvoll den positiven Effekt der Schroth-Kur bei Diabetes-Typ-2-Patienten. Es handelt sich um die erste randomisierte Langzeitstudie, die die Wirksamkeit der Schroth-Kur wissenschaftlich belegt.

In beiden Gruppen (Versuchs- und Vergleichsgruppe, Vergleichsgruppe: diabetesgerechter Urlaub) konnte auch sechs Monate nach der Kur der Langzeitzuckerwert, der sog. HbA1c-Wert signifikant gesenkt und diabetesspezifische Medikamente eingespart werden. Es kam zu einer deutlichen Absenkung von Blutdruck, Leberwerten und Gewicht.

Chronischen Entzündungen konnte effektiv entgegengewirkt werden, was sich in einem Rückgang des Entzündungsmarkers CRP zeigte.

Die Cholesterinwerte (Non-HDL) und die Blutfette (Triglyceride) verbesserten sich bei den Schroth-Kur-Teilnehmern nach einer Kurzeit von zwei bis drei Wochen ganz erheblich, bei den Diabetes-Urlaubern hingegen weniger.

Die Studienteilnehmer berichteten außerdem über eine deutlich verbesserte psychische wie physische Lebensqualität.

Die Schroth-Kur erwies sich für Menschen mit Diabetes Typ 2 in allen Bereichen als genauso wirksam wie ein diabetesgerechter Urlaub. In einigen Bereichen sogar als wirksamer.

Sie sind effektive Instrumente, Menschen mit Diabetes Typ 2 zu Veränderungen in ihrem Lebensstil, ihrem Ernährungs- und Bewegungsverhalten zu motivieren."

4.4.9 Kneipp-Kurort und Kneipp-Heilbad

4.4.9.1 Charakteristika

> Kneipp-Kurorte und -Heilbäder müssen **nicht** über ortsgebundene natürliche Heilmittel verfügen. Hier steht die Anwendung des Heilverfahrens nach *Sebastian Kneipp* mit Wasser-, Ernährungs- und Bewegungstherapie im Vordergrund.

Voraussetzung für eine Anerkennung ist die Fähigkeit, die Prinzipien der fünf Heilfaktoren der Therapie nach *Sebastian Kneipp* (Wasser, Bewegung, Ernährung, Pflanzen, Ordnung) vermitteln zu können.

4.4.9.2 Ausstattung und Anerkennungsvoraussetzungen

Kneipp-Kurort

Die Begriffsbestimmungen/Qualitätsstandards für Heilbäder und Kurorte, Luftkurorte, Erholungsorte – einschließlich der Prädikatisierungsvoraussetzungen – sowie für Heilquellen und Heilbrunnenbetriebe des DHV und DTV fordern die Erfüllung der nachfolgenden **Voraussetzungen**, um als Kneipp-Kurort anerkannt zu werden (vgl. DHV/DTV 2024: 97 f.):

- allgemeine Anerkennungsvoraussetzungen für Heilbäder und Kurorte, Luftkurorte und Erholungsorte sowie die weiteren Anerkennungsvoraussetzungen für hochprädikatisierte Orte,
- Feststellung der medizinisch anerkannten Indikationen (Heilanzeigen) und Kontraindikationen (Gegenanzeigen) durch medizinisch-wissenschaftliche Gutachten,
- Möglichkeit der Vermittlung der Prinzipien der fünf Heilfaktoren der Physiotherapie nach Kneipp,
- Feststellung der gesicherten Qualität von Kneipp-Kuren durch ein medizinisch-wissenschaftliches Gutachten,
- durch Erfahrung bewährtes Bioklima sowie eine ausreichende Luftqualität,
- Tätigkeit von mindestens einem kassenarztrechtlich zugelassenen Kur- oder Badearzt, der mit der Physiotherapie nach Kneipp vertraut ist, z. B. als Arzt mit der Zusatzbezeichnung „Naturheilverfahren", „Physikalische Therapie und Rehabilitative Medizin",
- mindestens ein Physiotherapeut mit vertiefter Ausbildung zur Kneipp'schen Hydrotherapie,
- Durchführung der Kurtherapie durch in der Kneipp-Therapie ausgebildete Fachkräfte.

Zusätzlich müssen die nachfolgenden Einrichtungen am Ort dauerhaft vorgehalten werden (DHV/DTV 2024: 98):

- „mehrere vollständig auf die artgemäße Durchführung einer kurmäßigen Kneipp-Therapie eingestellte Einrichtungen mit zusammen mindestens 100 Patientenbetten in den Kurerfolg fördernden Unterkünften,
- die Kurmittelabgabe im Allgemeinen erfolgt in den Badeabteilungen der einzelnen Kneipp-Kurbetriebe, so dass ein öffentliches Kurmittelhaus o. Ä. nicht als Voraussetzung anzusehen ist,
- Einrichtungen zur Bewegungstherapie,
- Kurpark (ansonsten eine vergleichbare Anlage mit derselben, vollständigen Funktionalität) und ausgedehnte Waldbereiche mit gekennzeichnetem und in notwendigem Umfang für Terrainkuren definiertem Wegenetz, Liegewiesen sowie Wassertretstellen und Armbadeanlagen im Freien,

- Sportanlagen, Spielangebote,
- mindestens ein Terrainkurweg."

Die Hauptheil- und Gegenanzeigen (Indikationen und Kontraindikationen) sind durch folgende Gutachten festzustellen (vgl. DHV/DTV 2024: 99):

- medizinisch-klimatologisches Gutachten des lokalen Bioklimas bezüglich der Gesundungs- und Erholungsmöglichkeiten mit Festlegung der Indikationen und Kontraindikationen des Ortes (einmalig),
- medizinisch-wissenschaftliches Gutachten zur artgemäßen Durchführung von Kneipp-Kuren und Feststellung der gesicherten Qualität von Kneipp-Kuren mit Festlegung der Indikationen und Kontraindikationen des Ortes (einmalig).

Für eine Erstprädikatisierung sind die nachfolgenden wissenschaftlichen Gutachten erforderlich (vgl. DHV/DTV 2024: 99):

- Bioklimatisches Gutachten in Form einer vereinfachten Klimaanalyse, welches eine Bioklimatische Beurteilung enthält.
- Luftqualitätsgutachten mit normalen Anforderungen, welches eine Luftqualitätsbeurteilung enthält.

Im Zuge einer Reprädikatisierung sind folgende wissenschaftliche Gutachten erforderlich (vgl. DHV/DTV 2024: 99):

- Bioklimatische Beurteilung (alle zehn Jahre). Wenn aufgrund einer Bioklimatischen Beurteilung Zweifel an der Eignung bestehen, dann ist ein Bioklimatisches Gutachten in Form einer vereinfachten Klimaanalyse indiziert.
- Luftqualitätsbeurteilung (alle zehn Jahre). Wenn aufgrund einer Luftqualitätsbeurteilung Zweifel an der Eignung bestehen, dann ist ein Luftqualitätsgutachten mit normalen Anforderungen indiziert.

Kneipp-Heilbad

Hinsichtlich der Feststellung der Hauptheil- und Gegenanzeigen gelten die gleichen Vorgaben wie für Kneipp-Kurorte. **Zusätzlich** zu den genannten Voraussetzungen für die Anerkennung als Kneipp-Kurort sind für die Anerkennung als Kneipp-Heilbad die nachfolgenden **Voraussetzungen** zu erfüllen (vgl. DHV/DTV 2024: 100 ff.):

- ein zehnjähriges unbeanstandetes Bestehen als Kneipp-Kurort,
- Möglichkeit der psychologischen Begleitung der Kurgäste,
- Wassertretstellen und Armbadanlagen, auch im Freien,
- Leistungsangebote für aktivierende Behandlungsformen wie Bewegungstherapie, Physiotherapie, Sporttherapie,
- ergänzende Leistungsangebote zur artgerechten Durchführung einer kurmäßigen Kneipp-Therapie einschließlich Einrichtungen zur Anwendung der allgemeinen physikalischen Therapie,

- Übungs- und Ruheräume für Entspannungstherapiekonzepte,
- Räumlichkeiten, Ausstattung und Personal zur Vermittlung und ggf. praktischen Einübung indikationsbezogener Ernährungs- und Diätprogramme,
- Haus des Gastes (ansonsten eine vergleichbare Einrichtung mit derselben, vollständigen Funktionalität) als Kommunikations-, Informations- und Schulungszentrum für die Kurgäste, dabei kann sich die Bezeichnung auch auf eine Einheit mehrerer Gebäude beziehen, wenn ein räumlicher Zusammenhang gewährleistet ist. Internetplätze oder -anschlüsse sind wesentlicher Bestandteil eines Kommunikationsraumes
- bei Erstprädikatisierung ein Bioklimatisches Gutachten in Form einer Standard-Klimaanalyse, welches eine Bioklimatische Beurteilung enthält,
- bei Erstprädikatisierung ein Luftqualitätsgutachten mit erhöhten Anforderungen, welches eine Luftqualitätsbeurteilung enthält,
- bei Reprädikatisierung ist ein Bioklimatisches Gutachten in Form einer Standard-Klimaanalyse indiziert, wenn aufgrund der Bioklimatischen Beurteilung (alle zehn Jahre) Zweifel an der Eignung bestehen,
- bei Reprädikatisierung alle zehn Jahre ein Luftqualitätsgutachten mit erhöhten Anforderungen, welches eine Luftqualitätsbeurteilung enthält.

4.4.9.3 Kneipp-Kurorte und -Heilbäder in Deutschland

In Deutschland sind 41 Orte (z. B. Bad Schandau) oder Orts- bzw. Gemeindeteile (z. B. Füssen – Hopfen am See) als Kneipp-Kurort und 32 als Kneipp-Heilbad anerkannt.

- Aulendorf (BW)
- Bad Bodenteich (NI) (bis Mitte 2025)
- Bad Iburg (NI)
- Bad Nauheim (HE)
- Bad Peterstal-Griesbach (BW)
- Bad Salzuflen (NW)
- Bad Schandau (SN)
- Bad Schwalbach (HE)
- Bad Waldsee (BW)
- Bad Wörishofen (BY)
- Bad Zwischenahn (NI)
- Baiersbronn (BW)
- Berggießhübel (SN)
- Blieskastel (SL)
- Buckow (BB)
- Daun (RP)
- Feldberg (MV)
- Freudenstadt (BW)
- Gelting (SH)
- Göhren (MV)
- Hitzacker (NI)
- Hopfen am See (BY)
- Jordanbad (BW)
- Königsfeld (BW)
- Lennestadt-Saalhausen (NW)
- Manderscheid (RP)
- Mettnau (BW)
- Mölln (SH)
- Neukirchen (Knüll) (HE)
- Oberstdorf (BY)
- Ottobeuren (BY)
- Oy-Mittelberg (BY)
- Prien am Chiemsee (BY)
- Sasbachwalden (BW)
- Scheidegg (BY)
- Schieder-Schwalenberg (NW)
- Schleiden-Gemünd (NW)
- Schömberg (BW)
- St. Blasien (BW)
- Tecklenburg (NW)
- Weiskirchen (SL)

Tab. 53: Kneipp-Kurorte in Deutschland

- Bad Bergzabern (RP)
- Bad Berleburg (NW)
- Bad Berneck (BY)
- Bad Camberg (HE)
- Bad Dürrheim (BW)
- Bad Endbach (HE)
- Bad Fredeburg (NW)
- Bad Grönenbach (BY)
- Bad Hindelang (BY)
- Bad Kötzting (BY)
- Bad Laasphe (NW)
- Bad Lauterberg (NI)
- Bad Malente (SH)
- Bad Marienberg (RP)
- Bad Münstereifel (NW)
- Bad Peterstal-Griesbach (BW)
- Bad Sassendorf (NW)
- Bad Schmiedeberg (ST)
- Bad Tabarz (TH)
- Bad Waldsee (BW)
- Bad Westernkotten (NW)
- Bad Wilhelmshöhe (HE)
- Bad Wörishofen (BY)
- Bad Wünnenberg (NW)
- Brilon (NW)
- Gras-Ellenbach (HE)
- Naumburg (HE)
- Olsberg (NW)
- St. Blasien (BW)
- Schömberg (BW)
- Überlingen (BW)
- Willingen (HE)

Tab. 54: Kneipp-Heilbäder in Deutschland

4.4.9.4 Beispiel Kneipp-Kurort Berggießhübel

Berggießhübel liegt in der Sächsischen Schweiz, ca. 35 km südöstlich von Dresden und ist ein Ortsteil der Stadt Bad Gottleuba-Berggießhübel, dem einzigen Doppel-Kurort in Sachsen. Berggießhübel ist als Kneipp-Kurort prädikatisiert, Bad Gottleuba als Moorheilbad.

Zur kurmäßigen Anwendung kommen in Berggießhübel Anwendungen nach *Kneipp* und in Bad Gottleuba eisenhaltiges Moor.

Der Kurbetrieb im bis 1942 über Jahrhunderte vom Bergbau geprägten Berggießhübel nahm seinen Ursprung mit der Entdeckung von zwei Heilwasserquellen: 1717 der Johann-Georg-Brunnen und 1722 die Friedrich- bzw. Sauerquelle. Der damalige Grundherr und Schlossbesitzer *Johann Ludwig Tüllmann* förderte die Entwicklung zum Kurort und ließ in den folgenden Jahren das Johann-Georgen-Bad, das Sächsische Haus und den Kurpark Fritzegarten errichten. 1880 wurde der Ort über Pirna an das Eisenbahnnetz angeschlossen, 1905 wurde die Strecke nach Gottleuba eröffnet (beide Strecken seit 1976 zurückgebaut). Um die Mitte des 18. Jh. weilten pro Jahr ca. 300 Kurgäste in Berggießhübel. Nachdem 1927 auch die Kuranlagen durch ein schweres Hochwasser teilweise stark beschädigt worden sind, erfolgte ein Neuaufbau dieser Anlagen. 1934 wurde das Kneipp-Kurbad Berggießhübel gegründet, 1937 wurde der Ort als eines der ersten Kneipp-Kurbäder in Sachsen staatlich anerkannt, 1978 erfolgte die Prädikatisierung als staatlich anerkannter Kneipp-Kurort. Bis zur Wende galt Berggießhübel als wichtigster Kneipp-Kurort der DDR. 1994 eröffnete die Median-Klinik mit 200 Betten.

In Bad Gottleuba nahm der Kurbetrieb 1861 mit der Entdeckung eines eisenhaltigen Moorlagers seinen Anfang, 1887 wurde das 1880 erbaute erste Badehaus erweitert. Die Kombination des Heilmittels Moor mit der geschützten Tallage und dem milden Mittelgebirgsklima begründeten den Bau einer ersten Heilstätte durch die Landesversicherungsanstalt Sachsen in den Jahren 1909 bis 1913. Dieser Komplex stellt ein architektonisches Meisterwerk dar und gilt bis heute als deutschlandweit einmaliges Jugendstilensemble aus 35 Gebäuden. Kurz nach Aufnahme des Kurbetriebes 1913 wurde die Heilstätte während des Ersten Weltkrieges 1914 bis 1918 zu einem Lazarett umfunktioniert, 1919 wurde der Kurbetrieb wieder aufgenommen. 1937 wurde Gottleuba mit dem Namenszusatz Bad versehen. Nachdem im Zweiten Weltkrieg die Heilstätte als Lazarett genutzt worden ist, konnte ab 1949 der Kurbetrieb wieder in vollem Umfang aufgenommen werden. 1954 wurde die Heilstätte als erstes Klinik-Sanatorium der DDR anerkannt, 1978 wurde Bad Gottleuba als Kurort staatlich anerkannt. 1991 wurde die Klinik mit ihren 545 Betten privatisiert und in „Gesundheitspark Bad Gottleuba" umbenannt.

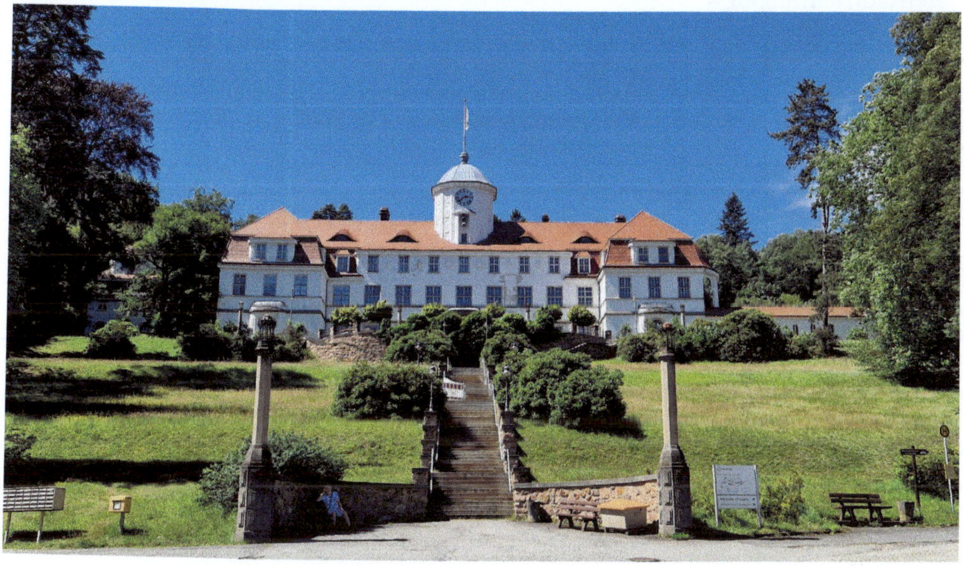

Abb. 39: Kurmittelhaus Bad Gottleuba, heute Median Gesundheitspark

Die Stadt Bad Gottleuba-Berggießhübel entstand 1999 durch die Zusammenlegung der beiden Kurorte und zehn weiterer Ortsteile und zählt heute 5.520 Einwohner. Hiervon 1.596 in Bad Gottleuba und 1.579 in Berggießhübel.

Im Angebot sind 1.012 gewerbliche (in Betrieben mit mindestens zehn Betten) Gästebetten, hiervon ca. 730 in den beiden Kliniken. 2023 verbuchte die Stadt 19.543 Gästeankünfte und 255.221 Übernachtungen, davon den überwiegenden Teil in den Kliniken. Die durchschnittliche Aufenthaltsdauer beträgt v. a. bedingt durch die beiden Kurkliniken 13 Tage, die Hauptsaison liegt zwischen Mai und Oktober. Tourismus und Kurverkehr stellen den wichtigsten Wirtschaftsfaktor dar.

Die → Tabelle 55 fasst die heute in Bad Gottleuba-Berggießhübel vorgehaltenen kurörtlichen Einrichtungen und Angebote zusammen:

Prädikatisierung	Kneipp-Kurort (Stadtteil Berggießhübel) Moorheilbad (Stadtteil Bad Gottleuba)
Heilmittel	• mildes Mittelgebirgsklima • eisenhaltiges Moor (Bad Gottleuba)
Anwendungen	• Anwendungen nach Kneipp (Berggießhübel) • fachkundig geführte Kneipp-Touren (Berggießhübel) • Moorpackungen und -bäder
Kur- und Gesundheitseinrichtungen	Berggießhübel • Kurpark Fritzegarten • 4 Wassertretanlagen, davon ein Naturbecken • Salzscheune (Salzraum mit 8–10 t Natursalz) • Barfuß- und Walderlebnispfad (1,5 km und 3,8 km) • Physiotherapeutische Praxis Waldhaus (vom Kneipp-Bund zertifizierter Kurbetrieb) Bad Gottleuba • Kurpark Goethepark Berggießhübel und Bad Gottleuba gemeinsam • Panorama-Rundwanderweg 22 km • Klangpfad
Kliniken/ Sanatorien	• Median Klinik Bad Gottleuba (Rehabilitationsklinik mit sechs Fachkliniken für Orthopädie/Traumatologie und Osteologie; verhaltensmedizinische Orthopädie; Psychosomatik; Familien-, Kinder- und Jugendrehabilitation; Herz-Kreislauf-Erkrankungen; Gastroenterologie und Stoffwechselerkrankungen). Als eine der wenigen Kliniken in Deutschland verfügt die Klinik über eine Klinikschule, in der kurende oder ihre Eltern begleitende Kinder beschult werden können. • Median Klinik Berggießhübel (Rehabilitationsklinik für Orthopädie und Psychosomatik)
Badeärzte	1
Wellness-Hotels	1

Tab. 55: Kurörtliche Einrichtungen und Angebote in Bad Gottleuba-Berggießhübel

Britt Reuter-Bracklow, Geschäftsführerin der Kurgesellschaft Bad Gottleuba-Berggießhübel mbH, skizziert die touristischen Rahmenbedingungen:

„Der Kneipp-Kurort Berggießhübel liegt abseits vom Trubel und dennoch zentral am Rande der Sächsischen Schweiz. Neben den Kurgästen sind daher ruhesuchende, aber gleichwohl aktive Urlauber sowie auch Familien die touristische Hauptzielgruppe des Doppelkurortes.

Wir verfügen über ein gut ausgeschildertes Wandernetz mit attraktiven Zielen wie dem Bismarckturm, der Talsperre und der Bienhof-Mühle sowie verschiedenen Walderlebnispfaden, die vor allem bei Familien mit jüngeren Wanderern beliebt sind. Jede Woche werden vielfältige geführte Wanderungen mit unterschiedlichen

Schwierigkeitsgraden oder Themen, wie z. B. fachkundig geführte Kneipp-Touren oder Abendwanderungen angeboten. Die 3-Steine-Wanderung zum Albertstein, Hartenstein und Zeisigstein verspricht z. B. wunderschöne Ausblicke und ruhige Waldwege, man sieht das einzige Moor der Sächsischen Schweiz und steht mit 551 m ü.NN auf dem dritthöchsten Gipfel des Elbsandsteingebirges. Raabsteine, Eulenstein, die Zehistaer-Wände und der Hochstein sind einige der für die Sächsische Schweiz so bekannten Sandsteinfelsen in unserem Wandergebiet. Besonders beliebt im Sommer ist der Forellensteig, der schattig gelegen an der Gottleuba entlangführt. Auf einer anspruchsvollen Rundwanderung verbindet der Gottleubaer Panoramaweg auf einer Länge von etwa 22 km die schönsten Ausblicke rund um das Gottleubatal. Vor allem bei Familien sind die Wanderungen mit Alpakas besonders beliebt. Außerdem ist der Doppelkurort Forststeiggemeinde: Der „Forststeig Elbsandstein" führt über 105 km in 7 Etappen linkselbisch durch einzigartige Landschaften der Sächsisch-Böhmischen Schweiz. Die Etappe 3 von Ostrov in Tschechien bis zum Beutwald nahe der Schweizermühle tangiert unsere Ortsteile Hellendorf und Markersbach.

Nach den Wanderungen empfiehlt sich ein entspannter Aufenthalt in der Berggießhübler Salzscheune, ein prickelnder Besuch bei Dr. MediFisch und den Knabberfischen oder eine wohltuende Kräuterstempelmassage im Kurvital.

Seit 2025 gibt es in unserem Kurort die GästekarteMobil. Mit dieser können unsere Gäste kostenfrei den ÖPNV inkl. S-Bahn und nahezu alle Fähren in der gesamten Sächsischen Schweiz nutzen.

Im Sommer ist das Freibad Billy ein lohnenswertes Ziel für jedermann. Mit der 90 m langen Großwasserrutsche, Sprungturm, Strömungskanal, Erlebnisbecken mit Massagedüsen, extra Schwimmerbecken und dem Wasserspielplatz ist das Bad seit vielen Jahren auch bei Einwohnern und Urlaubern außerhalb unseres Doppelkurortes bekannt und beliebt.

Auch aus geschichtlicher Sicht gibt es viel Sehens- und Erlebniswertes: 2006 wurde in Berggießhübel der „Marie Louise Stolln" als einziges Besucherbergwerk der Sächsischen Schweiz eröffnet. Damit lebt eine Bergbautradition auf, die sich hier bis ins Jahr 1388 zurückverfolgen lässt. Einst wurde im „Marie Louise Stolln" Eisenerz abgebaut – heute begeistert das Besucherbergwerk mit dem unterirdischen See alljährlich mehr als 30.000 Gäste bei verschiedenen Erlebnis- oder Kinderführungen sowie Veranstaltungen wie Untertage-Konzerten, Tastings und Mettenschichten. Im Winter bietet das Bergwerk zudem ein besonderes Entspannungsangebot an: Ca. 90 m unter der Erdoberfläche laden bequeme Liegen und entspannende Klangschalentöne am unterirdischen See für 1,5 Stunden zum Abschalten vom trubeligen Alltag ein. Das Besucherbergwerk ist zudem seit vielen Jahren als familienfreundliche Einrichtung zertifiziert.

Die Max-Bähr-Mühle ist die letzte funktionstüchtige von einst 30 Mahl- und Sägemühlen im Gottleubatal. Erstmals wurde die Mühle im Jahr 1388 urkundlich erwähnt und kann heute während einer Führung besichtigt werden.

Mit den „Medizinhistorischen Sammlungen" in Bad Gottleuba gibt es eine weitere außergewöhnliche Sehenswürdigkeit. Die Dauerausstellung dokumentiert die

Geschichte der ersten Arbeiterheilstätte in Deutschland, die im Auftrag der Königlich Sächsischen Landesversicherungsanstalt am 19. Mai 1913 eröffnet wurde. Auf einer über drei Etagen verteilten Fläche von ca. 700 m² werden historische medizinische Geräte, Instrumente und Mobiliar aus der über 100-jährigen Entwicklungsgeschichte des Gesundheitsparks gezeigt. In regelmäßigen Abständen finden zudem Sonderausstellungen statt.

Das ganze Jahr über werden vielfältige kulturelle Veranstaltungen im kleinen oder großen Rahmen angeboten. So findet im August der Gottleubaer Marktsommer mit dem Sommernachtsball, im September das Berggießhübler Herbstfest mit viel Live-Musik und der beliebten Ostrock-Party und im November die Musiknacht, an der sich Gaststätten, Cafés, Vereinshäuser und die Kirchgemeinde beteiligen, statt.

Der Kulturverein Bad Gottleuba-Berggießhübel organisiert jedes Jahr den Kurparksommer im Goethepark. Das Angebot reicht von Lesungen über klassische und moderne Musik bis zum open Air Kino.

Im Februar heißt es „Remmidemmi Escha!“ und der Faschingsverein, der seit 1953 besteht, nimmt mit zahlreichen Veranstaltungen, die auch über die Stadtgrenze hinaus beliebt sind, die Kultur in die Hand.

Jedes Adventswochenende findet ein Weihnachtsmarkt in einem der Ortsteile statt. Ein besonderer Abschluss des Veranstaltungsjahres ist das Lichterfest in Berggießhübel am 2. Adventssonntag mit dem Bergumzug. Die Berggießhübler und viele weitere Knappschaften – insgesamt rund 150 Teilnehmer – begeistern in ihrem unterschiedlichen Bergmannshabit nach der Bergandacht in der evangelischen Kirche auf ihrem Weg zum „Marie Louise Stolln“ die vielen Gäste am Wegesrand.“

Robert Brodhun, Facharzt für Allgemeinmedizin, Chirotherapie/Neuraltherapie und Kur- und Badearzt, berichtet über Entwicklung, Anwendungsformen, Heil- und Gegenanzeigen, Erfolge sowie die künftige Entwicklung der Kneipp-Kur in Berggießhübel:

„In Zeiten weiter zunehmender Hektik, zahlreicher sozialer und politischer Unsicherheiten, voranschreitender Überalterung und steigender Zahlen an chronischen Erkrankungen gebührt der Prävention wie auch der nachhaltigen Rekonvaleszenz eine besondere Aufmerksamkeit.

Dabei sind Ruhe und Entschleunigung zu einem hohen Gut geworden. Fast könnte man die Qualität von Ruhe und Naturgenuss als ein besonders wichtiges und eigenständiges Heilmittel in den Heilmittelkatalog integrieren. Somit würde Tradition mit Moderne in der Neuzeit auch amtlich verknüpft werden.

Der Doppelkurort Bad Gottleuba-Berggießhübel kann als eine Oase der Ruhe inmitten wunderschöner Natur umschrieben werden, der auf eine weit über 100-jährige Kurgeschichte zurückblicken kann und insbesondere mit der heute als Gesundheitspark bezeichneten ehemaligen Arbeiterheilstätte wichtige medizinische Entwicklungen von therapeutischen Kur- und Reha-Konzepten vorzuweisen hat.

Besagter Gesundheitspark gilt heute als eines der größten zusammenhängenden Jugendstil-Ensembles einer Kureinrichtung europaweit.

Dies stellt den Ort wie auch die Betreiber vor besondere Herausforderungen, die sich den heutigen Konzepten von Wirtschaftlichkeit oft in den Weg stellen.

Bad Gottleuba und Berggießhübel zählen mit ihren Kurortqualifikationen zu den hochprädikatisierten Orten.

Dabei hat sich in Bad-Gottleuba – wenn auch in einer an die wirtschaftlichen Kautelen angepassten Form – die Tradition des Moorbades bis heute erhalten und hat in jüngster Zeit das Prädikat Moorheilbad erfolgreich verteidigt.

Heilindikationen des Moores sind: Krankheiten des Skeletts, der Muskeln und des Bindegewebes, entzündlich-rheumatische Erkrankungen, degenerative Gelenk- und Wirbelsäulenerkrankungen, Osteoporose und Gicht, Bandscheibenvorfall, Parkinson, Nachbehandlungen von Unfällen, Frauenleiden sowie gutartige Prostataleiden. Psychische und körperliche Erschöpfungszustände und Nervenschäden. Zudem hat Moor einen positiven Einfluss auf einen erhöhten Blutdruck.

Ebenso erhielt auch Berggießhübel 2022 sein Prädikat Kneipp-Kurort für weitere 10 Jahre (die Reprädikatisierung erfolgt i. d. R. alle 10 Jahre und setzt ein hohes Engagement der politischen Entscheidungsträger und Leistungserbringer voraus).

Klassische Indikationen der Kneipp-Therapie mit den fünf Säulen Hydro-, Bewegungs-, Ernährungs-, Phyto- und Ordnungstherapie sind:

Erschöpfungszustände, depressive Verstimmungen, nervöse Organbeschwerden, Kreislaufstörungen, Durchblutungsstörungen an Händen, Beinen und Füßen, Venenschwäche, Herzneurose, Verengung der Herzkranzgefäße, Formen der Herzschwäche, Verdauungsstörungen aller Abschnitte des Magen-Darm-Traktes, Infektneigung, degenerative Gelenk- und Wirbelsäulenerkrankungen, Bandscheibenschäden, Wechseljahrbeschwerden, hormonelle Dysfunktion, Übergewicht u.v.m.

Mit der Doppelkurort-Konstellation hat sich die Gemeinde stabil für die Zukunft positioniert und klar zu ihren Traditionen bekannt.

Zahlreiche Vereine und engagierte „Ehrenamtler" gestalten kreativ das Kurortleben und begeistern Tagesbesucher wie Kurgäste gleichermaßen.

Als Badearzt wie auch durch meine Erfahrungen als Allgemeinmediziner richte ich im Sinne einer Erhaltung eines gesellschaftlich auch in der Zukunft noch finanzierbaren Gesundheitssystems meinen Fokus ganz klar auf Prävention, Gesundheitsbildung und ein hohes Maß an Eigenverantwortung.

Die ambulante Badekur und der Kurort haben hier einen ausgesprochen hohen Stellenwert und bergen ein großes Zukunftspotential in sich. Dies gilt es kontinuierlich den Entscheidungsträgern von Krankenkassen und Politik zu kommunizieren, um gesetzliche Gegebenheiten anzupassen.

Unser Doppelkurort bietet hervorragende Möglichkeiten sowohl für vielfältige und abwechslungsreiche Aktivitäten als auch für das Wiederentdecken der Stille und Langsamkeit.

Letzteres halte ich für essenziell, um das oft verlorengegangene Gespür für das Befinden von Körper und Geist wieder zu entdecken, zu trainieren und im Alltag zu etablieren, um Gesundheit überhaupt zu ermöglichen. Ich halte es für einen

Trugschluss, dass Gesundheit „ohne Zutun" fortbesteht. Sie ist ein zu hohes Gut, als sie dem Zufall oder dem Selbstverständnis zu überlassen.

Daher freue ich mich besonders über die Initiative von Frau Ilka Pohl vom Deutschen Roten Kreuz und weiteren Akteuren, den „Kneipp-Verein Bad Gottleuba-Berggießhübel e. V." neu aus der Taufe zu heben und die Kneipp'sche Lehre für Jung und Alt zeitgemäß breit zu kommunizieren.

Stille und Aktivität, ländlicher Raum wie rasch erreichbares Großstadtflair, Tradition und Zukunft machen den Doppelkurort Bad Gottleuba-Berggießhübel zu einer wertvollen Perle in einer an vielen Stellen ‚zu schnell' gewordenen Zeit ..."

4.4.9.5 Beispiel Kneipp-Heilbad Bad Wörishofen

Die Grundlage für die Entwicklung des im bayerischen Allgäu gelegenen Wörishofen begann 1855, als der 1821 in Stephansried bei Ottobeuren geborene Pfarrer *Sebastian Kneipp* eine Stelle als Beichtvater der Dominikanerinnen im Ort antrat, aus der 1881 eine Pfarrstelle wurde. Zu dieser Zeit zählte der Ort gerade einmal ca. 1.000 Einwohner, was sich in den Folgejahren rasch änderte. Nachdem 1890 der systematische Kurbetrieb unter der Leitung von *Sebastian Kneipp* aufgenommen und Wörishofen zum Kurort wurde, entstanden bis zum Ende des 19. Jahrhunderts über 100 neue Gebäude, vor allem Hotels und Pensionen mit insgesamt ca. 3.000 Betten, um die wachsende Zahl der Kurgäste beherbergen zu können.

Die nachfolgenden Entwicklungsschritte sind typisch für die Entwicklung vieler Kurorte und Heilbäder: 1896 wurde der Ort an das Eisenbahnnetz angeschlossen, 1891 wurden das Kurhaus Sebastianeum, 1894 ein Kurpark und 1906 eine Spielbank und ein Kurtheater eröffnet.

Nach einer Unterbrechung durch den Ersten Weltkrieg, als die Kurunterkünfte zum Teil als Lazarette genutzt wurden, fand der Kurbetrieb wieder zu alter Bedeutung zurück, 1920 erhielt Wörishofen den Namenszusatz Bad. Nach einer erneuten Unterbrechung durch den Zweiten Weltkrieg konnte sich das Kurwesen seit Beginn der 1950er Jahre weiter entwickeln. 1949 wurde Bad Wörishofen zur Stadt ernannt, im gleichen Jahr wurde das Prädikat „Kneipp-Heilbad" verliehen. Bis heute führt der Ort beide Prädikate Kneipp-Kurort und Kneipp-Heilbad.

Zur kurmäßigen Anwendung kommt in Bad Wörishofen das Heilverfahren nach *Kneipp*.

Bis 1996 prosperierte der Kurbetrieb, ab 1996 gingen die Kurgastzahlen als Folge der Gesundheitsreform aber deutlich zurück. Konnten in den Hoch-Zeiten der Kur bis zu 1,5 Mio. Übernachtungen pro Jahr vermeldet werden, waren es z. B. im Jahr 2003 lediglich 800.000.

2015 nimmt die Deutsche UNESCO-Kommission das „Kneippen als traditionelles Wissen und Praxis nach der Lehre Sebastian Kneipps" in das bundesweite Verzeichnis des immateriellen Kulturerbes auf.

2023 ist das letzte der drei seinerzeit von Sebastian Kneipp gegründeten Häuser, das Sebastianeum, aufgrund hoher Defizite geschlossen worden. Mittlerweile sind mit dem Kneippianum (seit 2022 Standort der psychosomatischen Heiligenfeld-Klinik), der Kneipp'schen Kinderheilstätte und dem Sebastianeum (seit 2024 ebenfalls von der Heiligenfeld-Klinikgruppe gepachtet) alle drei von *Kneipp* gegründeten Häuser im Besitz einer Bauunternehmung aus Mindelheim.

2023 zählte Bad Wörishofen 18.572 Einwohner. Der Tourismus zählt zu den wichtigen Wirtschaftsfaktoren. Im Angebot sind 3.533 Gästebetten (hiervon 458 Betten in den Kliniken) sowie 73 Wohnmobilstellplätze. 2023 verbuchte der Ort 136.226 Gästeankünfte und 581.948 Übernachtungen, hiervon 100.388 (17,3 %) in den Kliniken.

Die → Tabelle 56 fasst die heute in Bad Wörishofen vorgehaltenen kurörtlichen Einrichtungen und Angebote zusammen:

Prädikatisierung	Kneipp-Heilbad und Kneipp-Kurort
Heilmittel	• Mildes Reizklima • Thermalwasser
Anwendungen	• Anwendungen nach Kneipp • Wald-Gesundheitstraining • Wald-Therapie
Kur- und Gesundheitseinrichtungen	• 21 Kneipp-Wassertret- und/oder Armbadanlagen • 3 Naturwassertretanlagen • Kurpark • Kneipp'scher Heilkräutergarten • Duft- und Aromagarten • Gradierwerk • Kurhaus mit Kursaal • Terrainkurwege • Barfußweg • Osteo-Walk • Kneipp- Waldweg • Kur- und Heilwald • Therme Bad Wörishofen
Kliniken/ Sanatorien/ Heilanstalten	• Klinik Bad Wörishofen (Klinik für Rehabilitation kardiologischer und orthopädischer Krankheiten der Deutschen Rentenversicherung) • Heiligenfeld Klinik (Kneippianum) (Privatklinik und Fachkrankenhaus für Psychosomatische Medizin und Psychotherapie) • Heiligenfeld Klinik (Sebastianeum) (Therapieangebote für Familien)
Badeärzte	5
Wellness-Hotels	6

Tab. 56: Kurörtliche Einrichtungen und Angebote in Bad Wörishofen

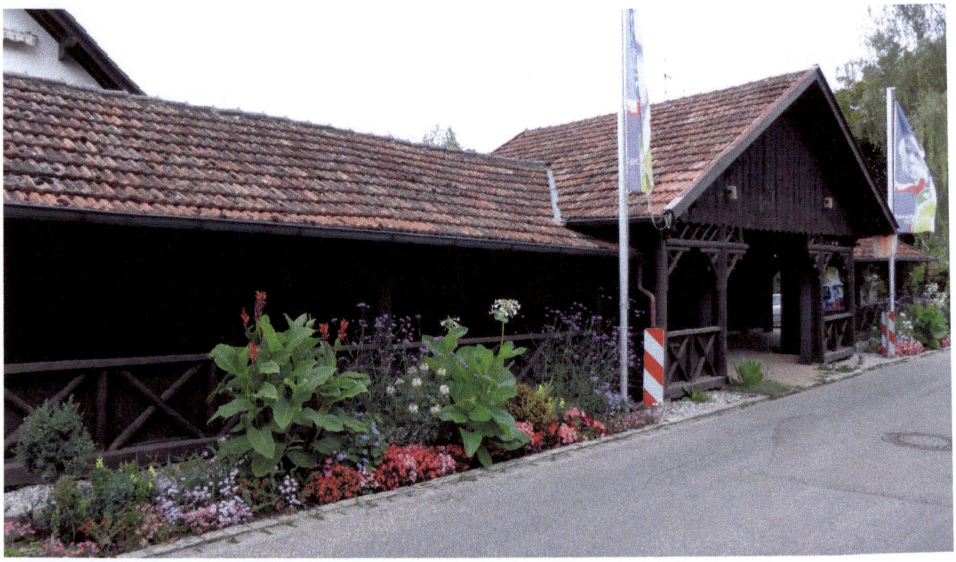

Abb. 40: von Sebastian Kneipp 1890 erbaute Wandelhalle in Bad Wörishofen

Cathrin Herd, Kurdirektorin in Bad Wörishofen, skizziert die touristischen Rahmenbedingungen:

„Bad Wörishofen gilt als Keimzelle der Kneipp-Therapie, da *Sebastian Kneipp* ab 1855 bis zu seinem Tod 1897 hier lebte und wirkte. Aus diesem Grund entwickelte sich der Ort vom Dorf zur Kurstadt. Die dezentrale Verabreichung der Kneipp-Anwendungen direkt in den Hotels macht ein zentrales Kurmittelhaus obsolet.

Im Kurhaus selbst sind die Bereiche Tourist Information, Kartenvorverkauf und Gesundheitsbildung des Kur- und Tourismusbetriebes untergebracht. Darüber hinaus befinden sich dort zwei Veranstaltungssäle sowie zwei Räume für Seminare und Kurse.

Es werden regelmäßig Führungen, Gesundheitsvorträge, Vorträge mit Kneipp-Demonstrationen und Gesundheitskurse angeboten.

Zusätzlich finden Ausstellungen und Veranstaltungen im Kunst- und Kulturhaus ‚zum Gugger' statt. Das Sebastian-Kneipp-Museum ist untergebracht im Dominikanerinnenkloster.

Die kurörtliche Infrastruktur ist stark naturbezogen geprägt. Neben einem Kurpark mit verschiedenen Themengärten, Barfußweg und weiteren Parkanlagen bietet der Ort einen Kur- und Heilwald sowie diverse Rad- und Wanderwege in der sanft hügeligen Voralpenlandschaft des Unterallgäus. Terrainkurwege, Nordic Walking Strecken und ein Golfplatz runden das Angebot ab.

Eine Gradieranlage, 24 öffentliche Kneipp-Anlagen, die Südsee-Therme, ein Freibad sowie eine Eissporthalle befinden sich ebenfalls im Heilbad.

Das Veranstaltungsangebot ist breit gefächert und für Gäste wie Einheimische gleichermaßen attraktiv. Neben etablierten Veranstaltungen wie dem ‚Festival der Nationen', der ‚Weißen Nacht' oder dem ‚Osterbrunnenfest' gibt es jährlich neue Formate.

Das Kurorchester ist seit vielen Jahren fester Bestandteil des Veranstaltungskalenders, spielt 1–2-mal täglich für die Besucher auf und erfreut sich großer Beliebtheit.

Die Fußgängerzone ist geprägt durch kleine eigentümergeführte Geschäfte und Cafés. Es gibt viele Tagesgäste, die extra zum Einkaufen nach Bad Wörishofen kommen. Drei Parkhäuser in der Innenstadt sorgen für kurze Wege.

Der ÖPNV ist gut ausgebaut, es gibt neben mehreren festen Linien die Möglichkeit, den Flexibus als Rufbus zu nutzen. Der Bahnhof ist zentral im Ort gelegen und gut erreichbar, Taxis sind verfügbar.

Der Kurbereich ist durch die Immissionsschutzverordnung der Stadt besonders geschützt.

Die Gästestruktur des Ortes ist seit Jahren im Wandel – neben einer stetig sinkenden Aufenthaltsdauer auf 4,27 Nächte im Jahr 2023, steigt die Anzahl der Ankünfte. Die meisten anreisenden Gäste sind zwischen 50 und 59 Jahre alt.

Im Bereich der Kur sind in den nächsten Jahren die größten Herausforderungen:

- geeignetes Fachpersonal zu finden, welches diese verabreichen kann. Andernfalls können die Kneipp-Betriebe nicht mehr als solche agieren und werden ein reines Urlaubs-/Übernachtungsangebot anbieten müssen,
- die Kosten für eine teilweise in die Jahre gekommene Infrastruktur zu bewältigen und sukzessive die Infrastruktur modernisieren,
- Selbstzahler für den Gesundheitstourismus zu akquirieren.

Langfristig soll ein interessantes Angebot für Selbstzahler entstehen mit Angeboten und Veranstaltungen, um in der Gesundheitsstadt einen gesunden Urlaub zu verbringen und Kneipp an seiner Wirkungsstätte kennenzulernen. Auch Familien finden mittlerweile Berücksichtigung. So gibt es gerade in der Ferienzeit Angebote für Kinder. Auch der Allgäu Skyline Park ist eine beliebte Attraktion bei Besuchern."

Dr. med. Peter Schneiderbanger, Facharzt für Allgemeinmedizin, Badearzt und Arzt für Naturheilkunde, berichtet über Anwendungsformen, Heil- und Gegenanzeigen sowie Wirkungsweise der Kneipp-Kur:

„Das einzige ganzheitliche europäische Naturheilverfahren basiert auf den fünf Säulen Hydrotherapie, Bewegungstherapie, Ernährungstherapie, Phytotherapie und Ordnungstherapie.

Die Hydrotherapie, bekannt durch die Wasseranwendungen kann in über 100 verschiedene Varianten verabreicht werden. Neben Güssen, Bädern und Wickeln werden auch Packungen, z. B. heiße Heublumensäcke und Waschungen je nach Indikation verabreicht.

Bei der Bewegungstherapie werden verschiedene Physiotherapieformen verschrieben. Zusätzlich zählen auch aktive Sportarten wie Schwimmen, Radfahren oder Wandern zu den gesundheitsfördernden Maßnahmen.

Durch eine richtige und ausgewogene Ernährung kann positiv auf den Körper eingewirkt und viele Zivilisationskrankheiten können durch eine gezielte Ernährungstherapie behandelt werden.

Die Kraft der Heilpflanzen sorgt als Phytotherapie in Form von Tees, Salben, Badezusätzen oder Säften für Wirkung. Da es hier selten zu Nebenwirkungen kommt, ist der langfristige Einsatz in der Regel problemlos möglich.

Die Ordnungstherapie soll den Patienten Struktur und Ausgeglichenheit geben durch Entspannungstechniken wie Atemtherapie oder Yoga.

Wirkweise

Bei der Kneipp'schen Therapie ist es erklärtes Ziel, einen möglichst langanhaltenden, nachhaltigen positiven Effekt für die Gesundheit zu erzielen, auch im Sinne einer Prophylaxe. Dieser tritt in der Regel erst nach zwei Wochen auf. Aus diesem Grund wird auch ein Kuraufenthalt von mindestens zwei, besser drei Wochen empfohlen.

Die einzelnen Anwendungen werden immer individuell auf die Bedürfnisse des Patienten abgestimmt. Die Kneipp-Therapie wird sowohl präventiv als auch kurativ eingesetzt. Ebenso ist das Kneipp'sche Verfahren erfolgreich bei Nachsorge und Reha-Behandlung einsetzbar. Außerdem gilt auch grundsätzlich: Jede Anwendung ist auch eine Zuwendung.

Indikationen

Alle Herz- Kreislauferkrankungen, Gelenk- und Verschlusserkrankungen, alle Stoffwechselerkrankungen, vor allem Diabetes, Atemwegserkrankungen, Blutdruck, Lipödem, Long- und Post-Covid, rheumatische Beschwerden, Venenleiden, viele Nervenerkrankungen, z. B. Polyneuropathie, Burn-out, Schlafstörungen, Depressionen.

Kontraindikationen

Alle akuten Krankheitszustände, fieberhafte Infekte, bösartige Erkrankungen, instabile Psychosen

Das Einzigartige der Wasserbehandlung ist, dass viele Anwendungen, auch mit einfachsten Mitteln, zu Hause weiter durchgeführt werden können."

4.4.10 Felke-Kurort und Felke-Heilbad

4.4.10.1 Charakteristika

> Ebenso wie Kneipp-Kurorte und -Heilbäder müssen Felke-Kurorte und -Heilbäder **nicht** über spezielle ortsgebundene natürliche Heilmittel verfügen. Voraussetzung für eine Anerkennung als Felke-Kurort oder -Heilbad ist die Möglichkeit der Vermittlung der Prinzipien des Heilverfahrens nach *Emmanuel Felke*, insbesondere muss die Möglichkeit zur Verabreichung von **Lehm**packungen und/oder -bädern bestehen.

4.4.10.2 Ausstattung und Anerkennungsvoraussetzungen

Felke-Kurort

Die Begriffsbestimmungen/Qualitätsstandards für Heilbäder und Kurorte, Luftkurorte, Erholungsorte – einschließlich der Prädikatisierungsvoraussetzungen – sowie für Heilquellen und Heilbrunnenbetriebe des DHV und DTV fordern die Erfüllung der nachfolgenden **Voraussetzungen**, um als Felke-Kurort anerkannt zu werden (DHV/DTV 2024: 106):

- „allgemeine Anerkennungsvoraussetzungen für Heilbäder und Kurorte, Luftkurorte und Erholungsorte sowie die weiteren Anerkennungsvoraussetzungen für hochprädikatisierte Orte,
- Feststellung der medizinisch anerkannten Indikationen (Heilanzeigen) und Kontraindikationen (Gegenanzeigen) durch medizinisch-wissenschaftliche Gutachten,
- Möglichkeit der Vermittlung der Prinzipien des Heilverfahrens nach Felke und der Anwendung von Lehmpackungen,
- Feststellung der gesicherten Qualität von Felke-Kuren durch ein medizinisch-wissenschaftliches Gutachten,
- durch Erfahrung bewährtes Bioklima sowie eine ausreichende Luftqualität,
- Tätigkeit von mindestens einem kassenarztrechtlich zugelassenen Kur- oder Badearzt mit der Zusatzbezeichnung ‚Naturheilverfahren'."

Zusätzlich müssen die nachfolgenden Einrichtungen am Ort dauerhaft vorgehalten werden (DHV/DTV 2024: 106f.):

- „mehrere vollständig auf die artgemäße Durchführung einer kurmäßigen Felke-Therapie eingestellte Einrichtungen,
- Kurpark (ansonsten eine vergleichbare Anlage mit derselben, vollständigen Funktionalität) und ausgedehnte Waldbereiche mit gekennzeichnetem und in notwendigem Umfang für Terrainkuren definiertem Wegenetz,
- Liegewiesen,
- Sportanlagen, Spielangebote,
- mindestens ein Terrainkurweg."

Die Hauptheil- und Gegenanzeigen (Indikationen und Kontraindikationen) sind durch folgende Gutachten festzustellen (vgl. DHV/DTV 2024: 107):

- medizinisch-klimatologisches Gutachten des lokalen Bioklimas bezüglich der Gesundungs- und Erholungsmöglichkeiten mit Festlegung der Indikationen und Kontraindikationen des Ortes (einmalig),
- medizinisch-wissenschaftliches Gutachten zur sachgemäßen Durchführung von Felke-Kuren mit Festlegung der Indikationen und Kontraindikationen des Ortes (einmalig).

Für eine Erstprädikatisierung sind die nachfolgenden wissenschaftlichen Gutachten erforderlich (vgl. DHV/DTV 2024: 107):

- Bioklimatisches Gutachten in Form einer vereinfachten Klimaanalyse, welches eine Bioklimatische Beurteilung enthält.
- Luftqualitätsgutachten mit normalen Anforderungen, welches eine Luftqualitätsbeurteilung enthält.

Im Zuge einer Reprädikatisierung sind folgende wissenschaftliche Gutachten erforderlich (vgl. DHV/DTV 2024: 107):

- Bioklimatische Beurteilung (alle zehn Jahre). Wenn aufgrund einer Bioklimatischen Beurteilung Zweifel an der Eignung bestehen, dann ist ein Bioklimatisches Gutachten in Form einer vereinfachten Klimaanalyse indiziert.
- Luftqualitätsbeurteilung (alle zehn Jahre). Wenn aufgrund einer Luftqualitätsbeurteilung Zweifel an der Eignung bestehen, dann ist ein Luftqualitätsgutachten mit normalen Anforderungen indiziert.

Felke-Heilbad

Hinsichtlich der Feststellung der Hauptheil- und Gegenanzeigen gelten die gleichen Vorgaben wie für Felke-Kurorte. **Zusätzlich** zu den genannten Voraussetzungen für die Anerkennung als Felke-Kurort sind für die Anerkennung als Felke-Heilbad die nachfolgenden **Voraussetzungen** zu erfüllen (vgl. DHV/DTV 2024: 108 f.):

- ein mehrjähriges unbeanstandetes Bestehen als Felke-Kurort,
- Möglichkeit der psychologischen Begleitung der Kurgäste,
- Leistungsangebote für aktivierende Behandlungsformen, wie Bewegungstherapie, Physiotherapie, Sporttherapie. Ergänzende Leistungsangebote zur artgerechten Durchführung einer kurmäßigen Felke-Therapie,
- Übungs- und Ruheräume für Entspannungstherapiekonzepte,
- Räumlichkeiten, Ausstattung und Personal zur Vermittlung und ggf. praktischen Einübung indikationsbezogener Ernährungs- und Diätprogramme,
- Haus des Gastes (ansonsten eine vergleichbare Einrichtung mit derselben, vollständigen Funktionalität) als Kommunikations-, Informations- und Schulungszentrum für die Kurgäste, dabei kann sich die Bezeichnung auch auf eine Einheit mehrerer Gebäude beziehen, wenn ein räumlicher Zusammenhang gewährleistet ist. Internetplätze oder -anschlüsse sind wesentlicher Bestandteil eines Kommunikationsraumes,
- bei Erstprädikatisierung ein Bioklimatisches Gutachten in Form einer Standard-Klimaanalyse, welches eine Bioklimatische Beurteilung enthält,
- bei Erstprädikatisierung ein Luftqualitätsgutachten mit erhöhten Anforderungen, welches eine Luftqualitätsbeurteilung enthält,

- bei Reprädikatisierung alle zehn Jahre ein Luftqualitätsgutachten mit erhöhten Anforderungen, welches eine Luftqualitätsbeurteilung enthält.

4.4.10.3 Felke-Kurorte und -Heilbäder in Deutschland

Neben dem ersten Felke-Heilbad in Bad Sobernheim gibt es derzeit in Deutschland keine weiteren Felke-Kurorte oder -Heilbäder.

4.4.10.4 Beispiel Felke-Heilbad Bad Sobernheim

Die in Rheinland-Pfalz (Landkreis Bad Kreuznach) an der Nahe gelegenen Felkestadt Bad Sobernheim ist das einzige Felke-Heilbad und überhaupt der einzige Ort in Deutschland, in dem die Felke-Therapie kurmäßig angewendet wird.

Bereits 1907 hat der ehemalige Felke-Patient *Andres Dhonau* dort einen *Felke-Jungborn* eröffnet. 1915 zog der Begründer der Kur, *Emanuel Felke* nach Sobernheim und entwickelte dort seine Kur weiter. Seine Anwendungen erfreuten sich eines regen Zuspruchs, was nicht nur in den Therapieerfolgen begründet war, sondern auch durch die Tatsache, dass er die meisten seiner Patienten ohne Entgelt behandelte. Dies mag auch dazu beigetragen haben, dass *Felke*, als er 1926 in Sobernheim verstarb er, recht verarmt war (vgl. SOMMER/UHLENBRUCK 2003: 176).

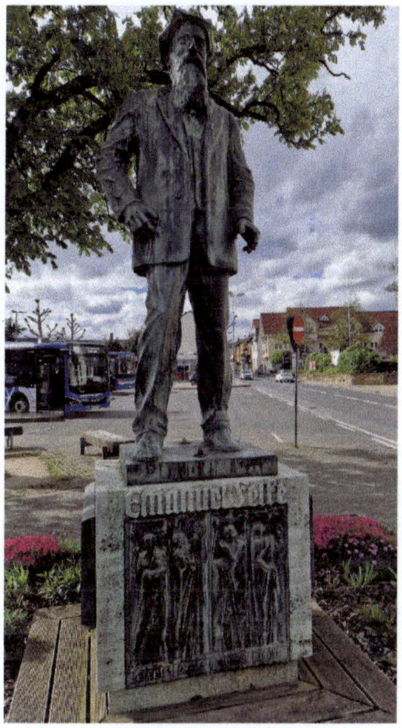

Abb. 41: Felke-Denkmal in Bad Sobernheim

Seine Therapie wurde danach über Generationen fortgeführt und weiterentwickelt, v. a. nach Ende des ersten Weltkrieges kamen weitere Kuranstalten hinzu, die z. T. noch heute in bereits dritter oder vierter Generation bestehen.

Nach Beschlagnahmungen der Kuranstalten zunächst während des Zweiten Weltkrieges durch die Wehrmacht und nach Kriegsende durch französische Truppen nahm der Kurbetrieb in den 1950er Jahren wieder an Fahrt auf. Der Kurbetrieb in Sobernheim entwickelte sich positiv, 1989 erfolgte die Anerkennung als Heilbad und seit 1995 führt die Stadt den Namenszusatz Bad.

Nachdem als Folge der Gesundheitsreform ab 1996 die Zahl der verordneten Kuren stark zurückging, orientierten sich die verbliebenen privat geführten Anbieter neu und offerieren seither neben der Felke-Kur i. e. S. auch Gesundheits-, Wellness- oder Sportangebote moderner Prägung.

Heute zählt die Stadt 6.500 Einwohner, der Tourismus zählt zu den wichtigen Wirtschaftsfaktoren. Im Angebot sind 1.058 Gästebetten in sieben Betrieben, 2023 verbuchte Bad Sobernheim 24.355 Gästeankünfte und 141.364 Übernachtungen (in gewerblichen Betrieben ab zehn Betten). Deutlich mehr als die Hälfte der Gästebetten werden in den Kur- bzw. Wellnesshotels und der Klinik angeboten.

Die → Tabelle 57 fasst die heute in Bad Sobernheim vorgehaltenen kurörtlichen Einrichtungen und Angebote zusammen, wobei anzumerken ist, dass Gesundheits- und Wellnessangebote im Vordergrund stehen:

Prädikatisierung	Felke-Heilbad
Heilmittel	• Lehm • Wasser • Licht • Luft
Anwendungen	• Anwendungen nach Felke (Lehmbäder (als Kaltbäder) und -packungen) • Sitzbäder und Sitzreibebäder • Freiluftübungen • Heilfasten nach Buchinger
Kur- und Gesundheitseinrichtungen	• Einrichtungen der Felke-Kur wie Innen- und Freiluftlehmbäder, Licht- und Luftbäder und Erholungsparke finden sich bei den Objekten der jeweiligen Anbieter • Barfußpfad (3,5 km) • Felke-Heil- und Aktivwald
Kliniken/ Sanatorien/ Heilanstalten	• Asklepios Katharina-Schroth-Klinik (keine Felke-Therapie, sondern Schwerpunkt Skoliose) • BollAnt's Spa im Park • Kurhaus am Maasberg • Menschels Vitalresort
Badeärzte	3
Wellness-Hotels	3

Tab. 57: Kurörtliche Einrichtungen und Angebote in Bad Sobernheim

Anke Wiechert, Direktorin des Heimatmuseums Bad Sobernheim, skizziert die touristischen Rahmenbedingungen:

„Zu Beginn des 20. Jh. begann sich die kurörtliche Infrastruktur in Bad Sobernheim zu entwickeln: 1907 wurde mit dem Kurhaus Dhonau die erste Felke-Einrichtung eröffnet, diese besteht als BollAnts Spa im Park noch heute. Es folgten 1924 das Felke Erholungsheim am Maasberg (heute Hotel Maasberg Therme) und 1928 das Felke-Jungborn Menschel (heute Menschels Vitalresort), 1961 eröffnete die Katharina-Schroth-Klinik. In dieser erfolgt jedoch keine Therapie nach Felke, sondern die Klinik ist auf die Behandlung der Wirbelsäulenkrankheit Skoliose spezialisiert.

Das Alleinstellungsmerkmal von Bad Sobernheim besteht darin, dass es sich um das einzige Felke-Heilbad in Deutschland handelt.

Sämtliche Kureinrichtungen befinden sich in privater Trägerschaft, es gibt keine sich in öffentlicher Hand befindende Kureinrichtung.

Das in den privat geführten Felke-Kureinrichtungen vorgehaltene Angebot wird u. a. ergänzt durch das kulturelle Angebot seitens der Stadt Bad Sobernheim, wie z. B. der Mattheiser Sommer-Akademie (Klassikfestival, alle zwei Jahre), dem FeelGoodDay, dem Innenstadtfest und der Johanniskirmes, um nur einige Beispiele zu nennen.

Im Jahr 2019 hat sich Bad Sobernheim auf den Weg gemacht, die Stadtmarke „Bad Sobernheim – DIE Felkestadt" zu etablieren, zu stärken und zu profilieren. Eine Teilzeitstelle für das Stadtmarketing/Öffentlichkeitsarbeit wurde eingerichtet und in verschiedenen partizipativ durchgeführten Workshops wurden die Bürger befragt, was die Felkestadt, auch fernab der touristischen Konzeption ausmacht. Hierbei wurden unter breiter Beteiligung der Öffentlichkeit drei Kernbotschaften herausgearbeitet, die die Grundlage für einen zu entwickelnden Maßnahmenkatalog bilden, der nachstehende kurz-, mittel- und langfristige Ziele beinhaltet:

1. ein einzigartiges Gesundheits- und Wellness-Angebot,
2. ein einzigartiges Naturerlebnis im Herzen des Nahelandes,
3. Genuss und Kultur in historischem Ambiente."

Dr. med. Matthias Menschel, Facharzt für Allgemeinmedizin und Naturheilverfahren, leitet seit dem Jahr 2000 die Arztpraxis in dem in dritter Generation familiengeführten Hotel Menschels Vitalresort und berichtet über Entwicklung, Anwendungsformen, Heil- und Gegenanzeigen sowie Erfolge der Felke-Kur:

„Der großartige Naturheilkundler Pastor Emanuel Felke fügte den natürlichen Heilelementen Licht, Luft und Wasser das Element Lehm hinzu und stellte die „heilende Erde" in das Zentrum seiner ganzheitlichen Therapie.

Wissenschaftliche Studien haben in den letzten Jahren die Wirksamkeit der Felke-Kur wiederholt bestätigt, besonders auch in Verbindung mit der wohltuend reinigenden Wirkung des Heilfastens. Die Felke-Kur trägt zu einem deutlich messbaren Abbau von gesundheitlichen Risikofaktoren bei. Überhöhte Cholesterin-, Harnsäure- und Leberwerte sinken, krankhafte Blutdruckwerte normalisieren sich. Auch eine enorme Stimulierung des Immunsystems um das Zwei- bis Dreifache konnte wissenschaftlich nachgewiesen werden.

Die heilende Lehmheilerde gewinnen wir aus unseren eigenen Vorkommen. Die wohltuende Schwere des Lehms aktiviert Stoffwechsel, Verdauung und Lymphsystem. Mit Lehm bedeckte Haut kann Säuren abgeben und entgiften. Einfach ins Lehmbad setzen, danach an der frischen Luft antrocknen lassen, kurz abrubbeln und der Guss zum Abspülen bringt den Kreislauf in Schwung und stärkt das Immunsystem. Die Lehmpackungen werden lokal je nach Indikation kalt oder warm auf Körperregionen aufgetragen, die Beschwerden verursachen. Eine serielle Abfolge der Anwendungen (mindestens eine Woche, besser zwei bis drei Wochen) ist wichtig, um Beschwerden nachhaltig zu bessern.

Die sanfte Kraft des Wassers dient seit jeher vielen Kulturen zur Steigerung der körperlichen Vitalität. Die Gäste erfrischen und erholen sich beim morgendlichen Sitzreibebad, im Luftbadepark und im Naturschwimmteich mit klarem Brunnenwasser.

Luft ist das Lebenselixier des Menschen. Luftbaden in den weiten Parks und die Bewegung in der Natur sind ein ideales Training für den ganzen Körper. Die klare Luft des Nahetals entspannt und aktiviert so neue Energiepotenziale für die Anforderungen von Beruf und Freizeit.

Die Kraft der Sonne wirkt positiv auf das vegetative Nervensystem des Menschen. Gut dosiertes Sonnenbaden bringt messbar positive Impulse für Stimmung, Grundumsatz und Atmung.

Gelenk- und Wirbelsäulenbeschwerden, Krampfadern, Übersäuerung des Gewebes, Hauterkrankungen, Verdauungsbeschwerden, Infektanfälligkeit, Erschöpfungszustände, Wechseljahrbeschwerden sind einige der vielen Indikationen einer Felke-Kur. Diese eignet sich sehr gut zum Entschleunigen und Runterkommen, im wahrsten Sinne des Wortes zum Erden, von einem hektischen Alltag in einer schnelllebigen, leistungsorientierten Gesellschaft.

Gegenanzeigen sind akute Infektionen, fortgeschrittene, schwere organische Erkrankungen und ausgeprägte Schwächezustände."

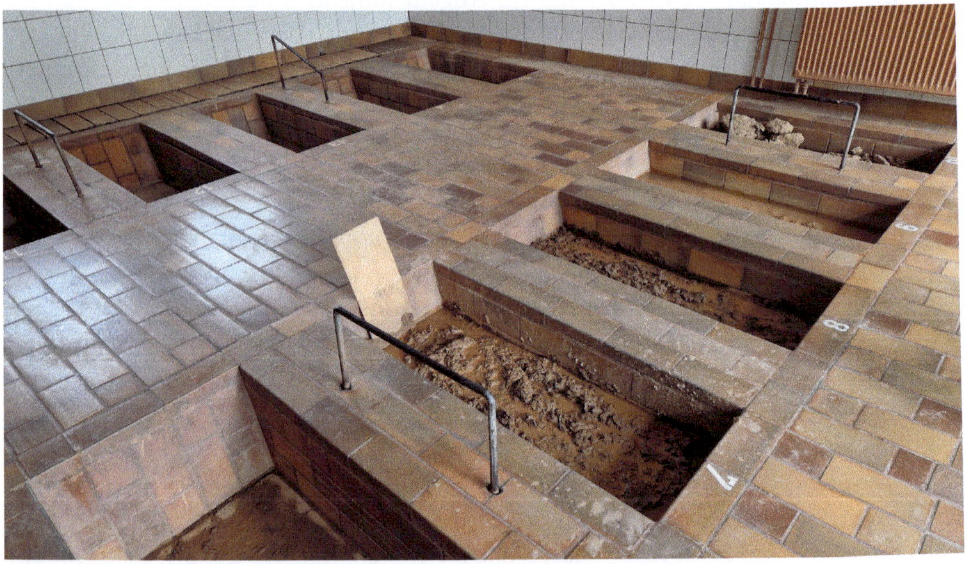

Abb. 42: Lehmbäder in Bad Sobernheim: Menschels Vitalresort

Bereits in vierter Generation wird das Hotel Maasberg Therme geführt. Das Stammhaus wurde 1924 in Anwesenheit von *Emanuel Felke* als Felke-Erholungsheim am Maasberg eröffnet. *Dr. med. Petra Sommer*, seit 1996 leitende Ärztin im Kurhaus am Maasberg berichtet über Entwicklung, Anwendungsformen, Heil- und Gegenanzeigen sowie Erfolge der Felke-Kur:

„Im Jahr 1995 erhielt ich vom Institut für Immunbiologie der Universität zu Köln den Auftrag, eine Studie mit der Fragestellung ‚Welchen Einfluss hat eine Kur auf das zelluläre Immunsystem?' zu betreuen. Aufgrund bereits vorhandener Erkenntnisse aus der Salutogenese und anderen immunologischen Studien, die sportliche Betätigung, Kaltwasseranwendungen und basische Ernährung als gesundheitsfördernd identifizieren, wurde eine Kurform gesucht, die diese Aspekte besonders berücksichtigt.

Nach Festlegung des Studienablaufs wurden von August bis November 351 Patienten untersucht, die einen zwei- bis vierwöchigen Kuraufenthalt in einem Felke-Kurhaus in Bad Sobernheim absolvierten. Zu Beginn der Kur wurden verschiedene Gesundheitsuntersuchungen durchgeführt, darunter Blutdruckmessungen, Lungenfunktionstests, Puls, sowie Messungen von Größe und Gewicht. Zudem wurde der etablierte Immignost-Test zur Bestimmung des zellulären Immunsystems angewendet. Ein Fragebogen erfasste allgemeine Gesundheitsdaten, sportliche Aktivitäten, Schlafverhalten und psychische Befindlichkeit. Während der Kur nahmen die Patienten an unterschiedlichen therapeutischen Maßnahmen teil. Am Ende der Kur wurden die gleichen diagnostischen Verfahren wie zu Beginn wiederholt, insbesondere der immunologische Immignost-Test. Ein weiterer Fragebogen erfasste die Erfahrungen und Wahrnehmungen der Patienten während des Kuraufenthaltes, inklusive der therapeutischen Anwendungen.

Im Vergleich zur Kontrollgruppe, bestehend aus 71 Probanden, die innerhalb von 14 Tagen zweimal untersucht wurden und deren Werte weitgehend unverändert blieben, zeigte die Patientengruppe signifikante Verbesserungen in den Blutdruck-, BMI-, Lungenfunktions- und Pulswerten. Besonders hervorzuheben ist die signifikante Steigerung des Immunparameters, der bei den Männern von 5,18 auf 10,49 und bei den Frauen von 3,63 auf 8,51 anstieg.

Die Studie zeigte auch, dass einige therapeutische Maßnahmen, wie beispielsweise die Lehmanwendungen, eine stärkere positive Wirkung auf die untersuchten Immunparameter hatten als andere.

Diese Ergebnisse sowie die Begegnung mit Menschen, deren Vorfahren aus Dankbarkeit zu Pastor Felke alles aufgegeben hatten, um in Bad Sobernheim ein Kurhaus zu errichten, und Patienten, die seit über 50 Jahren regelmäßig eine Felke-Kur machen und begeistert von deren Wirkung berichteten, haben mich dazu bewogen, meine ärztliche Tätigkeit an meinem Heimatort aufzugeben. Seitdem arbeite ich als Kurärztin im Kurhaus am Maasberg in Bad Sobernheim – und das bis heute."

5 Kurformen

Seit dem Jahr 2000 wird der Begriff der Kur im Sozialgesetzbuch (SGB) nicht mehr verwendet, ist jedoch gleichwohl Bestandteil des täglichen Sprachgebrauchs. Statt Kur spricht der Gesetzgeber nunmehr allgemein von **medizinischen Leistungen**.

Bei den Kurformen kann zwischen **Vorsorge- und Rehabilitationsleistungen** unterschieden werden, die in **ambulanter** und in **stationärer Form** ausschließlich in staatlich anerkannten Kurorten und Heilbädern durchgeführt werden. Hinzu kommen die **Anschlussrehabilitation**, die **Mutter-/Vater-Kind-Maßnahme** und die durch eine hohe Therapiedichte gekennzeichnete **Kompaktkur**.

Die → Tabelle 58 zeigt die Grundformen der medizinischen Kur:

Kurform	Kurziel	Dauer	Beantragungsrhythmus	Rechtsgrundlagen	Kostenträger	Kostenübernahme	Zuzahlung/ Eigenanteil des Kurgastes
ambulante Vorsorgeleistung	• Erkrankungen verhüten • Verschlechterung vermeiden • Hilfe zur Selbsthilfe geben • Pflegebedürftigkeit vermeiden	3 Wochen	3 Jahre	SGB V § 23 SGB V § 61 SGB V § 111	• gesetzliche oder private Krankenkasse bzw. -versicherung	kurärztliche Leistungen zu 100 % Heilmittel zu 90 % ggf. Zuschuss von max. 16,- €	10 € Zuzahlung pro Tag 10 € Zuzahlung pro Verordnung
stationäre Vorsorgeleistung		3 Wochen	4 Jahre			vollständige Kostenübernahme	10 € Zuzahlung pro Tag
ambulante Rehabilitationsleistung	• Abmilderung von Folgen einer bestehenden Krankheit • Wiedererlangung verlorengegangener Funktionen • Wiedererlangung bzw. Sicherung der Erwerbsfähigkeit • Abwendung von Pflegebedürftigkeit oder Behinderung	20 Behandlungstage	4 Jahre	SGB V § 11 SGB V § 40 SGB V § 275 SGB VI § 9 SGB VI § 10 SGB VI § 11 SGB IX § 8 SGB IX § 20 SGB IX § 37 SGB XI § 72	• Krankenkasse bzw. -versicherung • Rentenversicherung • Unfallversicherung • ggf. weitere Kostenträger	vollständige Kostenübernahme	10 € Zuzahlung pro Behandlungstag
stationäre Rehabilitationsleistung		3 Wochen	4 Jahre				10 € Zuzahlung pro Tag
ambulante Anschlussrehabilitation	• Abmilderung von Folgen einer bestehenden Krankheit • Wiedererlangung verlorengegangener Funktionen • Wiedererlangung bzw. Sicherung der Erwerbsfähigkeit	20 Behandlungen	entfällt	SGB V § 39 SGB V § 40 SGB V § 111 SGB VI § 9 SGB IX § 5	• Krankenkasse bzw. -versicherung • Rentenversicherung	vollständige Kostenübernahme	10 € Zuzahlung pro Behandlungstag, wenn die Leistung von der Krankenkasse, bzw. -versicherung übernommen wird

stationäre Anschluss-rehabilitation	• Abwendung von Pflegebedürftigkeit oder Behinderung	3 Wochen	entfällt	SGB V § 39 SGB V § 40 SGB V § 275 SGB VI § 9 SGB IX § 5			10,- € Zuzahlung pro Tag
Mutter-/Vater-Kind-Maßnahme	• Hilfe für den Elternteil bei der Bewältigung mütter-/väterspezifischer psychosozialer Problemsituationen und familiärer Belastungen	3 Wochen	4 Jahre, wenn der Elternteil aufgrund der familiären Situation erneut gesundheitlich belastet oder gefährdet ist.	SGB V § 23 SGB V § 24 SGB V § 27 SGB V § 40 SGB V § 41 SGB V § 61 SGB V § 111	Krankenkasse bzw. -versicherung	vollständige Kostenübernahme	10,- € Zuzahlung pro Tag
Kompaktkur	• Indikationsspezifische symptombezogene Behandlung • Bewältigung chronischer Krankheiten im Alltag • Hilfe zur Selbsthilfe im Alltag	3 Wochen	3 Jahre	SGB V § 23 SGB V § 61 SGB V § 111 Kurarztvertrag § 4	gesetzliche oder private Krankenkasse bzw. -versicherung	kurärztliche Leistungen zu 100 % Heilmittel zu 90 % ggf. Zuschuss von max. 16,- € pro Tag oder 100,- € für die gesamte Dauer der Kur	10 % Eigenanteil an den Heilmitteln 10,- € Zuzahlung pro Verordnung

Tab. 58: Grundformen der medizinischen Kur

5.1 Ambulante und stationäre Leistungen

Der grundlegende Unterschied zwischen ambulanten und stationären Kurformen liegt zum einen in der Gestaltungsfreiheit des Aufenthaltes (z. B. freie Wahl der Unterkunft bzw. Verbleib am Wohnsitz bei ambulanten und Unterbringung in einer zugewiesenen Kurklinik bei der stationären Kur) und zum anderen in der Kostenübernahme (geringere Kostenübernahme durch die Krankenkassen bzw. privaten Krankenversicherungen bei der ambulanten im Vergleich zur stationären Kur).

„Wenn Leistungen der ambulanten Rehabilitation nicht ausreichen, kann die Krankenkasse die erforderliche Rehabilitation mit Unterkunft und Verpflegung in einer stationären Rehabilitationseinrichtung durchführen" (VDEK 2024), es gilt der Grundsatz **ambulant vor stationär**.

An dieser Stelle sei darauf hingewiesen, dass sich die nachfolgenden Ausführungen hinsichtlich der Kostenübernahme i. d. R. auf die Kostenübernahme durch die **gesetzlichen Krankenkassen** (auch die zur gesetzlichen Krankenversicherung zählenden sog. Ersatzkassen, die Innungskrankenkassen, Betriebskrankenkassen, Allgemeinen Ortskrankenkassen, die Sozialversicherung für Landwirtschaft, Forsten und Gartenbau sowie die Knappschaft), die gesetzliche Rentenversicherung oder die gesetzliche Unfallversicherung beziehen. Bei diesen sind die meisten Vorsorge- und Rehabilitationsleistungen sowie Mutter-/Vater-Kind-Maßnahmen im Leistungskatalog als **Pflichtleistung** enthalten. Bei den **privaten Krankenversicherungen** gibt es diese generelle Leistungspflicht in dieser Form nicht, jedoch sind in vielen Tarifen Vorsorge- und Rehabilitationsmaßnahmen enthalten. Die jeweiligen Kostenübernahmen sind hier nicht gesetzlich, sondern vertraglich (gewählter Versicherungstarif) geregelt. Für Beamte sind darüber hinaus die Leistungen der Beihilfe, des eigenständigen Krankenversicherungssystems für Beamte und Richter, relevant.

Weiterhin sei darauf hingewiesen, dass hier nur eine grobe Übersicht dargeboten werden kann. Detailliertere Ausführungen finden sich in den Versicherungs- und Leistungsbedingungen der Kostenträger, in den Versicherungstarifen sowie in den einschlägigen Gesetzen, wie z. B. den Sozialgesetzen, dem Bundesurlaubsgesetz oder dem Entgeltfortzahlungsgesetz.

5.2 Vorsorge- und Rehabilitationsleistungen

Der grundlegende Unterschied zwischen Vorsorge- und Rehabilitationsleistungen besteht im Zeitpunkt der Inanspruchnahme.

5.2.1 Vorsorgeleistungen

Vorsorgeleistungen dienen dem Zweck, eine Krankheit **im Vorwege** zu verhüten, die Verschlechterung eines bestehenden Krankheitsbildes zu verhindern bzw. hinauszuzögern und dem Patienten eine Hilfe zur Selbsthilfe zum Leben im Alltag zu geben. Vorsorgeleistungen werden verordnet, wenn eine ärztliche Betreuung am Wohnort nicht hinreichend ist, aufgrund anderer Umstände nicht möglich ist oder die Therapiemöglichkeiten am Wohnort ausgeschöpft sind.

> Die Kosten für Vorsorgeleistungen werden ausschließlich durch die gesetzlichen Krankenkassen (als Pflichtleistung) bzw. – soweit vertraglich vorgesehen – durch die privaten Krankenversicherungen, durch entsprechende Zusatzversicherungen oder bei ausgewiesener Beihilfefähigkeit ggf. durch die Beihilfe ganz oder in Teilen übernommen.

Generell können Krankenkassen und -versicherungen auch die Kosten für Vorsorgekuren in geprüften Kur-Einrichtungen im europäischen Ausland übernehmen. Näheres hierzu findet sich in den „gemeinsamen Empfehlungen der Spitzenverbände der Krankenkassen zu leistungsrechtlichen Umsetzungsfragen, hier: Vorsorge- und Rehabilitationsleistungen im Ausland des Verbands der Ersatzkassen“ (vgl. VDEK 2005). Die Notwendigkeit von Behandlungen im Ausland ist nach SGB V § 275 Abs. 2 grundsätzlich durch den **Medizinischen Dienst** zu überprüfen.

Medizinische Vorsorgeleistungen sind im SGB V in § 23 geregelt.

5.2.2 Rehabilitationsleistungen

Rehabilitationsleistungen unterstützen den Patienten **nach einer Krankheit** oder **nach einem Krankenhausaufenthalt** im Gesundungsprozess und sollen helfen, alltagsrelevante Einschränkungen oder eine Chronifizierung der Erkrankung zu vermeiden und ggf. den Wiedereinstieg in eine Erwerbstätigkeit zu ermöglichen. Die Rehabilitationsleistungen werden in die **berufliche** und die **medizinische Rehabilitation** unterschieden.

5.2.3 Berufliche Rehabilitation

Die berufliche Rehabilitation hat keine medizinische Ausrichtung und ist daher streng genommen nicht Bestandteil des Kurwesens, kann aber durchaus Bestandteil einer umfassenden medizinischen Rehabilitationsmaßnahme sein. Die berufliche Rehabilitation richtet sich an Personen, die aus gesundheitlichen Gründen ihren Beruf nicht mehr ausüben können. Kostenträger sind die gesetzliche Rentenversicherung, die Bundesagentur für Arbeit oder die gesetzliche Unfallversicherung.

Es handelt sich nicht um medizinische Therapien, sondern um sog. **Leistungen zur Teilhabe am Arbeitsleben** wie z. B. die Erweiterung beruflicher Kenntnisse, Aus- und Weiterbildung oder Unterstützung bei der Aufnahme einer selbständigen Tätigkeit. Ziele sind der Erhalt der Erwerbsfähigkeit und die Eröffnung neuer Berufschancen. Dies spiegelt sich auch in der Dauer der Maßnahmen wider: Im Gegensatz zu den i. d. R. drei Wochen dauernden medizinischen Maßnahmen werden die Leistungen der beruflichen Rehabilitation für den zur Erreichung des Rehabilitationsziels erforderlichen bzw. allgemein üblichen Zeitraum bewilligt. Die Kosten der Leistungen der beruflichen Rehabilitation werden von den zuständigen Kostenträgern vollständig übernommen, es sind seitens des Teilnehmers keine Zuzahlungen zu leisten.

Berufliche Rehabilitationsleistungen sind im SGB IX § 49 geregelt.

5.2.4 Medizinische Rehabilitation

Die medizinische Rehabilitationsleistung soll dazu beitragen, dass der Betroffene seinen Platz in Familie, Beruf und Gesellschaft wieder besser ausfüllen kann und diesen dabei unterstützen, „trotz der krankheitsbedingten Beeinträchtigungen weitgehend selbstständig leben und am gesellschaftlichen Leben teilhaben zu können. Dazu gehört auch, Pflegebedürftigkeit abzuwenden oder zu mindern“ (VDEK 2024).

Sonderformen der medizinischen Rehabilitationsleistungen sind z. B. die Kinderrehabilitation (für Kinder und Jugendliche unter 18 Jahren, geregelt in SGB VI § 15a sowie in der Gemeinsamen Richtlinie der Träger der Rentenversicherung nach § 15a Absatz 5 Satz 1 SGB VI für Leistungen zur Kinderrehabilitation) oder die geriatrische Rehabilitation (für über 70-jährige, multimorbide Patienten, geregelt in SGB V § 40 Abs. 3).

Medizinische Rehabilitationsleistungen sind grundsätzlich im SGB V § 40 geregelt.

Die Bundesarbeitsgemeinschaft für Rehabilitation e. V. (BAR) hat die Voraussetzungen, Anforderungen, Ziele, Angebote, Maßnahmen zur Qualitätssicherung sowie die personelle, räumliche und apparative Ausstattung für die Rehabilitationseinrichtungen in den „Rahmenempfehlungen für die ambulante und stationäre medizinische Rehabilitation“ festgelegt (vgl. BUNDESARBEITSGEMEINSCHAFT FÜR REHABILITATION 2021).

Wenn die Behandlung einer Krankheit nach dem allgemein anerkannten Stand der medizinischen Erkenntnisse ausschließlich im Ausland möglich ist, können die Kostenträger auch die Kosten für Rehabilitationskuren in geprüften Kur-Einrichtungen im europäischen Ausland (EU sowie EWR) übernehmen.

Rehabilitationsleistungen für Mütter und Väter können nicht im Ausland durchgeführt werden.

Grundsätzlich gilt für Personen, die erwerbstätig sind, der Leitsatz **Reha vor Rente**, d. h. die körperliche Leistungsfähigkeit und damit die Erwerbsfähigkeit sollen wiederhergestellt werden (das Wort Rehabilitation ist aus der lateinischen Umschreibung für Wiederbefähigung abzuleiten), um eine durch verminderte Erwerbsfähigkeit oder Erwerbsunfähigkeit bedingte Frühverrentung zu vermeiden. Patienten „mit akuten oder chronischen Erkrankungen sollen wieder an Ihren Arbeitsplatz zurückkehren oder in einen anderen Beruf einsteigen können. Eine Rehabilitation der Rentenversicherung kann sich im Einzelfall von einer medizinischen Leistung über die Umschulung bis hin zur Wiedereingliederung in das Erwerbsleben erstrecken“ (DRV 2024d).

Im Fall einer von der Deutschen Rentenversicherung als Kostenträger übernommenen Rehabilitationsmaßnahme ist der Patient zur **aktiven Mitwirkung** verpflichtet. Kommt dieser seiner „Mitwirkungspflicht jedoch nicht nach und gefährde[t] damit [seine] Erwerbsfähigkeit beziehungsweise den Erfolg der Rehabilitation, können Sozialleistungen – beispielsweise eine Rente wegen Erwerbsminderung – im äußersten Fall versagt oder entzogen werden“ (DRV 2024c: 9).

Bei medizinischen Rehabilitationsleistungen können die Kosten, abhängig von der Person des Versicherten und von den die Rehabilitationsmaßnahme begründenden Ursachen, durch unterschiedliche **Kostenträger** übernommen werden (vgl. DRV 2024b; KASSENÄRZTLICHE BUNDESVEREINIGUNG 2018: 7):

- **gesetzliche oder private Krankenkasse bzw. private Krankenversicherung**: bei Altersrentnern, bei Müttern und Vätern (sofern der mutter- bzw. vaterspezifische Kontext im Vordergrund steht), bei Kindern und Jugendlichen (wenn dies medizinisch notwendig ist),
- **gesetzliche Rentenversicherung**: wenn bei Berufstätigen die Erwerbsfähigkeit gefährdet ist,
- **gesetzliche Unfallversicherung**: wenn die Maßnahme aufgrund eines Arbeits- oder Berufsunfalls oder einer Berufskrankheit erforderlich ist,
- ggf. **weitere Kostenträger** wie z. B. Jugendhilfeträger, Sozialhilfeträger,
- privat abgeschlossene **Zusatzversicherungen**.

> „Die Krankenkassen sind immer dann für die Rehabilitation zuständig, wenn keine andere Sozialversicherung, z. B. die Rentenversicherung (bei den meisten erwerbsfähigen Personen), Träger einer Leistung zur medizinischen Rehabilitation ist“ (VDEK 2024).

Bei Maßnahmen für Kinder und Jugendliche sowie zur onkologischen (durch Krebserkrankungen bedingten) Nachsorge bei Rentnern besteht grundsätzlich Gleichrangigkeit zwischen Renten- und Krankenversicherung. Generell klären die Kostenträger ihre jeweilige Zuständigkeit untereinander. Ist die beantragte Leistung beihilfefähig, ist ggf. auch eine anteilige Kostenübernahme durch die Beihilfe möglich.

Im Jahr 2021 sind von den 900.000 der durch die Deutschen Rentenversicherung übernommenen Rehabilitationskuren für Männer 37 % aufgrund orthopädischer und 14 % aufgrund psychischer Erkrankungen durchgeführt worden, bei den Frauen waren es 36 % bzw. 22 % (vgl. STIFTUNG WARENTEST 2024).

5.3 Ambulante und stationäre Vorsorgeleistungen

5.3.1 Ambulante Vorsorgeleistung

Bei der ambulanten Vorsorgeleistung (früher als offene Badekur bezeichnet) sucht sich der Kurgast den Kurort (indikationsspezifisch, in Absprache mit dem die Kuranwendungen verordnenden Arzt und der gesetzlichen Krankenkasse bzw. privaten Krankenversicherung), die Unterkunft (z. B. Hotel, Pension, Ferienwohnung, Campingplatz), die täglichen Verpflegungsmöglichkeiten sowie die Anreiseart selbst aus und trägt auch die entsprechenden Kosten. Befindet sich der Kurort in der Nähe des Wohnortes, kann der Kurgast nach den täglichen Anwendungen wieder nach Hause fahren, die Kosten für die Unterkunft entfallen dann.

Die ambulanten Vorsorgeleistungen sind im SGB V § 23 geregelt.

Dauer

Die Regeldauer der ambulanten Vorsorgeleistung beträgt **drei Wochen**, es sei denn, eine Verlängerung ist aus medizinischen Gründen dringend erforderlich.

Kostenübernahme

Das SGB V regelt in § 23 Abs. 2 die ambulanten Vorsorgeleistungen:

Die Kosten für die **kurärztlichen Leistungen** werden **vollständig**, die für die zur Anwendung kommenden **Heilmittel** zu **90 %** von den gesetzlichen Krankenkassen als Pflichtleistung bzw. – soweit vertraglich vereinbart – durch die privaten Krankenversicherungen übernommen.

Hinzu kommt eine vom Patienten zu leistende Zuzahlung in Höhe von 10,- Euro für die Kurverordnung (die auch mehrere Anwendungen umfassen kann).

Wenn vertraglich vorgesehen, gewährt die Krankenkasse dem Kurgast für die Kosten für An- und Abreise, Unterkunft, Verpflegung, Kurabgabe etc. einen **Zuschuss** in Höhe von max. 16,- Euro (für chronisch kranke Kleinkinder bis zu 5 Jahren max. 25,- Euro) pro Tag. Die Qualität der gesamten Rahmenbedingungen der Kur mit Ausnahme der medizinischen Leistungskomponenten wird somit auch von der Ausgabebereitschaft des Kurgastes, z. B. für die Unterkunft, bestimmt.

Übersteigen die Zuzahlungen zwei % der jährlichen Einkünfte des Versicherten (bei chronisch Kranken ein %), kann sich dieser für den Rest des Jahres von den Zuzahlungen befreien lassen.

Beantragungsrhythmus

Eine Beantragung ist alle **drei Jahre** möglich, es sei denn, eine vorzeitige Leistung ist aus medizinischen Gründen dringend erforderlich.

Anrechnung von Erholungsurlaub für Arbeitnehmer

Für die ambulante Vorsorgeleistung wird keine Krankmeldung o. Ä. ausgestellt. Falls sich ein gesunder Kurgast in einem Beschäftigungsverhältnis befindet, ist für die Kurdauer **Erholungsurlaub** beim Arbeitgeber zu beantragen.

Möchte jedoch ein bereits gesundheitlich beeinträchtigter, aber kurfähiger Kurgast zur Wiedererlangung der Gesundheit eine ambulante Vorsorgekur antreten, kann ggf. aufgrund der Krankheitssymptome vom behandelnden Arzt eine Arbeitsunfähigkeitsbescheinigung (nicht aufgrund der Kur per se, sondern aufgrund der Krankheitssymptome) ausgestellt werden. In diesem Falle wäre kein Erholungsurlaub beim Arbeitgeber zu beantragen.

Nähere Hinweise hierzu finden sich im Bundesurlaubsgesetz sowie im Entgeltfortzahlungsgesetz.

5.3.2 Stationäre Vorsorgeleistung

Ist eine ambulante Leistung aufgrund der Schwere der Krankheit, der Disposition des Patienten oder der Notwendigkeit einer intensiven ärztlichen Betreuung nicht möglich, kann eine stationäre Vorsorgeleistung verordnet werden. Hierbei erfolgen Unterbringung und Verpflegung i. d. R. in einer **Kurklinik** oder in einem **Sanatorium** mit entsprechendem Pflegepersonal.

Der Kostenträger (gesetzliche Krankenkasse bzw. private Krankenversicherung) bestimmt unter Beachtung des **Wunsch- und Wahlrechts** des Patienten nach pflichtgemäßem Ermessen Art, Dauer, Umfang, Beginn und Durchführungseinrichtung der stationären Vorsorgeleistung.

Das in SGB IX § 8 geregelte Wunsch- und Wahlrecht erlaubt es dem Patienten, Wünsche hinsichtlich der Rehabilitationseinrichtung, des Durchführungszeitraumes sowie der Durchführungsart (stationär oder ambulant) im Antrag zu vermerken. Sind diese Wünsche berechtigt, muss der Kostenträger diesen i. d. R. nachkommen.

In einigen Fällen handelt es sich bei den Kureinrichtungen um auf bestimmte Krankheitsbilder spezialisierte **Fachkliniken**, „die nicht oder nicht nur Kuren/Heilverfahren nach dem Methodenansatz der Kurortmedizin durchführen. Diese beeinflussen z. B. als überregionale operative Herz-, Rheuma- oder Orthopädiezentren auch die Fortentwicklung des Kur- und Rehabilitationssystems nach neuesten medizinischen Erkenntnissen“ (DHV/DTV 2024: 38).

Die stationären Vorsorgeleistungen sind im SGB V § 23 geregelt.

Dauer

Die Regeldauer der stationären Vorsorgeleistung für Erwachsene beträgt **drei Wochen**, es sei denn, eine Verlängerung ist aus medizinischen Gründen dringend erforderlich.

Stationäre Vorsorgemaßnahmen für Kinder unter 14 Jahren sollen i. d. R. für vier bis sechs Wochen erbracht werden.

Kostenübernahme

Im Gegensatz zur ambulanten Vorsorgeleistung übernimmt die gesetzliche Krankenkasse bzw. die private Krankenversicherung (wenn im Vertrag vorgesehen) oder eine entsprechende Zusatzversicherung bis auf eine im SGB V § 61 Satz 2 gesetzlich geregelte Zuzahlung seitens des Kurgastes in Höhe von 10,- Euro pro Tag **sämtliche Kosten** für den Kuraufenthalt. Die Zuzahlung ist in der Kureinrichtung zu entrichten und wird von dieser an die Krankenkasse bzw. private Krankenversicherung weitergeleitet.

Personen unter 18 Jahren leisten keine Zuzahlung, besonders einkommensschwache Personen können auf Antrag von der Zuzahlung ganz oder teilweise befreit werden. Näheres regeln die jeweiligen Bestimmungen des Kostenträgers.

Übersteigen die Zuzahlungen 2 % der jährlichen Einkünfte des Versicherten (bei chronisch Kranken 1 %), kann sich dieser für den Rest des Jahres von den Zuzahlungen befreien lassen.

Beantragungsrhythmus

Eine Beantragung ist alle **vier Jahre** möglich, es sei denn, eine vorzeitige Leistung ist aus medizinischen Gründen dringend erforderlich.

Anrechnung von Erholungsurlaub für Arbeitnehmer

Für die Dauer der stationären Vorsorgekur erhalten Arbeitnehmer i. d. R. eine Bescheinigung der Kureinrichtung. Es muss dann **kein Erholungsurlaub** in Anspruch genommen werden.

Nähere Hinweise hierzu finden sich im Bundesurlaubsgesetz sowie im Entgeltfortzahlungsgesetz.

5.4 Ambulante und stationäre Rehabilitationsleistungen

5.4.1 Ambulante Rehabilitationsleistung

> Eine ganztägig ambulante Rehabilitationsleistung kann am Wohnort oder wohnortnah (max. ca. 45 min Fahrzeit) in Anspruch genommen werden, so dass keine Unterkunftskosten und nur geringe Reisekosten anfallen. Der Patient befindet sich tagsüber in der Rehabilitationseinrichtung und kehrt abends in die häusliche Umgebung zurück.

Eine besondere Form der ambulanten Rehabilitation stellen **mobile Rehabilitationsleistungen** dar. Diese Leistungen werden durch Mitarbeiter wohnortnaher Rehabilitationseinrichtungen im gewohnten Wohnumfeld des Patienten (z. B. in dessen eigener Wohnung oder im Pflegeheim) erbracht.

Auf der Basis der Rehabilitationsziele ist für jeden Patienten ein detaillierter individueller Rehabilitationsplan zu erstellen.

Der Kostenträger (Krankenkasse bzw. private Krankenversicherung, Rentenversicherung, Unfallversicherung, private Zusatzversicherung oder ggf. weitere Kostenträger) bestimmt unter Beachtung des **Wunsch- und Wahlrechts** des Patienten nach pflichtgemäßem Ermessen Art, Dauer, Umfang, Beginn und Durchführungseinrichtung der ambulanten Rehabilitationsleistung. Das in SGB IX § 8 geregelte Wunsch- und Wahlrecht erlaubt es dem Patienten, Wünsche hinsichtlich der Rehabilitationseinrichtung, des Durchführungszeitraumes sowie der Durchführungsart (stationär oder ambulant) im Antrag zu vermerken. Sind diese Wünsche berechtigt, muss der Kostenträger diesen i. d. R. nachkommen.

Die ambulanten Rehabilitationsleistungen sind im SGB V § 40 geregelt.

Dauer

Die Regeldauer der ambulanten Rehabilitationsleistung umfasst max. **20 Behandlungstage**, es sei denn, eine Verlängerung ist aus medizinischen Gründen dringend erforderlich. Rehabilitationsmaßnahmen für Kinder unter 18 Jahren dauern i. d. R. vier bis sechs Wochen, vereinzelt auch länger.

Kostenübernahme

Bis auf eine Zuzahlung von 10,- Euro pro Tag werden die Kosten vom Kostenträger **vollständig** übernommen.

Diese Zuzahlung ist maximal 42 Behandlungstage (in bestimmten Fällen 28 Tage) pro Kalenderjahr zu entrichten, wobei alle Rehabilitationsaufenthalte des jeweiligen Kalenderjahres angerechnet werden.

Personen unter 18 Jahren leisten keine Zuzahlung, besonders einkommensschwache Personen können auf Antrag von der Zuzahlung ganz oder teilweise befreit werden. Näheres regeln die jeweiligen Bestimmungen des Kostenträgers.

Übersteigen die Zuzahlungen 2 % der jährlichen Einkünfte des Versicherten (bei chronisch Kranken 1 %), kann sich dieser für den Rest des Jahres von den Zuzahlungen befreien lassen.

Wird die Leistung von der Rentenversicherung übernommen, hat der Patient ggf. einen „Anspruch auf Entgeltfortzahlung vom Arbeitgeber bzw. auf Zahlung von Übergangsgeld von der Rentenversicherung" (DRV 2024c: 11).

Beantragungsrhythmus

Eine Beantragung ist alle **vier Jahre** möglich, es sei denn, eine vorzeitige Leistung ist aus medizinischen Gründen dringend erforderlich. Die Vier-Jahres Frist gilt nicht für Kinder und Jugendliche unter 18 Jahren.

Anrechnung von Erholungsurlaub für Arbeitnehmer

Für die ambulante Rehabilitationsleistung ist für Arbeitnehmer i. d. R. **kein Erholungsurlaub** beim Arbeitgeber zu beantragen. Es ist keine Krankmeldung erforderlich, ein Nachweis des Rehabilitationsträgers, aus der Beginn und Ende der Rehabilitationsleistung hervorgehen, ist i. d. R. hinreichend.

Nähere Hinweise hierzu finden sich im Bundesurlaubsgesetz sowie im Entgeltfortzahlungsgesetz.

5.4.2 Stationäre Rehabilitationsleistung

Ist eine ambulante Leistung aufgrund der Schwere der Krankheit, der Disposition des Patienten oder der Notwendigkeit einer intensiven ärztlichen Betreuung nicht möglich, kann eine stationäre Rehabilitationsleistung verordnet werden. Hierbei erfolgen Unterbringung und Verpflegung in einer Kurklinik, in einer Rehabilitationseinrichtung oder in einem Sanatorium mit entsprechendem Pflegepersonal.

Auf der Basis der Rehabilitationsziele ist für jeden Patienten ein detaillierter individueller Rehabilitationsplan zu erstellen.

Der Kostenträger (Krankenkasse bzw. private Krankenversicherung, Rentenversicherung, Unfallversicherung, private Zusatzversicherung oder ggf. weitere Kostenträger) bestimmt unter Beachtung des **Wunsch- und Wahlrechts** des Patienten nach pflichtgemäßem Ermessen Art, Dauer, Umfang, Beginn und Durchführungseinrichtung der stationären Rehabilitationsleistung. Das in SGB IX § 8 geregelte Wunsch- und Wahlrecht erlaubt es dem Patienten, Wünsche hinsichtlich der Rehabilitationseinrichtung, des Durchführungszeitraumes sowie der Durchführungsart (stationär oder ambulant) im Antrag zu vermerken. Sind diese Wünsche berechtigt, muss der Kostenträger diesen i. d. R. nachkommen.

In einigen Fällen handelt es sich bei diesen Kureinrichtungen um auf bestimmte Krankheitsbilder spezialisierte **Fachkliniken**, „die nicht oder nicht nur Kuren/Heilverfahren nach dem Methodenansatz der Kurortmedizin durchführen. Diese beeinflussen z. B. als überregionale operative Herz-, Rheuma- oder Orthopädiezentren auch die Fortentwicklung des Kur- und Rehabilitationssystems nach neuesten medizinischen Erkenntnissen“ (DHV/DTV 2024: 38).

Die ambulanten Rehabilitationsleistungen sind im SGB V § 40 geregelt.

Dauer

Die Regeldauer der stationären Rehabilitationsleistung beträgt **drei Wochen**, es sei denn, eine Verlängerung ist aus medizinischen Gründen dringend erforderlich. Rehabilitationsmaßnahmen für Kinder unter 18 Jahren dauern i. d. R. vier bis sechs Wochen, vereinzelt auch länger.

Kostenübernahme

Bis auf eine Zuzahlung von 10,- Euro pro Tag werden alle Kosten vom Kostenträger **vollständig** übernommen.

Diese Zuzahlung ist für längstens 42 Tage (in bestimmten Fällen 28 Tage) pro Kalenderjahr zu entrichten, wobei alle Rehabilitationsaufenthalte des jeweiligen Kalenderjahres angerechnet werden.

Personen unter 18 Jahren leisten keine Zuzahlung, besonders einkommensschwache Personen können auf Antrag von der Zuzahlung ganz oder teilweise befreit werden. Näheres regeln die jeweiligen Bestimmungen des Kostenträgers.

Übersteigen die Zuzahlungen 2 % der jährlichen Einkünfte des Versicherten (bei chronisch Kranken 1 %), kann sich dieser für den Rest des Jahres von den Zuzahlungen befreien lassen.

Bei stationären Rehabilitationsleistungen, bei denen die gesetzliche Unfallversicherung als Kostenträger auftritt, ist keine Zuzahlung erforderlich. Wird die Leistung von der Rentenversicherung übernommen, hat der Patient ggf. einen „Anspruch auf Entgeltfortzahlung vom Arbeitgeber bzw. auf Zahlung von Übergangsgeld von der Rentenversicherung“ (DRV 2024c: 11).

Beantragungsrhythmus

Eine Beantragung ist alle **vier Jahre** möglich, es sei denn, eine vorzeitige Leistung ist aus medizinischen Gründen dringend erforderlich. Die Vier-Jahres Frist gilt nicht für Kinder und Jugendliche unter 18 Jahren.

Anrechnung von Erholungsurlaub für Arbeitnehmer

Für die stationäre Rehabilitationsleistung ist für Arbeitnehmer **kein Erholungsurlaub** beim Arbeitgeber zu beantragen. Es ist keine Krankmeldung erforderlich, ein Nachweis des Rehabilitationsträgers, aus der Beginn und Ende der Rehabilitationsleistung hervorgehen, ist hinreichend.

Nähere Hinweise hierzu finden sich im Bundesurlaubsgesetz sowie im Entgeltfortzahlungsgesetz.

5.5 Ambulante und stationäre Anschlussrehabilitation

> Das 1976 von Rentenversicherung und Krankenversicherung entwickelte Verfahren der Anschlussrehabilitation (von der Deutschen Rentenversicherung auch als **Anschlussheilbehandlung** AHB bezeichnet) ist eine besondere Form der Rehabilitationskur, die sich unmittelbar (spätestens 14 Tage) an eine ambulante Operation oder einen Krankenhausaufenthalt anschließt.

Ziele sind die Wiederherstellung der körperlichen und psychischen Leistungsfähigkeit und die Wiedererlangung krankheitsbedingt verlorengegangener Funktionen und Fähigkeiten. Etwaige unwiederbringliche Verluste sollen bestmöglich kompensiert werden.

Die Anschlussrehabilitation kommt nur bei bestimmten Erkrankungen bzw. durch diese bedingte Krankenhausaufenthalte (z. B. Krebserkrankung, Herzinfarkt, Operationen am Bewegungsapparat) in Betracht und kann ganztägig ambulant oder stationär durchgeführt werden.

Mögliche **Indikationen** für eine Anschlussrehabilitation gem. AHB Indikationskatalog der Deutschen Rentenversicherung Bund Stand 01/2025 (DRV 2024a: 37):

1. „Krankheiten des Herzens und des Kreislaufsystems
2. Krankheiten der Gefäße
3. Entzündlich-rheumatische Krankheiten
4. Konservativ und operativ behandelte Erkrankungen des Bewegungsapparates und Unfallfolgen
5. Gastroenterologische Erkrankungen einschließlich Operationen an Verdauungsorganen
6. Endokrine Krankheiten
7. Krankheiten der Atmungsorgane einschließlich Operationen
8. Nephrologische Erkrankungen
9. Urologische Erkrankungen
10. Neurologische Krankheiten einschließlich Operationen an Gehirn, Rückenmark und an peripheren Nerven
11. Onkologische Krankheiten
12. Gynäkologische Krankheiten einschließlich Operationen am weiblichen Genitale
13. Organ-Transplantationen und -Unterstützungssysteme
14. Cochlea-Implantate“

Die jeweilige Indikation wird direkt vom behandelnden Krankenhausarzt festgestellt, der den Patienten behandelt hat. Der Kurantrag wird mit Unterstützung des **Ärztlichen Dienstes** bzw. des **Sozialdienstes** des Krankenhauses gestellt und von den zuständigen Kostenträgern (Krankenkasse bzw. private Krankenversicherung bei Altersrentnern, Kindern, Jugendlichen, Schülern, Studenten und nicht Berufstätigen oder Rentenversicherung bei Erwerbstätigen) beschieden.

Hinsichtlich des Zeitpunktes des Antritts gibt es zwei Möglichkeiten: zum einen kann der Patient unmittelbar vom Krankenhaus in eine Rehabilitationseinrichtung verlegt werden, ohne dass der Bescheid des Kostenträgers abgewartet werden muss (Direkteinleitungsverfahren, → Kap. 6.3), zum anderen kann der Patient schnellstmöglich in eine Rehabilitationseinrichtung verlegt bzw. dieser zugewiesen werden, nachdem der Kostenträger kurzfristig über den Antrag entschieden hat.

5.5.1 Ambulante Anschlussrehabilitation

Eine ganztägig ambulante Anschlussrehabilitation kann am Wohnort oder wohnortnah (max. ca. 45 min Fahrzeit zur Rehabilitationseinrichtung) in Anspruch genommen werden. Der Patient befindet sich tagsüber in der Rehabilitationseinrichtung und kehrt abends in die häusliche Umgebung zurück.

Auch können die Leistungen **mobil** erbracht werden: Diese Leistungen werden durch Mitarbeiter wohnortnaher Rehabilitationseinrichtungen im gewohnten Wohnumfeld des Patienten (z. B. in dessen eigener Wohnung oder im Pflegeheim) erbracht.

Dauer

Die Regeldauer der ambulanten Anschlussrehabilitation beträgt **20 Behandlungstage**. Eine Verkürzung oder Verlängerung ist in begründeten Fällen möglich.

Kostenübernahme

Wird die ambulante Anschlussrehabilitation von der Rentenversicherung getragen, werden alle Kosten **vollständig** übernommen.

Zudem hat der Patient ggf. einen „Anspruch auf Entgeltfortzahlung vom Arbeitgeber bzw. auf Zahlung von Übergangsgeld von der Rentenversicherung" (DRV 2024c: 11).

Wird die Leistung von der Krankenkasse bzw. privaten Krankenversicherung getragen, werden alle Kosten bis auf eine Zuzahlung von 10,- Euro pro Behandlungstag vollständig übernommen. Diese Zuzahlung ist für längstens 28 Behandlungstage pro Kalenderjahr zu entrichten, wobei alle Rehabilitationsaufenthalte des jeweiligen Kalenderjahres angerechnet werden.

Personen unter 18 Jahren leisten keine Zuzahlung, besonders einkommensschwache Personen können auf Antrag von der Zuzahlung ganz oder teilweise befreit werden. Näheres regeln die jeweiligen Bestimmungen des Kostenträgers.

Übersteigen die Zuzahlungen 2 % der jährlichen Einkünfte des Versicherten (bei chronisch Kranken 1 %), kann sich dieser für den Rest des Jahres von den Zuzahlungen befreien lassen.

5.5.2 Stationäre Anschlussrehabilitation

Bei der stationären Anschlussrehabilitation erfolgen Unterbringung und Verpflegung in einer Rehabilitationseinrichtung, in einer Kurklinik oder in einem Sanatorium mit entsprechendem Pflegepersonal. Häufig finden sich diese in direkter Nähe des Krankenhauses.

Rehabilitationskliniken, in denen Anschlussrehabilitationsleistungen durchgeführt werden, „müssen eine **intensiv-medizinische** Versorgungsstruktur für aus dem Krankenhaus früh verlegte Patienten vorhalten. Diese Kliniken sind in der Regel als Kur- und Reha- Kliniken gleichzeitig Fachkliniken für Patienten mit bestimmten chronischen Erkrankungen" (DHV/DTV 2024: 38).

Dauer

Die Regeldauer der stationären Anschlussrehabilitation beträgt **drei Wochen**. Eine Verkürzung oder Verlängerung ist in begründeten Fällen möglich.

Kostenübernahme

Bis auf eine Zuzahlung von 10,- Euro pro Tag werden die Kosten der stationären Anschlussrehabilitation vom Kostenträger (Krankenkasse bzw. private Krankenversicherung oder Rentenversicherung) **vollständig** übernommen.

Bei Kostenübernahme durch die Krankenkasse bzw. die private Krankenversicherung ist diese Zuzahlung auf 28 Tage begrenzt, bei Kostenübernahme durch die Rentenversicherung auf 14 Tage. In beiden Fällen werden vorangegangene Krankenhaus- und Anschlussrehabilitationsaufenthalte des Kalenderjahres angerechnet.

Personen unter 18 Jahren leisten keine Zuzahlung, besonders einkommensschwache Personen können von der Zuzahlung ganz oder teilweise befreit werden. Näheres regeln die jeweiligen Bestimmungen des Kostenträgers.

Übersteigen die Zuzahlungen 2 % der jährlichen Einkünfte des Versicherten (bei chronisch Kranken 1 %), kann sich dieser für den Rest des Jahres von den Zuzahlungen befreien lassen.

Wird die Leistung von der Rentenversicherung übernommen, hat der Patient ggf. einen „Anspruch auf Entgeltfortzahlung vom Arbeitgeber bzw. auf Zahlung von Übergangsgeld von der Rentenversicherung“ (DRV 2024c: 11). Nähere Hinweise hierzu finden sich im Entgeltfortzahlungsgesetz.

5.6 Mutter-/Vater-Kind-Maßnahmen

> Bei der Mutter-/Vater-Kind-Maßnahme (im SGB § 41 als Medizinische Rehabilitation für Mütter und Väter bezeichnet) stehen der Elternteil bzw. die Elternteil-Kind Beziehung im Mittelpunkt.

Durch Überforderungssituationen, Erziehungsschwierigkeiten oder Partnerschaftskonflikte kann die Kindererziehung so belastend sein, dass gesundheitliche Probleme für die Eltern die Folge sind.

Steht hingegen eine Erkrankung des Kindes im Mittelpunkt, ist eine Maßnahme in Form der **Kinderrehabilitation** angezeigt. Bei dieser kann das Kind für die Dauer der Rehabilitationsmaßnahme z. B. durch einen Elternteil begleitet werden. Die Begleitperson erhält keine eigenen Behandlungen, sondern Hilfestellungen, die im Zusammenhang mit der Erkrankung des Kindes stehen. Maßnahmen der Kinderrehabilitation werden sowohl von der Renten- als auch von der Krankenkasse bzw. privaten Krankenversicherung übernommen. Weitere Hinweise zu Maßnahmen der Kinderrehabilitation finden sich im SGB VI § 15a sowie in den „Gemeinsamen

Richtlinien der Träger der Rentenversicherung nach § 15a Absatz 5 Satz 1 SGB VI für Leistungen zur Kinderrehabilitation (Kinderreha-Richtlinie).“

> Die Mutter-/Vater-Kind-Maßnahmen werden mit dem Ziel durchgeführt, dem betreffenden Elternteil Hilfestellung bei der Bewältigung mütter-/väterspezifischer psychosozialer Problemsituationen und familiärer Belastungen zu geben.

Hierzu wird ein therapeutisches Angebot vorgehalten, das eine aktive Teilnahme voraussetzt und die Erholung und Genesung des Elternteils fördert. Da diese im Vordergrund steht, können die Kinder (i. d. R. bis 12 Jahre, behinderte Kinder ohne diese Altersbeschränkung) nur dann gemeinsam mit dem Elternteil die Kur antreten, wenn bestimmte Voraussetzungen erfüllt sind (→ Kap. 6.4).

Nehmen **schulpflichtige Kinder** an einer Kur teil, stellen viele Kliniken eine schulische Unterstützung zur Verfügung, einige Kliniken verfügen sogar über Kurschulen.

Wird die Maßnahme ohne Kind in Anspruch genommen, wird sie als **Mütterkur bzw. Väterkur** bezeichnet.

Die als stationäre Vorsorge- oder Rehabilitationsleistung durchgeführten Mutter-/Vater-Kind-Maßnahmen werden in speziellen Mutter-/Vater-Kind-Einrichtungen oder in Einrichtungen des Müttergenesungswerkes (MGW) durchgeführt. Der Kostenträger bestimmt unter Beachtung des **Wunsch- und Wahlrechts** des Versicherten nach pflichtgemäßem Ermessen Art, Dauer, Umfang, Beginn und Durchführungseinrichtung der Mutter-/Vater-Kind-Maßnahme. Das in SGB IX § 8 geregelte Wunsch- und Wahlrecht erlaubt es dem Patienten, Wünsche hinsichtlich der Rehabilitationseinrichtung, des Durchführungszeitraumes sowie der Durchführungsart (stationär oder ambulant) im Antrag zu vermerken. Sind diese Wünsche berechtigt, muss der Kostenträger diesen i. d. R. nachkommen.

Leistungen der medizinischen Vorsorge für Mütter und Väter sind im SGB V § 24 geregelt, die der medizinischen Rehabilitation im SGB V § 41.

Dauer

Die Regeldauer der stationären Mutter-/Vater-Kind-Maßnahme beträgt **drei Wochen**, es sei denn, eine Verlängerung ist aus medizinischen Gründen dringend erforderlich.

Kostenübernahme

Die Kostenübernahme obliegt ausschließlich den Krankenkassen bzw. privaten Krankenversicherungen. Bis auf eine Zuzahlung von 10,- Euro pro Tag (nur für den Elternteil) werden alle Kosten **vollständig** übernommen.

Personen unter 18 Jahren leisten keine Zuzahlung, besonders einkommensschwache Personen können auf Antrag von der Zuzahlung ganz oder teilweise befreit werden. Näheres regeln die jeweiligen Bestimmungen des Kostenträgers.

Übersteigen die Zuzahlungen 2 % der jährlichen Einkünfte des Versicherten (bei chronisch Kranken 1 %), kann sich dieser für den Rest des Jahres von den Zuzahlungen befreien lassen.

Beantragungsrhythmus

Eine Beantragung ist alle **vier Jahre** möglich, wenn der Elternteil aufgrund der familiären Situation erneut gesundheitlich belastet oder gefährdet ist. In begründeten Ausnahmenfällen kann die Mutter-/Vater-Kind-Maßnahme auch vor Ablauf der vier Jahre beantragt werden.

Anrechnung von Erholungsurlaub für Arbeitnehmer

Berufstätige Eltern müssen für eine Mutter-/Vater-Kind-Kur i. d. R. **keinen Erholungsurlaub** in Anspruch nehmen. Nähere Hinweise hierzu finden sich im Bundesurlaubsgesetz sowie im Entgeltfortzahlungsgesetz.

5.7 Kompaktkur

> Die Kompaktkur ist eine symptombezogene spezielle Form der ambulanten Vorsorgekur und ist neben der **hohen Therapiedichte** dadurch gekennzeichnet, dass zur ganzheitlichen Behandlung mehrere therapeutische Bereiche **interdisziplinär** miteinander verzahnt sind.

Die Kompaktkur wird aus den folgenden Bereichen entsprechend der Indikation und dem individuellen Krankheitsbild zusammengestellt:

- kognitives Verhaltenstraining, Gesundheitsbildung,
- Bewegungstraining,
- physikalische, Balneo- und Hydrotherapie unter Einbindung des ortsgebundenen Heilmittels,
- indikationsbezogene Therapien bzw. ergänzende Maßnahmen wie Rücken-, Haltungs- oder Atmungsschule, Kryotherapie,
- Ernährungstherapie,
- Entspannungstraining.

Die Kur wird mit allen genehmigten Therapieelementen pauschal vom Kurarzt verordnet.

Die Behandlung findet in festen **Gruppen** mit maximal 15 Patienten statt, wobei diese gleiche oder ähnliche Symptome bzw. Erkrankungen aufweisen sollen. Dies ermöglicht, dass sich die Betroffenen untereinander austauschen und sich gegenseitig unterstützen können. Gruppenstruktur und -dynamik fördern die Selbstverantwortung der Patienten, unterstützen diese beim Umgang mit den (chronischen) Beschwerden und können dazu beitragen, die Lebensqualität zu steigern.

Neben einer intensiven Betreuung durch medizinische und therapeutische Fachkräfte finden Kurse und Informationsveranstaltungen statt, die es dem Teilnehmer u. a. ermöglichen sollen, das in der Kur Erlernte zuhause weiter umzusetzen.

> § 4 des Kurarztvertrages beschreibt die wesentlichen Elemente der Kompaktkur sowie die Rolle des Kurarztes:
>
> „(1) Ambulante Vorsorgeleistungen können auch in Kompaktform (nachfolgend Kompaktkuren genannt) durchgeführt werden. Für die Durchführung der Kompaktkur gelten folgende Anforderungen:
>
> 1. indikationsspezifische Ausrichtung für Patienten mit gleichen oder ähnlichen Krankheitszuständen
> 2. strukturierte Therapiekonzepte mit multidisziplinärem Ansatz
> 3. Behandlung in stabilen Gruppen mit maximal 15 Teilnehmern und Gruppen-Leitung
> 4. interdisziplinäre Qualitätszirkel.
>
> [...]
>
> (3) Diese Anforderungen erfordern eine Tätigkeit des Kurarztes, die in ihrer Häufigkeit und Intensität über die ärztlichen Leistungen nach § 3 Abs. 3 und 4 hinausgehen. Dazu gehören insbesondere:
>
> 1. kontinuierliche ärztliche Begleitung durch mindestens zweimal wöchentlichen Arzt-Patienten-Kontakt
> 2. verhaltenspräventive Motivation des Patienten
> 3. das Mitwirken des Arztes bei der Festlegung des gruppendynamischen Behandlungszieles
> 4. die regelmäßige Teilnahme an Qualitätszirkeln“ (KASSENÄRZTLICHE BUNDESVEREINIGUNG 2024b: 6 f).

Kurorte und Heilbäder, die eine Kompaktkur anbieten möchten, müssen die jeweilige Kur beim **Anerkennungsausschuss für Kompaktkuren** bei der Kurärztlichen Verwaltungsstelle bei der Kassenärztlichen Vereinigung Westfalen-Lippe (KVWL) in Dortmund beantragen (Antrag auf Anerkennung zur Durchführung einer ambulanten Vorsorgeleistung in Kompaktform im Krankheitsfall) und genehmigen lassen. Hierzu muss ein symptombezogenes Konzept eingereicht werden.

„Nicht vom Anerkennungsausschuss für Kompaktkuren bei der KVWL geprüfte und zugelassene Kurkonzepte dürfen von den Kurverwaltungen unter der Bezeichnung „Kompaktkur“ weder selbst angeboten werden, noch darf deren Verbreitung – zum Beispiel durch Aufnahme in allgemeine Informationsprospekte – gefördert werden“ (DHV/DTV 2024: 58).

Dauer

Die Regeldauer der Kompaktkur beträgt **drei Wochen**, es sei denn, eine Verlängerung ist aus medizinischen Gründen dringend erforderlich. Aufgrund der besonderen

Organisationsform werden Kompaktkuren nur zu **vorab festgelegten Terminen** angeboten, aus denen der Kurgast frei wählen kann.

Im Gegensatz zu anderen Kurmaßnahmen kann die Kompaktkur auch ausnahmsweise in **zwei Teilen** durchgeführt werden. Der erste Teil muss mindestens 14 Tage umfassen, der zweite Teil kann als mindestens fünftägiger sog. Refresher mindestens drei und höchstens neun Monate nach der Abschlussuntersuchung des erstens Teils erfolgen.

Die Möglichkeit der geteilten Kompaktkur ist mit dem Kurarztvertrag in der Fassung vom 1. Januar 2024 probeweise für zunächst vier Jahre eingeführt worden und soll dann anhand der Abrechnungsdaten evaluiert werden (vgl. KASSENÄRZTLICHE BUNDESVEREINIGUNG 2024b: 7).

Kostenübernahme

Der Kurgast sucht sich den Kurort (indikationsspezifisch, in Absprache mit dem die Kuranwendungen verordnenden Arzt und der gesetzlichen Krankenkasse bzw. der privaten Krankenversicherung bzw. der Beihilfestelle), die Unterkunft, die täglichen Verpflegungsmöglichkeiten sowie die Anreiseart selbst aus und trägt auch die entsprechenden Kosten. Befindet sich der Kurort in der Nähe des Wohnortes des Kurgastes, kann dieser nach den täglichen Anwendungen wieder nach Hause fahren, die Kosten für die Unterkunft entfallen dann.

Die Kosten für die **kurärztlichen Leistungen** werden **vollständig**, die für die zur Anwendung kommenden **Heilmittel** zu **90 %** von den gesetzlichen Krankenkassen als Pflichtleistung bzw. – soweit vertraglich vorgesehen – durch die privaten Krankenversicherungen oder durch etwaige Zusatzversicherungen übernommen. Hinzu kommt eine vom Patienten (ab 18 Jahre) zu leistende Zuzahlung in Höhe von 10,- Euro für die Verordnung der Kur durch den Kurarzt.

Wenn vertraglich vorgesehen, gewährt die Krankenkasse bzw. private Krankenversicherung bzw. die Beihilfestelle dem Kurgast für die Kosten für An- und Abreise, Unterkunft, Verpflegung, Kurabgabe etc. einen **Zuschuss** in Höhe von max. 16,- Euro pro Tag. Diese Bezuschussung ist je nach Kostenträger unterschiedlich und schwankt von keinem Zuschuss bis zwischen 100,- Euro pauschal und max. 16,- Euro pro Tag.

Übersteigen die Zuzahlungen 2 % der jährlichen Einkünfte des Versicherten (bei chronisch Kranken 1 %), kann sich dieser für den Rest des Jahres von den Zuzahlungen befreien lassen.

Beantragungsrhythmus

Eine Beantragung ist in Absprache mit dem behandelnden Arzt, der die Notwendigkeit bescheinigt, alle **drei Jahre** möglich, es sei denn, eine vorzeitige Leistung ist aus medizinischen Gründen dringend erforderlich.

Anrechnung von Erholungsurlaub für Arbeitnehmer

Für die Kompaktkur per se wird, wie für alle ambulanten Vorsorgeleistungen, keine Krankschreibung o. Ä. ausgestellt. Falls sich ein gesunder Kurgast in einem Beschäftigungsverhältnis befindet, ist für die Kurdauer **Erholungsurlaub** beim Arbeitgeber zu beantragen.

Möchte jedoch eine bereits gesundheitlich beeinträchtigte, aber kurfähige Person eine Kompaktkur antreten, kann aufgrund der Krankheitssymptome vom behandelnden Arzt ggf. eine Arbeitsunfähigkeitsbescheinigung (nicht aufgrund der Kur per se, sondern aufgrund der Krankheitssymptome) ausgestellt werden. In diesem Falle wäre kein Erholungsurlaub beim Arbeitgeber zu beantragen.

Nähere Hinweise hierzu finden sich im Bundesurlaubsgesetz sowie im Entgeltfortzahlungsgesetz.

5.7.1 Akzeptanz der Kompaktkur

Seit ihrer Einführung 1990 (Kompaktkur Osteoporose in Bad Pyrmont) konnte sich die Kompaktkur trotz ihrer hohen Struktur- und Ergebnisqualität nicht etablieren, die Zahl der verordneten Kompaktkuren stagniert seit Jahren auf niedrigem Niveau. Recherchen der Deutschen Rheuma-Liga belegen dies: „,Bei einer Antragszahl ambulanter Kuren 2023 in Höhe von rund 7.400 beträgt der Anteil von Kompaktkuren lediglich 0,3 Prozent', meldet etwa die Techniker Krankenkasse. ,Das ist ein verschwindend geringer Anteil. Im Vergleich zu den klassischen stationären Kuren beträgt der Anteil von Kompaktkuren sogar nur 0,04 Prozent.' ,Kompaktkuren spielen in der Versorgung nur eine untergeordnete Rolle', bestätigt die Pressestelle der Barmer Ersatzkasse. ,Im vergangenen Jahr haben nur wenige Dutzend Barmer-Versicherte eine Kompaktkur in Anspruch genommen.' Daraus ließen sich aber keine kausalen Zusammenhänge ableiten, was die Beliebtheit von Kompaktkuren betrifft – schließlich richte sich die Wahl bei der Kurform in erster Linie nach dem, was der behandelnde Arzt für medizinisch notwendig erachtet. ,Zudem spielt die individuelle körperliche und geistige Eignung des Patienten eine Rolle. Bei einer entsprechend schweren Erkrankung wird im Zweifelsfall keine Kompaktkur, sondern nur eine stationäre Kur infrage kommen', so die Barmer" (DEUTSCHE RHEUMA-LIGA 2024).

Weitere Gründe für die geringe Inanspruchnahme der Kompaktkur sind der geringe Bekanntheitsgrad bei Ärzten und Krankenkassen, das geringe Wissen über Inhalte, Beantragung und Durchführung sowie die anzustrebenden Teilnehmerzahlen mit gleichen oder ähnlichen Indikationen. Ein zentrales Register, das alle Kurorte mit den angebotenen Kompakturen, deren Indikationen, deren Terminen und deren aktuellen Anmeldezahlen vereint, gibt es nicht. Somit haben weder Patienten noch die verordnenden Ärzte einen Überblick über das aktuelle Angebot an Kompaktkuren.

Jedoch sind bei der Kassenärztlichen Vereinigung Westfalen-Lippe die genehmigten (nicht die tatsächlich angebotenen) Kompaktkuren gelistet.

In der Folge werden Kompaktkuren derzeit nur in sehr wenigen Kurorten angeboten. Beispiele für erfolgreiche Kompaktkuren finden sich mit der seit 2011 angebotenen Kompaktkur Tinnitusbewältigung (2024 mit 183 Teilnehmern an 24 Terminen) und der seit 2019 angebotenen Kompaktkur Erschöpfungssyndrom (2024 mit 132 Teilnehmern an zehn Terminen) in Bad Salzuflen. Erstgenannte wird folgend eingehender vorgestellt.

5.7.2 Beispiel Tinnitus Kompaktkur in Bad Salzuflen

Elke Loebnau, Dipl.-Psychologin und Mastercoach DGfC und von 2011 bis August 2024 Inhaberin und Geschäftsführerin des IN-TI – Institut für Tinnitus Diagnostik und Therapie – beschreibt das Konzept der „Kompaktkur Tinnitusbewältigung" in Bad Salzuflen:

Kompaktkur, was ist das?

„Die Kompaktkur ist eine besondere Form der ambulanten Badekur. Im Unterschied dazu ist sie symptombezogen und die Therapieinhalte stehen dementsprechend fest. Das bedeutet: für die Genehmigung und Anerkennung der Kompaktkur wurde ein Konzept mit allen Inhalten bei der Kassenärztlichen Vereinigung Westfalen-Lippe eingereicht und genehmigt. Somit ist die Kompaktkur anerkannt, muss genauso durchgeführt werden und wird entsprechend mit den gesetzlichen Krankenkassen pauschal abgerechnet.

Die Kompaktkur dauert 21 Tage, ist ambulant und Kostenträger sind die gesetzlichen oder privaten Krankenkassen. Sie ist auch beihilfefähig. Der Kurtermin kann innerhalb vorgegebener Termine frei gewählt werden

Was sind die Vorteile?

Es gibt nahezu keine Wartezeit. Der Antrag für die Kompaktkur ist sehr einfach, nur eine Seite. Dieser wird mit dem behandelnden Arzt zusammen ausgefüllt, dann bei der Krankenkasse eingereicht. Nach Genehmigung kann die Kur angetreten werden. Termin und Unterkunft sind frei wählbar. Auch nach der Kur ist das IN-TI weiterhin Ansprechpartner. In Abstimmung mit dem behandelnden Arzt kann die Kompaktkur nach drei Jahren wiederholt werden.

Was ist das Besondere an der Kompaktkur in Bad Salzuflen? Warum läuft sie hier so erfolgreich?

Zu allen genannten generellen Vorteilen der Kompaktkur, kommen bei der o. g. Kur in Bad Salzuflen noch einige hinzu.

Vorweg: Als ich 2009 durch meine Tätigkeit als Psychologin im IN-TI in Bad Meinberg mit der Kompaktkur Tinnitusbewältigung das erste Mal konfrontiert wurde, war ich gleich beeindruckt und hatte das Gefühl: das ist die Kur der Zukunft.

Meine Aufgabe, ein Manual für die 12 Doppelstunden Tinnitusbewältigung zu entwickeln und festzuschreiben sorgte dafür, dass ich mich sehr mit der Form, der Durchführung und den Inhalten identifizierte. Das führte mit dem Umzug des Instituts im Januar 2011 nach Bad Salzuflen dazu, dass ich das Institut erwarb und als neue Geschäftsführung weiter vorantrieb und expandierte.

Abgesehen von einem wunderbaren Kurort, der sehr gut zu den Therapieinhalten passt, war es auch die gute Zusammenarbeit mit dem Staatsbad Salzuflen, die den Erfolg sicherte.

Alle Anwendungen, psychologische und physiologische, finden in einem Gebäude statt. Für den Austausch bei therapeutischen Anliegen gibt es stets kurze Wege.

Das Besondere ist einerseits das Konzept, das hinter der Kompaktkur steht. So sind die Inhalte nicht nur themenbezogen festgeschrieben, wie es die Anerkennung fordert, sondern auch jede einzelne Therapiestunde. Im Zentrum stehen das Tinnitusbewältigungstraining mit 12 Doppelstunden und die Klangtherapie mit 15 Einheiten. Das IN-TI hat einen besonders intensiven Behandlungs- und Personalansatz. So wird jede Gruppe drei Wochen von einer Psychologin begleitet, als Ansprechpartnerin, Psychologin bei Eingangs- und Abschlussgespräch, bei Durchführung der 12 Gruppensitzungen und letztlich auch für die gewünschten psychologischen Einzelgespräche. Auch zwischendurch ist sie immer erreichbar.

Jeder Teilnehmer erhält zu Beginn eine Mappe für die täglichen Arbeitsblätter. Somit hat jeder am Ende der Kur sein persönliches Bewältigungstraining abgebildet und kann jederzeit zuhause noch einmal nachlesen und nacharbeiten. Somit ist auch der Punkt Nachhaltigkeit gesichert.

In intensiven Eingangsgesprächen werden persönliche individuelle Anliegen und Besonderheiten besprochen. Im Abschlussgespräch werden Empfehlungen genannt und der Kurerfolg gewürdigt.

Jeder Teilnehmer erhält per Mail einen Kurverlaufsbericht, den auch der behandelnde Arzt bekommt.

Die Durchführung der Kompaktkur mit dem IN-TI als freiwirtschaftlichem Dienstleister im Gesundheitswesen und als Experten zu den Gesundheitsthemen geht über die normalen Ansprüche an die Kompaktkur und die Durchführung hinaus.

Nach einem Start im Januar 2011 mit 126 Kompaktkuren ging es steil bergauf und die Nachfragen stiegen kontinuierlich. So waren es in einem Jahr auch schon einmal knapp 300 Teilnehmer. Nachdem immer mehr Nachfragen zu einer weiteren Kur mit dem Ziel der Stressbewältigung kamen, konzipierte ich 2018 eine weitere Kompaktkur mit dem Namen: Kompaktkur Erschöpfungssyndrom, die im September 2018 genehmigt wurde und seit Mai 2019 sehr erfolgreich mit ständig wachsender Nachfrage wieder in Kooperation zwischen dem IN-TI und dem Staatsbad Salzuflen durchgeführt wird.

Vom Aufbau ist diese der Tinnitus-Kompaktkur sehr ähnlich, die auch als Vorlage diente, jedoch mit den Schwerpunkten Resilienztraining mit 12 Doppelstunden und Achtsamkeitstraining mit 12 Einheiten. Ergänzt wiederum mit Entspannungstraining,

Bewegungstraining, physikalischer Therapie und so vielen psychologischen Einzelgesprächen, wie sie gewünscht werden.

Diese Kur ist ein weiteres Erfolgsmodell mit ständig wachsenden Nachfragen.

Die Corona-Pandemie war ein massiver Einschnitt, da trotz vieler Nachfragen nur wenige Teilnehmer aufgenommen wurden durften. Die Nachfrage ist aber danach bei beiden Kuren rasant angestiegen.

Auch diese zweite Kompaktkur verfolgt den gleichen Leitsatz des IN-TI: „Jeder Mensch ist in seiner Situation und Person einzigartig und wichtig."

Ich denke genau das macht die Kompaktkuren in Bad Salzuflen mit dem IN-TI als starken, kompetenten Experten so erfolgreich. Einerseits sind es die festgeschrieben Qualitätsstandards und andererseits das individuelle Eingehen auf die persönlichen Belange. Letztendlich ist natürlich auch nicht zu vergessen, dass bei einem Institut wie dem IN-TI die Kompaktkuren alltäglich und umfassend im Fokus stehen. Für einen Kurort, welcher auch immer, ist es ein Thema unter vielen.

Die Kompaktkur Tinnitusbewältigung ist in der durchgeführten Art einzigartig in Deutschland, die Kompaktkur Erschöpfungssyndrom gibt es nur einmal in Deutschland, und zwar in Bad Salzuflen. Auch die Art der Durchführung in der Kooperation mit dem IN-TI sorgt für den Erfolg.

Seit August 2024 ist das IN-TI, dass sich über die Jahre auch einen guten Namen in den Bereichen Betriebliches Gesundheitsmanagement und Coaching gemacht hat, unter neuer Leitung, da ich mich nach knapp 14 Jahren auf den Bereich der Beratung zurückgezogen habe. Die Ansprüche und die Haltung Menschen gegenüber sind geblieben und werden mit der neuen Leitung genauso umgesetzt. Zukunftsperspektiven sind noch eine Ausrichtung an medizinisch-psychologischen Themen, wie z. B. dem sympathischen-/parasympathischen System.

Auch nach fast 14 Jahren sage ich wieder: die Kompaktkur ist die Kur der Zukunft. Vielleicht besonders bei Symptomen, die mit einer psychischen Ursache und psychologischen Behandlung einhergehen. Aber auch das nimmt zu. Diesem Bereich werde ich mich in Zukunft gerne widmen und mein Fachwissen und meine langjährige Erfahrung bei dem Aufbau und der Durchführung von Kompaktkuren gerne auf Nachfrage einbringen."

6 Antrags- und Bewilligungsverfahren einer Kur

Der erste Weg des Patienten führt stets zum behandelnden (Haus-)Arzt. Soll die Abrechnung der Kurmaßnahme über die gesetzliche Krankenkasse erfolgen, muss dieser zur Teilnahme an der ambulanten ärztlichen Versorgung der gesetzlich Krankenversicherten zugelassen sein (Vertragsarzt).

> Der Arzt klärt zunächst, ob beim bestehenden oder sich entwickelnden Krankheitsbild eine Kurmaßnahme überhaupt zielführend oder erforderlich ist und, wenn dies der Fall ist, ob die ambulanten Therapiemöglichkeiten am Wohnort bereits ausgeschöpft sind, ohne dass die angestrebten Besserungseffekte eingetreten sind. Dieser Grundsatz **ambulant vor stationär** gilt jedoch nicht für Mutter-/Vater-Kind-Maßnahmen.

Um die **medizinische Notwenigkeit** einer Kurmaßnahme zu begründen, erstellt der Arzt den Befundbericht und empfiehlt dem Kostenträger (z. B. gesetzliche und private Krankenkasse bzw. -versicherung, Rentenversicherung, Beihilfestelle, Unfallversicherung) die Durchführung einer verordneten Kurmaßnahme. Hieraus geht auch hervor, ob es sich um eine Vorsorge- oder Rehabilitationsmaßnahme, jeweils ambulant oder stationär, handeln soll.

Die folgenden Ausführungen sollen einen groben Überblick hinsichtlich der **generellen Vorgehensweise** bei Beantragung und Bewilligung einer Kurmaßnahme geben und beziehen sich auf das grundsätzliche Regelwerk.

In den Versicherungs- und Leistungsbedingungen der Kostenträger sowie in der Gesetzgebung wie z. B. den Sozialgesetzen, dem Bundesurlaubsgesetz oder dem Entgeltfortzahlungsgesetz sind eine Vielzahl weiterer Regelungen festgeschrieben, auf die hier nicht weiter eingegangen werden kann. Näheres ist in den einschlägigen Gesetzen sowie in den Versicherungs- und Leistungsbedingungen der jeweiligen Kostenträger zu finden.

6.1 Antrags- und Bewilligungsverfahren bei einer Vorsorgeleistung

Um einer Erkrankung vorzubeugen, die Anfälligkeit für eine Erkrankung zu reduzieren oder um der Chronifizierung einer Krankheit entgegenzuwirken, kann eine **ambulante** (auch in Form einer Kompaktkur) oder **stationäre Vorsorgekur** beantragt werden.

> Zunächst prüft der behandelnde Arzt, ob eine Kur medizinisch sinnvoll ist und ob die Therapiemöglichkeiten am Wohnort bereits ausgeschöpft sind.

Anregung einer ambulanten Vorsorgeleistung in anerkannten Kurorten gem. § 23 Abs. 2 SGB V

- ☐ bei Schwächung der Gesundheit / zur Krankheitsverhütung
- ☐ zur Vermeidung der Verschlimmerung behandlungsbedürftiger Krankheiten
- ☐ bei Gefährdung der gesundheitlichen Entwicklung von Kindern

Der/die Versicherte ist bei mir in Behandlung seit: ☐☐☐☐☐☐

Risikofaktoren/Gefährdung, Regulations-/Befindlichkeitsstörungen, Beschwerden

☐ erhöhter Blutdruck ☐ Bewegungsmangel/Fehlhaltung ☐ Übergewicht/ Fehlernährung ☐ Stress ☐ Rauchen

☐ Sonstige Risikofaktoren ____________________

☐ aktuelle Beschwerden (ggf. auch Regulations-/Befindlichkeitsstörungen): ____________________

Relevante Diagnosen in der Reihenfolge ihrer med. Bedeutung	seit wann?	Ursache	Verlauf
1.			
2.			
3.			

Ursache: 1 = Unfallfolgen; 2 = Berufskrankheit; 3 = Gesundheitsschäden nach dem BVG
Verlauf: 1 = chronisch rezidivierend; 2 = chronisch progredient; 3 = konstitutionell/umweltbedingte Neigung zu rezidivierenden somatischen Erkrankungen

Schädigungen/Funktionsstörungen/Befund:

Datum der letzten Untersuchung: ☐☐☐☐☐☐

Aktuelle Befunde (z.B. Röntgen, EKG, Labor) / Untersuchungsberichte (z.B. Facharzt, Krankenhausentlassungsbericht)

☐ können bei Bedarf durch den MDK angefordert werden ☐ liegen nicht vor

Angestrebtes Vorsorgeziel (z.B. Schmerzlinderung, Verbesserung der Beweglichkeit, Abbau von Risikofaktoren, Verhaltensänderung):

Welche Behandlungen, Maßnahmen/Hilfen wurden in den letzten 12 Monaten durchgeführt?

☐ Krankengymnastik ☐ Physik. Therapie ☐ Stimm-, Sprech- oder Sprachtherapie ☐ Ergotherapie
☐ Psychotherapie ☐ Patientenschulung ☐ Rehasport/Funktionstraining ☐ Selbsthilfegruppe

☐ Sonstige (z.B. Hilfsmittelversorgung): ____________________

Nur ausfüllen, sofern in den letzten 3 Jahren eine medizinische Vorsorgeleistung durchgeführt wurde!
Die Vorsorgeleistung ist vor Ablauf der gesetzlichen Wartezeit von 3 Jahren medizinisch dringend erforderlich (z.B. Verschlimmerung durch akuten Schub, andere Krankheit), weil

Sind besondere Anforderungen an den Kurort zu stellen (z.B. Klima, Allergiefaktoren)?
☐ nein ☐ ja, welche ____________________

empfohlener Kurort: ____________________ **Dauer:** ____ Wochen

Durchführung der Vorsorgeleistung in kompakter Form (Kompaktkur) ☐ ja ☐ nein

Ggf. weitere Bemerkungen: ____________________

- Für die Angaben des Arztes ist die Nr. 01623 EBM berechnungsfähig -

Hinweis: Die vorstehend erfragten Angaben werden benötigt, um über den Antrag des Versicherten auf Durchführung einer Vorsorgeleistung entscheiden zu können. Nach §§ 100 SGB X und 73 Abs. 2 Ziff. 9 SGB V sind Sie verpflichtet, den erbetenen Bericht zu erteilen.

Ort und Datum

gültig seit Juli 2009

verbindliches Muster

Unterschrift und Stempel des Vertragsarztes

Muster 25 (7.2009)

Abb. 43: Muster 25: Anregung einer ambulanten Vorsorgeleistung in anerkannten Kurorten gem. § 23 Abs. 2 SGB

Sind diese Voraussetzungen erfüllt, beantragt der Patient unter Mitwirkung des Vertragsarztes (dieser regt die Vorsorgeleistung begründet an) bei der Krankenkasse bzw. der privaten Krankenversicherung, die auch die entsprechenden Formulare zur Verfügung stellt, die Kurmaßnahme. Im z. B. von der gesetzlichen Krankenkasse bereitgestellten und vom Vertragsarzt auszufüllenden Vordruck „Muster 25: Anregung einer ambulanten Vorsorgeleistung in anerkannten Kurorten gem. § 23 Abs. 2 SGB“ (→ Abb. 43) begründet dieser die Notwendigkeit der Kur im Sinne einer multimodalen Therapie mit Einsatz ortsgebundener Heilmittel oder -verfahren und benennt deren Ziele, die Behandlungsschwerpunkte sowie die anzuwendenden Therapien und Heilmittel.

Im Falle einer ambulanten Vorsorgeleistung wird im Muster 25 auch schon der von Patient und Arzt unter medizinischen Gesichtspunkten gemeinsam ausgewählte Kurort benannt. Die Krankenkasse bzw. private Krankenversicherung prüft, ob diesem Wunsch entsprochen werden kann.

Auf Basis dieser Anregung einer ambulanten Vorsorgeleistung in anerkannten Kurorten gem. § 23 Abs. 2 SGB trifft die Krankenkasse bzw. die private Krankenversicherung die Entscheidung zur Bewilligung oder Ablehnung der angeregten Vorsorgeleistung innerhalb von drei Wochen nach folgenden **Kriterien**:

- medizinische Notwendigkeit einer Therapie mit Einsatz ortsgebundener Heilmittel und/oder Verfahren
- belegte Ausschöpfung der wohnortnahen Möglichkeiten.

Hinsichtlich der Bewertung des Antrags und auch für eine etwaige Stichprobenprüfung ist die vom Medizinischen Dienst des Spitzenverbandes Bund der Krankenkassen e. V. herausgegebene Begutachtungsanleitung „Richtlinie des GKV-Spitzenverbandes nach § 282 SGB V Vorsorge und Rehabilitation“ verbindlich (vgl. MEDIZINISCHER DIENST DES SPITZENVERBANDES BUND DER KRANKENKASSEN 2021).

Das Muster 25 stellt auch die Grundlage für eine etwaige Überprüfung durch den Medizinischen Dienst im Rahmen der Stichprobenprüfung nach SGB V § 275 Abs.2 (Richtlinie über Umfang und Auswahl der Stichproben bei der Begutachtung durch den Medizinischen Dienst und Ausnahmen davon nach § 275 Abs. 2 Nr. 1 SGB V (Richtlinie MD-Stichprobenprüfung) vom 02.07.2008 in der Fassung vom 29.08.2022) dar. Die Begutachtungsrichtlinien sind in der Begutachtungsanleitung „Richtlinie des GKV-Spitzenverbandes nach § 282 SGB V Vorsorge und Rehabilitation“ des Medizinischen Dienstes des Spitzenverbandes Bund der Krankenkassen e. V. (MDS) festgelegt.

Wird der Kurantrag bewilligt, ist die Kur innerhalb von **vier Monaten** anzutreten, sonst verfällt der Anspruch.

Wird der Kurantrag abgelehnt, kann der Versicherte binnen eines Monats Widerspruch gegen den Bescheid einzulegen.

Mit der Bewilligung wird von der Krankenkasse bzw. privaten Krankenversicherung der **Kurarztschein** (Vertrag über die kurärztliche Behandlung) ausgestellt, auf dem der behandelnde Arzt vor Kurantritt weitere Ergänzungen vornehmen kann. So wird sichergestellt, dass dem behandelnden Kurarzt im Kurort die notwendigen kurrelevanten Informationen zur Verfügung stehen.

Dieser Kurarztschein ist als Behandlungsausweis für den Patienten zu verstehen und dokumentiert Untersuchungen und Behandlungen des vom Patienten gewählten Kurarztes (→ Kap. 4.1.5) im Kurort. Der Kurarzt erbringt ärztliche Leistungen im Kurort und verordnet ggf. weitere Leistungen im Kurort, wie z. B. den Einsatz von Heilmitteln und -verfahren.

Die Kassenärztliche Vereinigung Westfalen-Lippe (KVWL) führt zum **Kurarztschein** wie folgt aus:

„Der ausgestellte Kurarztschein berechtigt zur Inanspruchnahme der darauf angegebenen ambulanten Vorsorgeleistung. Eine selbstständige Änderung der Kurform durch den Kurarzt ist ausgeschlossen. In begründeten Fällen kann die Art der Maßnahme entsprechend den medizinischen Erfordernissen – jedoch nur nach vorheriger Rücksprache mit der Krankenkasse – geändert werden. Diese Vorgehensweise ist zu dokumentieren, am besten mit einer Bestätigung durch die Krankenkasse. Der Kurarztschein berechtigt ausschließlich zur Abrechnung der kurärztlichen Behandlung im Sinne des Kurarztvertrages. Zu anderen Zwecken, z. B. zur alleinigen Heilmittelverordnung (außerhalb der Kur), kann der Kurarztschein nicht verwendet werden. In diesen Fällen hat der behandelnde Arzt im Rahmen seiner kurativen Tätigkeit die Heilmittelrichtlinien zu beachten“ (KVWL 2025).

Bei Antritt der Kur wird im Rahmen der **Eingangsuntersuchung** durch den Kurarzt ein **individueller Therapieplan** für die vorliegenden Indikationen verordnet, der die gesundheitliche Ausgangssituation des Patienten und dessen aktuelle Belastbarkeit berücksichtigt.

Während der Kurmaßnahme erfolgen i. d. R. weitere medizinische **Zwischenevaluationen**, um den Therapieplan ggf. anpassen zu können.

Zum Ende der Kur erfolgt die **Abschlussuntersuchung**, deren Ergebnisse im **Abschlussbericht** des Kurarztes festgehalten werden. Dieser Abschlussbericht enthält

- die durchgeführten diagnostischen, therapeutischen und verhaltenspräventiven Maßnahmen,
- die erhobenen Befunde,
- die Wirkung der durchgeführten Kurmaßnahmen,
- mögliche weitere Behandlungsbedarfe,
- mögliche nach der Kur einzuleitende Maßnahmen (Nachsorge).

Über die Inhalte des Abschlussberichts informiert der Kurarzt den Patienten in einem Abschlussgespräch.

Den Abschlussbericht erhalten der behandelnde Arzt am Heimatort des Patienten sowie der Kostenträger.

6.2 Antrags- und Bewilligungsverfahren bei einer Rehabilitationsleistung

Im Vergleich zur Beantragung einer Vorsorgeleistung gestaltet sich die Beantragung einer Rehabilitationsleistung aufwändiger.

> Auch hier wird zunächst durch den behandelnden Arzt geprüft, ob eine Kur medizinisch sinnvoll ist und ob die Therapiemöglichkeiten am Wohnort bereits ausgeschöpft sind.

Anschließend müssen die zum Therapieziel passende Rehabilitationsleistung sowie der hierfür zuständige Kostenträger ermittelt werden. Dies sind:

- bei Altersrentnern, bei Müttern und Vätern (sofern der mutter- bzw. vaterspezifische Kontext im Vordergrund steht), bei Kindern und Jugendlichen (wenn dies medizinisch notwendig ist) die **gesetzliche oder private Krankenkasse bzw. -versicherung**,
- wenn bei Berufstätigen die Erwerbsfähigkeit gefährdet ist, die **gesetzliche Rentenversicherung**,
- wenn die Maßnahme aufgrund eines Arbeits- oder Berufsunfalls oder einer Berufskrankheit erforderlich ist, die **gesetzliche Unfallversicherung**,
- ggf. weitere Kostenträger wie z. B. Jugendhilfeträger, Sozialhilfeträger,
- privat abgeschlossene **Zusatzversicherungen**.

Ist dies, z. B. mit Hilfe des Vordrucks Muster 61B (→ Abb. 44): „Beratung zu medizinischer Rehabilitation/Prüfung des zuständigen Rehabilitationsträgers" geklärt, kann der Antrag beim zuständigen Kostenträger gestellt werden. Wie bei der Vorsorgeleistung wird auch bei der Rehabilitationsleistung der Antrag durch den Patienten unter Mitwirkung des behandelnden Arztes (dieser verordnet die Rehabilitationsleistung) gestellt. Geht es um Rehabilitationsleistungen aufgrund psychischer Erkrankungen oder Verhaltensstörungen, sind bei der gesetzlichen Krankenversicherung auch Vertragspsychotherapeuten verordnungsberechtigt. Basis hierfür ist die kurz als Rehabilitations-Richtlinie/Reha-RL bezeichnete „Richtlinie über Leistungen zur medizinischen Rehabilitation des Gemeinsamen Bundesausschusses".

Die entsprechenden Formulare werden von den jeweiligen Kostenträgern zur Verfügung gestellt, im z. B. von der gesetzlichen Krankenkasse bereitgestellten und vom Arzt auszufüllenden Vordruck „Muster 61B: Verordnung von medizinischer Rehabilitation" begründet dieser die Notwendigkeit der Kur, im Vordruck Muster 61D werden Rehabilitationsziele und -prognose benannt. Handelt es sich um eine geriatrische Rehabilitation, entfällt nach SGB V § Abs. 3 die Überprüfung der medizinischen Notwendigkeit durch die Krankenkasse, wenn die Indikation vorab durch dafür geeignete Abschätzungsinstrumente überprüft worden ist.

Freigabe 23.03.2022

Krankenkasse bzw. Kostenträger

Name, Vorname des Versicherten

geb. am

Kostenträgerkennung | Versicherten-Nr. | Status

Betriebsstätten-Nr. | Arzt-Nr. | Datum

Verordnung von medizinischer Rehabilitation **61 Teil B**

Die kurative Versorgung ist nicht ausreichend

☐ Es handelt sich weder um eine Minderung / erhebliche Gefährdung der Erwerbsfähigkeit noch um die Folgen eines Arbeitsunfalls / einer Berufskrankheit

Bei gleichrangiger Zuständigkeit
(z. B. Kinder-Rehabilitation, onkologische Rehabilitation für Altersrentner)

☐ Versicherte/r wünscht eine medizinische Rehabilitation zu Lasten der GKV

I. Rehabilitationsbegründende und weitere Diagnosen

A. Rehabilitationsbegründende Funktionsdiagnosen	Diagnoseschlüssel ICD-10-GM	Ursache *
1.		
2.		
3.		
B. Weitere rehabilitationsrelevante/geriatrietypische Diagnosen		
4.		
5.		
6.		

* *Mögliche Ursache der Erkrankung*
(nur anzugeben, wenn eine der folgenden Ursachen zutrifft)
1 = Arbeitsunfall einschl. Wegeunfall
2 = Berufskrankheit
3 = Schädigungsfolge durch Einwirken Dritter (z. B. Unfallfolgen)
4 = Folgen von Kriegs-, Zivil- oder Wehrdienst
5 = Meldepflichtige Erkrankung (z. B. IfSG)

II. Angaben zur Rehabilitationsbedürftigkeit und zum Verlauf der Krankenbehandlung

A. Kurze Angaben zur Anamnese *(insbesondere Beginn und Verlauf)* **und zu Krankenhaus- und Facharztbehandlung**

B. Rehabilitationsrelevante Schädigungen und Befunde *(relevante Untersuchungsergebnisse / aktuelle Assessmentergebnisse)*

C. Bei geriatrischer Rehabilitation
mind. zwei Funktionstests folgender unterschiedlicher Schädigungsbereiche

Mobilität		Kognition	Schmerz	Herz-/Lungenfunktion
TUG ☐☐ sek +	Chair Rise ☐☐ sek	MMST ☐☐ / 30	Schmerzskala ☐☐ / 10	Ergometrie ☐☐☐ Watt
Handkraft ☐☐ kg oder	☐☐☐ kpa	GDS 15 ☐☐ / 15		FEV1 ☐☐ % + VK ☐☐ %
DEMMI ☐☐ / 100	Tinetti ☐☐ / 28	Uhrentest ☐☐ / 7		NYHA-Stadium ☐

D. Bisherige ärztliche/psychotherapeutische Interventionen sowie andere Maßnahmen *(z. B. Patientenschulungen, Rehabilitationssport/Funktionstraining, Beratungs- und Selbsthilfeangebote)*; **einschließlich Heilmittelverordnung** *(in den letzten 6 Monaten)*

Verbindliches Muster

☐ Heilmittel zur Erreichung des Behandlungszieles nicht ausreichend

E. Rehabilitationsrelevante Hilfsmittel

☐ nein ☐ ja, welche?

Abb. 44: Muster 61B: Verordnung von medizinischer Rehabilitation

Zu dem **Antrag der Rehabilitationsleistung** gehören:

- Medizinische Begründung der Rehabilitationsleistung (Vordruck Muster 61 B – D) (entfällt bei geriatrischer Rehabilitation, wenn die Indikation vorab durch Abschätzungsinstrumente überprüft worden ist),
- Befundbericht des Arztes, in dem der Krankheitsverlauf dokumentiert wird und die Notwendigkeit sowie die Ziele der Rehabilitationsleistung begründet werden (entfällt bei Rehabilitationsleistungen aufgrund psychischer Erkrankungen oder Verhaltensstörungen)
- Benennung von bis zu drei Wunschkliniken (zur Indikation passende Kliniken gemäß dem Wunsch- und Wahlrecht SGB IX § 8), mit denen ein Versorgungs- oder Belegungsvertrag geschlossen worden ist.

Ist die gesetzliche Rentenversicherung der Kostenträger, sind weitere Informationen erforderlich:

- Erreichte Mindestversicherungszeit: je nach Rehabilitations-Leistung fünf oder 15 Jahre, z. T. ist es hinreichend, in den zwei Jahren vor Antragsstellung in mindestens sechs Kalendermonaten Pflichtbeiträge zur Rentenversicherung gezahlt zu haben,
- Nachweis der Gefährdung oder Minderung der Erwerbsfähigkeit durch Krankheit oder körperliche, geistige oder seelische Beeinträchtigung,
- AUD-Beleg (Arbeitsunfähigkeitszeiten und Arbeitsunfähigkeitsdiagnosen/ Angaben zu Krankenhausaufenthalten und Rehabilitationsaufenthalten) in elektronischer Form,
- Selbsteinschätzungsbogen des Patienten (freiwillig).

Anschließend prüft der Kostenträger innerhalb von drei Wochen den Antrag nach folgenden Kriterien:

- Zuständigkeit (falls der angeschriebene Kostenträger nicht zuständig ist, muss dieser den Antrag innerhalb von 14 Tagen an den zuständigen Kostenträger weiterleiten),
- Rehabilitationsbedürftigkeit (Maßnahmen sind erforderlich),
- positive Rehabilitationsprognose (Rehabilitationsziele können realistisch erreicht werden),
- Rehabilitationsfähigkeit (Patient ist körperlich in der Verfassung, die Maßnahme anzutreten).

Hinsichtlich der Bewertung des Antrags und auch für eine etwaige Stichprobenprüfung ist die vom Medizinischen Dienst des Spitzenverbandes Bund der Krankenkassen e. V. herausgegebene Begutachtungsanleitung „Richtlinie des GKV-Spitzenverbandes nach § 282 SGB V Vorsorge und Rehabilitation“ für die Krankenkassen verbindlich (vgl. MEDIZINISCHER DIENST DES SPITZENVERBANDES BUND DER KRANKENKASSEN 2021).

Generell kann der Kostenträger im Rahmen der Antragsprüfung weitere ärztliche Gutachten, z. B. durch den Medizinischen Dienst, einfordern. Zudem kann eine Überprüfung durch den Medizinischen Dienst im Rahmen der Stichprobenprüfung nach SGB V § 275 Abs.2 erfolgen („Richtlinie über Umfang und Auswahl der Stichproben bei der Begutachtung durch den Medizinischen Dienst und Ausnahmen davon nach § 275 Abs. 2 Nr. 1 SGB V (Richtlinie MD-Stichprobenprüfung) vom 02.07.2008 in der Fassung vom 29.08.2022“). Die Begutachtungsrichtlinien sind in der Begutachtungsanleitung „Richtlinie des GKV-Spitzenverbandes nach § 282 SGB V Vorsorge und Rehabilitation des Medizinischen Dienstes des Spitzenverbandes Bund der Krankenkassen e. V. (MDS)“ festgelegt.

Wird die beantragte Maßnahme bewilligt, ergeht ein **Bescheid** mit folgenden Informationen:

- Kontaktdaten der Rehabilitationseinrichtungen (es werden bis zu vier Alternativen angeboten),
- Beginn und Dauer der Maßnahme,
- Informationen zum etwaigen Übergangsgeld während der Maßnahme,
- Hinweise zur Zuzahlung,
- Hinweis auf das Widerspruchsrecht gegen den Bescheid.

Ist aus medizinischen Gründen eine Begleitperson für den Rehabilitationsaufenthalt erforderlich, ist es möglich, dass dieser ein Bett im Zimmer des Rehabilitationspatienten zur Verfügung gestellt wird. Die Kosten für eine medizinisch notwendige Begleitperson können vom Kostenträger übernommen werden.

Wird der Kurantrag abgelehnt, kann der Versicherte binnen eines Monats Widerspruch gegen den Bescheid einzulegen.

Wird die Wunschklinik nicht zugewiesen, kann der Versicherte einen Antrag auf Änderung der Heilstätte stellen.

Bei Antritt der Kur wird im Rahmen der **Aufnahmeuntersuchung** ein individueller Therapieplan für die vorliegenden Indikationen verordnet, der die gesundheitliche Ausgangssituation des Patienten und dessen aktuelle Belastbarkeit berücksichtigt.

Während der Kurmaßnahme erfolgen i. d. R. weitere medizinische **Zwischenevaluationen**, um den Therapieplan ggf. anpassen zu können.

Zum Ende der Kur erfolgt die **Abschlussuntersuchung**, deren Ergebnisse im Abschlussbericht (z. T. auch als Entlassungsbericht bezeichnet) des Klinikarztes festgehalten werden. Dieser **Abschlussbericht** enthält

- die durchgeführten diagnostischen, therapeutischen und verhaltenspräventiven Maßnahmen,
- die erhobenen Befunde,
- die Wirkung der durchgeführten Kurmaßnahmen,
- mögliche weitere Behandlungsbedarfe,
- mögliche nach der Kur einzuleitende Maßnahmen (Nachsorge).

Über die Inhalte des Abschlussberichts informiert der Klinikarzt den Patienten in einem Abschlussgespräch.

Den Abschlussbericht erhalten der behandelnde Arzt am Heimatort des Patienten sowie (ggf. in verkürzter Form) der Kostenträger. Handelt es sich um eine von der Deutschen Rentenversicherung finanzierte Maßnahme für Berufstätige, enthält der dann als Entlassungsbericht bezeichnete Bericht auch eine sozialmedizinische Beurteilung des Leistungsvermögens im Erwerbsleben (vgl. DRV 2025: 27 ff).

6.3 Antrags- und Bewilligungsverfahren bei einer Anschlussrehabilitation

Eine Anschlussrehabilitation (von der Deutschen Rentenversicherung auch als **Anschlussheilbehandlung** AHB bezeichnet) ist möglich, wenn eine entsprechende Indikation gem. AHB Indikationskatalog der Deutschen Rentenversicherung Bund (→ Kap. 5.5; vgl. DRV 2024a: 37) sowie eine Rehabilitationsbedürftigkeit (Schädigungen und Beeinträchtigungen von Körperfunktionen und -strukturen, Tätigkeiten und Teilhabe) vorliegen.

Zudem muss der Patient **rehabilitationsfähig** sein, d. h. er muss

- „frühmobilisiert, insbesondere in der Lage sein, ohne fremde Hilfe zu essen, sich zu waschen und sich in der Einrichtung zu bewegen,
- für effektive rehabilitative Maßnahmen ausreichend belastbar sein,
- motiviert und aufgrund der geistigen Aufnahmefähigkeit und psychischen Verfassung in der Lage sein, aktiv bei der Rehabilitation mitzuarbeiten" (DRV 2024a).

Gesetzliche und private Krankenkassen bzw. -versicherungen können die Kosten für eine Anschlussrehabilitation nur dann übernehmen, wenn nach den für andere Rehabilitationsträger geltenden Vorschriften derartige Leistungen nicht erbracht werden können.

Die Deutsche Rentenversicherung übernimmt die Kosten für eine Anschlussrehabilitation nur, wenn folgende Voraussetzungen erfüllt sind:

- Nachweis der Gefährdung oder Minderung der Erwerbsfähigkeit durch Krankheit oder körperliche, geistige oder seelische Beeinträchtigung,
- erreichte Mindestversicherungszeit: je nach Leistung fünf oder 15 Jahre, z. T. ist es hinreichend, in den zwei Jahren vor Antragsstellung in mindestens sechs Kalendermonaten Pflichtbeiträge zur Rentenversicherung gezahlt zu haben.

Die Anschlussrehabilitation wird durch den behandelnden Arzt im Krankenhaus angeregt und vom **ärztlichen Dienst** bzw. dem **Sozialdienst** des Krankenhauses beantragt. Unabhängig vom Kostenträger ist gem. SGB V § 39 Abs. 1a seit März 2024 ein vom GKV-Spitzenverband (GKV-SV) und der Deutschen Krankenhausgesellschaft (DKG) überarbeitetes, bundeseinheitliches Antragsformular Antrag auf Anschlussrehabilitation zu verwenden.

Da die Anschlussrehabilitation sich möglichst unmittelbar (spätestens 14 Tage) an eine ambulante Operation oder einen Krankenhausaufenthalt anschließt, gibt es zwei **Schnelleinleitungsverfahren**:

Direkteinleitungsverfahren

Beim Direkteinleitungsverfahren der Deutschen Rentenversicherung entscheidet der **Arzt im Krankenhaus** über die Notwendigkeit einer Rehabilitationsmaßnahme und ob aus sozialmedizinischen Gründen eine stationäre oder ganztägig ambulante Maßnahme angezeigt ist. Diese wird dann bereits im Krankenhaus durch den **ärztlichen Dienst** bzw. den **Sozialdienst** beantragt und dann ohne weitere Prüfung eingeleitet. Dieses Verfahren ist jedoch nur bei bestimmten Indikationen möglich, die im AHB Indikationskatalog der Deutschen Rentenversicherung Bund festgeschrieben sind. Weiterhin kann das Verfahren nur angewendet werden, wenn die Anschlussrehabilitation spätestens 14 Tage nach der Entlassung aus dem Krankenhaus beginnt und die Maßnahme in einer von der Deutschen Rentenversicherung Bund zugelassenen Einrichtung stattfinden soll.

Falls sich im Nachhinein ergeben sollte, dass die Deutsche Rentenversicherung nicht zuständig ist, werden die Kosten von der Krankenkasse getragen. Voraussetzung hierfür ist, dass sich die Krankenkasse am Direkteinleitungsverfahren der Deutschen Rentenversicherung Bund beteiligt. Ist dies nicht der Fall, kann das Direkteinleitungsverfahren nur angewendet werden, wenn der ärztliche Dienst bzw. der Sozialdienst des Krankenhauses mit der Deutschen Rentenversicherung im Vorwege klären, ob die Voraussetzungen für eine Kostenübernahme der Rentenversicherung gegeben sind. Dies gilt auch für privat Krankenversicherte.

Andere Rentenversicherungsträger können abweichende Schnelleinleitungsverfahren vorsehen, die i. d. R. dem nachfolgend vorgestellten AGM-Verfahren entsprechen.

AGM-Verfahren

Beim AGM- (Anschlussgesundheitsmaßnahme) Verfahren wird durch die Deutsche Rentenversicherung unter Berücksichtigung der versicherungsrechtlichen und medizinischen Voraussetzungen *vor* Antritt der Rehabilitationsmaßnahme über den Antrag entschieden.

Das AGM-Verfahren kann angewendet werden, wenn das Direkteinleitungsverfahren nicht möglich ist, z. B. bei einer fehlenden Krankenversicherung, bei unklarem Behandlungserfolg, bei einer Anschlussrehabilitation nach einer ambulanten Operation oder bei einer erheblichen Überschreitung der 14-Tage Antrittsfrist. Das AGM-Verfahren ermöglicht den schnellen Antritt einer Anschlussrehabilitation auch ohne Direkteinleitungsverfahren, da z. B. der ärztliche Dienst oder der Sozialdienst des Krankenhauses schon *vorab* eine indikationsgerechte Rehabilitationseinrichtung auswählt und der Rentenversicherung übermittelt.

	Direkteinleitungsverfahren	AGM-Verfahren
Krankenhaus	• Beratung des Patienten zur AHB • Prüfung der Voraussetzungen und der Zuständigkeit, ggf. Anfrage bei Rentenversicherung bzw. Krankenversicherung (Indikation, Kontoführung, Kassenzugehörigkeit, versicherungsrechtliche Voraussetzungen, Ausschlussgründe)	• Beratung des Patienten zur Anschlussrehabilitation • Prüfung der Voraussetzungen und Zuständigkeit, ggf. Anfrage bei Rentenversicherung bzw. Krankenversicherung (Indikation, Kontoführung, Kassenzugehörigkeit, versicherungsrechtliche Voraussetzungen, Ausschlussgründe) • evtl. bereits Auswahl einer geeigneten Anschlussrehabilitationseinrichtung • Kontaktaufnahme mit DRB • Übersendung der Antragsformulare des Befundberichts, ggf. weiterer medizinischer Unterlagen an die DRB (ggf. mit Hinweis auf ausgewählte Anschlussrehabilitationseinrichtung)
Deutsche Rentenversicherung Bund (DRB)	• Verbindliche Feststellung von Indikation, Kontoführung, Kassenzugehörigkeit, versicherungsrechtlichen und medizinischen Voraussetzungen, Ausschlussgründen • Bescheiderteilung erst während oder nach der Anschlussrehabilitation	• Verbindliche Feststellung von Indikation, Kontoführung, Kassenzugehörigkeit, versicherungsrechtlichen und medizinischen Voraussetzungen, Ausschlussgründen Wenn DRB zuständig: • Bewilligungsbescheid zu Lasten der DRB • Übersendung des Befundberichts und ggf. weiterer medizinsicher Unterlagen an die Anschlussrehabilitationseinrichtung Wenn DRB nicht zuständig: • Fristgerechte Weiterleitung an die gesetzliche Krankenkasse oder Ablehnungsbescheid mit Verweis auf das private Krankenversicherungsunternehmen
Rehabilitationseinrichtung	• Kontaktaufnahme mit dem Sozialdienst des Krankenhauses bzw. mit dem Patienten • ggf. Klärung der medizinischen Voraussetzungen mit der DRB • Übersendung der Antragsformulare, des Befundberichts, ggf. weiterer medizinischer Unterlagen an die DRB • Übersendung des Entlassungsberichtes an die DRB innerhalb von 14 Tagen nach Ende der Maßnahme	• Kontaktaufnahme mit dem Patienten • Vereinbarung des Starttermins • Übersendung des Entlassungsberichtes an die DRB innerhalb von 14 Tagen nach Ende der Maßnahme

Tab. 59: Direkteinleitungsverfahren und AGM-Verfahren

Bei Antritt der Kur wird dann im Rahmen der **Aufnahmeuntersuchung** ein individueller Therapieplan für die vorliegenden Indikationen verordnet, der den **Entlassungsbericht** des Krankenhausarztes, die gesundheitliche Ausgangssituation des Patienten und dessen aktuelle Belastbarkeit berücksichtigt.

Während der Kurmaßnahme erfolgen i. d. R. weitere medizinische **Zwischenevaluationen**, um den Therapieplan ggf. anpassen zu können.

Zum Ende der Kur erfolgt die **Abschlussuntersuchung**, deren Ergebnisse im **Abschlussbericht** (z. T. auch als Entlassungsbericht bezeichnet) des Klinikarztes festgehalten werden. Dieser Abschlussbericht enthält

- die durchgeführten diagnostischen, therapeutischen und verhaltenspräventiven Maßnahmen,
- die erhobenen Befunde,
- die Wirkung der durchgeführten Kurmaßnahmen,
- mögliche weitere Behandlungsbedarfe,
- mögliche nach der Kur einzuleitende Maßnahmen (Nachsorge).

Über die Inhalte des Abschlussberichts informiert der Klinikarzt den Patienten in einem Abschlussgespräch.

Den Abschlussbericht erhalten der behandelnde Arzt am Heimatort des Patienten sowie (ggf. in verkürzter Form) der Kostenträger. Handelt es sich um eine von der Deutschen Rentenversicherung finanzierte Maßnahme für Berufstätige, enthält der dann als Entlassungsbericht bezeichnete Bericht auch eine sozialmedizinische Beurteilung des Leistungsvermögens im Erwerbsleben (vgl. DRV 2025: 27 ff).

6.4 Antrags- und Bewilligungsverfahren bei einer Mutter-/Vater-Kind-Maßnahme

Ist die psychische und/oder physische Gesundheit von Müttern oder Vätern beeinträchtigt oder gefährdet, kann eine Mutter- bzw. Vater-Kind-Kur beantragt werden. Diese kann sowohl als **stationäre Vorsorge**- als auch als **stationäre Rehabilitationsleistung** durchgeführt werden.

Gemäß den Umsetzungsempfehlungen des GKV-Spitzenverbandes, der Verbände der Krankenkassen auf Bundesebene und des MDS im Zusammenhang mit Anträgen auf Leistungen zur medizinischen Vorsorge und Rehabilitation für Mütter und Väter nach §§ 24, 41 SGB V gilt der Grundsatz ambulant vor stationär **nicht** bei Mutter-/Vater-Kind-Maßnahmen (vgl. GKV-SPITZENVERBAND 2012: 13).

Der behandelnde Vertragsarzt prüft zunächst, ob eine Kur medizinisch sinnvoll ist, ob die medizinischen und/oder psychosozialen Voraussetzungen vorliegen und ob die psychische und physische Belastbarkeit von Mutter bzw. Vater und Kind für die Durchführung der Kur gegeben sind.

Auch wenn die Genesung des Elternteils im Vordergrund der Mutter-/Vater-Kind-Maßnahme steht, können unter bestimmten Voraussetzungen das Kind bzw. die Kinder (auch Pflege- oder Adoptivkinder) an der Maßnahme teilnehmen:

- das Kind ist behandlungsbedürftig und kann in der Kureinrichtung indikationsspezifisch behandelt werden,
- die Elternteil-Kind Beziehung steht im Mittelpunkt der Therapie,
- eine maßnahmebedingte Trennung vom kurenden Elternteil könnte zu psychischen Störungen des Kindes führen,
- die Trennung des Kindes vom kurenden Elternteil ist aufgrund einer besonderen familiären Situation unzumutbar,
- das Kind kann während der kurbedingten Abwesenheit des Elternteils zu Hause nicht betreut werden.

Ist die Teilnahme des Kindes an der Maßnahme aus einem der o. g. Gründe angezeigt und wird der Erfolg der Vorsorge-/Rehabilitationsmaßnahme des Elternteils durch die Mitaufnahme des Kindes nicht gefährdet, können Kinder bis zu 12 Jahren (behinderte Kinder ohne Altersbegrenzung) den Elternteil begleiten. Die entsprechenden Kosten werden von der Krankenkasse übernommen. Dies gilt sowohl für behandlungsbedürftige als auch für nicht behandlungsbedürftige Kinder.

Mutter bzw. Vater beantragen unter Mitwirkung des Vertragsarztes bei der Krankenkasse bzw. der privaten Krankenversicherung (die auch die entsprechenden Formulare zur Verfügung stellt) die Mutter-/Vater-Kind-Maßnahme als Vorsorge- oder als Rehabilitationsleistung. Im Antrag kann gem. SGB IX § 8 Abs. 1 (Wunsch- und Wahlrecht des Versicherten) bereits eine Wunschkureinrichtung bzw. -klinik benannt werden.

Vorsorgeleistung

Eine Vorsorgeleistung ist angezeigt, wenn bei Mutter oder Vater noch keine längerfristigen (weniger als sechs Monate) Beeinträchtigungen vorliegen. In diesem Fall ist der Vordruck „Muster 64: Verordnung medizinischer Vorsorge für Mütter oder Väter gemäß § 24 SGB V“ (→ Abb. 45) zu verwenden. In diesen Vordruck werden auch gesunde Begleitkinder eingetragen. Für behandlungsbedürftige Begleitkinder ist zusätzlich der Vordruck „Muster 65: Ärztliches Attest Kind zur Verordnung einer medizinischen Vorsorge / Rehabilitation für Mütter oder Väter gemäß §§ 24, 41 SGB V“ vom Kinderarzt auszufüllen.

Rehabilitationsleistung

Eine Rehabilitationsleistung ist angezeigt, wenn bei der Mutter oder dem Vater bereits längerfristige (mehr als sechs Monate) Beeinträchtigungen vorliegen und diese eine Rehabilitation im Rahmen einer Mutter-/Vater-Kind-Maßnahme medizinisch erfordern. In diesem Fall ist der Vordruck Muster 61 (Teil B-E) Verordnung von medizinischer

Rehabilitation zu verwenden (→ Abb. 46). Für jedes mitreisende Kind ist in jedem Fall das „Muster 65: Ärztliches Attest Kind zur Verordnung einer medizinischen Vorsorge / Rehabilitation für Mütter oder Väter gemäß §§ 24, 41 SGB V" vom Kinderarzt auszufüllen.

Auf Basis der genannten Anträge trifft die Krankenkasse bzw. private Krankenversicherung die Entscheidung zur Bewilligung oder Ablehnung der beantragten Vorsorge- oder Rehabilitationsleistung innerhalb von **drei Wochen** nach folgenden Kriterien:

- Gesundheitszustand des Elternteils,
- mütter- bzw. väterspezifische Belastungen,
- Lebensumstände des Elternteils (Kontextfaktoren wie z. B. Partner-/Eheprobleme, chronische Krankheiten).

Hinsichtlich der Bewertung des Antrags ist die vom Medizinischen Dienst des Spitzenverbandes Bund der Krankenkassen e. V. herausgegebene Begutachtungsanleitung „Richtlinie des GKV-Spitzenverbandes nach § 282 SGB V Vorsorge und Rehabilitation" verbindlich (vgl. MEDIZINISCHER DIENST DES SPITZENVERBANDES BUND DER KRANKENKASSEN 2021).

Wird der Kurantrag bewilligt, ist die Kur innerhalb von **sechs Monaten** anzutreten. Im Falle einer Ablehnung kann der Versicherte binnen eines Monats Widerspruch gegen den Bescheid einzulegen.

Bei Antritt der Kur wird dann im Rahmen der **Aufnahmeuntersuchung** ein individueller Therapieplan für die vorliegenden Indikationen verordnet, der die gesundheitliche Ausgangssituation des Patienten und dessen aktuelle Belastbarkeit berücksichtigt. Die pädagogische Betreuung begleitender Kinder erfolgt in altersgerechten Gruppen durch geschultes Fachpersonal.

Während der Kurmaßnahme erfolgen i. d. R. weitere medizinische **Zwischenevaluationen**, um den Therapieplan ggf. anpassen zu können.

Zum Ende der Kur erfolgt die **Abschlussuntersuchung**, deren Ergebnisse im **Abschlussbericht** (z. T. auch als Entlassungsbericht bezeichnet) des Arztes der Kureinrichtung festgehalten werden. Dieser Abschlussbericht enthält

- die durchgeführten diagnostischen, therapeutischen und verhaltenspräventiven Maßnahmen,
- die erhobenen Befunde,
- die Wirkung der durchgeführten Kurmaßnahmen,
- mögliche weitere Behandlungsbedarfe,
- mögliche nach der Kur einzuleitende Maßnahmen (Nachsorge).

Über die Inhalte des Abschlussberichts informiert der Arzt den Patienten in einem Abschlussgespräch.

Den Abschlussbericht erhalten der behandelnde Arzt am Heimatort des Patienten sowie der Kostenträger.

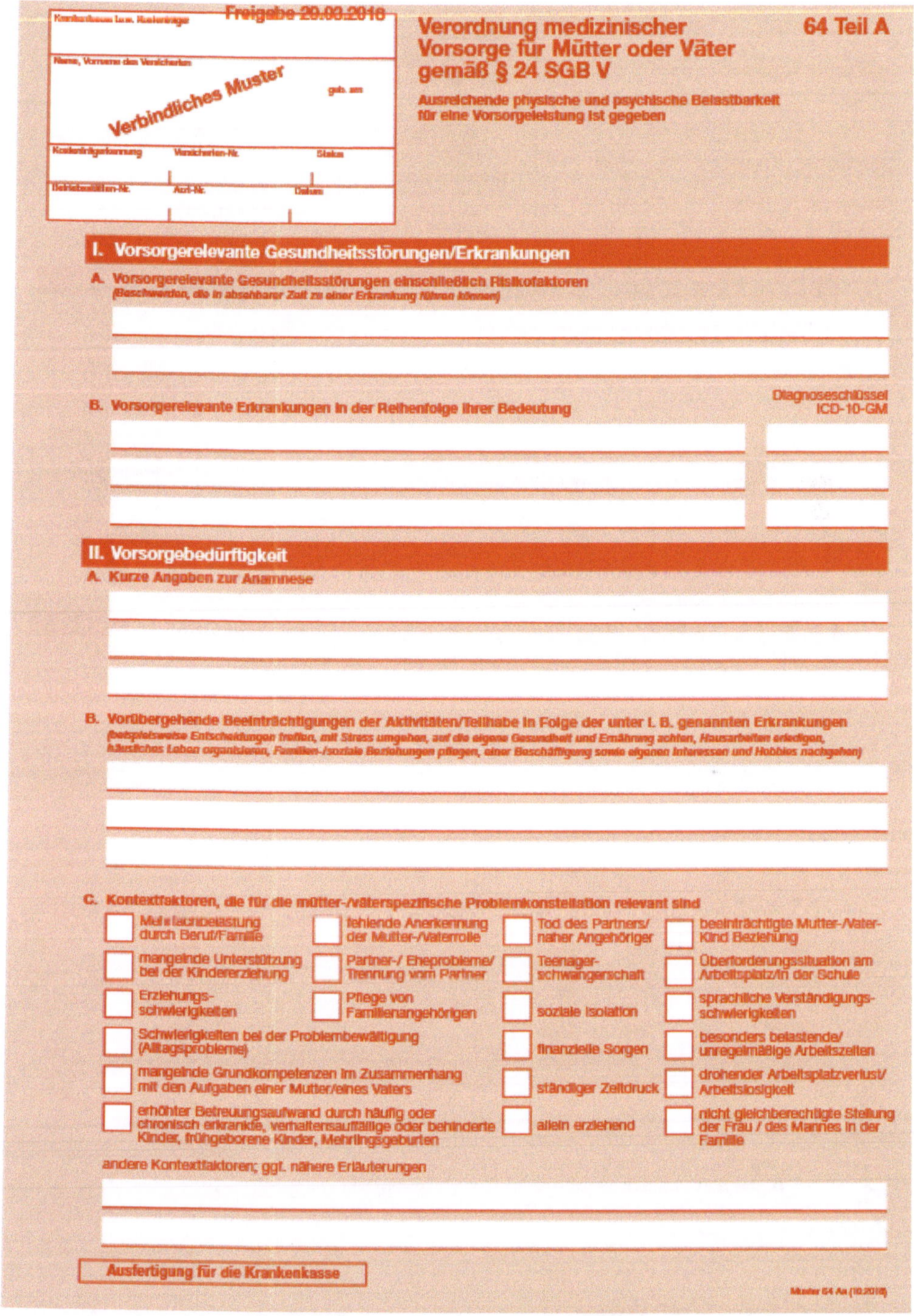

Freigabe 20.09.2016

Krankenkasse bzw. Kostenträger

Name, Vorname des Versicherten

geb. am

Verbindliches Muster

Kostenträgerkennung | Versicherten-Nr. | Status

Betriebsstätten-Nr. | Arzt-Nr. | Datum

Verordnung medizinischer Vorsorge für Mütter oder Väter gemäß § 24 SGB V

64 Teil A

Ausreichende physische und psychische Belastbarkeit für eine Vorsorgeleistung ist gegeben

I. Vorsorgerelevante Gesundheitsstörungen/Erkrankungen

A. Vorsorgerelevante Gesundheitsstörungen einschließlich Risikofaktoren
(Beschwerden, die in absehbarer Zeit zu einer Erkrankung führen können)

B. Vorsorgerelevante Erkrankungen in der Reihenfolge ihrer Bedeutung

Diagnoseschlüssel ICD-10-GM

II. Vorsorgebedürftigkeit

A. Kurze Angaben zur Anamnese

B. Vorübergehende Beeinträchtigungen der Aktivitäten/Teilhabe in Folge der unter I. B. genannten Erkrankungen
(beispielsweise Entscheidungen treffen, mit Stress umgehen, auf die eigene Gesundheit und Ernährung achten, Hausarbeiten erledigen, häusliches Leben organisieren, Familien-/soziale Beziehungen pflegen, einer Beschäftigung sowie eigenen Interessen und Hobbies nachgehen)

C. Kontextfaktoren, die für die mütter-/väterspezifische Problemkonstellation relevant sind

- ☐ Mehrfachbelastung durch Beruf/Familie
- ☐ mangelnde Unterstützung bei der Kindererziehung
- ☐ Erziehungsschwierigkeiten
- ☐ Schwierigkeiten bei der Problembewältigung (Alltagsprobleme)
- ☐ mangelnde Grundkompetenzen im Zusammenhang mit den Aufgaben einer Mutter/eines Vaters
- ☐ erhöhter Betreuungsaufwand durch häufig oder chronisch erkrankte, verhaltensauffällige oder behinderte Kinder, frühgeborene Kinder, Mehrlingsgeburten
- ☐ fehlende Anerkennung der Mutter-/Vaterrolle
- ☐ Partner-/ Eheprobleme/ Trennung vom Partner
- ☐ Pflege von Familienangehörigen
- ☐ Tod des Partners/ naher Angehöriger
- ☐ Teenager-schwangerschaft
- ☐ soziale Isolation
- ☐ finanzielle Sorgen
- ☐ ständiger Zeitdruck
- ☐ allein erziehend
- ☐ beeinträchtigte Mutter-/Vater-Kind Beziehung
- ☐ Überforderungssituation am Arbeitsplatz/in der Schule
- ☐ sprachliche Verständigungsschwierigkeiten
- ☐ besonders belastende/ unregelmäßige Arbeitszeiten
- ☐ drohender Arbeitsplatzverlust/ Arbeitslosigkeit
- ☐ nicht gleichberechtigte Stellung der Frau / des Mannes in der Familie

andere Kontextfaktoren; ggf. nähere Erläuterungen

Ausfertigung für die Krankenkasse

Muster 64 Aa (10.2016)

Abb. 45: Muster 64 Teil A: Verordnung medizinischer Vorsorge für Mütter oder Väter gemäß § 24 SGB V

Krankenkasse bzw. Kostenträger

Freigabe 23.03.2022

Name, Vorname des Versicherten

geb. am

Kostenträgerkennung | Versicherten-Nr. | Status

Betriebsstätten-Nr. | Arzt-Nr. | Datum

Verordnung von medizinischer Rehabilitation

61 Teil B

Die kurative Versorgung ist nicht ausreichend

☐ Es handelt sich weder um eine Minderung / erhebliche Gefährdung der Erwerbsfähigkeit noch um die Folgen eines Arbeitsunfalls / einer Berufskrankheit

Bei gleichrangiger Zuständigkeit
(z. B. Kinder-Rehabilitation, onkologische Rehabilitation für Altersrentner)

☐ Versicherte/r wünscht eine medizinische Rehabilitation zu Lasten der GKV

I. Rehabilitationsbegründende und weitere Diagnosen

A. Rehabilitationsbegründende Funktionsdiagnosen — Diagnoseschlüssel ICD-10-GM — Ursache *

1.
2.
3.

B. Weitere rehabilitationsrelevante/geriatrietypische Diagnosen

4.
5.
6.

** Mögliche Ursache der Erkrankung* *(nur anzugeben, wenn eine der folgenden Ursachen zutrifft)*

1 – Arbeitsunfall einschl. Wegeunfall
2 – Berufskrankheit
3 – Schädigungsfolge durch Einwirken Dritter (z. B. Unfallfolgen)
4 – Folgen von Kriegs-, Zivil- oder Wehrdienst
5 – Meldepflichtige Erkrankung (z. B. IfSG)

II. Angaben zur Rehabilitationsbedürftigkeit und zum Verlauf der Krankenbehandlung

A. Kurze Angaben zur Anamnese *(insbesondere Beginn und Verlauf)* **und zu Krankenhaus- und Facharztbehandlung**

B. Rehabilitationsrelevante Schädigungen und Befunde *(relevante Untersuchungsergebnisse / aktuelle Assessmentergebnisse)*

C. Bei geriatrischer Rehabilitation
mind. zwei Funktionstests folgender unterschiedlicher Schädigungsbereiche

Mobilität		Kognition	Schmerz	Herz-/Lungenfunktion
TUG ☐☐ sek	+ Chair Rise ☐☐ sek	MMST ☐☐ / 30	Schmerz-skala ☐☐ / 10	Ergometrie ☐☐☐ Watt
Hand-kraft ☐☐ kg	oder ☐☐☐ kpa	GDS 15 ☐☐ / 15		FEV1 ☐☐ % + VK ☐☐ %
DEMMI ☐☐ / 100	Tinetti ☐☐ / 28	Uhren-test ☐☐ / 7		NYHA-Stadium ☐

D. Bisherige ärztliche/psychotherapeutische Interventionen sowie andere Maßnahmen *(z. B. Patientenschulungen, Rehabilitationssport/Funktionstraining, Beratungs- und Selbsthilfeangebote)*; **einschließlich Heilmittelverordnung** *(in den letzten 6 Monaten)*

Verbindliches Muster

☐ Heilmittel zur Erreichung des Behandlungszieles nicht ausreichend

E. Rehabilitationsrelevante Hilfsmittel

☐ nein ☐ ja, welche?

Ausfertigung für die Krankenkasse

Muster 61 Teil Ba (7.2022)

Abb. 46: Muster 61 (Teil B) Verordnung von medizinischer Rehabilitation

Literatur

Acuradon (2024): Radonschmerztherapie – Krankheitsbilder. Online unter: https://acuradon.de/krankheitsbilder-fuer-radonschmerztherapie/, Zugriff 18.02.2024

Amelung, W.; Evers, A: (Hrsg.) (1962): Handbuch der Bäder- und Klimaheilkunde. Stuttgart

Amelung, W.; Hildebrandt, G. (Hrsg.) (1985): Balneologie und Medizinische Klimatologie, Band 2, Balneologie. Berlin, Heidelberg, New York, Tokyo

AMK (Hrsg.) (1987): Reisen und Tourismus – ein historischer Überblick. Berlin

Antonovsky, A. (1979): Health, stress and coping. London

Antonovsky, A. (1997): Salutogenese. Zur Entmystifizierung der Gesundheit. Tübingen

AOK (2024): Mutter-Kind-Kur und Vater-Kind-Kur. Online unter: https://www.aok.de/pk/leistungen/kuren-reha/mutter-kind-kur-und-vater-kind-kur/, Zugriff 29.12.2024

Bäderkalender (2024): Kurorte. Online unter: https://www.baederkalender.de/kurorte-finden/, Zugriff 04.01.2024

Bäderverband Mecklenburg-Vorpommern e. V. (2024): Kur- und Erholungsorte. Online unter: https://www.mv-baederverband.de/de/kur-und-erholungsorte, Zugriff 24.05.2024

Bädorf, H.-J. (2024): Vom Wesen der Prädikatisierung. Online unter: https://www.gesundheitsagentur-nrw.de/praedikatisierung/, Zugriff 01.05.2024

Bähre, H. (2003): Nationale Tourismuspolitik in der Systemtransformation – eine Untersuchung zum ostdeutschen Tourismus 1989–1999. Dresden

Bayerischer Heilbäder-Verband e. V. (2024): Die Mitglieder. Online unter: https://www.bayerischer-heilbaeder-verband.de/die-mitglieder, Zugriff 25.05.2024

Bayerisches Staatsministerium des Innern, für Sport und Integration (2024): Amtliches Verzeichnis der anerkannten Kurorte, Luftkurorte und Erholungsorte in Bayern. Online unter: https://www.stmi.bayern.de/assets/stmi/kub/verzeichnis_kur_erholungsorte_stand_18_01_2024_mit_fu%C3%9Fnoten.pdf, Zugriff 26.05.2024

Beer, A.-M., Jobst, D. (2016): Kur und Rehabilitation – das sollten Sie wissen!, in: MMW – Fortschritte in der Medizin, Ausgabe 19, November 2016, S. 60–64. Berlin

Beer, A.-M.; Kleinschmidt, J. (2017): Das kann die Moortherapie, in: MMW – Fortschritte in der Medizin, Ausgabe 19, November 2017, S. 62–64. Berlin

Beer, L. (1839): Die Trentschiner Bäder, oder die Schwefelquellen zu Teplitz, nächst Trentschin im Königreiche Ungarn. Preßburg

Bengesser, R.; Pavuza, R. (2004): Zum Stand der Speläotherapie in Österreich, in: Die Höhle – Zeitschrift für Karst und Höhlenkunde, Heft 1–4, S. 43–49. Wien

Berg, W. (2008): Gesundheitstourismus und Wellnesstourismus. München

Berktold-Fackler, F.; Krumbholz, H. (1997): Reisen in Deutschland: Eine kleine Tourismusgeschichte. Berlin, Boston

BfS (2024a): Bundesamt für Strahlenschutz: Was ist UV-Strahlung. Online unter: https://www.bfs.de/DE/themen/opt/uv/einfuehrung/einfuehrung_node.html, Zugriff 02.01.2024

BfS (2024b): Bundesamt für Strahlenschutz: Radon Heilkuren. Online unter: https://www.bfs.de/DE/themen/ion/umwelt/radon/wirkungen/heilkuren.html, Zugriff 17.02.2024

Binz Nocco, P. (2007): Mineralwasser als Heilmittel – medizinisch-pharmazeutische Aspekte im 19. und frühen 20. Jahrhundert unter besonderer Berücksichtigung des Kantons Tessin. Zürich

Bohus, J. (1986): Sportgeschichte: Gesellschaft und Sport von Mykene bis heute. München

Brand, H.-D. (1967): Die Bäder am Oberharz. Eine fremdenverkehrsgeographische Untersuchung. Hildesheim

Britannica, The Editors of Encyclopaedia (Hrsg.) (2022): „spa". Encyclopedia Britannica. Online unter: https://www.britannica.com/topic/spa-health-resort, Zugriff 30.10.2022

Brittner, A. (2000): Kurverkehr, in: Leibniz-Institut für Länderkunde e. V. (Hrsg.): Nationalatlas Deutschland, Band 10 Freizeit und Erholung, S. 32–33. Leipzig

Brockhaus (Hrsg.) (1938): Der Neue Brockhaus, Allbuch in 4 Bänden und einem Atlas. Leipzig

Brodde, K. (1992): Morgens Fango, abends Tango, in: Die Zeit, 06/1992, 31.01.1992. Hamburg

Brosig, V. (2006): Schroth-Kuren, in: Heilbad und Kurort, Heft 1–2, S. 38–39. Gütersloh

Büchner, R. (2014): Im städtischen Bad vor 500 Jahren. Wien, Köln, Weimar

Buchner, W. (2002): Gesundheitsreform und Kurwesen – eine ökonomische Analyse am Beispiel der niederbayerischen Heilbäder. München

Bundesarbeitsgemeinschaft für Rehabilitation e. V. (Hrsg.) (2018): Gemeinsame Empfehlung Qualitätssicherung nach § 37 Abs. 1 SGB IX. Frankfurt

Bundesarbeitsgemeinschaft für Rehabilitation e. V. (Hrsg.) (2021): Ambulante und stationäre medizinische Rehabilitation – Rahmenempfehlungen. Frankfurt

Bundesärztekammer (Hrsg.) (2019): (Muster-)Weiterbildungsordnung 2018. Berlin

Bundesgesundheitsministerium (2023a): Prävention. Online unter: https://www.bundesgesundheitsministerium.de/service/begriffe-von-a-z/p/praevention, Zugriff 21.05.2023

Bundesgesundheitsministerium (2023b): Rehabilitation: Medizinische Vorsorge und Rehabilitation. Online unter: https://www.bundesgesundheitsministerium.de/rehabilitation, Zugriff 21.05.2023

Bundesministerium der Justiz (2024): Bundesgesetzblatt: Siebte Verordnung zur Änderung der Bundesbeihilfeverordnung. Online unter: https://www.bgbl.de/xaver/bgbl/start.xav?startbk=Bundesanzeiger_BGBl&jumpTo=bgbl116s2403.pdf#__bgbl__%2F%2F*%5B%40attr_id%3D%27bgbl116s2403.pdf%27%5D__1716998855823, Zugriff am 16.05.2024

Cassens, M. (2013): Gesundheitstourismus und touristische Destinationsentwicklung. München

DBV (Hrsg.) (1960): Deutscher Bäderverband Jahresbericht 1960. Bonn

Deutsche Rheuma-Liga Bundesverband e. V. (2024): Infos zur Kompaktkur: Antrag, Kosten, Programm. Online unter: https://www.rheuma-liga.de/aktuelles/detailansicht/infos-zur-kompaktkur-antrag-kosten-programm, Zugriff 30.12.2024

Deutscher Heilstollenverband (2024): Die Heilstollentherapie. Online unter: https://www.deutscher-heilstollenverband.de/die-heilstollen-therapie/, Zugriff 17.02.24

Deutsches Ärzteblatt (2023): Kurärzte erhalten mehr Geld. Online unter: https://www.aerzteblatt.de/nachrichten/148266/Kuraerzte-erhalten-mehr-Geld, Zugriff 25.11.2024

Dhonau-Hermberg, H. (2006): Felkekuren in Bad Sobernheim, in: Heilbad und Kurort, Heft 1–2, S. 40–41. Gütersloh

DHV (2024): Pressemeldung: 120. Deutscher Bädertag in Bad Nauheim. Online unter: https://www.deutscher-heilbaederverband.de/fileadmin/user_upload/bilder/verband/download-presse/Pressemitteilung-120.-Deutscher-B%C3%A4dertag-in-Bad-Nauheim.pdf, Zugriff 24.12.2024

DHV (Hrsg.) (1999): Kneipptherapie. Bonn

DHV (Hrsg.) (2001): Deutscher Bäderkalender 2001. Gütersloh

DHV (Hrsg.) (2008): Qualitätsnormen für die komplexe Anwendung von Kur- und Heilmitteln in den anerkannten Heilbädern und Kurorten. Gütersloh

DHV (Hrsg.) (2017): Gesundheitskompetenz in Heilbädern und Kurorten 2017. Gütersloh

DHV (Hrsg.) (2022): Deutscher Heilbäderverband Jahresbericht 2021. Berlin

DHV/DTV (Hrsg.) (2019): Begriffsbestimmungen/Qualitätsstandards für Heilbäder und Kurorte, Luftkurorte, Erholungsorte – einschließlich der Prädikatisierungsvoraussetzungen – sowie für Heilquellen und Heilbrunnenbetriebe, 13. Auflage. Stuttgart

DHV/DTV (Hrsg.) (2024): Begriffsbestimmungen/Qualitätsstandards für Heilbäder und Kurorte, Luftkurorte, Erholungsorte – einschließlich der Prädikatisierungsvoraussetzungen – sowie für Heilquellen und Heilbrunnenbetriebe, 14. Auflage. Berlin

DNB (2023): Deutscher Naturheilbund: Eine Gesundheitsbewegung im Wandel der Zeit. Online unter: https://www.naturheilbund.de/der-dnb/unser-weg/, Zugriff 21.11.2023

DRV (Hrsg.) (2001): Deutsche Rentenversicherung Bund: Grundsätze und Anwendungsempfehlungen der gesetzlichen Rentenversicherung zur ambulanten medizinischen Rehabilitation vom 31. Mai 2001. Berlin

DRV (Hrsg.) (2024a): Deutsche Rentenversicherung Bund: AHB – Die Anschlussrehabilitation. Das Einleitungsverfahren der Deutschen Rentenversicherung Bund. Berlin

DRV (2024b): Deutsche Rentenversicherung Bund: Informationen für Sozialdienste und Zuweisende. Online unter: https://www.deutsche-rentenversicherung.de/KnappschaftBahnSee/DE/RehaKliniken/sozialdienste_zuweisende/sozialdienste_zuweisende_node.html, Zugriff 25.12.2024

DRV (Hrsg.) (2024c): Deutsche Rentenversicherung Bund: Medizinische Rehabilitation: Wie sie Ihnen hilft. 19. Auflage (9/2024), Nr. 301. Berlin

DRV (2024d): Deutsche Rentenversicherung Bund: Warum Reha? Online unter: https://www.deutsche-rentenversicherung.de/DRV/DE/Reha/Warum-Reha/warum-reha_node.html, Zugriff 25.12.2024

DRV (Hrsg.) (2025): Der ärztliche Reha-Entlassungsbericht: Leitfaden zum einheitlichen Entlassungsbericht. Berlin

du Prel, M. Fhr. (2005): Bedeutung und Wirkung von Trinkkuren – früher und heute, in: Heilbad und Kurort, Heft 7–8, S. 131. Gütersloh

DWD (Hrsg.) (2015): Deutscher Wetterdienst, Abteilung Klima- und Umweltberatung: Amtliches Gutachten zur Luftqualität in der Grube Bindweide in Steinebach. Freiburg

DWD (2024): Deutscher Wetterdienst: Kurortklima. Online unter: https://www.dwd.de/DE/leistungen/gutachtenkurortklima/leistungssteckbriefkurortklima.html;jsessionid=81944A6BA2A31C4F2A807BB1BD3661B5.live21064, Zugriff 20.01.2024

DZT (2024): Deutsche Zentrale für Tourismus: Bad Sobernheim – Felke-Heilbad zwischen Rhein und Mosel. Online unter: https://www.germany.travel/de/erleben-geniessen/bad-sobernheim.html, Zugriff 16.03.2024

English Heritage (Hrsg.) (2007): Margate`s Seaside Heritage. Swindon

Farhumand, N. (2022): Römische Bäder. Online unter: https://www.baudokumentation.ch/fachwissen/fachwissen/41364818, Zugriff 24.12.2022

Folz, H. (um 1491): Dises puchlein saget vns von allen paden die von natur heiß sein. Online unter: https://opacplus.bsb-muenchen.de/title/BV023295648, Zugriff 10.10.2022

Franzkowiak, P. (2022): Gesundheits-Krankheits-Kontinuum, in: Bundeszentrale für gesundheitliche Aufklärung (BZgA): Leitbegriffe der Gesundheitsförderung und Prävention. Glossar zu Konzepten, Strategien und Methoden. Online unter: https://doi.org/10.17623/BZGA:Q4-i026-1.0, Zugriff 10.05.2023

Franzkowiak, P.; Hurrelmann, K. (2022): Gesundheit. In: Bundeszentrale für gesundheitliche Aufklärung (BZgA): Leitbegriffe der Gesundheitsförderung und Prävention. Glossar zu Konzepten, Strategien und Methoden. Online unter: https://doi.org/10.17623/BZGA:Q4-i023-1.0, Zugriff 10.05.2023

Frerich, J.; Frey, M. (1996): Handbuch der Geschichte der Sozialpolitik in Deutschland. Band 2: Sozialpolitik in der Deutschen Demokratischen Republik. München, Wien

Fresenius, W.; Kußmaul, H. (2001): Einführung in Chemie und Charakteristik der Heilwässer und Peloide, in: Deutscher Heilbäderverband (Hrsg.): Deutscher Bäderkalender, S. 113–135. Gütersloh

Gemeinde Timmendorfer Strand (Hrsg.) (2023): Satzung über die Erhebung einer Tourismusabgabe in der Gemeinde Timmendorfer Strand. Timmendorfer Strand

Georg, E. (1963): Die wirtschaftlichen Unternehmungen der SS. Stuttgart

Gesundes Bayern Tourismus Marketing GmbH (2024): Kurorte & Heilbäder. Online unter: https://www.gesundes-bayern.de/gesundheitsfinder/kurorte-heilbaeder/, Zugriff 25.05.2024

Gesundheit und Tourismus für Bad Kreuznach (2024): Radontherapie im Bergstollen. Online unter: https://www.bad-kreuznach-tourist.de/gesundheit-kur-wellness/schmerztherapie-im-radonstollen-1/, Zugriff 17.02.2024

Gesundheits- und Kurorteverband Brandenburg (2024): Kurorte. Online unter: https://kurorte-land-brandenburg.de/kurorte/, Zugriff 24.05.2024

GesUndTourismus Horn – Bad Meinberg GmbH (Hrsg.) (2024): Präsentation Herzlich Willkommen in Horn – Bad Meinberg. Horn – Bad Meinberg

GKV-Spitzenverband (Hrsg.) (2012): Umsetzungsempfehlungen des GKV-Spitzenverbandes, der Verbände der Krankenkassen auf Bundesebene und des MDS im Zusammenhang mit Anträgen auf Leistungen zur medizinischen Vorsorge und Rehabilitation für Mütter und Väter nach §§ 24, 41 SGB V. Berlin

Grün, C. (1994): Kurorte in Bayern unter besonderer Berücksichtigung des Einflusses der Sozialversicherungsträger. München

Gutenbrunner, C. (1996): Balneologie und Medizinische Klimatologie – eine Standortbestimmung, in: Heilbad und Kurort, Heft 9–10, S. 223–225. Gütersloh

Gutenbrunner, C., Hildebrandt, G. (Hrsg.) (1998): Handbuch der Balneologie und medizinischen Klimatologie. Berlin, Heidelberg

Guth, F. (1970): Die Heilbäder zwischen Teutoburger Wald und Weser. Innsbruck

Gyr, U. (2010): Geschichte des Tourismus: Strukturen auf dem Weg zur Moderne, in: Europäische Geschichte Online (EGO), herausgegeben vom Institut für Europäische Geschichte (IEG), Mainz 2010-12-03. Online unter: http://www.ieg-ego.eu/gyru-2010-de, Zugriff 08.11.2022

Hachtmann, R. (2007): Tourismus-Geschichte. Göttingen

Hahn, J. S. (1754): Unterricht von Krafft und Würckung des frischen Wassers in die Leiber der Menschen besonders der Krancken bey dessen innerlichen und äusserlichen Gebrauch. Online unter: https://www.deutsche-digitale-bibliothek.de/item/GNM7HPDHDGXCOBYUEFHFVDSKS2YHJJ23, Zugriff 12.10.2022

Hancock, T. (1985): The mandala of health: A model of the human ecosystem. Family & Community Health, in: The Journal of Health Promotion & Maintenance 1985(8), S. 1–10. Online unter https://doi.org/10.1097/00003727-198511000-00002, Zugriff 15.05.2023

Hancock, T. (2021): Towards healthy one planet cities and communities: planetary health promotion at the local level, in: Health Promotion International Volume 36, Issue Supplement_1, December 2021, S1: i53–i63. Online unter: https://academic.oup.com/heapro/article/36/Supplement_1/i53/6460415. Zugriff 15.05.2023

Harms, F. (2007): Wellness unterm Hakenkreuz. Online unter: https://www.spiegel.de/geschichte/nazi-propaganda-wellness-unterm-hakenkreuz-a-948936.html, Zugriff 19.01.2023

Hartmann, B. (1989): Grundlagen und Praxis der Hochgebirgstherapie (Orotherapie), in: Schmidt, K. L. (Hrsg.): Kompendium der Balneologie und Kurortmedizin, S. 225–268. Darmstadt

Hartmann, B. (2008): Quell- und Heilgase, in: Vereinigung für Bäder- und Klimakunde e. V. (Hrsg.): Deutsches Bäderbuch, bearbeitet von Prof. Dr. Werner Käß und Hanna Käß, S. 146–151. Stuttgart

Hartmann, B. (2024): Therapie mit Ortsspezifika. Online unter: https://www.baederkalender.de/gesundheitsinfo/die-deutschen-kurorte-und-ihre-natuerlichen-heilmittel/therapie-mit-ortsspezifika/, Zugriff 01.05.2024

Hartmann, B.; Hartmann, M. (2008a): Das Thermalbad: Faktoren, Wirkungen, Wirksamkeit, in: Vereinigung für Bäder- und Klimakunde e. V. (Hrsg.): Deutsches Bäderbuch, bearbeitet von Prof. Dr. Werner Käß und Hanna Käß, S. 84–91. Stuttgart

Hartmann, B.; Hartmann, M. (2008b): Pharmakologische Wirkungen des Badens in Heilwässern, in: Vereinigung für Bäder- und Klimakunde e. V. (Hrsg.): Deutsches Bäderbuch, bearbeitet von Prof. Dr. Werner Käß und Hanna Käß, S. 92–95. Stuttgart

Heilbäder- und Kurorteverband Sachsen-Anhalt e. V. (2024): Heilbäder – wohltuende Quellen. Online unter: https://gesundheitsorte.de/de/heilbaeder.html, Zugriff 25.05.2024

Heilbäderverband Baden-Württemberg e. V. (2024): Heilbäder und Kurorte. Online unter: https://naturgesund-bw.de/heilbaeder-und-kurorte/#/article, Zugriff 25.05.2024

Heilbäderverband Niedersachsen e. V. (2024): 36 Heilbäder und Kurorte. Ein Ziel: Ihre Gesundheit. Online unter: https://hbv-niedersachsen.de/heil-kurorte/, Zugriff 24.05.2024

Heilbäderverband Schleswig-Holstein e. V. (2024a): Heilbäder & Kurorte in Schleswig-Holstein sind einzigartige Wohlfühladressen. Online unter: https://www.heilbaederverband-sh.de/Heilbaeder, Zugriff 25.05.2024

Heilbäderverband Schleswig-Holstein e. V. (2024b): Ihre Ansprechpartner vor Ort. Online unter: https://www.heilbaederverband-sh.de/bade%C3%A4rzte, Zugriff 28.11.2024

Herde, H. (2018): Timmendorfer Strand – Bilder aus den Wirtschaftswunderjahren. Erfurt

Hessischer Heilbäderverband e. V. (2024): Heilbäder & Kurorte. Online unter: https://www.kurorte-in-hessen.de/, Zugriff 24.05.2024

Hoffmann, F. (1705): Dissertatio Medico-Physica Inauguralis De Carolinis Thermis, Vulgo Vom Carls Bade. Online unter: https://www.digitale-sammlungen.de/de/view/bsb11239049?page=,1, Zugriff 12.10.2022

Huber, C. (2004): Klimatische und lufthygienische Qualitätsstandards für Speläotherapieeinrichtungen. Freiburg

Hüfner, G. (1993): Die deutschen Bäderverbände 1892–1992. Chronik der Verbandsarbeit. Gütersloh

Illing, K.-T. (2009): Gesundheitstourismus und Spa-Management. München

Janssen, S. (2020): Chronik – 75 Jahre Gemeinde Timmendorfer Strand. Timmendorfer Strand

Jordan, H. (1964): Grundriß der Balneologie und Balneobioklimatologie für Studierende und Ärzte. Leipzig

Jordan, H. (1980): Kurorttherapie. Jena

Karg, C.; Baier, M. (1999): Räumliche Auswirkungen der Gesundheitsreform und neue Strategien im Heilbad-Tourismus, in: Maier, J. (Hrsg.): Arbeitsmaterialien zur Raumordnung und Raumplanung, Heft 184. Bayreuth

Kaschuba, W. (1991): Entwicklung der Moderne: Bürgerliches Reisen nach 1800, in: Zeitschrift für Volkskunde, 87. Jahrgang 1991, S. 29–224. Göttingen

Kaspar, F. (2019): Die Nutzung deutscher Kurorte durch die Besatzungsstreitkräfte 1945–1954 am Beispiel der Britischen Zone, in: Fäßler, P.; Neuwöhner, A.; Staffel, F. (Hrsg.): Briten in Westfalen, S. 333–355. Paderborn

Kasper, F. (2016): Kur und Badekultur – Geschichte oder eine europäische Erfahrung für die Zukunft?, in: Dunning, C.; Willems, A. (Hrsg.): Badekultur: touristisches Erbe und kulturhistorisches Potenzial, S. 100–109. Baden

Kassenärztliche Bundesvereinigung (Hrsg.) (2018): Medizinische Rehabilitation – Hinweise zur Verordnung für Ärzte und Psychotherapeuten. Berlin

Kassenärztliche Bundesvereinigung (2024a): Statistische Informationen aus dem Bundesarztregister – Bundesgebiet insgesamt, Stand: 31.12.2023. Online unter: https://www.kbv.de/media/sp/2023-12-31_BAR_Statistik.pdf. Zugriff 29.11.2024

Kassenärztliche Bundesvereinigung (Hrsg.) (2024b): Vertrag über die kurärztliche Behandlung (Kurarztvertrag) vom 1. Juli 2013 in der Fassung vom 1. Januar 2024. Berlin

Kassenärztliche Bundesvereinigung; GKV Spitzenverband (Hrsg.) (2025): Bundesmantelvertrag-Ärzte vom 1. Januar 2025, Anlage 25 Vertrag über die kurärztliche Behandlung (Kurarztvertrag) vom 1. Juli 2013 in der Fassung vom 1. Januar 2024, Anlage 1c. Online unter: https://www.kbv.de/media/sp/25_Kurarztvertrag.pdf. Zugriff 07.01.2025

Keitz, C. (1997): Reisen als Leitbild – Die Entstehung des modernen Massentourismus in Deutschland. München

Kersten, O.; Spode, H. (2000): Fremdenverkehr vor dem Zweiten Weltkrieg, in: Institut für Länderkunde, Leipzig (Hrsg.): Nationalatlas Deutschland, Band 10 Freizeit und Erholung, S. 22–23. Berlin

Kirschner, C. (2001): Grundsätze für eine zeitgemäße Behandlung in den Heilbädern und Kurorten, in: DHV (Hrsg.): Deutscher Bäderkalender 2001, S. 69–82. Gütersloh

Kleinschmidt, J. (2004): Peloid-Therapie, in: Heilbad und Kurort, Heft 3–4, S. 44–46. Gütersloh

Kleinschmidt, J. (2006): Kleines ABC zu Peloiden, in: Heilbad und Kurort, Heft 9–10, S. 172. Gütersloh

Kleinschmidt, J.; Bädorf, H.-J.; Lang, S. (2006): Das differenzierte System der Heilbäder und Kurorte in Deutschland, in: Heilbad und Kurort, Heft 5–6, S. 98–106. Gütersloh

Kneipp, S. (1988): Meine Wasserkur. Bergisch Gladbach

Kneipp-Bund e. V. (2020): Richtlinien – vom Kneipp-Bund e. V. anerkannte Einrichtung. Bad Wörishofen.

Kraft, K.; Stange, R. (Hrsg.) (2010): Lehrbuch Naturheilverfahren. Stuttgart

Kurseelsorge Bad Krozingen (2024): Kurseelsorge Bad Krozingen – Über uns. Online unter: https://www.kurseelsorgebk.de/ueber-uns/, Zugriff 20.11.2024

Kurverwaltung Bad Mergentheim (2024): Wir sollten die Kur wieder ganz groß schreiben. Online unter: https://www.bad-mergentheim.de/downloads/?aktuelles=3108, Zugriff 28.11.2024

Kußmaul, H.; Jäger, W. (2008): Hygienische Anforderungen an die örtlichen Kurmittel, in: Vereinigung für Bäder- und Klimakunde e. V. (Hrsg.): Deutsches Bäderbuch, bearbeitet von Prof. Dr. Werner Käß und Hanna Käß, S. 26–29. Stuttgart

KVWL (2025): Ambulante Kuren: Sinnvolle Ergänzung der kurativen Behandlung am Wohnort. Online unter: https://www.kvwl.de/patienten/ambulante-kuren, Zugriff 02.01.2025)

Lachmann, W. (1927): Diskussionsbeitrag zum Referat von Schafer „Der Anteil der Sozialversicherten am Kurbetrieb“, in: Verhandlungen des 54. Schlesischen Bäderverbandes, S. 56–57. Breslau

Landesamt für Statistik Niedersachsen (2024): Meine Gemeinde, meine Stadt – 159 Göttingen, Landkreis. Online unter: https://www.statistik.niedersachsen.de/startseite/datenangebote/meine_gemeinde_meine_stadt/meine-gemeinde-meine-stadt-159-goettingen-landkreis-148766.html, Zugriff 09.10.2024

Landesverwaltungsamt Sachsen-Anhalt (2024): Prädikatisierung von Kur- und Erholungsorten in Sachsen-Anhalt. Online unter: https://lvwa.sachsen-anhalt.de/das-lvwa/wirtschaft-bauwesen-verkehr/wirtschaft/kur-und-erholungsorte, Zugriff 29.05.2024

Leibniz-Institut für Ostseeforschung Warnemünde (2023): Wie hoch ist der Salzgehalt der Ostsee vor Warnemünde im Vergleich zur Nordsee vor Sylt? Online unter: https://www.io-warnemuende.de/Antworten_Fragen_zum_Meer.html?frage=50, Zugriff 24.10.2023

Leuchtgens, H.; Kleinschmidt, J. (2003): Kneippheilbäder und Kneippkurorte, in: DHV (Hrsg.): Deutscher Bäderkalender, S. 59. Gütersloh

Leuchtgens, M. (2016): Zur Methodik von Kurerfolgsbeurteilungen am Beispiel ambulanter Kneippkuren in Bad Wörishofen (Diss.). München

Lindacher, H. (2006): Speläotherapie obstruktiver Lungenerkrankungen bei Kindern. Online unter: https://oparu.uni-ulm.de/server/api/core/bitstreams/ba934884-e0dc-43f7-baf8-2c2444a6c605/content. Zugriff 17.02.2024

Linhardt, M. (2017): Theater in Kur- und Badeorten, in: LiTheS: Zeitschrift für Literatur- und Theatersoziologie10 (2017), Sonderband 5: Musiktheater in Deutschland in der ersten Hälfte des 20. Jahrhunderts. Räume, Ästhetik, Strukturen, S. 154–218. Graz

Ludwig, J. (1992): Boykott, Enteignung, Mord. Die „Entjudung" der deutschen Wirtschaft. München

Lüttig, G. (2008): Peloide, in: Vereinigung für Bäder- und Klimakunde e. V. (Hrsg.): Deutsches Bäderbuch, bearbeitet von Prof. Dr. Werner Käß und Hanna Käß, S. 160–173. Stuttgart

Manger, B.; Schulze-Koops, H. (Hrsg.) (2012): Checkliste Rheumatologie. Online unter: https://eref.thieme.de/ebooks/718570?fromSearch=true&true&context=search#/ebook_718570_SL21663691, Zugriff 01.05.2022

Manger, B.; Schulze-Koops, H. ; Arbogast, M.; Dechant, C.; Grünke, M.; Haas, J.; Häfner, R.; Hellmich, B.; Nigg, A.; Skapenko, A.; Tillmann, K.; Truckenbrodt, H. (2012): Kurorttherapie, in: Manger, B.; Schulze-Koops, H. (Hrsg.): Checkliste Rheumatologie. Online unter: https://eref.thieme.de/ebooks/718570?fromSearch=true&context=search#/ebook_718570_SL21663691, Zugriff 01.05.2022

Martin, A. (1906): Deutsches Badewesen in vergangenen Tagen. Nebst einem Beitrage zur Geschichte der deutschen Wasserheilkunde. Jena

Medizinischer Dienst des Spitzenverbandes Bund der Krankenkassen e. V. (Hrsg.) (2021): Begutachtungsanleitung Richtlinie des GKV-Spitzenverbandes nach § 282 SGB V Vorsorge und Rehabilitation. Essen

Mehring, G. (1914): Badenfahrt: württembergische Mineralbäder und Sauerbrunnen vom Mittelalter bis zum Beginn des 19. Jahrhunderts. Stuttgart

Michel, G. (2008): Die Heilquelle als Keimzelle eines Heilbades, in: Vereinigung für Bäder- und Klimakunde e. V. (Hrsg.): Deutsches Bäderbuch, bearbeitet von Prof. Dr. Werner Käß und Hanna Käß, S. 50–51. Stuttgart

Michel, O. (2008): Inhalations- und Spülbehandlung, in: Vereinigung für Bäder- und Klimakunde e. V. (Hrsg.): Deutsches Bäderbuch, bearbeitet von Prof. Dr. Werner Käß und Hanna Käß, S. 73–78. Stuttgart

Mieth, K. M. (Hrsg.) (2014): Vorzügliche Heilerfolge: Arbeiterheilstätte – Kliniksanatorium – Gesundheitspark. 100 Jahre Kurzeit in Bad Gottleuba. Husum

Ministerium des Innern des Landes Nordrhein-Westfalen (2024): Verzeichnis der Staatlichen Anerkennungen von Kurorten, Erholungsorten und Heilbädern. Online unter: https://recht.nrw.de/lmi/owa/br_bes_text?anw_nr=1&gld_nr=2&ugl_nr=21281&bes_id=11986&val=11986&ver=7&sg=0&aufgehoben=N&menu=1, Zugriff 27.05.2024

Ministerium für Wirtschaft, Arbeit und Tourismus Baden-Württemberg (2024): Prädikatisierte Kur- und Erholungsorte. Online unter: https://wm.baden-wuerttemberg.de/de/tourismus/tourismuspolitik/praedikatisierung/praedikatisierte-kur-und-erholungsorte, Zugriff 28.05.2024

Ministerium für Wirtschaft, Infrastruktur, Tourismus und Arbeit Mecklenburg-Vorpommern (2024): Kur- und Erholungsorte in Mecklenburg-Vorpommern. Online unter: https://www.

regierung-mv.de/Landesregierung/wm/Tourismus/Kur%E2%80%93-und-Erholungsorte/, Zugriff 30.05.2024
Ministerium für Wirtschaft, Verkehr, Landwirtschaft und Weinbau Rheinland-Pfalz (2024): Kurortegesetz. Online unter: https://mwvlw.rlp.de/themen/wirtschaftszweige/kurortegesetz , Zugriff 29.05.2024
Müller, C.; Güvenc, B.; Vogt, T.; Pföhler, C. (2016): Kutane Ablagerungsdermatosen – die Haut als Abfalleimer? Was muss der Kliniker wissen?, in: Aktuelle Dermatologie, Heft 42, S. 79–89. Stuttgart, New York
Müller, G. (2009): Grundsatzpapier: Die neue Kur als Wachstumsmotor in Deutschland. Berlin
Nahrstedt, W. (2008): Wellnessbildung – Gesundheitssteigerung in der Wohlfühlgesellschaft. Berlin
NDR (2023): „Aktion Rose": Die Enteignungswelle an der DDR-Ostseeküste. Online unter : https://www.ndr.de/geschichte/chronologie/Aktion-Rose-Die-Enteignungswelle-an-der-DDR-Ostseekueste,aktionrose101.html, Zugriff 20.02.2023
Neuy, S. (2012): Schrothkur – Aus Liebe zum Leben. Aitrang
Neuy, S. (2025): Multitalent Schrothkur. Bad Honnef
Niedersächsisches Ministerium für Wirtschaft, Verkehr, Bauen und Digitalisierung (2024): Kur- und Erholungsorte in Niedersachsen. Online unter: https://www.mw.niedersachsen.de/startseite/wirtschaft/tourismus/gesundheitstourismus/kur_und_erholungsorte_in_niedersachsen/kurorte-und-heilbaeder-15308.html, Zugriff 27.05.2024
Nordrhein-Westfälischer Heilbäderverband e. V. (2024): Staatliches Gütesiegel für die Heilbäder und Kurorte in NRW. Online unter: https://www.nrw-tourismus.de/a-heilbaederverband-gesundheitsagentur-nrw, Zugriff 25.05.2024
Nungesser, S.; Rizzato, D., Niederer, K. S. (2020): Spa & Wellnessmanagement. Stuttgart
Oberstaufen (2024): Natürlich. Vital. Glücklich. Schrothkur in Oberstaufen. Online unter: https://www.oberstaufen.de/files/otm-schrothbroschuere-kurz-04-23_644765c0b272875f07785c15_1682400704_web_de-DE.pdf, Zugriff 07.01.2024
Pacher, A. (2014): Die Geschichte der Kur – Vom antiken Asklepieion über römische Thermen zum modernen Kurzentrum, in: Österreichischer Heilbäder- und Kurorteverband (Hrsg.): Natürliche Heilvorkommen und Kurorte in Österreich, S. 106–106. Wien
Pieper, A. (2003): Johann Peter Frank – Vom Arzt zum Gesundheitspolitiker, in: Deutsches Ärzteblatt, Jg. 100, Heft 28–29, 2003, S. 1951–1952. Berlin
Pschyrembel, W. (1998): Klinisches Wörterbuch. Berlin, New York.
Pyrmonter Fürstentreff (2022): Wundergeläuf. Online unter: https://www.pyrmonter-fuerstentreff.de/Historie/Wundergelaeuf.htm, Zugriff 01.11.2022
Redell, A. (1974): Norderney erzählt. Geschichten, Anekdoten, Erinnerungen. Münsterdorf
Regierungspräsidium Kassel (2024): Zuständigkeitsbereich Tourismus/- Prädikatisierung. Online unter: https://rp-kassel.hessen.de/landesentwicklung/praedikatisierung, Zugriff 28.05.2024
Regionalmuseum Bad Frankenhausen (2022): Erste Versuche. Online unter: https://www.regionalmuseum-bfh.de/erste-versuche-max, Zugriff 10.10.2022

Rheinland-Pfalz Tourismus (2023): Gesund und fit mit der Felke-Kur. Online unter: https://www.rlp-tourismus.com/de/erleben/kultur-natur/geschichten/gesund-und-fit-mit-der-felke-kur, Zugriff 05.12.2023

Rohde, J. (2012): Johann Schroth (1798–1856) – Gründer der Schroth-Kur, in: Schweizerische Zeitschrift für Ganzheitsmedizin, Heft 24, S. 109–119. Freiburg

Rottke, A. (2008): Heilquellen und Wasserrecht, in: Vereinigung für Bäder- und Klimakunde e. V. (Hrsg.): Deutsches Bäderbuch, bearbeitet von Prof. Dr. Werner Käß und Hanna Käß, S. 136–138. Stuttgart

Rüdiger, B.; Reinhold, D.(1995): Vom Wasserbad zur Heilkur. Entwicklungswege zur Prävention und Rehabilitation in Sachsen. Chemnitz

Rulle, M. (2008): Der Gesundheitstourismus in Europa – Entwicklungstendenzen und Diversifikationsstrategien. München, Wien

Sächsischer Heilbäderverband e. V. (2024): Heilbäder und Kurorte. Online unter: http://www.kursachsen.de/heilbaeder-und-kurorte/, Zugriff 24.05.2024

Samland, B. (2023): Selters, in: Absatzwirtschaft, Heft 1–2, S. 16–17. Düsseldorf

Schiebold, H. (2010): Heizung und Wassererwärmung in römischen Thermen. Siegburg

Schmidt, K. L. (Hrsg.) (1989): Kompendium der Balneologie und Kurortmedizin. Darmstadt

Schneider, O. (2001): Die Ferien-Macher. Hamburg

Schuh, A. (2006): Nutzung von Klimafaktoren in Heilklimatischen Kurorten, in: Heilbad und Kurort, Heft 1–2, S. 32–33. Gütersloh

Schürle, S. (2001): Die Kur als touristische Erscheinungsform unter besonderer Berücksichtigung der Mineralheilbäder Baden-Württembergs. Mannheim

Schwanitz, R. (2005): Thalassotherapie – Entwicklung und Trends, in: Heilbad und Kurort, Heft 11–12, S. 192. Gütersloh

Schwarz, J. (2022): Speläotherapie – Klimatherapie unter Tage: Wirkungsvolle physikalische Therapie bei Erkrankungen der Atemwege, in: Naturheilpraxis, Heft 11, S. 47–50. München

Sommer, P.; Uhlenbruck, G. (2003): Immunfit Forever – Gesund und fit bis 100. Bad Sobernheim

Spode, H. (1980): „Der deutsche Arbeiter reist“: Massentourismus im Dritten Reich, in: Huck, G. (Hrsg.): Sozialgeschichte der Freizeit: Untersuchungen zum Wandel der Alltagskultur in Deutschland (S. 281–306). Wuppertal

Spode, H. (1987): Zur Geschichte des Tourismus – Eine Skizze der Entwicklung der touristischen Reisen in der Moderne. Starnberg

Spode, H. (1993): Geschichte des Tourismus, in: Heinz H.; Kagelmann, H. J. (Hrsg.): Tourismuspsychologie und Tourismussoziologie. Ein Handbuch zur Tourismuswissenschaft, S. 3–9. München

Spode, H. (2004): Der Tourist, in: Frevert, U.; Haupt, H.-G. (Hrsg.): Der Mensch des 20. Jahrhunderts, S. 113–137. Essen

Sprenger, D. (2021): Vom Judenschloss zur Nachwende-Ruine. Online unter: https://www.ndr.de/geschichte/schauplaetze/Villa-Baltic-in-Kuehlungsborn-Spiegel-deutscher-Geschichte,villabaltic101.html, Zugriff 18.02.2023

Statistisches Bundesamt (2022): Anzahl der Einrichtungen, der Betten und Patientenbewegungen der Vorsorge- oder Rehabilitationseinrichtungen. Online unter: https://www.destatis.d

c/DE/Themen/Gesellschaft-Umwelt/Gesundheit/Vorsorgeeinrichtungen-Rehabilitationseinrichtungen/Tabellen/gd-vorsorge-reha-jahre.html, Zugriff 01.03.2023

Statistisches Landesamt Baden-Württemberg (2024): Statistische Berichte Baden-Württemberg: Handel und Gastgewerbe, Artikel-Nr. 3552 23001 vom 22.02.2024. Online unter: https://www.statistik-bw.de/Service/Veroeff/Statistische_Berichte/355223001.pdf, Zugriff 01.09.2024

Statistisches Landesamt Rheinland-Pfalz (Hrsg.) (2024): Statistische Berichte / G / IV / Jährlich. Gäste und Übernachtungen im Tourismus. Bad Ems

Stick, C.; Harms, V. (2023): Thalassotherapie. Online unter: https://www.baederkalender.de/gesundheitsinfo/die-deutschen-kurorte-und-ihre-natuerlichen-heilmittel/thalassotherapie/, Zugriff 22.12.2023

Stier-Jarmer, M.; Frisch, D.; Neuy, S.; Schuh, A. (2021): A 3-Week Naturopathic Intervention Improves HbA(1c), Weight, and Quality of Life Among Overweight and Obese Adults With Type 2 Diabetes: 6-Month Results From a Randomized Trial. In: Alternative Therapies in Health and Medicine, Bd. 27: S. 61-71. Online unter: https://epub.ub.uni-muenchen.de/102343/, Zugriff 29.07.2024

Stiftung Warentest (2024): Gesetzliche Rentenversicherung: Sechs Tipps für die Reha. Online unter: https://www.test.de/Medizinische-Reha-Sechs-Tipps-fuer-den-Antrag-5471904-0/, Zugriff 31.10.2024

Stoyke, Burkhard (2024): Kur und Kurseelsorge. Online unter: https://www.baederkalender.de/gesundheitsinfo/die-deutschen-kurorte-und-ihre-natuerlichen-heilmittel/kur-und-kurseelsorge/, Zugriff 20.10.2024

Thüringer Heilbäderverband e. V. (2024): Heilbäder & Kurorte. Online unter: https://www.natur-kur-thueringen.de/heilbaeder_kurorte, Zugriff 24.05.2024

Tourismus- und Heilbäderverband Rheinland-Pfalz e. V. (2024): Heilbäder und Kurorte in Rheinland-Pfalz/Saarland. Online unter: https://rlp.tourismusnetzwerk.info/ueber-uns/tourismusnetzwerk/tourismus-und-heilbaderverband/#Sektion, Zugriff 25.05.2024

TSNT GmbH (Hrsg.) (2023): Wirtschaftsfaktor Tourismus für die Gemeinde Timmendorfer Strand 2022. Untersuchung des dwif im Auftrag der TSNT GmbH. Timmendorfer Strand

VDEK (2005): Verband der Ersatzkassen: Gemeinsame Empfehlung der Spitzenverbände der Krankenkassen zu leistungsrechtlichen Umsetzungsfragen, hier: Vorsorge- und Rehabilitationsleistungen im Ausland. Berlin

VDEK (2024): Verband der Ersatzkassen: Vorsorge und Rehabilitation. Online unter: https://www.vdek.com/vertragspartner/vorsorge-rehabilitation.html, Zugriff 30.12.2024

Verband der Heilklimatischen Kurorte Deutschlands e. V. (2024): Willkommen im Heilklima. Online unter: https://www.heilklima.de/, Zugriff 30.03.2024

Verband Deutscher Badeärzte (2024): Kursinhalte neue Weiterbildungsordnung. Online unter: https://www.badeaerzteverband.de/inhalte/kursinhalte/, Zugriff 27.11.2024

Verband Deutscher Kneippheilbäder und Kneippkurorte (1999): Gesundheit auf fünf Säulen: Die Kneippkur, in: Heilbad und Kurort, Heft 7, S. 212–213. Gütersloh

Verband Deutscher Kneippheilbäder und Kneippkurorte (2024): Deutschlands Heilbäder und Kurorte auf einer Karte. Online unter: https://www.kneippverband.de/heilbaeder-kurorte/, Zugriff 30.03.2024

Verband Deutscher Thalasso-Zentren (2023): Original-Thalasso-Therapie: Die internationalen Qualitätskriterien für Thalasso-Zentren. Online unter: https://www.thalasso-verband.de/original-thalasso/thalasso-therapie/, Zugriff 23.12.2023

Vereinigung für Bäder- und Klimakunde e. V. (Hrsg.) (2008): Deutsches Bäderbuch, bearbeitet von Prof. Dr. Werner Käß und Hanna Käß. Stuttgart

Vogt, H. (Hrsg.) (1940): Lehrbuch der Bäder- und Klimaheilkunde. Berlin

von Hufeland, C. W. (1815): Praktische Uebersicht der vorzüglichsten Heilquellen Teutschlands. Online unter: https://opacplus.bsb-muenchen.de/title/BV001495731. Zugriff 12.10.2022

Walter, H.H. (2009): 3000 Jahre Salzgewinnung im Magdeburger Land. Schönebeck

WHO (2020): Basis Documents. Fourty-ninth edition 2020. Online unter: https://apps.who.int/gb/bd/pdf_files/BD_49th-en.pdf, Zugriff 06.05.2023

WHO (2022): Mental Health: Concepts in mental health. Online unter: https://www.who.int/news-room/fact-sheets/detail/mental-health-strengthening-our-response, Zugriff 06.05.2023

Wolf-Braun, B. (2010): Geschichte der Naturheilverfahren, in: Kraft, K.; Stange, R. (Hrsg.): Lehrbuch Naturheilverfahren, S. 88–104. Stuttgart

Abbildungs- und Tabellenbelege

Abbildungen

Abb. 1: Mandala-Modell der Gesundheit nach Hancock | eigene Darstellung
Abb. 2: Konzept der Salutogenese nach Antonovsky | eigene Darstellung
Abb. 3: Pergamon; oberes Gymnasion und Palästrahallen | eigene Darstellung
Abb. 4: Caracalla-Therme in Rom. Außenansicht | ZU_09 (iStock)
Abb. 5: Caracalla-Therme in Rom: Innenraum | ZU_09 (iStock)
Abb. 6: Grundriss Diokletianstherme | eigene Darstellung
Abb. 7: Badende und Sporttreibende in einem Fussbodenmosaik auf Sizilien | © vladj55 (iStock)
Abb. 8: Lahme und Sieche auf dem Weg zum Pyrmonter Wunderbrunnen | Science History Images (Alamy Stock Foto)
Abb. 9: Badeschiffe in Frankfurt/Main (um 1774) | BÜCHNER 2014: 61 , Badewonnen. Gestern-heute-morgen. Hg. v. Hansgrohe 1993
Abb. 10: Bad Kissingen | eigene Aufnahme
Abb. 11: Marienbad | eigene Aufnahme
Abb. 12: Gradierwerk Bad Salzelmen | eigene Aufnahme
Abb. 13: Zweite Kaiserkur in Bad Kissingen (1868) | clu (iStock)
Abb. 14: Kurhaus in Bad Ems | eigene Aufnahme
Abb. 15: Bad mit Becken aus römischer Zeit in Bath | eigene Aufnahme
Abb. 16: Gründungsjahre deutscher Seebäder | KERSTEN/SPODE 2000: 22
Abb. 17: Badekarren an der Flensburger Förde um 1900 | Dr. Jens Dreesen
Abb. 18: Vinzenz Priessnitz | Campwillowlake (iStock)
Abb. 19: Johann Schroth | Wikimedia (gemeinfrei)
Abb. 20: Sebastian Kneipp | Grafissimo (iStock)
Abb. 21: Emanuel Felke | Archiv der Evangelischen Kirche im Rheinland, AEKR Fotosammlung 10.F/10)
Abb. 22: Prora | BeckArt (iStock)
Abb. 23: Urkunde zur Erlaubnis, das Prädikat Heilbad führen zu dürfen | GesUnd Tourismus Horn-Bad Meinberg GmbH
Abb. 24: System der Heilbäder und Kurorte in Deutschland | KLEINSCHMIDT et al. 2006: 99
Abb. 25: Fürstenhof (Reha-Zentrum Bad Eilsen) | eigene Aufnahme
Abb. 26: Therapeutische Eignung und Anwendbarkeit der Quelle 51 in Bad Liebenstein | Bad Liebenstein
Abb. 27: Kurhaus Bad Kreuznach | eigene Aufnahme
Abb. 28: Radonstollen Bad Kreuznach | eigene Aufnahme
Abb. 29: Sprudelhof Bad Nauheim | eigene Aufnahme
Abb. 30: Bad Liebenwerda Median Psychotherapeutische Klinik | eigene Aufnahme
Abb. 31: Brunnentempel von 1842 in Bad Meinberg | eigene Aufnahme

Abb. 32: Entwicklung des Kurbetriebs in Horn – Bad Meinberg | GesUndTourismus Horn – Bad Meinberg GmbH 2024: 8
Abb. 33: Friedrichroda | eigene Aufnahme
Abb. 34: Städtisches Kurbad Bad Grund | eigene Aufnahme
Abb. 35: Büsum | Tourismus Marketing Service Büsum GmbH
Abb. 36: Timmendorfer Strand | eigene Aufnahme
Abb. 37: Schroth-Denkmal in Oberstaufen | eigene Aufnahme
Abb. 38: Johann-Schroth-Park | Oberstaufen Tourismus Marketing GmbH
Abb. 39: Kurmittelhaus Bad Gottleuba, heute Median Gesundheitspark | eigene Aufnahme
Abb. 40: von Sebastian Kneipp 1890 erbaute Wandelhalle in Bad Wörishofen | eigene Aufnahme
Abb. 41: Felke-Denkmal in Bad Sobernheim | eigene Aufnahme
Abb. 42: Lehmbäder in Bad Sobernheim: Menschels Vitalresort | eigene Aufnahme
Abb. 43: Muster 25: Anregung einer ambulanten Vorsorgeleistung in anerkannten Kurorten gem. § 23 Abs. 2 SGB | https://www.kbv.de/media/sp/02_Mustersammlung.pdf
Abb. 44: Muster 61B: Verordnung von medizinischer Rehabilitation | https://www.kbv.de/media/sp/02_Mustersammlung.pdf
Abb. 45: Muster 64 Teil A: Verordnung medizinischer Vorsorge für Mütter oder Väter gemäß § 24 SGB V | https://www.kbv.de/media/sp/02_Mustersammlung.pdf
Abb. 46: Muster 61 (Teil B) Verordnung von medizinischer Rehabilitation | https://www.kbv.de/media/sp/02_Mustersammlung.pdf

Tabellen

Tab. 1: Medizinische und touristische Komponenten der Kur | eigene Darstellung
Tab. 2: Artbezeichnungen der Heilbäder und Kurorte | eigene Darstellung
Tab. 3: Gästezahlen der führenden Heilbäder und Kurorte im deutschsprachigen Raum | eigene Darstellung in Anlehnung an: SCHÜRLE 2001: 96; 101
Tab. 4: Klassifizierung von Heilwässern | eigene Darstellung
Tab. 5: Anwendung von Heilwässern | eigene Darstellung
Tab. 6: Anwendung von Heilgasen | eigene Darstellung
Tab. 7: Klassifizierung von Peloiden | eigene Darstellung
Tab. 8: Anwendung von Peloiden | eigene Darstellung
Tab. 9: Anwendung von Meerwasser | eigene Darstellung
Tab. 10: Anwendungen im Rahmen der Thalassotherapie | eigene Darstellung
Tab. 11: Therapeutisch relevante Klimazonen in Deutschland | eigene Darstellung
Tab. 12: Therapeutisch nutzbare Wirkungskomplexe | eigene Darstellung
Tab. 13: Anwendung von Heilmitteln des Klimas und der Luft | eigene Darstellung
Tab. 14: Prädikatsbezogene Arten der Klimaanalyse | eigene Darstellung
Tab. 15: Notwendigkeit einer Luftqualitätsbeurteilung (LU) oder eines Luftqualitätsgutachtens (LG) | eigene Darstellung
Tab. 16: Luftqualitäts-Richtwerte und Belastungsstufen zur Beurteilung der Luftqualität in Heilstollen (Angaben in µg/ m³) | eigene Darstellung

Tab. 17: Jahresmittelwerte von Feinstaub- und Stickstoffdioxidbelastung im Vergleich | eigene Darstellung
Tab. 18: Physikalische Bädereigenschaften und -wirkungen | eigene Darstellung
Tab. 19: Chemische Bädereigenschaften und -wirkungen | eigene Darstellung
Tab. 20: Chemisch-physikalische Aspekte der Balneologie | eigene Darstellung
Tab. 21: Mikrobiologische Aspekte der Balneologie | eigene Darstellung
Tab. 22: Technische Aspekte der Balneologie | eigene Darstellung
Tab. 23: Vier Säulen des Schroth'schen Heilverfahrens | eigene Darstellung
Tab. 24: Wochenplan einer Schroth-Kur | eigene Darstellung
Tab. 25: Fünf Säulen der Kneipp-Therapie | eigene Darstellung
Tab. 26: Wochenplan einer Kneipp-Kur | eigene Darstellung
Tab. 27: Grundkomponenten der Felke-Kur | eigene Darstellung
Tab. 28: Kurabgabe und Tourismusabgabe im Vergleich | eigene Darstellung
Tab. 29: Kurabgabe, Tourismusabgabe und Zweitwohnungssteuer in Timmendorfer Strand: Einnahmen und Rahmenbedingungen im Jahr 2023 | eigene Darstellung
Tab. 30: Rechtsgrundlagen und zuständige Anerkennungsbehörden für die Prädikatisierung | eigene Darstellung
Tab. 31: Kurorte mit Heilquellenkurbetrieb in Deutschland | eigene Darstellung
Tab. 32: Kurörtliche Einrichtungen und Angebote in Bad Eilsen | eigene Darstellung
Tab. 33: Mineral- und Thermalheilbäder in Deutschland | eigene Darstellung
Tab. 34: Kurörtliche Einrichtungen und Angebote in Bad Kreuznach | eigene Darstellung
Tab. 35: Kurörtliche Einrichtungen und Angebote in Bad Nauheim | Quelle: eigene Darstellung
Tab. 36: Kurorte mit Peloidkurbetrieb in Deutschland | Quelle: eigene Darstellung
Tab. 37: Kurörtliche Einrichtungen und Angebote in Bad Liebenwerda | eigene Darstellung
Tab. 38: Moorheilbäder in Deutschland | Quelle: Darstellung
Tab. 39: Kurörtliche Einrichtungen und Angebote in Bad Meinberg | eigene Darstellung
Tab. 40: Heilklimatische Kurorte in Deutschland | eigene Darstellung
Tab. 41: Kurörtliche Einrichtungen und Angebote in Friedrichroda-Finsterbergen | eigene Darstellung
Tab. 42: Anerkannte Kurorte mit Heilstollenkurbetrieb | eigene Darstellung
Tab. 43: Anderweitig anerkannte Kurorte | eigene Darstellung
Tab. 44: Nicht kurmäßige Heilstollenanwendungen | eigene Darstellung
Tab. 45: Kurörtliche Einrichtungen und Angebote in Bad Grund | eigene Darstellung
Tab. 46: Seebäder mit kurortmedizinischem Hintergrund an der Nordsee | eigene Darstellung
Tab. 47: Nordseeheilbäder in Deutschland | eigene Darstellung
Tab. 48: Seebäder mit kurortmedizinischem Hintergrund an der Ostsee | eigene Darstellung
Tab. 49: Ostseeheilbäder in Deutschland | eigene Darstellung
Tab. 50: Kurörtliche Einrichtungen und Angebote in Büsum | eigene Darstellung
Tab. 51: Kurörtliche Einrichtungen und Angebote in Timmendorfer Strand | eigene Darstellung
Tab. 52: Kurörtliche Einrichtungen und Angebote in Oberstaufen | eigene Darstellung
Tab. 53: Kneipp-Kurorte in Deutschland | eigene Darstellung
Tab. 54: Kneipp-Heilbäder in Deutschland | eigene Darstellung

Tab. 55: Kurörtliche Einrichtungen und Angebote in Bad Gottleuba-Berggießhübel | eigene Darstellung
Tab. 56: Kurörtliche Einrichtungen und Angebote in Bad Wörishofen | eigene Darstellung
Tab. 57: Kurörtliche Einrichtungen und Angebote in Bad Sobernheim | eigene Darstellung
Tab. 58: Grundformen der medizinischen Kur | eigene Darstellung
Tab. 59: Direkteinleitungsverfahren und AGM-Verfahren | eigene Darstellung in Anlehnung an DRV 2024a: 26

Register

Ortsregister

Abbildungsverzeichnis

Tabellenverzeichnis